护理学导论与护理实践

张桂芝　等 主编

上海科学普及出版社

图书在版编目（CIP）数据

护理学导论与护理实践／ 张桂芝等主编.—上海：上海科学普及出版社，2023.8
ISBN 978-7-5427-8520-6

Ⅰ.①护… Ⅱ.①张… Ⅲ.①护理学 Ⅳ.①R47

中国国家版本馆CIP数据核字（2023）第139492号

统　　筹　张善涛
责任编辑　黄　鑫
整体设计　宗　宁

护理学导论与护理实践

主编　张桂芝　等

上海科学普及出版社出版发行

（上海中山北路832号　邮政编码200070）

http://www.pspsh.com

各地新华书店经销　　山东麦德森文化传媒有限公司印刷

开本 787×1092 1/16　印张 29　插页 2　字数 742 000

2023年8月第1版　　2023年8月第1次印刷

ISBN 978-7-5427-8520-6　定价：198.00元

本书如有缺页、错装或坏损等严重质量问题
请向工厂联系调换

联系电话：0531-82601513

编委会

■ **主 编**

张桂芝 林 梅 杨星梅 王福平

田培培 杨艳艳 连佳佳

■ **副主编**

蒋素琼 熊 静 叶 庆 熊永祥

高智爱 张 娟 赵 媛

■ **编 委**（按姓氏笔画排序）

王福平（济宁医学院附属医院）

叶 庆（湖北医药学院附属人民医院）

田培培（曹县人民医院）

刘士云（山东省滕州市龙泉社区卫生服务中心）

杨星梅（潍坊市妇幼保健院）

杨艳艳（烟台业达医院）

连佳佳（河北省武安市第一人民医院）

张 娟（潍坊鸢都医院）

张桂芝（邹平市中心医院）

林 梅（滨州医学院烟台附属医院）

赵 媛（枣庄市立医院）

赵 燕（山东省青岛市即墨区中医医院）

高智爱（乐陵市中医院）

蒋素琼（四川省绵阳市中心医院）

熊 静（荆楚理工学院附属中心医院/荆门市人民医院）

熊永祥（四川省宜宾市第二人民医院）

前言

FOREWORD

护理学是集自然科学、医学科学、社会与人文科学等为一体的综合性应用科学，其主要任务是促进健康、预防疾病、恢复健康、减轻痛苦。在现代社会中，护理学作为医疗事业的重要组成部分，其角色和地位更是举足轻重。不论是在医院中抢救患者的生命，有效地执行治疗计划，进行专业的生活照顾、人文关怀和心理支持；还是在社区和家庭中对有健康需求的人群进行保健指导、预防疾病，护理学都发挥着越来越重要的作用。这就要求护理人员的知识结构和解决实际问题的能力必须从根本上转化。鉴于此，我们特邀众多具有丰富临床工作经验的专家编写了《护理学导论与护理实践》一书，旨在指导临床工作。

本书首先介绍了护理学基本知识、护理管理及手术室护理；然后着重对临床各科室疾病的护理做了详细阐述；最后概述了门诊护理和医院感染护理。本书在编写过程中，力求做到以下几方面：一是适应护理专业的现状和发展趋势，在内容上体现实用性、先进性和前瞻性，充分反映护理领域的新知识、新技术和新方法；二是理论知识要求以"必需、够用"为原则，因而将更多的篇幅用于强化护理专业技能上，围绕如何提高实践操作能力来编写；三是着力体现内容的丰富性，逻辑的清晰性，以及形式的新颖性。本书既可作为临床护士工作实践的参考材料，也对临床实习护士的临床思维培养有很大的指导意义。

本书参编人数众多，写作风格迥异，在格式与内容方面难免有不统一之处，同时由于编者编写经验和组织能力有限，书中难免有不妥之处，敬请广大读者批评、指正。

《护理学导论与护理实践》编委会

2023 年 5 月

目 录

CONTENTS

第一章　护理学概述

第一节　护理学的发展史

　　人们把护士比作"无翼天使",象征着护士职业的崇高,护士是以人类的健康为服务目标的科技工作者,犹如天使维护着人们的生命和健康。100 多年来,护理学与医学一同发展,经历了自我护理、简单的清洁卫生护理、以疾病为中心的护理、以患者为中心的护理,直至以人的健康为中心的护理的发展历程。通过实践、教育和研究,不断得到了充实和完善,逐渐形成了特有的理论和实践体系,成为一门独立的学科。

　　护理产生于人类生存的需要,护理学的发展与人类的文明和健康息息相关。学习护理学的发展历史,可以使护士了解护理学发展过程中的经验及教训,分析及把握现在,预测未来,更好地满足社会对护理服务的需要,提高人们的健康水平。

一、国外护理学的发展史

　　自有人类以来就有护理,护理是人们谋求生存的本能和需要。因此,可以说护理学是最古老的艺术,最年轻的专业。

(一)人类早期的护理

　　有了人类就有了生老病死,也就逐渐形成医疗和护理的实践活动。在古代,为谋求生存,人类在狩猎、械斗及与自然灾害抗争的活动中发生疾病、创伤,人们以自我保护式、互助式、经验式、家庭式等爱抚手段与疾病和死亡做斗争,由此积累了丰富的医疗、护理经验。在古埃及,以木乃伊的制作著称于世,尸体防腐、尸体包裹即为绷带包扎术的创始,还有健眠术、止血、伤口缝合,以及用催吐、灌肠净化身体等护理技术;在社会发展进程中,人类逐渐认识到进熟食可减少胃肠疾病,开始了解饮食与胃肠疾病的关系;将烧热的石块或炒热的沙放在患处以减轻疼痛,这就是最原始而简单的热疗。古罗马十分重视个人卫生和环境卫生,修建公共浴室,修建上、下水道以供应清洁的饮水。印度最早有关医学的记载,见于公元前 1600 年婆罗门教的经典《吠陀经》,以此作为戒律、道德及医药行为的准则;它还包括治疗各种疾病的论述和要求人们有良好的卫生习惯,如每天刷牙、按时排便、洗涤等,叙述了医药、外科及预防疾病等方面的内容。在人类社会早

1

期,由于科学的落后,医、药、护理活动长期与宗教和迷信活动联系在一起。公元初年基督教兴起,开始了教会1 000多年对医护的影响。教徒们在传播信仰、广建修道院的同时,还开展了医病、济贫等慈善事业,并建立了医院。这些医院最初为收容徒步朝圣者的休息站,后来发展为收治精神病、麻风病等疾病的医院及养老院。一些献身于宗教的妇女,在从事教会工作的同时,还参加对老弱病残的护理,并使护理工作从家庭走向社会。她们当中多数人未受过专门的训练,但工作认真,服务热忱,有奉献精神,受到社会的赞誉和欢迎,是早期护理工作的雏形,对以后护理事业的发展有良好的影响。

(二)中世纪的护理

中世纪(476—1500年),欧洲由于政治、经济、宗教的发展,频繁的战争,疾病流行,形成对医院和护士的迫切需要,这对护理工作的发展起到了一定的促进作用,护理逐渐由"家庭式"迈向了"社会化和组织化的服务",形成了宗教性、民俗性及军队性的护理社团。各国虽然建立了数以百计的大小医院,但条件极差,各种疾病的患者混杂住在一起,因此患者和医务人员的交叉感染率和病死率极高。这些医院大多受宗教控制,担任护理工作的多为修女,她们缺乏护理知识,得不到任何护理培训的机会,又无足够的护理设备,更谈不上护理管理。因此,当时的护理工作仅仅局限于简单的生活照料。

(三)文艺复兴时期与宗教改革时期的护理

文艺复兴使欧洲各国的政治经济发生了变化,科学的进步带动了医学的迅速发展。在此期间,人们揭开了对疾病的神话和迷信,对疾病的治疗有了新的依据。文艺复兴以后,因慈善事业的发展,护理逐渐摆脱教会的控制,从事护理的人员开始接受部分的工作训练以专门照顾伤病者,类似的组织相继成立,护理开始走向独立职业之旅。发生于1517年的宗教革命,使社会结构发生了变化,妇女地位下降,多数修道院及教会医院被毁或关闭,从事护理工作的修女也受到迫害,纷纷逃离医院,教会支持的护理工作由此停顿,导致护理人员极度匮乏。为了满足需要,一些素质较低的妇女进入护理队伍,她们既无经验又无适当训练,也缺乏宗教热忱,致使护理质量大大下降,护理的发展进入了历史上的黑暗时期。

(四)南丁格尔的贡献与现代护理的诞生

19世纪中期,由于科学的不断发展,欧洲相继开设了一些护士训练班,护理的质量和地位有了一定的提高。1836年,德国牧师西奥多·弗里德尔在凯撒威尔斯城建立了世界上第一个较为正规的护士训练班。南丁格尔曾在此接受了3个月的护士训练,现代护理的发展主要是从南丁格尔时代开始的。

1.南丁格尔的事迹

19世纪中叶,南丁格尔首创了科学的护理专业,护理学理论才逐步形成和发展,护理学教育也逐步走上了正轨。国际上称这个时期为"南丁格尔时代",这是护理学发展的一个重要转折点,也是现代护理学的开始。

南丁格尔,英国人,1820年5月12日生于意大利的佛罗伦萨,她家境优裕,受过高等教育,具有较高的文化修养。她乐于关心和照顾受伤的患者,立志要成为一位为患者带来幸福的人。

1854—1856年,英、法等国与俄国爆发了克里米亚战争。战争开始时,英军的医疗救护条件非常低劣,伤员死亡率高达42%。当这些事实经报界披露后,国内哗然。南丁格尔立即写信给当时的英国陆军大臣,表示愿意带护士前往前线救护伤员。获准后,南丁格尔率领38名护士奔赴战地医院。在前线,南丁格尔充分显示了她各方面的才能,她利用自己的声望和威信进行募捐活动,并用募捐到的 3 万英镑为医院添置药物和医疗设备,改善伤员的生活环境和营养条件,整顿手术室、食堂和化验室,很快改变了战地医院的面貌,只能收容 1 700 名伤员的战地医院经她安排竟可收治 3 000～4 000 名伤员。在这里,她的管理和组织才能得到充分发挥。6 个月后,战地医院发生了巨大的变化,伤员死亡率从 42％迅速下降至 2.2％。这种奇迹般的有目共睹的护理效果震动了全国,同时改变了英国朝野对护士们的评价并提高了妇女的地位,护理工作从此受到社会重视。南丁格尔建立了护士巡视制度,每天夜晚她总是提着风灯巡视病房,一夜巡视的路程在 7 km 以上。许多士兵回英国后,把南丁格尔在战地医院的业绩编成小册子和无数诗歌流传各地。有一首诗在 50 年之后仍在英国士兵们重逢时传诵,诗中称"南丁格尔是伤员的保卫者、守护神,毫不谋私,有一颗纯正的心,南丁格尔小姐是上帝给我们最大的福恩"。南丁格尔终身未婚,毕生致力于护理的改革与发展,将一生贡献给了护理事业。

2.南丁格尔的贡献

(1)为护理的科学化发展提供了基础:南丁格尔对护理事业的杰出贡献,在于她使护理走向科学的专业化轨道,并成功地使护理从医护合一的历史状态中分离出来。基于她的努力,护理逐渐摆脱了教会的控制及管理而成为一种独立的职业。她认为"护理是一门艺术,需要以组织性、实务性及科学性为基础",她确定了护理学的概念和护士的任务,提出了公共卫生的护理思想,形成并发展了独特的环境学说,开创了护理理论研究的先河。她对护理专业及其理论的精辟论述,形成了护理学知识体系的雏形,奠定了近代护理理论基础,确立了护理专业的社会地位和科学地位,推动护理学成为一门独立的学科。

(2)创办了世界上第一所护士学校:经过克里米亚战场的护理实践,南丁格尔深信护理是科学事业,护士必经过严格的科学训练,同时还应是具有献身精神、品德高尚、在任何困难条件下都能护理伤病员的有博爱精神的人。1880 年,南丁格尔在伦敦圣托马斯医院用"南丁格尔基金"创建了世界上第一所护士学校——南丁格尔护士训练学校,开创了护理正式教育的新纪元。早年毕业于南丁格尔护士训练学校的学生,后来都成为护理骨干,他们在各地推行护理改革,创建护士学校,弘扬"职业自由,经济独立,精神自立"的南丁格尔精神,使护理工作有了崭新的局面。

(3)著书立说指导护理工作:南丁格尔一生写了大量的笔记、书信、报告和论著等,其中最著名的是《医院札记》和《护理札记》。在《医院札记》中,她阐述了自己对改革医院管理及建筑方面的构思、意见及建议。在《护理札记》中,她阐述了自己的护理思想及对护理的建议。这两本书多年来被视为各国护士必读的经典护理著作,曾被翻译成多种文字。直到今日,她的理念和思想对护理人员仍有其指导意义。

(4)创立了一整套护理制度:南丁格尔强调在设立医院时必须先确定相应的政策,采用系统化的护理管理方式,制订医院设备及环境方面的管理要求,从而提高护理工作效率及护理质量。在护理组织机构的设立上,要求每个医院必须设立护理部,并由护理部主任来管理护理工作;要适当授权,以充分发挥每位护理人员的潜能。

(5)其他方面:南丁格尔强调了护理伦理及人道主义观念,要求护士不分信仰、种族、贫富,平等对待每位患者。同时,注重护理人员的训练及资历要求等。

南丁格尔以高尚的品德、渊博的知识和远大的目光投身护理工作,开创了科学的护理事业,提高了护理专业和护理人员的地位,对医院管理,环境卫生、家庭访视、生命统计及红十字会等都有较大贡献,为了纪念南丁格尔,在伦敦圣托马斯医院、印度及佛罗伦萨等地均铸有她的塑像,以供后人景仰。1907 年,为表彰南丁格尔在医疗护理工作中的卓越贡献,英国国王授予她最高国民荣誉勋章,使她成为英国首位获此殊荣的妇女。1912 年,国际护士会(ICN)倡议各国医院和护士学校在每年 5 月 12 日(南丁格尔诞辰日)举行纪念活动,并将 5 月 12 日定为国际护士节,以缅怀和纪念这位伟大的女性,旨在激励广大护士继承和发扬护理事业的光荣传统,以"爱心、耐心、细心、责任心"对待每一位患者,做好护理工作。国际红十字会设立南丁格尔奖章,作为各国优秀护士的最高荣誉奖,每 2 年颁发一次。我国从 1983 年开始参加第 29 届南丁格尔奖评选活动,至 2017 年已有 81 位优秀护士获此殊荣。

3.现代护理学的诞生

19 世纪以后,现代护理学的诞生与各国经济、文化、教育、宗教、妇女地位及人民生活水平的改善有很大的关系。护理学在世界各地的发展很不平衡,总体来看,西方国家的护理学发展较快,护士的地位相对较高,其他国家的护理学发展相对滞后。现代护理学的发展实际上就是一个向专业化发展的过程,主要表现在以下几个方面。

(1)护理教育体制的建立:自 1860 年以后,欧美许多国家的南丁格尔式的护士学校如雨后春笋般出现,并逐渐完善了护理高等教育体系。以美国为例,1901 年约翰霍普金斯大学开设了专门的护理课程;1924 年耶鲁大学首先成立护理学院,学生毕业后取得护理学士学位,并于 1929 年开设硕士学位;1964 年加州大学旧金山分校开设了第一个护理博士学位课程。世界其他国家和地区也创建了许多护士学校及护理学院,形成了多层次的护理教育体制。

(2)护理向专业化方向的发展:主要表现在对护理理论的研究及探讨、对护理科研的重视及投入和各种护理专业团体的形成。护理学作为一门为人类健康事业服务的专业,得到了进一步的发展及提高。

(3)护理管理体制的建立:自南丁格尔以后,世界各国都相继应用南丁格尔的护理管理模式,并将管理学的原理及技巧应用到护理管理中,强调了护理管理中的人性管理,并指出护理管理的核心是质量管理,对护理管理者要求更加具体及严格,如美国护理协会(ANA)对护理管理者有具体的资格及角色要求。

(4)临床护理分科的形成和深化:从 1841 年开始,特别是第二次世界大战结束以后,由于科学技术的发展及现代治疗手段的进一步提高,使护理专业化的趋势越来明显,如目前在美国,除了传统的内、外、妇、儿、急等分科,还有重症监护、职业病、社区及家庭等不同分科的护理。

(5)护理专业团队的成立:1899 年,国际护士会(ICN)在英国伦敦正式成立,现总部设在瑞士日内瓦。ICN 是世界各国自治的护士协会代表组织的国际护士群众团体,到目前已由创立之初的 7 个成员国扩大到 111 个会员国,拥有会员 140 多万人。ICN 的使命是"代表全世界的护士推进护理专业的发展,影响卫生政策的制定"。

(五)现代护理学的发展

现代护理学的发展过程也是护理学科的建立和护理专业形成的过程。自南丁格尔开办护士学校,创建护理专业以来,护理学科不断变化和发展。从护理学的实践和理论研究来看,护理学的变化和发展可以概括性地分为以下 3 个阶段。

1.以疾病为中心的护理阶段

以疾病为中心的护理阶段(19 世纪 60 年代至 20 世纪 50 年代)出现在现代护理发展的初期,当时医学科学的发展逐渐摆脱了宗教和神学的影响,各种科学学说被揭示和建立。在解释健康与疾病的关系上,人们认为疾病是由于病原体或外伤等外因引起的机体结构改变和功能异常,"没有疾病就是健康",导致医疗行为都围绕着疾病进行,以消除病灶为基本目标,形成了"以疾病为中心"的医学指导思想。受这一思想影响,加之护理还没有形成自己的理论体系,协助医师诊断和治疗疾病成为这一时期护理工作的基本特点。

以疾病为中心的护理特点:①护理已成为一种专门的职业。②护理从属于医疗:护士是医师的助手;护理工作的主要内容是执行医嘱和各项护理技术操作,并在对疾病进行护理的长期实践中逐步形成了一套较为规范的疾病护理常规和护理技术操作规程。

2.以患者为中心的护理阶段

以患者为中心的护理阶段为 20 世纪 50 年代至 20 世纪 70 年代。随着人类社会的不断进步和发展,20 世纪 40 年代,社会科学中许多有影响的理论和学说相继被提出和确定,如系统论、人的基本需要层次论、人和环境的相互关系学说等,为护理学的进一步发展奠定了理论基础,促进人们重新认识人类健康与心理、精神、社会环境之间的关系。1948 年世界卫生组织提出了新的健康观,为护理的研究开拓了领域,20 世纪 50 年代,"护理程序"和"护理诊断"的提出与运用使护理有了科学的工作方法。护理理论家罗杰斯提出的"人是一个整体"的观点受到人们的关注。1977 年,美国医学家恩格尔提出了"生物-心理-社会"这一新的医学模式。在这些思想的指导下,护理发生了根本性的变革,从"以疾病为中心"转向"以患者为中心"的护理阶段。

以患者为中心的护理特点:①强调护理是一门专业,护理学的知识体系逐步形成。②以患者为中心,对患者实施身、心、社会等方面的整体护理。③护理人员运用护理程序的工作方法解决患者的健康问题,满足患者的健康需要。④护士的工作场所主要还局限在医院内,护理的服务对象主要是患者。

3.以人的健康为中心的护理阶段

以人的健康为中心的护理阶段为 20 世纪 70 年代至今。随着社会的进步,科学技术的发展和人民物质生活水平的提高,人们对健康提出了更高的要求。工业化、城市化、人口老龄化进程加快,使疾病谱发生了很大的变化。过去对人类健康造成极大威胁的急性传染病已得到了较好的控制,而与人的生活方式和行为相关的疾病,如心脑血管疾病、恶性肿瘤、意外伤害等,成为威胁人类健康的主要问题,医疗护理服务局限在医院的现状已不能适应人们的健康需要,人们希望得到更积极更主动的卫生保健服务。1977 年,世界卫生组织提出了"2000 年人人享有卫生保健"的口号,使"以人的健康为中心"成为广大医务人员特别是护理人员工作的指导思想。

以人的健康为中心的护理特点:①护理学已成为现代科学体系中的一门综合自然、社会、人文科学知识的、独立的、为人类健康服务的应用学科。②护理的工作任务由患者转向促进人类健康,工作对象由原来的患者扩大为全体人类,工作场所由医院拓展至社区。

二、中国护理学的发展史

(一)中医学与护理

作为四大文明古国之一,中国的医药学为人类的医药发展做出了大的贡献,其特点是将人看成一个整体,按阴阳、五行、四诊、八纲、脏腑辨别表里、寒热、虚实的征候,采取不同的原则进行有针对性的治疗与护理,建立了自己独特的理论体系治疗方法。中国传统医学长期以来医、药、护不分,强调三分治、七分养,养即为护。在祖国医学发展史和丰富的医学典籍及历代名传记中,均有护理理论和技术的记载,许多内容对现代护理仍有指导意义。春秋时代名医扁鹊提出"切脉、望色、听声、写形,言病之所在",就是护理观察病情的方法。西汉时期写成的《黄帝内经》是我国现存最早的医学经典著作,其中强调对人的整体观念和疾病预防的思想,记载着疾病与饮食调节、精神因素、自然环境和气候变化的关系,如"五谷为养,五果为助,五禽为益,五菜为充""肾病勿食盐""病热少愈,食肉则复,多食则遗,此其禁也",并提出"扶正祛邪"和"圣人不治已病治未病"的未病先防的观念。东汉末年名医张仲景著有《伤寒杂病论》,发明了猪胆汁灌肠术、人工呼吸和舌下给药法。三国时期外科鼻祖华佗医护兼任,医术高明,创"五禽戏"。晋朝葛洪著《肘后备急方》。唐代名医孙思邈著有《备急千金要方》,宣传了隔离知识,如传染病患者的衣、巾、枕、镜不宜与人同之,还首创了导尿术。明清时期,瘟疫流行,出现了不少研究传染病防治的医学家,他们在治病用药的同时,十分重视护理,如胡正心提出用蒸汽消毒法处理传染病患者的衣物,还用艾叶燃烧、雄黄酒喷洒消毒空气和环境。中医护理的特点为整体观和辨证施护。中医护理的原则为扶正祛邪;标、本、缓、急;同病异护、异病同护;因时、因地、因人制宜;预防为主,强调治"未病"。中医治疗护理技术有针灸、推拿、按摩、拔火罐、刮痧、气功、太极拳、煎药法、服药法、食疗法等。现代营养学认为,只有全面而合理的膳食营养,即平衡饮食,才能维持人体的健康。最早提出平衡饮食观点的是中国,而且其排列的先后顺序十分科学。

(二)中国近代护理的发展

中国近代护理事业的发展是同国家命运相联系的。在鸦片战争前后,随着西方列强入侵,宗教和西方医学进入中国。1820年,英国医师在澳门开设诊所。1835年,英国传教士巴克尔在广州开设了第一所西医医院,两年后,这所医院以短训班的形式开始培训护理人员。1884年,美国护士兼传教士麦克尼在上海妇孺医院推行现代护理并于1887年开设护士培训班。1888年,美国护士约翰逊女士在福州一所医院里创立了我国第一所正式护士学校。1909年,中国护理界的群众性学术团体中华护士会在江西牯岭成立(1937年易名为中华护士学会,1964年改名为中华护理学会)。1920年,护士会创刊《护士季刊》;同年,中国第一所本科水平的护校在北京协和医学院内建立,学制4~5年,5年制毕业学生被授予理学士学位,1922年中华护士会加入国际护士会,成为国际护士会的第11个会员国。1931年在江西开办了"中央红色护士学校"。在抗战期间,许多医务人员奔赴延安,在解放区设立了医院,护理工作受到党中央的重视和关怀。1934年,教育部成立医学教育委员会护理教育专业委员会,将护理教育改为高级护士职业教育,招收高中毕业生,护理教育纳入国家正式教育体系。1941年在延安成立了中华护士学会延安分会,毛泽东同志于1941年和1942年两次为护士题词"护士工作有很大的政治重要性""尊重护士,爱护护士"。至1949年,全国有护士学校180多所,护士3万余人。

(三)中国现代护理的发展

新中国成立后,我国的医疗卫生事业有了长足的发展,护理工作进入了一个新的发展时期,特别是党的十一届三中全会以后,改革开放政策进一步推动了护理事业的发展。

1.教育体制逐步健全

1950年,第一届全国卫生工作会议对护理专业的发展做了统一规划,专业教育定位在中专,学制3年,由卫健委制定全国统一的教学计划和大纲,结束了过去医院办护士学校的分散状态。1961年,北京第二医学院恢复了高等护理教育。1966—1976年"文化大革命"期间,护理教育受到严重影响,护士学校被迫停办。1970年后,为解决护士短缺问题,许多医院开办了2年制的护士培训班。1976年后,中国护理教育进入恢复、整顿、加强和发展的阶段。1979年,卫健委发出《关于加强护理工作的意见》和《关于加强护理教育工作的意见》的通知,统一制订了中专护理教育的教学计划,编写了教材和教学大纲,着手恢复和发展高等护理教育。1980年,南京医学院率先开办高级护理进修班,这是"文化大革命"之后第一个开办的高级护理进修班,学制3年,毕业后获大专学历。1983年,天津医学院率先开设了5年制护理本科专业,毕业后获学士学位。1984年1月,教育部联合卫健委在天津召开了全国高等护理专业教育座谈会,决定在医学院校内增设护理专业,培养本科水平的高级护理人才,充实教育、管理等岗位,以提高护理工作质量,促进护理学科发展,尽快缩短与先进国家的差距。这次会议不仅是对高等护理教育的促进,也是我国护理学科发展的转折点。

1985年,全国有11所医学院校设立了护理本科教育。1987年,北京市高等教育自学考试委员会率先组织了护理专业大专水平的自学考试。1992年,北京医科大学护理系开始招收护理硕士研究生,结束了我国不能自主培养护理硕士的历史。2004年,第二军医大学开始招收护理博士生,开始了我国护理博士的教育,形成了中专、大专、本科、硕士生、博士生5个层次的护理教育体系。同时,还注意开展护理学成人学历教育和继续教育。1997年,中华护理学会在无锡召开继续护理学教育座谈会,制定了相应的法规,从而保证了继续护理学教育走向制度化、规范化、标准化,促进了护理人才的培养,推动了护理学科的发展。目前,全国不仅有650多所从事大专、中专护理教育的院校,170多所能够进行本科护理教育的院校,60多所高校招收护理硕士研究生,还培养出一批护理学博士。截至2015年年底,我国注册护士总数达到324.1万,大专及以上护士占比达到62.5%。

2.临床实践不断深化

1950年以来,临床护理工作一直以疾病为中心,护理技术操作常规多围绕完成医疗任务而制定,护士是医师的助手,护理工作处于被动状态。1980年以后,随着改革开放政策的落实,逐渐引进国外有关护理的概念和理论,认识到人的健康受生理、心理、社会、文化等诸多因素的影响,护理人员开始加强基础护理工作,分析、判断患者的需求,探讨如何进行以人为中心的整体护理,开始应用护理程序的方法主动为患者提供护理服务,护理工作的内容和范围不断扩展。护理人员的专业水平日益提高,器官移植、显微外科、大面积烧伤、重症监护、介入治疗、基因治疗等专科护理,中西医结合护理,家庭护理,社区护理等迅猛发展。

3.护理管理日趋成熟

(1)健全了护理指挥系统:为加强对护理工作的领导,国家卫生健康委员会医政医管局下设医疗与护理处,负责管理全国护理工作,制定有关政策法规。各省、市、自治区卫生计生委在医政处下设专职护理管理干部,负责管辖范围内的护理工作。各级医院健全了护理管理体制,以保证护理质量。

(2)建立了晋升考核制度:1979年,国务院批准卫健委颁发的《卫生技术人员职称及晋升条例(试行)》,明确规定了护理专业人员的技术职称分为“护士”“护师”“主管护师”“副主任护师”“主任护师”5级。根据这一条例,各省、市、自治区制定了护士晋升考核的具体内容与办法,使护理人员具有了完整的晋升考试制度。

(3)实施了护士执业资格考试和执业注册制度:1993年3月,卫健委颁发了我国第一个关于护士执业与注册的部长令和《中华人民共和国护士管理办法》。1995年6月,在全国举行首次护士执业资格考试,考试合格获得执业证书,方可申请注册。2008年5月12日起施行《护士条例》,我国护理管理逐步走上了标准化、法制化的管理轨道。

4.护理研究逐渐深入

1990年后,接受高等护理教育培养的学生进入临床、教学和管理岗位,我国的护理研究有了较快的发展。护理科学研究在选题的先进性、设计的合理性、结果的准确性、讨论的逻辑性方面均有较快的发展。一些高等护理教育机构或医院设立了护理研究中心,为开展护理研究提供场所和条件,所进行的研究课题以及研究成果对指导临床护理工作起到了积极作用。1993年,中华护理学会第21届理事会在北京召开首届护理科技进步奖颁奖及成果报告会,并宣布"护理科技进步奖评选标准"及每2年评奖一次的决定。护理研究走上了一个更高的台阶。

5.学术交流日益繁荣

1950年以后,中华护士学会积极组织国内的学术交流。特别是1977年以来,中华护理学会和各地分会先后恢复学术活动,多次召开护理学术交流会,举办各种不同类型的专题学习班、研讨会等。中华护理学会和各地护理学会成立了学术委员会和各专科护理委员会,以促进学术交流。1954年创刊的《护理杂志》复刊,1981年更名为《中华护理杂志》。《护士进修杂志》《实用护理杂志》等几十种护理期刊相继创刊。护理教材、护理专著和科普读物越来越多。1952年,中华护士学会开始参加国际学术交流,与南斯拉夫等国家和地区进行护理学术交流。1980年以后,国际学术交流日益增多,中华护理学会及各地护理学会多次举办国际学术会议、研讨会等,并与多个国家开展互访交流和互派讲学,提供相互了解、学习、交流和提高的机会。各医学院校也积极参与国际学术交流,同时选派一批护理骨干和师资出国深造或短期进修,获硕士学位或博士学位后回国工作。1985年,卫健委护理中心在北京成立,进一步取得了WHO对我国护理学科发展的支持。通过国际交流,开阔了眼界,活跃了学术气氛,增进和发展了我国护理界与世界各国护理界的友谊,促进了我国护理学科的发展。

(四)对中国护理未来发展的展望

1.护理教育高层次化

随着人们对医疗保健需求的增加,使得社会对护理人力资源的水平和教育层次也提出更高的标准。护理人员必须不断学习新知识、新技术来提高自己的能力和水平,护理教育也需依据市场对人才规格的要求,逐步调整护理教育的层次结构。2011年,国务院学位委员会正式批准护理学为医学门类下属的一级学科,这必将推动我国高等护理教育的科学化、规范化发展,护理学研究生教育将进入规模与质量并进的快速发展轨道。因此,护理教育将向高层次方向发展,形成以高等护理教育为教育的主流,大专、本科、硕士、博士及博士后的护理教育将不断地完善和提高。

2.护理实践专科化

临床高科技医疗设备、先进治疗方法的不断更新,以及我国对优质护理服务工程的开展与深化,都对临床护士的专业素质提出了更高的要求。培养高素质的专科护理人才,处理复杂疑难的病例,为患者提供全面及连续性的护理,也是与国际护理学科接轨的重要策略。"十二五"期间实施了专科护理岗位护士的规范化培训工作,至2015年为全国培养了2.5万名临床专科护士。

3.护理管理标准化

护理管理的宗旨是以优质护理服务为患者提供全面、全程、专业、人性化的护理。通过完善护理质量标准、规范,促进护理质量的持续改进,提高临床护理服务水平。目前,西方发达国家实施护理质量标准化管理,质量标准包含了护理工作的全部内容,是所有提供护理服务机构的护理质量管理依据。如美国,加拿大护理界制定了相应的护理质量标准指南。我国首次颁布的《临床护理实践指南(2011版)》,是我国护理走向标准化的起步。该指南明确了临床护理的技术要点,突出对患者的专业评估、病情观察、人文关怀和健康指导,将有效地指导临床护士科学、规范地从事专业实践活动,为患者提供安全、优质的整体护理。此外,随着我国法制化建设的推进,医疗护理的相关法律、法规将不断完善,护理的标准化管理将会逐步取代经验管理。

4.护理工作国际化

护理工作国际化主要是指专业目标国际化、专业标准国际化、职能范围国际化、教育国际化、管理国际化、人才流动国际化。随着全球经济一体化进程的加快,护理领域国际化交流与合作日益深化,跨国护理援助和护理合作增多,知识和人才交流日趋频繁。由于世界性护理人才资源匮乏,使中国的护士有机会迈出国门,进入国际市场就业。2013 年 5 月 8 日,国际护士会恢复中华护理学会的国际护士会会员资格,标志着中国的护理事业真正迈向了国际舞台。面对这种国际化发展趋势,21 世纪的护理人才应该是具有国际意识、国际交往能力、国际竞争能力和相应知识与技能的高素质人才。

5.护理服务特色化

随着护理学科的发展,未来护理人员所采取的护理模式将是以个案为中心的整体性护理。运用护理程序,尊重护理对象的个人自主权益,做到个别性、连续性、整体性的护理服务,强调护理诊断,并以此统一护理专业间的沟通。在我国,将中医护理的理论融入现代护理理论中,创建具有中国特色的护理理论和技术方法已成为一个重要的课题和研究方向。

(杨星梅)

第二节 护理学的定义、特性和研究对象与方法

一、护理学的定义

护理学是以自然科学与社会科学理论为基础,研究有关维护、促进、恢复人类健康的护理理论、知识、技能及其发展规律的综合性、应用性学科。护理学运用了多方面的自然科学理论,如数学、化学、生物学、解剖学和生理学等,同时也综合了大量的社会、人文科学知识,如社会学、心理学、护理美学、行为学和护理伦理学等。护理学的内容及范围涉及影响人类健康的生物、社会心理、文化及精神等各个方面的因素。

二、护理学的特性

(一)科学性

护理学应用了自然科学、社会科学、人文科学理论知识作为基础,并且自身的理论知识体系也有很强的科学性。护理学有专门的护理专业技术操作,同时有伦理准则和道德规范指导护理专业技术操作。

(二)社会性

护理工作面向社会,给社会带来很多效益。社会的进步和改革又影响护理学的发展。

(三)艺术性

护理的对象是人,人兼有自然属性和社会属性。护理学既要研究人的生物属性和结构,又要关注人的心理和社会属性。对于人的生理、心理和社会活动的整体本质的理解,需要从科学和艺术结合的角度去研究。正如南丁格尔指出的:"人是各种各样的,由于社会地位、职业、民族、信

仰、生活习惯、文化程度的不同,所患的疾病与病情也不同,要使千差万别的人都能达到治疗和康复所需要的最佳身心状态,本身就是一项最精细的艺术。"

(四)服务性

护理是一种服务,护理为人类和社会提供不可缺少的健康服务,是帮助人的一种方式而不是有形的商品。因此,护理学是一门服务性很强的综合性应用科学,也属于生命科学的范畴。

三、护理学的研究对象与方法

(一)研究对象

随着单纯的生物医学模式向生物-心理-社会医学模式的转变,护理理念发生了根本的变化,护理学的研究对象也由单纯的患者发展到全体的人类,即包括现存健康问题的人、潜在健康问题的人和健康人群,以及由人组成的家庭、社区和社会。护理的最终目标是提高整个人群的健康水平。

(二)研究方法

护理活动是一项涉及数理化、生物学、医学、工程技术学等自然科学,同时又涉及心理学、伦理学、社会学等人文社会科学的多学科的综合性实践活动,这既决定了护理研究范围和研究对象的广泛性,也决定了护理研究方法的多样性。护理学研究的类型可以分为两类。

1.实验性研究

实验性研究是按护理研究目的,合理地控制或创造一定条件,并采用人为干预措施,观察研究对象的变化和结果,从而验证假设,探讨护理现象因果关系的一种研究方法。实验性研究以患者为研究对象时,"知情同意"和保证不损害患者的权益是必须注意的原则。

实验性研究的结果科学客观,有说服力。但是,由于护理研究的问题较难控制各种混杂因素,受到护理实际工作的许多限制;同时由于护理科研起步较晚,护理现象的要素及因素间的联系规律尚未完全清楚,因此实验性研究在护理研究中的应用受到很大的限制。在实际的实验性研究工作中,由于实验条件的限制,不能满足随机分组的原则,或缺少其他 1 个或 2 个实验性研究的特征,将这种实验性研究称为类实验性研究,也有人称为半实验性研究。

2.非实验性研究

非实验性研究是不施加任何影响和处理因素的研究,是实验性研究的重要基础,在护理研究中发挥重要作用。常用的非实验性研究如下。

(1)描述性研究:是通过有目的的调查、观察等方法描述护理现象的状态,从中发现规律或找出影响因素。

(2)相关性研究:是在描述性研究的基础上,探索各个变量之间的关系的研究。

(3)比较性研究:是对已经存在差异的两组人群或现象进行比较研究,从而发现引起差异的原因。根据研究目的又可以将比较性研究分为回顾性研究和前瞻性研究两种,前者是探究造成目前差异原因的研究;后者是观察不同研究对象持续若干时间以后的情况变化。

(4)个案研究:是在护理实践中,通过对特殊的病例进行深入的观察和研究,从而总结经验的研究方法。

（叶　庆）

第三节 护理学的任务、范畴与工作方式

一、护理学的任务

随着社会的发展和人类生活水平的提高,护理学的任务和目标已发生了深刻的变化。《护士伦理国际法》中现定:护士的权利与义务是保护生命,减轻痛苦,促进健康;护士的唯一任务是帮助患者恢复健康,帮助健康人提高健康水平。护理学的最终目标是通过护理工作,保护全人类的健康,提高整个人类社会健康水平。因此,护理学的任务和目标可概括为以下 4 个方面。

(一)促进健康

促进健康就是帮助个体、家庭和社区发展维持和增强自身健康的资源。这类护理实践活动包括教育人们对自己的健康负责、形成健康的生活方式、解释改善营养和加强锻炼的意义、鼓励戒烟、预防物质成瘾、预防意外伤害和提供信息以帮助人们利用健康资源等。

(二)预防疾病

预防疾病的目标是通过预防疾病达到最佳的健康状态。预防疾病的护理实践活动包括:开展妇幼保健的健康教育、增强免疫力、预防各种传染病、提供疾病自我监测的技术、评估机构、临床和社区的保健设施等。

(三)恢复健康

恢复健康的护理实践活动是护理人员的传统职责,帮助的是患病的人,使之尽快恢复健康,减少伤残水平,最大限度地恢复功能。这类护理实践活动包括:为患者提供直接护理,如执行药物治疗、生活护理等;进行护理评估,如测血压、留取标本做各类化验检查等;和其他卫生保健专业人员共同研讨患者的问题;教育患者如何进行康复活动;帮助疾病康复期的患者达到最佳功能水平。

(四)减轻痛苦

减轻痛苦的护理实践活动涉及对各种疾病患者、各年龄段临终者的安慰和照顾,包括帮助患者尽可能舒适地带病生活,提供支持以帮助人们应对功能减退、丧失,直至安宁地死亡。护理人员可以在医院、患者家中和其他卫生保健机构,如临终关怀中心开展这些护理实践活动。

二、护理学的范畴

(一)护理学的理论范畴

随着护理学的研究对象从研究单纯的生物人向研究整体人、社会人方向转变,护理学的专业知识结构也发生了变化,在现有的护理学专业知识基础上,还研究发展自己的理论框架、概念模式,吸收其他学科的理论,如社会学、心理学、伦理学、美学、教育学和管理学等,以构成自己的专业知识体系,更大范围地充实和促进护理学科的发展。

(二)护理学的实践范畴

1.临床护理

临床护理的服务对象是患者,工作内容包括基础护理和专科护理。

（1）基础护理：是临床各专科护理的基础，是应用护理学基本理论、基础知识和基本技术来满足患者的基本生活、心理、治疗和康复的需要，如饮食护理、排泄护理、病情观察、临终关怀等。

（2）专科护理：是以护理学及相关学科理论为基础，结合各专科患者的特点及诊疗要求，对患者实施身心整体护理，如消化内科患者的护理、急救护理等。

2.社区护理

社区护理的服务对象是社区所有人口，包括患病的人和健康的人，包括个人、家庭和社区。它以临床护理的理论、技能为基础，对社区所有成员进行疾病预防、妇幼保健、健康教育、家庭护理、健康保健服务输送系统的改进等工作。以帮助人们建立良好的生活方式，促进全民健康水平的提高。

3.护理教育

护理教育是我国现阶段发展最快的实践领域，也是护理学最高层次人才会聚的领域。目前，我国护理教育体系由3个部分组成。①基础护理学教育：包括中专、大专、本科。②毕业后护理学教育：包括岗位培训和研究生教育。③继续护理学教育：主要是为从事护理工作的在职人员提供学习新理论、新知识、新技术、新方法为目的的终身性教育。

4.护理管理

护理管理是运用现代管理学的理论和方法对护理工作的各要素——人、财、物、时间、信息进行组织、计划、应用、调控等，最终达到降低成本消耗，提高质量效益的目标。系统化管理以确保护理工作正确、及时、安全、有效地开展，为患者提供完善、优质的服务。

5.护理科研

护理学的发展依赖于护理科研。护理科研是用观察、调查分析、实验、现象学等多学科研究方法揭示护理研究对象性质、护理学发展规律，创造新的护理学知识、护理学方法和技术，最终实现提高护理学学科的科学性和应用水平的目的。

三、护理工作方式

护理工作方式是一种为了满足护理对象的护理要求，提高护理工作质量和效率，根据护理人员的工作能力和数量，设计出来的不同结构的工作分配方式。在不同的历史时期，不同的社会文化背景下，受不同护理理念的影响以及工作环境、工作条件等的限制，相继出现了各种不同的护理工作方式。护理工作方式体现了不同历史时期中的医学模式以及当时人们对健康的认识，主要有以下5种护理工作方式。

（一）个案护理

个案护理是一位护士护理一位患者，即由专人负责实施个体化护理。

护理特点是专人负责实施个体化护理；责任明确，能掌握患者的全面情况；适用于危重患者、特殊患者及临床教学的需要，但消耗人力。

（二）功能制护理

功能制护理是一种以疾病为中心的护理模式，以完成各项医嘱和常规的基础护理为主要工作内容，将日常工作任务根据工作性质机械地分配给护理人员，护士被分为"治疗护士""办公室护士""生活护理护士""巡回护士"等班次来完成护理服务。

护理特点：以完成医嘱和执行常规为主要工作内容，又以工作内容为中心分配任务，分工明确，流水作业，易于组织管理、节省人力。但是较机械，与患者交流少、较少考虑患者的心理和社会需求，护士不能全面掌握患者的情况。

(三)小组护理

小组护理以分组护理的方式对患者进行整体护理。护士分成小组进行护理活动,一般每个护理组分管 10～15 位患者。小组成员由不同级别的护理人员构成,各司其职,在小组长的计划、指导下提供护理服务。

护理特点:分组管理患者,各级护士各司其职,护理小组的成员可以同心协力,有较好的工作气氛。护理工作有计划、有步骤、有条理地进行,新护士分配到病区时不至于因不熟悉工作而引起情绪紧张。但是,由于每个护理人员没有确定的护理对象,会影响护理人员的责任心;整个小组的护理工作质量受小组长的能力、水平和经验的影响较大;也可能因对患者护理过程的不连续以及护理人员交替过程中的脱节而影响护理质量。

(四)责任制护理

责任制护理从以疾病为中心的护理转向了以患者为中心的护理,按照护理程序的工作方法对患者实施整体护理。护士增强了责任感,真正把患者作为"我的患者";患者增加了安全感,具有护士是"我的护士"的归属感,使护患关系更加密切。护理工作由责任护士和辅助护士按护理程序的工作方法对患者进行全面、系统和连续的整体护理,要求责任护士从患者入院到出院均实行 8 小时在班,24 小时负责制。由责任护士评估患者情况、制订护理计划、实施护理措施及评价护理效果,辅助护士按责任护士的计划实施护理。

护理特点:由责任护士、辅助护士按护理程序对患者进行全面、系统、连续的整体护理;能以患者为中心,掌握患者全面情况。但是,文件书写多、人员需要多,要求对患者 24 小时负责难以做到;责任护士之间较难相互沟通和帮助。

(五)综合护理

综合护理是一种通过有效地利用人力资源、恰当地选择并综合运用上述几种工作方式,为服务对象提供高效率、高质量、低消耗的护理服务的工作方式。

护理特点:各医疗机构可根据机构的特点和资源配备情况,选择符合自身特点的护理工作方式和流程,最终目标是促进患者康复,维持其最佳健康状态;根据患者需要,加强对护理人员的培训;要求明确不同层次人员和机构的职责与角色,既考虑了成本效益,又为护士的个人发展提供了空间和机会。

以上各种护理工作方式是有继承性的,新的工作方式总是在原有的工作方式基础上有所改进和提高。每一种护理工作方式在护理学的发展历程中都起着重要作用,各种工作方式可以综合运用。

(张桂芝)

第四节 护理学的知识体系与学习方法

一、护理学的知识体系

护理学经过 100 多年的发展,特别是近几十年的发展,已逐渐形成了相对稳定的知识体系,具有其独特性及科学性。它包括以下内容。

（一）基础知识

1.自然科学基础知识

自然科学基础知识包括生物学、数学、物理学、化学等。

2.人文社会科学基础知识

人文社会科学基础知识包括语文、社会学、政治和经济学、哲学、心理学、美学、外语、法律基础、伦理等。

3.医学基础知识

医学基础知识包括人体解剖学、人体生理学、微生物与寄生虫学、免疫学、药理学、生物化学等。

4.其他

其他包括统计学、信息学、计算机应用等。

（二）护理专业知识

1.专业基础

专业基础包括护理学导论、基础护理学、健康评估、人际沟通与护理礼仪等。

2.专科护理

专科护理包括内科护理学、外科护理学、妇产科护理学、儿科护理学、精神科护理学、急危重症护理学、耳鼻喉科护理学、老年护理学等。

3.预防保健及公共卫生方面的知识

预防保健及公共卫生方面的知识包括社区护理学、预防医学、流行病学、康复护理学等。

4.护理管理、教育及研究方面的知识

护理管理、教育及研究方面的知识包括护理管理学、护理教育学、健康教育学、护理科研等。

以上介绍的知识结构是以传统的学科课程分类的方法。目前，一些护理院校为了体现以人的健康为中心的护理理念，与国际先进护理教育接轨，采用综合课程模式，以人的生命周期设置护理专业课程。设置的课程有成人护理学、妇女与儿童护理学、老年护理学、临终关怀等。

二、护理学的学习方法

护理学具有自然学科和人文社会学科的双重属性，以及其科学性、实践性、艺术性和服务性，这就决定了护理专业的学习具有自身的特点。

（一）树立以人为本观念，注重培养求实的科学态度和慎独精神

护理服务对象是人，要求护理工作者具有以人为本的护理理念，设身处地地为患者着想，关心、体贴患者，并尽量满足患者的身心需求。同时，学会与患者沟通，建立良好的护患关系。护理学是一门实用性很强的学科，有科学的临床实践操作，护生在学校学习过程和临床实习过程中要培养严谨求实的科学态度，认真对待每一项操作，同时培养慎独修养，珍惜每一位患者的生命，对工作认真负责。

（二）注重护理学知识记忆方法的培养

护理学知识体系中包括许多基础内容，比如人体解剖学的结构和形态、生理功能和正常值、基础护理中"三查七对"的内容等，这些基础知识需要我们牢记。在护理学学习过程中常用的知识记忆方法如下。

1.有意记忆法

有明确目的或任务，凭借意志努力记忆某种材料的方法叫有意记忆。在学习护理学知识过程中,要有明确的学习目的,勤用脑想、用心记,学习时专心致志,留心把重要的内容记住。

2.理解记忆法

在积极思考达到深刻理解的基础上记忆材料的方法叫理解记忆法。在护理学学习过程中,积极思考把学习内容分成大小段落和层次,找出它们之间内在的逻辑联系而进行学习,理解越深刻,记忆越牢固。

3.联想记忆法

联想就是当人脑接受某一刺激时浮现出与该刺激有关的事物形象的心理过程。在学习护理学知识时用与该知识内容相似、相近或相反的事物容易产生联思,用联想的方法增强知识的记忆。

4.作业记忆法

通过做试题、作业,讨论汇报等检测方法,可以检验和巩固记忆。在这过程中发现自己知识薄弱的环节,复习知识、巩固知识,加强知识的记忆。

(三)注重护理实践操作的培训

护理学是一门应用性很强的学科,不仅有很系统的理论知识,还有很强的实践操作知识。所以,我们不仅要掌握理论知识,更重要的是把护理学的知识应用到临床实践操作中。由于临床实践操作直接影响患者的治疗效果,并与患者的舒适、安全密切相关,所以护理专业的学生必须掌握过硬的护理实践操作。学好护理实践操作离不开实践学习法。实践学习法主要包括实训室学习法和临床学习法。

1.实训室学习法

实训室学习法是护生学习护理学重要的方法,护生在实训室里认真看教师示教,然后按规范的操作程序逐步反复地模拟练习,直至完全掌握每一项护理操作。

2.临床学习法

临床学习法是提高护生护理操作技能的一种很有效的方法。但是,临床学习的前提条件是护生实训室内各项技能操作已经达到教学所规定的标准要求,考核优秀。在临床学习过程中,护生要严格要求自己,树立良好的职业道德,认真对待每一项护理操作,虚心接受临床带教教师的指导。

通过临床学习,护生的护理学操作技能达到很熟练的程度,能很灵活地运用各项操作。在实践操作中,结合护理学理论知识,及时发现问题、解决问题,更牢固地掌护理学知识。

(四)注重创造性思维能力和护理科研能力的训练

医学和护理学知识更新快,教学相对滞后,护理教师不可能在较短的时间内传授所有的知识。护生应学会主动学习和独立学习,学会利用图书馆、计算机网络等资源,拓展知识面,提高自学能力,在护理教学中,护理教师应以学生为主体,鼓励学生善于思考、敢于提出质疑、大胆阐述个人观点,创造利于培养学生评判性思维的学习氛围,使学生能够敢于提出问题、主动收集资料、分析问题并解决问题。

护理要想适应时代需求而发展,就要有创新精神,要做科学的研究,护理学迫切需要培养具备科研能力的高层次的护理人才。多数护理学校开设了护理研究的课程,通过学习和实践护理研究的选题、查阅文献、科研设计和实施、结果的评价等过程,了解科学研究的方法,培养科研的能力。

(王福平)

第五节　护理人员的职业道德

一、护理职业道德的概念

道德是一种社会意识形态,属上层建筑的范畴,它是依靠社会舆论、内心信念和传统习惯力量,来调整人们相互之间关系的行为规范的总和。也就是作为一种精神力量,调动着人们生产或工作的积极性,影响着人们之间相互博爱和友善。

职业道德是从事一定职业的人,在特定的工作或劳动中的行为规范,是一般社会道德在职业生活中的特殊表现。职业道德主要包括对职业价值的认识、职业情感的培养、敬业精神的树立、职业意志的锻炼以及良好职业行为的形成。职业道德是促进人们自我修养、自我完善的重要保证,它可影响着从事这一职业的人的道德理想、道德行为和职业的发展方向,影响和促进整个社会道德的进步。我国广泛开展的精神文明建设,实际上就是对各行各业的工作者或劳动者进行的职业道德教育。职业道德可影响和决定着本职业对社会的作用。

职业道德是人类社会所特有的道德现象,这种现象包括两方面的内容,即职业道德意识和职业道德行为。职业道德意识是职业道德的主要方面,它包括职业道德的观念、态度、情感、信念、意志、理想及善恶概念等。职业道德行为是在道德意识指导下进行的职业活动。护理人员的职业道德是一种特殊的意识形式,是护理人员在履行自己职责过程中,调整个人与他人、个人与社会之间关系的行为准则和规范的总和。在护理实践中,这些行为标准和规范又可作为对护理人员及其行为进行评价的一种标准存在,影响着护理人员的心理意识,以至形成护理人员独特的、与职业相关的内心信念,从而构成护理人员的个人品质和职业道德境界。因此,也可以说,护理职业道德是护理人员在实施护理工作中,以好坏进行评价的原则规范、心理意识和行为活动的总和。

随着医学模式的转变,护理概念和健康定义的更新以及护理学作为独立学科的确立(原为附属专业),限定了护理学是为人的健康服务的专业。使护理工作任务和目标发生了根本性转变,由单纯以疾病护理、以患者护理为中心,转变为以整体人的健康护理为中心。限定护理对象为既有心理又有生理问题的人,还有未患疾病但有"潜在健康问题"的人。护理工作范畴由单纯的医院内护理,拓宽至社区、家庭和有人群地方的防病治病和卫生保健。为更好地适应这些转变,完成护理任务,护理人员的职业道德也应从调整个体人际关系为主,扩大到包括调整护理事业与社会关系在内的更广阔的领域。因此,护理人员职业道德的内涵和外延,正在向着更深入更广泛的范畴发展。

强调护理人员的职业道德是事业的需要,是促进人类健康的需要。其意义体现在预防和治疗患者的疾病及促进人类健康工作中的地位和作用。根据"护理是诊断和治疗人类对现存的和潜在的健康问题的反应"的定义,不难看出现代护理学的根本任务有着新的内涵和外延,由此,也决定了新的护理内容和方法。基于这种情况,护理已不再是一种单纯的应用性操作技术,而真正是一门科学技术与艺术结合的完整独立的科学体系。也绝非生物医学护理与心理医学护理相加就能奏效的。而是要做到心身是一元的、形神是合一的,两者必须有机结合形成系统的整体护理,因此,就具有更高的要求和囊括更丰富的内容。为此,护理人员必须有独特的角色、责任和任务。而这角色、责任的体现和任务的完成,直接取决于护理人员的专业能力和道德水平。也就是既要有高深的专业知识和技术,又要有高度的责任心、同情心、事业心和使命感,就能不断提高护理质量,满足患者不同层次的需求。就能为促进人类健康提供专科护理、健康咨询、膳食营养以及安全舒适的环境等。这些工作完成的好坏都涉及护理人员的道德水准,而道德水准差、对人类健康事业漠不关心、缺乏敬业精神和责任感、工作马虎、作风懒散,护理质量自然下降,甚至因为工作失误给患者造成严重后果。衡量护理人员职业道德水准的尺度,就是护理质量和效果,就是在护理全过程中能否尽职尽责地履行职业道德责任,从而达到保护生命、减轻痛苦、促进人类健康的目的。

二、护理人员的职业道德要求

护理工作的服务对象是人,包括患者、有潜在健康问题的人和健康人。要最大限度地满足这些人的卫生保健需要,主要因素是护理人员的专业理论、专业技术和道德水平,这些因素是相互促进、相互转化的。其中护士的道德理想、道德信念和道德品行,影响和决定着护士对待服务对象的根本态度,影响和制约着护士的护理行为。通过护理人员的自觉意识,并借助社会舆论的支持,影响和制约护士业务技能的发挥和对服务对象的同情心和责任感,使护理工作得以正常进行并能保证优良的质量。另外,护理工作的全过程充分体现着其科学性和服务性的特点。科学性表现在护理学已形成了本学科的理论体系和护理学的新概念,每项专业护理、基础护理、技术操作均有理论依据,每项措施均有严格的时间性、连续性、准确性,而且有规范的工作程序和标准要求。服务性表现在对服务对象全面的照顾,包括提供理想的生活、治疗、休养环境、适合机体生理需要的膳食营养、防病治病知识、临终关怀等。在完成上述任务过程中,又往往在患者病情危重、昏迷和无人监督的情况下(夜间只有一个人值班,婴幼儿和昏迷患者不能反映情况)进行,因此,只有靠护理人员高尚的职业良心,牢固树立社会主义的人道主义思想,遵循全心全意为人类健康服务的宗旨,才能做好护理工作。

(一)热爱护理事业

热爱护理事业是要求护士有敬业精神,具有一生献身护理事业的愿望和情感,树立在护理岗位上全心全意为促进人类健康贡献毕生的决心。热爱护理事业来源于对护理工作正确与深刻的认识,来源于对护理工作价值与作用的体验。护理是促进人类健康的专业,是保护劳动力重要因素的医学科学的组成部分,是通过保护生命、减轻痛苦、预防疾病、促进健康的间接形式促进社会的发展,护士是不可缺少的社会角色。在我们社会主义制度国家里,在现实生活中,人人都是被服务对象,人人又都为他人服务,而且每个人只有在为他人、为社会服务中才能实现个人的价值,才能取得生存的物质基础。护理工作虽然具体而又繁忙,但正是这种平凡的工作在为社会做贡献,为人类谋幸福。在中外护理史上有不少护理工作者,由于热爱护理事业,在自己的工作岗位上做出了可歌可泣的事迹,受到人们的颂扬和爱戴。

(二)热爱服务对象

护理服务对象是有生理功能、思维能力和有情感的人。不仅有健康人,更有躯体上、精神上、心理上受疾病折磨的人,甚至在死亡线上挣扎的人。这些人将生、老、病、死直接寄希望于医护人员,这就是说护士的职业行为直接关系到人们的生、老、病、死,关系到千家万户的悲欢离合。因此,护理人员一定要满腔热忱地关心患者的疾苦,爱护患者,把患者利益放在第一位。要做到这一点,必须树立高度的同情心和责任感。同情心、责任感是护理人员的一种道德感情,是心灵的表露,是必须具备的道德品行。对患者深切的同情和认真负责的精神是一切高尚行为的基础,同情患者就要设身处地体察患者的痛苦,帮助患者之所需;同情患者就不能对患者的痛苦麻木不仁,司空见惯,习以为常;同情患者就应该以患者为中心,就应该认真负责地做好患者的整体护理。

热爱服务对象,就应该与服务对象心心相印,息息相关,对他们不能爱答不理,不能嫌烦怕乱,更不能不尊重他们,应做到有问必答,有事必帮,尊重他们维护健康的权利,采纳他们的建议,欢迎他们积极参与防病治病和卫生宣教工作,以提高全民族的健康水平,这些都是护理人员应遵守的职业道德规范。

(三)严格遵守护理制度

护理制度是护理人员在长期的护理实践中,根据护理工作的性质、任务、特点、工作程序、技术标准、信息传递以及与这些内容有关的人力、物力、设备、人际关系等管理,经过反复实践与验证制定出来的确保患者安全和护理质量的有关规定,然后经卫生行政部门按照组织程序确定下来的制度。

由此可见,护理制度是护理工作规律的客观反映,是各项护理工作的保证。因为护理工作除了具有分工细、内容多、范围广、人际接触广的特点,全程护理工作还要严格遵循科学性、技术性、服务性的要求。如何使护理工作正常运转,做到护理人员坚守岗位,忠于职守,确保医疗、实施护理计划准确及时。患者在接受治疗、检查、护理过程中的安全,以及更好地为患者提供生活、心理、休养环境和膳食营养等,必须有一套完整、系统、科学、有效的制度作保证。例如交接班制度、查对制度、分级护理制度、岗位责任制度、预防院内感染制度、差错事故管理制度、膳食管理制度以及物品管理制度等。有了护理制度才能保证护理教学、护理科研和继续护理学教育等的贯彻执行。因此,护理人员必须严格遵守各项护理制度,这不仅是护士职业的基本要求,也是制约护理人员履行职责的重要保证。

1.严密细致地观察患者病情变化

观察患者病情变化,是护理人员的一项重要职责,是必须具备的道德要求。护理人员必须以高度的责任感,耐心细致地观察病情,及时准确地捕捉每一个瞬息变化。观察病情及时准确对患者的康复是至关重要的,可根据病情制订有针对性的医疗、护理计划,可为危重患者赢得抢救时间,挽救生命,还可发现和预防并发症的发生。观察病情时,夜班护理人员更要加强责任心,因为病情变化发生在夜间的机会相对较多,但夜班人员少,工作忙,容易忽略,再加上夜间缺乏别人监督,思想容易松懈,如不警惕,可能忽略患者病情变化,在这种情况下,道德责任、道德信念、道德良心就会起着主导作用。

2.严格遵守操作规程

护理工作是为人类健康服务的,要求护理人员对每项操作都要持审慎的态度。审,即详细、周密、明查的意思;慎,即小心、谨慎、精确的意思。审慎就是要求护理人员对操作认真负责,一丝不苟,严查细对,并以这种严肃认真的负责态度,给患者以安全感,保证操作质量,取得患者的信任。审慎是护士责任的一个重要心理素质,也是高尚道德的一种表现。哲学家伊壁鸠鲁说过,"最大的善乃是审慎,一切美德乃由它产生",这就说明一个人对待工作持审慎态度是何等重要,尤其护理工作更是如此。在医院里绝大部分的医疗、护理措施都要护理人员执行,如口服给药、肌内或静脉给药、灌肠、导尿、气管插管、人工呼吸、心外按压、呼吸机应用、正压给氧、心脏电击复律等。这些操作均有严格的规程要求。护理工作出现的打错针、服错药、输错血、灌错肠、插错胃管等,无一不是违反操作规程造成的。就查对程序说,操作中如不按程序查对,或不按要求全部查对，或不认真查对，就可发生差错事故，就可给患者造成痛苦、致残甚至死亡，这方面的教训是极其深刻的。因此，护理人员在进行工作时必须严格执行操作规程，施行医疗、护理措施时，必须做到严禁工作马虎、草率从事，对患者要有高度的同情心、责任心、细心和耐心，才能做到一丝不苟地遵守操作规程，这也是职业道德的要求。

（四）努力钻研专业理论和技术，提高自身专业水平

一个职业道德良好的护理人员，不仅要有热爱护理事业、忠于患者利益、自觉遵守各项护理制度的优秀品质，还必须具有扎实的护理医学理论基础、精湛的护理技术水平和解决护理疑难问题的能力，才能很好地完成工作任务。因为现代科学技术发展迅速，新学科、新理论、新技术、新领域不断出现，据有关资料介绍，近年来科学技术的新发明、新发现比过去两千多年的总和还要多，而且科学技术的发明、发现应用至实际工作中的周期日趋缩短。有人分析医学知识量大约每10年翻一番，这样，知识更新的周期必然缩短。18世纪科学技术更新的周期约为80年，而现代只有5～10年，自然，知识废旧率相应提高。一个人一生的工作年龄为30～40年，在这漫长的时间里，仅靠在学校学习的知识、不进行知识更新、不钻研专业知识显然跟不上科学技术发展的步伐，适应不了工作的需要。有人统计，一个人在工作岗位上获得的知识约占全部知识的80%～90%，这就说明护理人员在职钻研业务知识对提高自身素质是何等重要！随着护理观念的更新、独立学科的建立、新的服务领域的拓宽以及健康教育的开展等，不提高自身的专业水平，就不可能更好地完成保护生命、减轻痛苦、促进健康的任务。

（五）认真做好心理护理

随着医学模式的转变，使人们认识到疾病和健康不仅与先天因素、理化因素及生物因素有关，而且与社会环境、地理因素、工作条件、人际关系、心境状态有密切关系。因此，不仅通过药物和医疗手段能治病，而且健康的情绪和良好的心境更有利于健康和疾病的康复。有些疾病需要心理和药物治疗同时进行才能奏效，甚至在某些情况下心理治疗可起到药物治疗所起不到的作用。因此，护理人员要从"人是一元的""形神是合一的"观念出发，认真、细致地做好心理护理。弗罗伦斯·南丁格尔说过："护理工作的对象不是冷冰冰的石块、木头和纸片，而是有热血和生命的人类"。因此，护理人员在进行心理护理时，必须以高度的同情心、责任感，从心理学的角度了解、分析患者的综合情况，在制定心理护理计划时应掌握以下原则。

1.对患者的心理需求要有预见性

即要求护理人员全面了解患者所受社会、心理、生理因素的相互影响，以敏锐的观察力发现患者情绪的波动、语言语调的变化、饭量的增减、睡眠的好坏，预测每个患者可能出现的心理问题和心理需求，以便及时、准确地为患者解除痛苦，满足需求。

2.心理护理要体现个体差异

由于服务对象的年龄、性格特征、文化修养、民族习惯、社会地位、经济状况、所患疾病种类等的不同，所产生的心理问题或心理需求亦不一样，故在进行心理护理时一定要有针对性，充分体现个体差异，区别对待，才能获得好的效果。

3.心理护理要着眼于消除患者的消极情绪和有碍健康的心境

通过对患者进行心理疏导、安慰、解释、鼓励、启发、劝解，以及努力创造良好的治疗、休养环境（柔和充足的光线、适宜的温湿度、清新的空气、和谐的色彩、悦耳的音响等）和膳食条件，使患者提高生活质量、树立信心，主动配合治疗。临床实践证明情绪能影响机体的免疫功能，恐惧、紧张、抑郁、悲观等情绪可使机体免疫功能低下，而予欢快、乐观等情绪可提高机体的免疫功能，起到防病治病的作用。进行心理护理,就是使患者能够保持最佳心理状态,起到保持健康、预防疾病和治疗疾病的目的。

4.心理护理需要良好的语言修养

语言不仅是表达思维、表达感情的工具,也是交流思想、传递意志的工具。用语言疏导是护理人员做好心理护理的重要手段。怎样说话才能符合职业道德的要求,必须加强语言修养,护理人员亲切的语言可给服务对象以安慰、鼓舞和信任;能调动患者战胜自身疾病的勇气和信心;能给同志间以协调、合作、和谐的感受,增强友善、团结和理解。职业语言应有以下原则要求。

(1)说话要文明礼貌:说话文明礼貌就能给服务对象以信任感和安全感。不论询问病情、解答问题、卫生宣教和指导自我护理及某些检查时,说话都要耐心、诚恳、准确,且忌粗犷。对患者要有称呼,如同志、大爷、大娘、先生、小姐等,患者配合检查、治疗后应道声谢谢。

(2)说话语调要温和避免生硬:护理艺术也和其他艺术一样,有情才能感人。护理人员对服务对象有高度的同情心,自然说话就会有感情,就能做到说话亲切、语调温和,患者愿意与之交流。一个好的护理人员应该通过语言激励患者振奋精神,坚定与病魔做斗争的信心,切忌生硬的刺激性语言,任何缺乏感情的语言都会使患者伤心、不安和丧失战胜疾病的信心。

(3)说话要注意保守秘密:患者是带着痛苦和期望来医院就诊的。为了解除身心的痛苦,信任医护人员,把不给父母、亲人说的话或隐私都给医护人员倾吐,像生理上的缺陷、心理上的痛苦等。医护人员应怀着高度的同情心和责任感,帮助患者解除身心的痛苦,不应当成新闻任意传播,对一些预后不良的患者,应根据其心理承受能力,与医师共同协商作恰如其分的解释,必要时需保守秘密。

(4)说话要看对象不能千篇一律:患者来自四面八方,他们所受的教育、文化素养、社会地位、民族习惯、经济状况、性格特征、病情轻重,均有一定差异。因此,为使心理护理能有针对性,说话方式和分寸不能千篇一律。用什么词、什么口气说话需要斟酌。对性格豁达、开朗的患者就可以随便一点,甚至幽默一点;对性格内向的人,说话就要谨慎,避免发生误会;对农民或文化水平低的患者,特别是老年人,说话要通俗、易懂或用方言;对病情重或预后不好的患者,视具体情况而定。

总之,护理人员在运用语言进行护理时,要坚持保护性、科学性、艺术性、灵活性相统一的原则,善于根据不同对象和具体情况灵活运用语言,表达意志要清楚贴切,防止恶性刺激性语言,以获得理想的心理护理效果。

(六)团结友善通力合作

护理工作任务重、内容多、分工细,活动领域面宽,独立性小,适应性大。在对服务对象实施医疗、护理计划、进行系统整体护理时,不是孤立、封闭的,而是要与多方面相互联系、相互制约、相互支持才能完成。特别是在商品经济条件下,医院由传统的管理转入经济核算,所提供的服务和应用的卫生材料,均向着以质论价或以价论质的方向进行管理,这本身就增加了护理工作的复杂性,而且在完成护理任务的全过程中,要与医疗、医技、总务后勤、器械设备、行政、财会等部门发生联系,需要得到他们的帮助和支持。为做好护理工作,最大限度地满足患者身心的需求,应主动与有关部门联系,调节关系,形成团结协作、相互理解、共同促进的工作气氛,大家都能心情舒畅地完成各自的任务,这也是职业道德的重要标志。

(蒋素琼)

第二章 护理程序

第一节 护理评估

护理评估是有目的、有计划、有步骤地收集有关护理对象生理、心理、社会文化和经济等方面的资料，对此进行整理与分析，以判断服务对象的健康问题，为护理活动提供可靠的依据。具体包括收集资料、整理资料和分析资料三部分。

一、收集资料

（一）资料的来源

1.直接来源

护理对象本人，是第一资料来源也是主要来源。

2.间接来源

（1）护理对象的重要关系人，也就是社会支持性群体，包括亲属、关系亲密的朋友、同事等。

（2）医疗活动资料，如既往实验室报告、出院小结等健康记录。

（3）其他医护人员，放射医师、化验师、药剂师、营养师、康复师等。

（4）护理学及其他相关学科的文献等。

（二）资料的内容

在收集资料的过程中，各个医院均有自己设计的收集资料表，无论依据何种框架，基本内容主要包括一般资料、生活状况及自理程度、健康检查及心理-社会状况等。

1.一般资料

一般资料包括患者姓名、性别、出生日期、出生地、职业、民族、婚姻、文化程度、住址等。

2.现在的健康状况

现在的健康状况包括主诉、现病史、入院方式、医疗诊断及目前用药情况。目前的饮食、睡眠、排泄、活动、健康管理等日常生活形态。

3.既往健康状况

既往健康状况包括既往史、创伤史、手术史、家族史、有无过敏史、有无传染病。既往的日常生活形态、烟酒嗜好、女性还包括月经史和婚育史。

4.护理体检

护理体检包括体温、脉搏、呼吸、血压、身高、体重、生命体征、各系统的生理功能及有无疼痛、眩晕、麻木、瘙痒等,有无感觉(视觉、听觉、嗅觉、味觉、触觉)异常,有无思维活动、记忆能力、认知感受等障碍。

5.实验室及其他辅助检查结果

实验室及其他辅助检查结果包括最近进行的辅助检查的客观资料,如实验室检查、X线检查、病理检查等。

6.心理方面的资料

心理方面的资料包括对疾病的认知和态度、康复的信心,病后情绪、心理感受、应对能力等变化。

7.社会方面的资料

社会方面的资料包括就业状态、角色问题和社交状况;有无重大生活事件,支持系统状况等;有无宗教信仰;享受的医疗保健待遇等。

(三)资料的分类

1.按照资料的来源划分

资料包括主观资料和客观资料。主观资料指患者对自己健康问题的体验和认识,包括患者的知觉、情感、价值、信念、态度、对个人健康状态和生活状况的感知。主观资料的来源可以是患者本人,也可以是患者家属或对患者健康有重要影响的人。客观资料指检查者通过观察、会谈、体格检查和实验等方法得到或被检测出的有关患者健康状态的资料。客观资料获取是否全面和准确主要取决于检查者是否具有敏锐的观察能力及丰富的临床经验。

当护理人员收集到主观资料和客观资料后,应将两方面的资料加以比较和分析,可互相证实资料的准确性。

2.按照资料的时间划分

资料包括既往资料和现时资料。既往资料是指与服务对象过去健康状况有关的资料,包括既往病史、治疗史、过敏史等。现时资料是指与服务对象现在发生疾病有关的状况,如现在的体温、脉搏、呼吸、血压、睡眠状况等。

护理人员在收集资料时,需要将既往资料和现时资料结合起来分析。

(四)收集资料的方法

1.观察

观察是指护理人员运用视、触、叩、听、嗅等感官获得患者、家属及患者所处环境的信息并进行分析判断,是收集有关服务对象护理资料的重要方法之一。观察贯穿在整个评估过程中,可以与交谈同时进行。护理人员应及时、敏锐、连续的对服务对象进行观察,如患者出现面容痛苦、呈强迫体位,就提示患者是否有疼痛,由此进一步询问持续时间、部位、性质等。观察作为一种技能,护理人员在实践中需要不断培养和锻炼,以期得到发展和提高。

2.交谈

护患之间的交谈是一种有目的的医疗活动,使护理人员获得有关患者的资料和信息。一般可分为两种:①正式交谈是指事先通知患者,有目的、有计划的交谈,如入院后的采集病史。②非正式交谈是指护理人员在日常护理工作中与患者随意自然的交谈,不明确目的,不规定主题、时

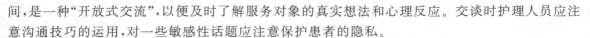

间,是一种"开放式交流",以便及时了解服务对象的真实想法和心理反应。交谈时护理人员应注意沟通技巧的运用,对一些敏感性话题应注意保护患者的隐私。

3.护理体检

护理人员运用体检技能,为护理对象进行系统的身体评估,获取与护理有关的生命体征、身高、体重等,以便收集与护理诊断、护理计划有关的患者方面的资料,及时了解病情变化和发现护理对象的健康问题。

4.阅读

阅读包括查阅护理对象的医疗病历(门诊和住院)、各种护理记录及实验室和辅助检查结果,及有关文献等。也可以用心理测量及评定量表对服务对象进行心理-社会评估。

二、整理资料

为了避免遗漏和疏忽相关和有价值的资料,得到完整全面的资料,常依据某个护理理论模式设计评估表格,护理人员依据表格全面评估,整理资料。

(一)按戈登的功能性健康形态整理分类

1.健康感知-健康管理形态

指服务对象对自己健康状态的认识和维持健康的方法。

2.营养代谢形态

营养代谢形态包括食物的利用和摄入情况。如营养、液体、组织完整性、体温调节及生长发育等的需求。

3.排泄形态

排泄形态主要指肠道、膀胱及皮肤的排泄状况。

4.活动-运动形态

活动-运动形态包括运动、活动、休闲与娱乐状况。

5.睡眠-休息形态

睡眠-休息形态指睡眠、休息及精神放松的状况。

6.认知-感受形态

认知-感受形态包括与认知有关的记忆、思维、解决问题和决策及与感知有关的视、听、触、嗅等功能。

7.角色-关系形态

家庭关系、社会中角色任务及人际关系的互动情况。

8.自我感受-自我概念形态

自我感受-自我概念形态指服务对象对于自我价值与情绪状态的信念与评价。

9.性-生殖形态

性-生殖形态主要指性发育、生殖器官功能及对性的认识。

10.应对-压力耐受形态

应对-压力耐受形态指服务对象压力程度、应对与调节压力的状况。

11.价值-信念形态

价值-信念形态指服务对象的思考与行为的价值取向和信念。

(二)按马斯洛需要层次进行整理分类

1.生理需要

体温 39 ℃,心率 120 次/分,呼吸 32 次/分,腹痛等。

2.安全的需要

对医院环境不熟悉,夜间睡眠需开灯,手术前精神紧张,走路易摔倒等。

3.爱与归属的需要

患者害怕孤独,希望有亲友来探望等。

4.尊重与被尊重的需要

如患者说:"我现在什么事都不能干了""你们应该征求我的意见"等。

5.自我实现的需要

担心住院会影响工作、学习,有病不能实现自己的理想等。

(三)按北美护理诊断协会的人类反应形态分类

1.交换

交换包括营养、排泄、呼吸、循环、体温、组织的完整性等。

2.沟通

主要指服务对象与人沟通交往的能力。

3.关系

指社交活动、角色作用和性生活形态等项目。

4.价值

价值包括个人的价值观、信念、宗教信仰、人生观及精神状况。

5.选择

选择包括个人的应对能力、判断能力及寻求健康所表现的行为。

6.移动

移动包括身体活动能力、休息、睡眠、娱乐及休闲状况,日常生活自理能力等。

7.感知

感知包括自我概念,感知和意念。

8.知识

知识包括对健康的认知能力、学习状况及思考过程。

9.感觉

感觉包括个人的舒适、情感和情绪状况。

三、分析资料

(一)检查有无遗漏

将资料进行整理分类之后,应仔细检查有无遗漏,并及时补充,以保证资料的完整性及准确性。

(二)与正常值比较

收集资料的目的在于发现护理对象的健康问题。因此,护理人员应掌握常用的正常值,将所收集到的资料与正常值进行比较,并在此基础上进行综合分析,以发现异常情况。

(三)评估危险因素

有些资料虽然目前还在正常范围,但是由于存在危险因素,若不及时采取预防措施,以后很

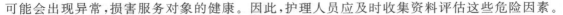

可能会出现异常,损害服务对象的健康。因此,护理人员应及时收集资料评估这些危险因素。

护理评估通过收集服务对象的健康资料,对资料进行组织、核实和分析,确认服务对象对现存的或潜在的健康问题或生命过程的反应,为作出护理诊断和进一步制定护理计划奠定了基础。

四、资料的记录

(一)原则

书写全面、整洁、简练、流畅,客观资料运用医学术语,避免使用笼统、模糊的词,主观资料尽量引用护理对象的原话。

(二)记录格式

根据资料的分类方法,根据各医院,甚至各病区的特点自行设计,多采用表格式记录。与患者第一次见面收集到的资料记录称入院评估,要求详细、全面,是制定护理计划的依据,一般要求入院后 24 小时内完成。住院期间根据患者病情天数,每天或每班记录,反映了患者的动态变化,用以指导护理计划的制定、实施、评价和修订。

(张桂芝)

第二节 护 理 诊 断

护理诊断是护理程序的第 2 个步骤,是在评估的基础上对所收集的健康资料进行分析,从而确定服务对象的健康问题及引起健康问题的原因。护理诊断是一个人生命过程中的生理、心理、社会文化发展及精神方面健康状况或问题的一个简洁、明确的说明,这些问题都是属于护理职责范围之内,能够用护理的方法解决的问题。

一、护理诊断的概念

1990 年,北美护理诊断协会提出并通过了护理诊断的定义:护理诊断是关于个人、家庭、社区对现存或潜在的健康问题及生命过程反应的一种临床判断,是护理人员为达到预期的结果选择护理措施的基础,这些预期结果应能通过护理职能达到。

二、护理诊断的组成部分

护理诊断有 4 个组成部分:名称、定义、诊断依据和相关因素。

(一)名称

名称是对服务对象健康状况的概括性的描述。应尽量使用北美护理诊断协会认可的护理诊断名称,以有利于护理人员之间的交流和护理教学的规范。常用改变、受损、缺陷、无效或低效等特定描述语。例如,便秘;有皮肤完整性受损的危险。

(二)定义

定义是对名称的一种清晰的、正确的表达,并以此与其他诊断相鉴别。一个诊断的成立必须符合其定义特征。有些护理诊断的名称虽然十分相似,但仍可从定义中发现彼此的差异。例如,"压力性尿失禁"的定义是"个人在腹压增加时立即无意识地排尿的一种状态","反射性尿失禁"

的定义是"个体在没有要排泄或膀胱满胀的感觉下可以预见的不自觉地排尿的一种状态"。虽然两者都是尿失禁,但前者的原因是腹压增高,后者的原因是无法抑制的膀胱收缩。因此,确定诊断时必须认真区别。

(三)诊断依据

诊断依据是作出护理诊断的临床判断标准。诊断依据常常是患者所具有的一组症状和体征,及有关病史,也可以是危险因素。对于潜在的护理诊断,其诊断依据则是原因本身(危险因素)。

诊断依据依其在特定诊断中的重要程度分为主要依据和次要依据。

1.主要依据

主要依据是指形成某一特定诊断所应具有的一组症状和体征及有关病史,是诊断成立的必要条件。

2.次要依据

次要依据是指在形成诊断时,多数情况下会出现的症状、体征及病史,对诊断的形成起支持作用,是诊断成立的辅助条件。

例如,便秘的主要依据是"粪便干硬,每周排大便不到 3 次",次要依据是"肠鸣音减少,自述肛门部有压力和胀满感,排大便时极度费力并感到疼痛,可触到肠内嵌塞粪块,并感觉不能排空"。

(四)相关因素

相关因素是指造成服务对象健康状况改变或引起问题产生的情况。常见的相关因素包括以下几个方面。

1.病理生理方面的因素

指与病理生理改变有关的因素。例如,"体液过多"的相关因素可能是右心衰竭。

2.心理方面的因素

指与服务对象的心理状况有关的因素。例如,"活动无耐力"可能是由疾病后服务对象处于较严重的抑郁状态引起。

3.治疗方面的因素

指与治疗措施有关的因素(用药、手术创伤等)。例如,"语言沟通障碍"的相关因素可能是使用呼吸机时行气管插管。

4.情景方面的因素

指环境、情景等方面的因素(陌生环境、压力刺激等)。例如,"睡眠形态紊乱"可能与住院后环境改变有关。

5.年龄因素

指在生长发育或成熟过程中与年龄有关的因素。如婴儿、青少年、中年、老年各有不同的生理、心理特征。

三、护理诊断与合作性问题及医疗诊断的区别

(一)合作性问题——潜在并发症

在临床护理实践中,护理人员常遇到一些无法完全包含在北美护理诊断协会制定的护理诊断中的问题,而这些问题也确实需要护理人员提供护理措施。因此,1983 年,Lynda Juall Carpenito 提出了合作性问题的概念。她把护理人员需要解决的问题分为两类:一类经护理人员直接采取措施可以解决,属于护理诊断;另一类需要护理人员与其他健康保健人员尤其是医师共

同合作解决,属于合作性问题。

合作性问题需要护理人员承担监测职责,及时发现服务对象身体并发症的发生和情况的变化,但并非所有并发症都是合作性问题。有些可通过护理措施预防和处理,属于护理诊断;只有护理人员不能预防和独立处理的并发症才是合作性问题。合作性问题的陈述方式是"潜在并发症:××××"。如"潜在并发症:脑出血"。

(二)护理诊断与合作性问题及医疗诊断的区别

1.护理诊断与合作性问题的区别

护理诊断是护理人员独立采取措施能够解决的问题;合作性问题需要医师、护理人员共同干预处理,处理决定来自医护双方。对合作性问题,护理措施的重点是监测。

2.护理诊断与医疗诊断的区别

明确护理诊断和医疗诊断的区别对区分护理和医疗两个专业、确定各自的工作范畴和应负的法律责任非常重要。两者主要区别见表2-1。

表 2-1 护理诊断与医疗诊断的区别

项目	护理诊断	医疗诊断
临床判断的对象	对个体、家庭、社会的健康问题/生命过程反应的一种临床判断	对个体病理生理变化的一种临床判断
描述的内容	描述的是个体健康问题的反应	描述的是一种疾病
决策者	护理人员	医疗人员
职责范围	在护理职责范围内进行	在医疗职责范围内进行
适应范围	适用于个体、家庭、社会的健康问题	适用于个体的疾病
数量	往往有多个	一般情况下只有一个
是否变化	随病情的变化而变化	一旦确诊则不会改变

四、护理诊断的分类方法及标准

(一)按照护理诊断或健康所处的状态来分类

可分为现存的、潜在的、健康的和综合的几种类型。

1.现存的护理诊断

现存的护理诊断是指服务对象评估时正感到的不适或存在的反应。书写时,通常将"现存的"省略。例如,"清理呼吸道无效"和"焦虑"即为现存的护理诊断。

2.潜在的护理诊断

潜在的护理诊断是指服务对象目前尚未发生问题,但因为有危险因素存在,若不进行预防处理就一定会发生的问题。用"有……的危险"进行描述,如"有感染的危险"即为潜在的护理诊断。

3.健康的护理诊断

健康的护理诊断描述的是个人、家庭或社区人群具有的能进一步提高健康水平的临床判断。例如,"母乳喂养有效"。

4.综合的护理诊断

综合的护理诊断是指一组由某种特定的情境或事件所引起的现存的或潜在的护理诊断。

5.可能的护理诊断

可能的护理诊断是指已有资料支持这一诊断的提出,但是目前能明确该诊断的资料尚不充分,需要进一步收集资料以确认或排除该护理诊断。

(二)确定护理诊断时究竟依据何种标准,哪些诊断可以得到医护人员的普遍认可

目前,我国普遍使用的是北美护理诊断协会的分类体系。包括以人类反应形态的分类体系和功能性健康形态分类体系。

1.人类反应形态分类体系

护理诊断的人类反应分类体系:交换,沟通,关系,价值,选择,活动,感知,认知,感觉。

(1)交换:①营养失调,高于机体需要量;②营养失调,低于机体需要量;③营养失调,潜在高于机体需要量;④有感染的危险;⑤有体温改变的危险;⑥体温过低;⑦体温过高;⑧体温调节无效;⑨反射失调;⑩便秘;⑪感知性便秘;⑫结肠性便秘;⑬腹泻;⑭大便失禁;⑮排尿异常;⑯压迫性尿失禁;⑰反射性尿失禁;⑱急迫性尿失禁;⑲功能性尿失禁;⑳完全性尿失禁;㉑尿潴留;㉒组织灌注量改变(肾、脑、心肺、胃肠、周围血管);㉓体液过多;㉔体液不足;㉕体液不足的危险;㉖心排血量减少;㉗气体交换受损;㉘清理呼吸道无效;㉙低效型呼吸形态;㉚不能维持自主呼吸;㉛呼吸机依赖;㉜有受伤的危险;㉝有窒息的危险;㉞有外伤的危险;㉟有误吸的危险;㊱自我防护能力改变;㊲组织完整性受损;㊳口腔黏膜改变;㊴皮肤完整性受损;㊵有皮肤完整性受损的危险;㊶调节颅内压能力下降;㊷精力困扰。

(2)沟通:语言沟通障碍。

(3)关系:①社会障碍;②社交孤立;③有孤立的危险;④角色紊乱;⑤父母不称职;⑥有父母不称职的危险;⑦有父母亲子依恋改变的危险;⑧性功能障碍;⑨家庭作用改变;⑩照顾者角色障碍;⑪有照顾者角色障碍的危险;⑫家庭作用改变:酗酒;⑬父母角色冲突;⑭性生活形态改变。

(4)价值:①精神困扰;②增进精神健康:潜能性。

(5)选择:①个人应对无效;②调节障碍;③防卫性应对;④防卫性否认;⑤家庭应对无效:失去能力;⑥家庭应对无效:妥协性;⑦家庭应对:潜能性;⑧社区应对:潜能性;⑨社区应对无效;⑩遵守治疗方案无效(个人的);⑪不合作(特定的);⑫遵守治疗方案无效(家庭的);⑬遵守治疗方案无效(社区的);⑭遵守治疗方案有效(个人的);⑮抉择冲突(特定的);⑯寻求健康行为(特定的)。

(6)活动:①躯体移动障碍;②有周围血管神经功能障碍的危险;③有围术期外伤的危险;④活动无耐力;⑤疲乏;⑥有活动无耐力的危险;⑦睡眠状态紊乱;⑧娱乐活动缺乏;⑨持家能力障碍;⑩保持健康的能力改变;⑪进食自理缺陷;⑫吞咽障碍;⑬母乳喂养无效;⑭母乳喂养中断;⑮母乳喂养有效;⑯婴儿吸吮方式无效;⑰沐浴/卫生自理缺陷;⑱穿戴/修饰自理障碍;⑲如厕自理缺陷;⑳生长发育改变;㉑环境改变应激综合征;㉒有婴幼儿行为紊乱的危险;㉓婴幼儿行为紊乱;㉔增进婴幼儿行为(潜能性)。

(7)感知:①自我形象紊乱;②自尊紊乱;③长期自我贬低;④情境性自我贬低;⑤自我认同紊乱;⑥感知改变(特定的)(视、听、运动、味、触、嗅);⑦单侧感觉丧失;⑧绝望;⑨无能为力。

(8)认知:①知识缺乏(特定的);②定向力障碍;③突发性意识模糊;④渐进性意识模糊;⑤思维过程改变;⑥记忆力障碍。

(9)感觉:①疼痛;②慢性疼痛;③功能障碍性悲哀;④预感性悲哀;⑤有暴力行为的危险:对自己或对他人;⑥有自伤的危险;⑦创伤后反应;⑧强奸创伤综合征;⑨强奸创伤综合征:复合性

反应;⑩强奸创伤综合征;沉默性反应;⑪焦虑;⑫恐惧。

2.功能性健康形态分类体系

(1)健康感知-健康管理形态:①生长发育异常;②有生长异常的危险;③健康维护能力异常;④外科手术后恢复延迟;⑤寻求健康行为;⑥个人执行治疗计划无效;⑦社区执行治疗计划不当/无效;⑧家庭执行治疗计划不当/无效;⑨不合作;⑩有遭受损伤的危险;⑪有窒息的危险;⑫有中毒的危险;⑬有外伤的危险;⑭有围术期体位性损伤的危险。

(2)营养-代谢形态:①有体温改变的危险;②体温过低;③体温过高;④体温调节无效;⑤体液不足;⑥体液过多;⑦有体液不平衡的倾向;⑧有感染的危险;⑨有感染他人的危险;⑩乳胶变态反应;⑪有乳胶变态反应的危险;⑫营养改变:低于机体需要量;⑬母乳喂养有效;⑭母乳喂养无效/不当;⑮母乳喂养中断;⑯出牙异常;⑰婴儿喂养不当/无效;⑱吞咽困难;⑲营养改变:高于机体需要量;⑳营养改变:有高于机体需要量的危险;㉑保护能力改变;㉒口腔黏膜异常;㉓皮肤完整性受损。

(3)排泄形态:①排便异常;②便秘;③有便秘的危险;④感知性便秘;⑤腹泻;⑥排便失禁;⑦排尿形态改变;⑧尿潴留;⑨完全性尿失禁;⑩反射性尿失禁;⑪急迫性尿失禁;⑫有急迫性尿失禁的危险;⑬压力性尿失禁;⑭功能性尿失禁;⑮成熟性遗尿。

(4)活动-运动形态:①活动无耐力;②适应能力下降:颅内的;③心排血量减少;④废用综合征;⑤娱乐活动缺乏;⑥持家能力障碍;⑦婴儿行为紊乱;⑧有婴儿行为紊乱的危险;⑨躯体移动障碍;⑩床上活动障碍;⑪步行活动障碍;⑫借助于轮椅活动障碍;⑬轮椅转移能力障碍;⑭有周围神经血管功能障碍的危险;⑮有呼吸功能异常的危险;⑯功能障碍性脱离呼吸机的危险;⑰清理呼吸道无效;⑱低效型呼吸形态;⑲气体交换受损;⑳不能维持自主呼吸;㉑自理缺陷综合征:特定的(使用器具、进食、沐浴、卫生、穿衣、修饰);㉒组织灌注量改变(肾、脑、心、肺、胃肠、外周神经)。

(5)睡眠-休息形态:①睡眠形态紊乱;②睡眠剥夺。

(6)认知-感知形态:①不舒适;②疼痛;③急性疼痛;④慢性疼痛;⑤恶心;⑥意识模糊/错乱;⑦急性意识模糊/错乱;⑧慢性意识模糊/错乱;⑨决策冲突;⑩反射失调;⑪有自主反射失调的危险;⑫环境解析障碍综合征;⑬知识缺乏:特定的;⑭有误吸的危险;⑮感知改变(特定的):(视、听、触、味、嗅、动觉);⑯思维过程异常;⑰记忆受损;⑱忽略单侧身体。

(7)自我认识-自我概念形态:①焦虑;②对死亡的恐惧;③疲乏;④恐惧;⑤绝望;⑥无能为力感;⑦自我形象紊乱;⑧自我认同紊乱;⑨自尊紊乱;⑩长期自尊低下;⑪情境性自尊低下。

(8)角色-关系形态:①沟通障碍;②语言沟通障碍;③家庭运作改变/异常;④家庭运作异常:酗酒;⑤悲伤;⑥预期性悲哀;⑦功能障碍性悲伤;⑧经常性悲伤;⑨有孤独的危险;⑩有亲子依附关系异常的危险;⑪父母不称职;⑫亲职角色冲突;⑬角色紊乱;⑭社交障碍;⑮社交孤立。

(9)性-生殖形态:①性功能障碍;②性生活改变。

(10)应对-应激耐受形态:①调节障碍;②照顾者角色困难;③个人应对能力失调;④防卫性应对;⑤否认性应对;⑥否认性应对失调;⑦家庭应对无效:无能性;⑧家庭妥协性应对能力失调;⑨家庭有潜力增强应对能力社区应对能力失调;⑩社区有潜力增强应对能力;⑪能量场紊乱;⑫创伤后反应;⑬强暴后创伤综合征;⑭有创伤后综合征的危险;⑮迁居压力综合征;⑯有自我伤害的危险;⑰有自虐的危险;⑱有自残的危险;⑲有自杀的危险;⑳有暴力行为的危险。

(11)价值-信念形态:①精神困扰;②有精神困扰的危险;③有潜力增强精神安适。

五、护理诊断的形成

护理诊断是针对护理评估整理的资料进行分析,与标准进行比较、判断,初步提出问题并进行分析,将符合护理诊断定义、属于护理职责范围、能用护理方法解决或缓解的问题列出。形成过程包括 3 个步骤:①分析资料;②确认健康问题、危险因素和服务对象的需求;③形成护理诊断。(见表 2-2)

表 2-2 某护理对象护理诊断形成的过程

临床资料	与标准比较、分析、判断	形成护理诊断
体温 40 ℃	高于正常	体温过高
心率 108 次/分	高于正常	
白细胞计数:15×10^9/L	高于正常	
皮肤潮红、大汗、咳嗽、口渴、头晕、头痛等	可能感染、发热的表现	
住院两天,早餐均未进食,午餐连续喝一碗汤,晚餐进食半碗白米稀饭	不足以供应身体需要的营养	营养摄取低于机体需要量
(男)身高 175 cm,体重 50.2 kg	体重过轻	
走到厕所需靠墙休息数次	可能是活动耐力降低	活动无耐力

六、护理诊断的陈述

戈登主张护理诊断的陈述应包括三部分:健康问题、症状或体征和原因。

(一)健康问题

健康问题包括服务对象现存的和潜在的健康问题。

(二)症状或体征

症状或体征是指与健康问题有关的症状或体征。临床症状或体征往往提示服务对象有健康问题存在。例如,急性心肌梗死时心前区疼痛是此人健康问题的重要特征。

(三)原因

原因是指影响服务对象健康状况的直接因素、促发因素或危险因素。疾病的原因往往是比较明确的,而健康问题的原因往往因人而异,如失眠,其原因可能有焦虑、饥饿、环境改变、体位不舒适等,而且不同的疾病可能有相同的健康问题。

一个完整的护理诊断通常由三部分构成,即:①健康问题(problem);②原因(etiology);③症状或体征(symptoms or signs),又称 PES 公式。例如,营养失调:高于机体需要量(P);肥胖(S);与进食过多有关(E);排便异常(P);便秘(S),与生活方式改变有关(E)。但目前临床上趋向于将护理诊断简化为两部分,即:P+E 或 S+E。例如,皮肤完整性受损(P);与局部组织长期受压有关(E);便秘(S);与生活方式改变有关(E)。

无论三部分陈述还是两部分陈述,原因的陈述不可或缺,只有明确原因才能为制定护理计划指明方向,而且原因的陈述常用"与……有关"来连接,准确表述健康问题与原因之间的关系,有助于护理人员确定该诊断是否成立。

七、陈述护理诊断的注意事项

（一）名称清楚

护理诊断所列名称应明确、简单易懂。

（二）护理诊断并非医疗诊断

应是由护理措施能够解决的问题。

（三）勿将医学诊断当作导致问题的相关因素

如"潜在性皮肤受损：与糖尿病有关"。

（四）勿将护理对象的症状或体征当作问题

如"尿少：与水的摄入不足有关"。

（五）勿将护理诊断的问题与相关因素相混淆

如"糖尿病知识不足：与缺乏糖尿病知识有关"。

（六）全面诊断

列出的护理诊断应贯彻整体的观点，做全面的诊断。故一个患者可有多个护理诊断，并随病情发展而变化。

（七）避免作出带有价值判断的护理诊断

如"卫生不良：与懒惰有关""社交障碍：与缺乏道德有关"。

（八）避免使用可能引起法律纠纷的语句

如"有受伤的危险：与护理人员未加床挡有关"。

护理诊断对服务对象的健康状况进行了准确的描述，界定了护理工作的范畴，指出了护理的方向，为护理计划的制订提供了依据。

（张桂芝）

第三节 护 理 计 划

护理计划是护理程序的第 3 个步骤，是制定护理对策的过程。护理人员在评估及诊断的基础上，对患者的健康问题、护理目标及护理人员所要采取的护理措施的一种书面说明，通过护理计划，可以使护理活动有组织、有系统地满足患者的具体需要。

一、护理计划的种类

护理计划从与服务对象刚接触开始，直到因服务对象离开医疗机构终止护患关系而结束。计划的类型可分为入院护理计划、住院护理计划和出院护理计划。

（一）入院护理计划

入院护理计划指护理人员经入院评估后制订的综合护理计划。评估资料不仅来源于书面数据，而且来源于服务对象的身体语言和直觉信息。由于住院期有逐渐缩短的趋势，因此计划应在入院评估后尽早开始，并根据情况及时修改。

（二）住院护理计划

护理人员根据获取的新评估资料和服务对象对护理的反应,制订较入院计划更为个体化的住院护理计划。住院护理计划也可在护理人员接班后制订,主要确定本班为服务对象所提供的护理项目。根据住院评估资料,护理人员每天制订护理计划,以达到以下目的:①确定服务对象的健康状况是否发生改变。②排列本班护理活动的优先顺序。③决定本班需要解决的核心问题。④协调护理活动,通过一次护理活动解决服务对象多个问题。

（三）出院护理计划

随着平均住院期的缩短,患者出院后仍然需要护理。因此,出院护理计划是总体护理计划的重要组成部分。有效出院护理计划的制定从第1次与服务对象接触开始,护理人员以全面而及时的满足服务对象需要的信息为基础,根据服务对象住院和出院时的评估资料,推测如何满足服务对象出院后的需要而制定。

二、护理计划的过程

护理计划包括4个方面的内容:①排列护理诊断的顺序;②制定预期目标;③制定护理措施;④书写护理计划。

（一）排列护理诊断的顺序

由于护理诊断往往不只是一个,因此,在拟定计划时首先应明确处理护理诊断提出问题的先后次序。一般对护理诊断的排序按首优、中优、次优进行排列,分出轻重缓急,先解决主要问题或以主要问题为重点,再依次解决所有问题,做到有条不紊。

1.首优问题

涉及的问题是直接威胁生命,需要立即采取行动予以解决的问题。如心排血量减少、气体交换受损、清理呼吸道无效、不能维持自主呼吸、严重体液不足、组织灌流量改变等问题。

2.中优问题

涉及的问题不直接威胁生命,但对护理对象的身心造成痛苦并严重影响健康的问题。如急性疼痛、组织或皮肤完整性受损、体温过高、睡眠形态紊乱、有受伤的危险、有感染的危险、焦虑、恐惧等。

3.次优问题

涉及的问题需要护理人员的少量支持就可以解决或可以考虑暂时放后面的问题,虽然不如生理需要和安全需要问题迫切,但并非不重要,同样需要护理人员给予帮助,使问题得到解决,以便对象达到最佳健康状态。如社交孤立、家庭作用改变、角色冲突、精神困扰等。

首优、中优、次优的顺序在护理的过程中不是固定不变的,随着病情的变化,威胁生命的问题得以解决,生理需要获得一定程度的满足后,中优或次优的问题可以上升为"首优问题"。

（二）排列护理诊断顺序应遵循的原则

1.结合护理理论模式

常用的有马斯洛的人类基本需要层次论。先考虑满足基本生活的需要,再考虑高水平的需要。即将对生理功能平衡状态威胁最大的问题排在最前面。如对氧气的需要优先于对水的需要,对水的需要优先于对食物的需要。

2.紧急情况

危急生命的问题始终摆在护理行动的首位。

3.与治疗计划相一致

要考虑不与医疗措施相抵触。

4.取得护理对象的信任与合作

注重服务对象的个人需求,尊重护理对象的意愿,共同讨论达成一致,即服务对象认为最为迫切的问题,如果与治疗、护理原则无冲突,可考虑优先解决。

5.尊重服务对象的健康价值观和信仰

根据服务对象的健康价值观和信仰排列护理诊断顺序。

6.考虑设备资源及所需的时间

一定要考虑在现有的条件下能否实施,否则计划形同虚设,措施无法实施,问题也就得不到解决。

7.潜在的问题要全面评估

一般认为现存问题应优先解决,但有时潜在的和需协同处理的问题并非首优问题,有时后者比前者更重要。护理人员应根据理论知识和临床经验对潜在的问题全面评估。例如,大面积烧伤处于休克期时,有体液不足的危险,如果不及时预防,就会危及服务对象生命,应列为首优问题。

(三)制定预期目标

预期目标也称预期结果,是期望的护理结果。指在护理措施实施之后,期望能够达到的健康状态或行为的改变,其目的是为制定的护理措施提供方向及为护理效果评价提供标准。

1.分类

根据实现目标所需的时间分为短期目标和长期目标。

(1)短期目标:是指在较短的时间内(几天、几小时)能够达到的目标,适合于住院时间较短、病情变化快者。例如,"3天后,服务对象下床行走50 m""用药2小时后服务对象自述疼痛消失"等都是短期目标。

(2)长期目标:是指需要相对较长时间(数周、数月)才能够达到的目标。可以分为两类。一类是需要护理人员针对一个长期存在的问题采取连续性行动才能达到的长期目标。例如,一个长期卧床的服务对象需要护理人员在整个卧床期间给予精心的皮肤护理以预防发生压疮,长期目标可以描述为"卧床期间皮肤完整无破损"。另一类是需要一系列短期目标的实现才能达到的长期目标。例如,"半年内体重减轻12 kg",最好通过一系列短期目标来实现,可以定为"每周体重减轻0.5 kg"。短期目标的实现使人看到进步,增强实现长期目标的信心。

2.陈述

目标的陈述方式:主语＋谓语＋行为标准＋条件状语。

(1)主语:是指服务对象或服务对象的一部分或与服务对象有关的因素。如护理对象的血压、脉搏、体重等。主语为护理对象本人时可以省略。

(2)谓语:是指主语将要完成且能被观察到的行为,用行为动词陈述。如说明、解释、走、喝等。

(3)行为标准:是指主语完成该行为将要达到的程度。如时间、距离、速度、次数、重量、计量单位(个、件等)、容量等。

(4)条件状语:是指服务对象完成该行为所必须具备的条件状况,即在什么样的条件下达到目标,并非所有目标陈述都包括此项。如在护理人员的帮助下、在学习后、在凭借扶手后等。

3.制定预期目标的注意事项

(1)目标应以服务对象为中心:目标陈述的是服务对象的行为,而非护理活动本身。目标应说明服务对象将要做什么、怎么做、什么时候做、做到什么程度,而不是描述护理人员的行为或护理人员采取的护理措施。

(2)目标应切实可行:既应在护理对象的能力范围之内,又要能激发服务对象的能动性,且与医疗条件相匹配。

(3)目标应有明确的针对性:一个预期目标只能针对一个护理诊断,一个护理诊断可有多个预期目标。

(4)目标应具体:预期目标应是可观察、可测量的,避免使用含糊不清、不明确的词,如活动适量、饮酒量减少等,不易被观察和测量,难以进行评价。

(5)目标应有时间限制:预期目标应注明具体时间。如:3 天后,2 小时内、出院时等,为确定何时评价提供依据。

(6)目标必须有据可依:护理人员应根据医学、护理知识、个人临床经验及服务对象的实际情况制定目标,以保证目标的可行性。

(7)关于潜在并发症的目标:潜在并发症是合作性问题,仅通过护理往往无法阻止,护理人员只能监测并发症的发生与发展。因此,潜在并发症的目标可这样书写:并发症被及时发现并得到及时处理。

(四)制定护理措施

护理措施是指有助于实现预期目标的护理活动及其具体实施方法。护理措施的制定必须围绕已明确的护理诊断和拟定的护理目标,针对护理诊断提出的原因,结合服务对象的具体情况,运用护理知识和经验作出决策。

1.护理措施的分类

(1)独立性护理措施:是指护理人员运用护理知识和技能可独立完成的护理活动,即护嘱。

(2)合作性护理措施:是指护理人员与其他医护人员共同合作完成的护理活动。例如,与营养师一起制定符合服务对象病情的饮食计划。

(3)依赖性护理措施:是指护理人员执行医嘱的护理活动。例如,给药。然而护理人员不是盲目地执行医嘱,应能够判别医嘱的正确与否。

2.制定护理措施的原则

(1)护理措施必须具有一定的理论依据,应保证护理对象安全。

(2)护理措施针对护理诊断提出的原因而制订,其目的是为了达到预期的护理目标。

(3)应用现有资源,护理措施切实可行、因人而异,与个体情况相适应,与护理对象的价值观和信仰不相违背。

(4)与其他医护人员的处理方法不冲突,相辅相成。

(5)护理措施的描述应准确、明了。一项完整的护理措施应包括日期、具体做什么、怎样做、执行时间和签名。

(6)鼓励服务对象参与制订护理措施,保证护理措施的最佳效果。

(五)护理计划的书写

护理计划的书写就是将已明确的护理诊断、目标、措施书写成文,以便指导和评价护理活动。各个医疗机构护理计划的书写格式不尽相同,一般都有护理诊断、预期目标、护理措施和评价 4 个栏目。

书写时注意应用标准医学术语,包括护理活动的合作者,包括出院和家庭护理的内容,制定日期和责任护士都要书写完整。

标准护理计划的出现,简化了护理计划的书写工作。标准护理计划是根据临床经验,推测出在一个特定的护理诊断或健康状态下,服务对象所具有的共同的护理需要,根据需要预先印刷好的护理计划表格。护理人员只需在一系列护理诊断中勾画出与服务对象有关的护理诊断,按标准计划去执行。对于标准护理计划上没有列出,而服务对象却具备的护理诊断,须按护理计划格式填写附加护理计划单,补充服务对象特殊的护理诊断、预期目标、护理措施和评价。

随着计算机在病历管理中的应用,护理计划也逐渐趋向计算机化。标准护理计划被输入存储器后,护理人员可以随时调阅标准护理计划或符合服务对象实际情况的护理计划。制定某服务对象具体的护理计划,步骤如下:①将护理评估资料输入计算机,计算机将会显示相应的护理诊断。②选定护理诊断后,计算机即可显示与护理诊断相对应的原因,预期目标。③在出现预期目标后,计算机即提示可行的护理措施。④选择护理措施,制定出一份个体化的护理计划。⑤打印护理计划。

护理计划明确了服务对象健康问题的轻重缓急及护理工作的重点,确定了护理工作的目标,制定了实现预期目标的护理措施,为护理人员解决服务对象健康问题,满足服务对象健康需要的护理活动提供了行动指南。

(张桂芝)

第四节 护 理 实 施

护理实施是护理程序的第 4 个步骤,是将护理计划付诸实施的过程。通过实施,可以解决护理问题,并可以验证护理措施是否切实可行。其工作内容包括实施措施、写出记录、继续收集资料。这一步不仅要求护理人员具备丰富的专业知识,还要具备熟练的操作技能和良好的人际沟通能力,才能保证患者得到高质量的护理。

一、实施的过程

(一)实施前思考
要求护理人员在护理实施前思考以下问题。

1.做什么

回顾已制订好的护理计划,保证计划内容是合适的、科学的、安全的、符合患者目前情况。然后,组织所要实施的护理措施。这样一次接触患者时可以根据计划有顺序地执行数个护理措施。

2.谁去做

确定哪些护理措施是护理人员自己做,哪些是由辅助护理人员执行,哪些是由其他医护人员共同完成,需要多少人。一旦护理人员为患者制订好了护理计划,计划可由下列几种人员完成。①护理人员本人:由制订护理计划的护理人员将计划付诸行动。②其他医护人员:包括其他护理人员、医师和营养师。③患者及其家属:有些护理措施,需要患者及其家属参与或直接完成。

3.怎么做

实施时将采取哪些技术和技巧,并回顾技术操作、仪器操作的过程。如果需要运用沟通交流,则应考虑在沟通中可能遇到的问题,可以使用的沟通技巧。

4.何时做

根据患者的具体情况、健康状态,选择执行护理措施的时间。

(二)实施过程

1.落实

将所计划的护理活动加以组织,任务落实。

2.执行

执行医嘱,保持医疗和护理有机结合。

3.解答

解答服务对象及家属的咨询问题。

4.评价

及时评价实施的质量、效果,观察病情,处理突发急症。

5.收集资料

继续收集资料,及时、准确地完成护理记录,不断补充和修正护理计划。

6.协作

与其他医护人员保持良好关系,做好交班工作。

二、实施护理计划的常用方法

(一)提供专业护理

护理人员运用各种相应的护理技巧来执行护理计划,直接给护理对象提供护理服务。

(二)管理

将护理计划的先后次序进行安排、排序,并委托其他护理人员、其他人员执行护理措施,使护理活动能够最大限度地发挥护理人员的作用,使患者最大程度的受益。

(三)健康教育

对患者及其家属进行疾病的预防、治疗、护理等方面的知识教育。

(四)咨询指导

提供有助于患者健康的信息,指导患者进行自我护理或家属、辅助护理人员对患者的护理。

(五)记录

记录护理计划的执行情况。

(六)报告

及时向医师报告患者出现的身心反应、病情的进展情况。

三、护理实施的记录

护理记录是护理实施阶段的重要内容,是交流护理活动的重要形式。做好护理记录可以保存重要资料,为下一步治疗护理提供可靠依据。护理记录要求及时、准确、可靠地反映患者的健康问题及其进展状况;描述确切客观、简明扼要、重点突出;体现动态性和连续性。

(一)护理记录的内容

护理记录的主要内容包括:实施护理措施后服务对象、家属的反应及护理人员观察到的效果,服务对象出现的新的健康问题与病情变化,所采取的临时性治疗、护理措施,服务对象的身心需要及其满足情况,各种症状、体征,器官功能的评价,服务对象的心理状态等。

(二)护理记录的方法

护理文件记录与护理程序的实施同样重要。护理管理者提倡在临床实践中使用具体而统一的护理实践及程序表格,护理人员只需记录护理中所遇到的特殊问题。然而,这种方法有一定的法律争议,认为如果在表格中没有相应的记录,就证明护理人员没有做相应的工作。因此,医院及其他的健康机构要求护理人员认真、详细、完整地记录护理过程。

临床护理记录的方式很多,目前在以患者为中心的整体护理实践中,多采用 PIO 护理记录格式,这是一种简明而又能体现护理程序的记录法:①P(problem,问题),指护理诊断或护理问题。②I(intervention,措施),是针对患者的问题进行的护理活动。③O(outcome,结果),护理措施完成后的结果。(见图 2-1)

科别____ 病区____ 床号____ 姓名____ 年龄____ 住院号____

日期	护理诊断/问题(P)	护理目标(G)	护理措施(I)	签名	护理评价(O)	日期/签名

图 2-1 护理病程记录单

在护理实践中,护理人员需准确及时记录护理程序的实施过程,我国护理界也根据有关法律规定及护理专业组织的具体要求建立相应的记录标准。在执行护理措施的过程中,需要随时观察,继续收集资料,评估服务对象的变化,以便根据服务对象的动态变化修改护理计划。

护理实施是落实护理计划的实际行动,计划实施以后服务对象的健康状况是否达到了预期结果,下一步的护理活动应如何进行,还需要通过护理评价来完成。

(张桂芝)

第五节 护 理 评 价

护理评价是护理程序的最后一个步骤,是确定护理目标是否实现或判断实现的程度。护理评价按预期目标所规定的时间,将护理后服务对象的健康状况与预期目标进行比较并做出评定和修改,了解服务对象对健康问题的反应,验证护理效果,调控护理质量,积累护理经验。

一、列出已制定的护理目标

计划阶段所确定的预期目标可作为护理效果评价的标准。预期目标对评价的作用有以下两个方面:确定评价阶段所需收集资料的类型;提供判断服务对象健康资料的标准。例如,预期结果:①每天液体摄入量不少于 2 500 mL;②尿液输出量与液体摄入量保持平衡;③残余尿量低于100 mL。根据以上预期目标,任何一名护理人员都能明确护理评价时所应收集资料的类型。

二、收集与目标有关的资料

为评价预期目标是否达到,护理人员应收集服务对象的相关主客观资料。有些主客观资料需要证实,如确认主观资料恶心或疼痛时,护理人员需依据服务对象的主诉,或该主观资料的客观指标(如脉搏、呼吸频率减慢,面部肌肉放松等可作为疼痛缓解的客观指标)。所收集资料应简明、准确地记录,以备与计划中的预期目标进行比较。

三、比较收集到的资料和预期目标

评价预期目标是否实现,即评价通过实施护理措施后,原定计划中的预期目标是否已经达到。评价分两步进行。

(一)服务对象实际行为的变化

列出实施护理措施后服务对象的反应。

(二)将服务对象的反应与预期目标比较,了解目标是否实现

预期目标实现的程度可分为 3 种:①预期目标完全实现;②预期目标部分实现;③预期目标未实现。为便于护理人员之间的合作与交流,护理人员在对预期目标实现与否作出评价后,应记录结论。记录内容为结论及支持资料,然后签名并注明评价的时间。结论即预期目标达到的情况,支持资料是支持评价结论的服务对象的反应。

四、重审护理计划

(一)分析原因

在评价的基础上,对目标部分实现或未实现的原因进行分析,找出问题之所在,可询问的问题包括:①所收集的基础资料是否欠准确?②护理诊断是否正确?③预期目标是否合适?④护理措施是否适当?是否得到了有效落实?⑤服务对象的态度是否积极,是否配合良好?⑥病情是否已经改变或有新的问题发生?原定计划是否失去了有效性?

(二)全面决定

对健康问题重新估计后,作出全面决定,一般有以下 4 种可能。①继续:问题仍然存在,目标与措施恰当,计划继续进行。②停止:问题已经解决,停止采取措施。③确认或排除:对可能的问题,通过进一步的收集资料,给予确认或排除。④修订:对诊断、目标、措施中不适当之处加以修改。

护理程序是护理人员通过科学的解决问题的方法确定服务对象的健康状态,明确健康问题的身心反应,并以此为依据,制定适合护理对象的护理计划,采取适当的护理措施以解决确认的问题的过程。其目的是帮助护理对象满足其各种需要,恢复或达到最佳的健康状态。运用护理程序不仅能提高护理质量,促进服务对象健康得到恢复,而且能培养护理人员的逻辑思维,增强其发现问题和解决问题的能力,使业务知识和技能水平得以提高,护患关系也会因此得到改善,同时运用护理程序中完整的护理记录将为护理科研与护理理论的发展奠定基础。

(张桂芝)

第三章 护理管理

第一节 护理礼仪

一、概述

(一)护理礼仪及其相关概念

护理礼仪属职业礼仪范畴,是护理工作者在进行医疗护理和健康服务过程中形成的、被大家公认的和自觉遵守的行为规范和准则,既是护理工作者修养素质的外在表现,又是护理人员职业道德的具体表现。

(二)护理礼仪应遵循的原则

在职场中,每一位护士都须自觉自愿地遵守礼仪,以礼仪规范自己的言行举止。护士在接待入院患者时,起始语是什么,第一句话说什么,结束语说什么,手势怎么打,眼神看对方什么地方,在走廊、楼梯遇见患者怎么让路等都应遵守具体的礼仪规范。举例来说,有一位患者在医院楼梯遇见一名护士,向他(她)打听某某事:"护士,我问你件事儿。"那么,一名受到良好教育和规范化训练的护士会非常热情地走过去与他站在同一个高度并礼貌地回答问题,以体现出护理礼仪中的平等原则,而绝不会站在上一级台阶来回答,给人以居高临下的感觉。护理服务要求以人为本、以患者为中心,这是我们强调服务礼仪的关键点。护理服务礼仪从宏观上讲包括3个方面:①护士岗前基本规范培训:统一的着装、良好的精神面貌、岗位职责培训、专业技能培训、沟通能力培训等。②岗位要求:接待患者时、进行护理操作过程中、进行健康教育时,接待来访者的礼仪规范、电话礼仪规范及涉外护理工作礼仪规范等。服务礼仪中岗位要求是核心内容。③跟踪服务,也就是服务完成之后的一种后续性、连带性的服务,包括电话随访(应对投诉)、设立家庭病房。那么,护理礼仪规范应遵循哪些基本原则呢?具体来讲,护理礼仪规范应遵循以下8条原则。

1.敬人的原则

礼仪实质是尊重人的一种具体表现形式,即人际交往中的互谦互让、互尊互敬、友好相待、和睦相处。服务礼仪就是在服务过程中用以向服务对象表达尊重同时用以维护自尊的一种规范形式。现代社会中,人们在消费时不仅需要物质的满足,更要求心理和精神的满足。那么,作为护理人员在护理服务过程中首先应考虑什么?从心理和精神需求来讲,除了微笑、热情的接待外,还要根据患者的年龄、性别、地位、文化程度、工作种类给予相应的尊称,以表尊重。要做到敬人就要让患者体会到重视、恭敬、友好,因此要优先考虑以下两个方面。

(1)要了解人:了解人才能尊重人,患者来到医院,首先要了解他的需求是什么,他亟待解决的问题是什么,病情怎样,主要的不适症状是什么,要选择哪位医师,家庭情况如何,文化程度,饮食、起居习惯,患者的精神状态怎样,需要住什么样的病房等;然后针对患者之所需给予服务,让其感受到被重视、被尊重。

(2)要尊重人:即尊重人不同层次的需要。核心在于"尊重"二字,不管是我们所服务的对象,还是我们自己,被尊重是第一需要。服务礼仪是具有艺术性、技巧性的。著名心理学家马斯洛的5个需要层次理论告诉我们,人都潜藏着不同层次的需要,从低到高,但在不同的时期表现出来的各种需要的迫切程度是不同的。人最迫切的需要才是激励人行动的主要原因和动力。人的需要是从外部得来的满足逐渐向内在得到的满足转化。在高层次的需要出现之前,低层次的需要必须得到适当的满足,即生理上的需要(生命的欲望)、安全的需要、社会交往需要(情感和归属)、尊重的需要和自我实现的需要。

2.宽容的原则

服务强调的五大关键词是尊重、沟通、规范、互动、心态。所谓宽容,就是服务心态的调整,即人们在社会交往活动中要多容忍、体谅他人,严于律己、宽以待人,不要求全责备、斤斤计较、过分苛求、咄咄逼人。在国外服务行业的培训体系中,非常重要的一点就是心态调整、心态管理。心态体现人的思想状态,思想状态决定人的处事原则,服务人员的心态调整是否到位、是否正确,直接影响到服务人员的服务态度和质量。在我国,护士心态调整是个值得关注的问题。国内大多数医院由于护理人员严重不足,导致护理工作繁重,而医院为了提高护士的整体素质,进行定期的学习、考试、考核等,造成护士精神和体力的双重压力。另一方面,患者痊愈出院了通常会感谢医师,而护士的服务则往往会被忽略,护士常常感到自身价值未得到体现,心里当然不平衡,这个时候就需要心态调整了。那么护士应如何调整好自己的心态呢?

(1)心态要健康:金正昆老师说:"生命是宝贵的,工作是美丽的,生活是可爱的,生活、生命、社会是美好的,世界是美丽动人的。"一个人生命中真正能够奉献社会、实现自我、健康生活、享受人生的时间是短暂的,所以我们要有健康的心态,要善待自己、善待生命、善待患者,谅解患者因病痛或病态所产生的不理智言行,以宽容的心态待人,对别人偶尔的过失,不能抓住不放。要珍惜每一天,珍惜生命,热爱生活,想今天永远是最重要的一天。如果没有这样的心态,工作就不会做好,生活也不会幸福。

(2)遇事要乐观:每个人都有一本难念的经,大有大的难处,小有小的难处。每个人都会有不舒服的时候、不愉快的感受、不协调的关系;每个人都有需要面对的人和事,家事、国事、天下事,这是人之常情。如果每天只想不开心的事就会总不开心。人生的不如意,我有,你也有,为什么不倒过来想想不如意之外的开心事呢?遇事换个角度,去想想开心的事,很多事情就变得美好了。

(3)懂得适当放弃:在我们的工作中,一方面要量力而行,不断进取,创造机会,同时要适度,要给自己一个定位,做自己能胜任的事,不要跟自己过不去。具体到护理服务中就是对于患者的需求,护士要在不违反原则的前提下答应患者你所能做到的,要量力而行,否则会适得其反,会增加患者对护士的不信任感。

3.真诚的原则

真诚的原则指在工作职场上务必真诚待人、言行一致、表里如一,使你的服务对象理解和接受你的真诚。现代社会中,作为一个消费者在接受服务的时候,不但希望得到高质量的服务,而且对服务者的态度也是非常在意的。具体到护理服务中,就要求护士在为患者提供服务时,要真心真意、言行一致、充满善意。具体来讲,从可操作角度要强调"四个到"。

(1)眼到:要求有两个,即①要目中有人,常规情况下养成正视对方的习惯,要学会平视、仰视,这是起码的尊重。医护人员与患者交谈时应尽量保持平视,特殊情况除外。②要眼中有事,要眼观六路、耳听八方,要善于观察患者,及时满足患者的需求。

(2)口到:就是嘴勤,首先要讲普通话;其次要懂得说话因人而异,要使用恰当的尊称,要讲敬语,与患者交谈要让对方听得懂,并乐于接受,这是非常重要的一点。

(3)身到:这是更深层次的服务,身到就是要求护士在护理服务过程中实施护理措施要及时、迅速、有效。具体来说有以下 3 个要点:①姿正就是身体姿势要正确,站有站相,坐有坐相。②脚勤,即及时主动地满足患者需求,只要他的需求不违反原则、不是无理要求。值班时应及时巡视病房,及时发现患者病情变化,患者呼叫时应及时到场,对于危重患者要做到心中有数,做到不厌其烦地去关心、去巡视。③手快就是护理操作的动作要准确,抢救患者动作要迅速,护理业务要娴熟。

(4)意到:既有心理方面,也有行为方面的因素,就是表情和神态。①表情要自然:恰到好处地面带微笑。②表情要互动:所谓"互动",就是医护人员和患者在某一特定环境条件下,彼此表情要协调,要一致,要有所交流。日常工作中,我们提倡微笑服务,但不要把微笑和服务画等号。道理很简单,微笑只是一种表情,和服务是不完全对等的,当患者在病床上很痛苦时、抢救患者时、患者病情危重时、患者濒临死亡时,护士就不能微笑了。此时护士应流露出对患者关切与同情的表情。简言之,护士在工作职场上的表情应和患者产生共鸣。③表情要自信:在接待来访者时,护士一定要热情大方,不卑不亢。尤其在抢救患者时,医护人员的表情一定要镇定自信,不能慌乱。

总而言之,在护理服务过程中,我们只要做到眼到、口到、身到、意到,相信患者能够体会到我们的真诚,在住院治疗期间会感到更加舒适、温暖。

4.平等的原则

在现代礼仪中,平等原则是基础,是礼仪的核心。所谓平等就是指一视同仁,礼貌待人,在交往中不论性别、年龄、民族、职业、文化程度都应以诚相待,既不盛气凌人,也不卑躬屈膝。具体到护理礼仪,就是护士从语言到行为都要从尊重患者的需求出发,给予同等礼遇,不因地位高低、财富多少、国际种族不同及与自己关系的亲疏远近而不同。但可以根据交往对象心理或生理情况的不同,采取不同的沟通方式。对护士这个高尚圣洁的职业而言,患者只有病情不同,没有贵贱之分、亲疏之别。尊重、善待每一位患者是护士义不容辞的义务,是我们职业忠诚守信的本分。任何抬高和贬低别人的语言和行为,都不利于和谐护患关系的建立。

5.适度的原则

适度的原则即在工作职场中保证沟通的实效,应注意掌握技巧、合乎规范、把握分寸、适度得体。随着社会文明的不断提升,人们对形式要求越来越高。现代消费者往往要求服务行业为其提供服务的时候讲个性、讲情调、讲文化、讲氛围。消费者在消费过程中,在体验物质感觉的同时,希望有更好的精神感觉,希望不被不适当的因素所干扰。那么,医护人员对于患者要怎么样做才能达到零干扰呢? 首先,要有零干扰意识;其次,要做到语言无干扰、表情无干扰、举止行为无干扰,这3个方面互为因果,互为协调,缺一不可。

6.自律的原则

自律的原则是指护理人员在服务过程要重视自我规范、自我约束、自我控制、自我检点、自我对照和自我反省。思想品质是宏观的,而服务礼仪是具体的,实际上就是讲在服务过程中与患者互动的时候,护士的行为、表情、神态、语言等是否能够自觉地与服务的标准相符合。自律原则总的要求:①尊重自己、尊重别人。我们强调要尊重自身,在工作岗位上具体的要求是精神饱满、自信。②尊重自己的职业,爱岗敬业。我们不管做什么,都必须首先把本职工作做好,把本职工作做好就是为社会作贡献,就会赢得别人的尊重。换言之,本职工作做不好就不会得到别人的尊重。所以我们强调职业素养,强调尊重自己的职业。③尊重自己的单位,维护集体,不能在外人面前对自己的单位加以非议,我们允许批评与自我批评,允许对单位提出适当的建议。④以科学为依据,实事求是,不能为了经济效益夸大患者病情或账目不符,面对患者我们要诚实无欺。⑤具备良好的职业素养,精通业务,坚守岗位,勤奋工作,完成自己应尽的职责,精益求精,让患者在你服务的范围内感受到温暖、愉快、舒适、安全。⑥遵章守纪,爱岗敬业,团结协作。

7.从俗的原则

人际交往中因国情、民俗、文化背景差异存在着"十里不同风,百里不同俗"的现象,交往中需要护士在不违反原则的情况下,尊重不同于本民族的文化、民俗、生活习惯,尊重他们的个人宗教信仰,在语言的交流上要考虑文化背景差异,尽量说对方能听懂的话。

8.人际交往的原则

它的基本含义是在人际交往中要成为受欢迎的人,就必须注意善于向交往的对象表达我们的善良、尊重、友善之意。尊重和友善要规范的表达,即礼者敬人也,礼要求以尊重他人为本;而仪则为规范的沟通技巧与要求。在护理工作过程中,我们也要恰到好处地表达对患者的善意和尊重,才能被对方接受。

(1)接受对方:不轻易说"YES"或者"NO",不说是非。首先要在心理上接受对方,只有在心理上接受对方,和他下一步的交往才能比较顺利,这是一种心理的暗示作用。真正受欢迎的人是严于律己、宽以待人的人,在待人接物中首先要注意的就是接受别人。

(2)尊重(欣赏)对方:善待别人就是善待自己,要尊重他人的品格、行为习惯,了解他人的优点。在护理工作中,要清楚自身所处环境和患者的情况,坚决不能将患者名字写错、记错、念错等。这一方面体现了对患者的重视,另一方面也严谨了护理工作的职责和态度。

(3)赞美对方:发现别人的优点,实际上就是肯定自我,说明你宽容,说明你谦虚,说明你好学。一个真正有教养的人从来都是一个虚心的人。尺有所短,寸有所长,一个人要进步,就要虚心,发现别人的优点,取长补短。

二、护士仪表修饰和着装规范

(一)护士的仪表修饰

1.护士仪表修饰的总体要求

修饰仪表是服务礼仪的基本要求之一,是护士外在形象的体现,是一种宣传、一种品牌、一种效益。护理服务人员仪表修饰的总体要求是:①庄重,即护士的仪表修饰要符合职场的需求,要

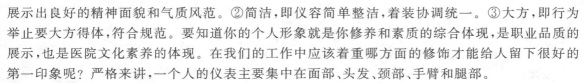

展示出良好的精神面貌和气质风范。②简洁,即仪容简单整洁,着装协调统一。③大方,即行为举止要大方得体,符合规范。要知道你的个人形象就是你修养和素质的综合体现,是职业品质的展示,也是医院文化素养的体现。在我们的工作中应该着重哪方面的修饰才能给人留下很好的第一印象呢?严格来讲,一个人的仪表主要集中在面部、头发、颈部、手臂和腿部。

2.护士仪表修饰的具体要求

(1)面部:注意面部的清洁与保养,可以化淡妆,做到自然协调。眼睛无睡意、不充血,不要涂抹浓艳的眼影,佩戴眼镜要美观、简单、端正、洁净明亮,不能佩戴造型夸张的墨镜。保持耳朵、鼻子清洁,不要在公共场合挖耳朵、鼻孔,可以佩戴简单的耳钉,但不宜佩戴多个或样式复杂的耳环。做到口腔清洁无异味,牙齿洁净无异物。男护士要注意胡须和鼻毛的修理。

(2)头发:保持清洁无屑,前不遮眉,后不过肩。不染发,不做奇异发型,长发可以挽起盘于脑后,发饰简单素雅。男护士头发不宜过长。

(3)颈部:注意保持清洁,肤色与面部保持一致。佩戴首饰要简单、素雅、美观,数量以1件为佳,不宜过多。

(4)手臂:注意手臂皮肤清洁与保养,洗手后可涂以护手霜。指甲不宜过长,不涂抹指甲油,不戴戒指。工作职场不要裸露肩膀。

(5)腿部:工作职场不能裸露腿部和足部,不要光脚穿鞋,脚指甲也应勤于修剪,女护士可以穿长裤。如果穿裙子,长度不要超白服,颜色以白色为宜,要穿长筒袜,白服长度要超过膝盖。

(二)护士的着装规范

对服务人员而言,穿着打扮就是教养的标志,就是企业形象的标志。因此,要强调护士认真地对待自己的穿着打扮,工作职场要着装统一规范,大方得体。

1.护士统一着装的作用

(1)树立医院形象:现代公共关系学在讲到企业形象时有个非常重要的理念,叫做企业形象可识别系统。按照公共关系理论来讲,其中"视觉可识别系统"中讲到的商标、厂旗及员工的制服等,实际上是企业形象可识别系统的重要一环,是企业形象的构成要素,所以我们提倡要统一着装。

(2)易于识别:患者到医院如果需要护士帮助,应该能够根据着装立即找到护士。试想一下,如果医师、护士、主任、护士长、卫生员、护工都穿一样的白色衣服,患者将很难从众多的"白大褂"中辨认出哪位是护士。

(3)整齐划一:没有规矩不成方圆,如果在一家医院看到医护人员自由着装,颜色样式不一,其结果可想而知,不仅会给患者带来不安全感,而且医护人员的职业形象也会荡然无存。

(4)集体荣誉感:通常讲爱岗敬业,其中重要的一点就是尊重自己的职业,尊重自己所在的单位。护士们身穿制服时,他们就代表了医院形象,一种集体荣誉感会油然而生。

(5)构成自我约束:我们强调社会公德,要讲秩序、要守纪律、要排队、公共场合不要大声喧哗等,这都是自我约束的范畴,而生活中往往会看到不遵守社会公德的人。可是,你有没有看到过穿着军装的军人和站在交通岗上的交警做违反公德的事呢?没有!这就是制服的自我约束功能。同时,我们强调制服有等级差别。在医院里医师、护士的服装要有区别,临床人员与后勤人员要有区别,医护人员要佩戴胸卡上岗,以利于患者的识别。

总而言之,制服的穿着要能够体现出职业形象,要让被服务对象容易识别,要让员工有集体荣誉感,提高他们自我约束的能力。

2.护士统一着装的要求

（1）护士服的尺寸要合体，以衣长刚过膝、袖长至腕为标准。

（2）护士服要平整、洁净、无皱褶，衣扣、袖扣要扣整齐。护士服上除胸卡和护士表外，不可悬挂其他物品，不能佩戴戒指，项链不能显露于护士服外，手链、手镯及脚链不宜佩戴。

（3）应搭配白色裤子与白色软底平跟鞋。夏季如搭配裙子与短裤，长度不能超过护士服，但是也不宜过短。也可穿长筒丝袜或裤袜（颜色要浅），不能穿短袜子，长筒袜的高度一定要高于裙子护士服下摆，同时应多准备几双袜子，以防其脱丝或者被刮破。

（4）护士服里面的衣服不能大于护士服，也不能将里面颜色鲜艳的衣服领子翻出来。

（5）护士服的冬装与夏装应统一时间更换，避免在工作职场中有人穿长袖，有人穿短袖。

（6）工作服要统一配套，不得与便服混穿。

仪表是一种文化和修养，也是一种形体语言。护士因职业需要对仪表有着特殊的要求。大量的心理研究表明，仪表形象在与人接触的第一时间能直接强烈刺激人的视觉器官，其气质、文化修养、个性爱好及年龄职业几乎在瞬间可见一斑。护士规范的着装则向社会展示着护士严谨自信、优雅庄重、诚信大方的工作作风和职业风采。护士以美好的职业形象、熟练的职业技能和规范具体的服务语言相结合，赢得患者的信任和社会的认可。

三、护士的体态语言

（一）护士体态语言的重要性

1.体态语言可以提高有声语言的表达效果

国外心理学家艾柏特·梅瑞宾研究发现，在一条消息传播的效果中，7％有赖于语言（只是词），38％是语气（包括音调、变音和语速等其他声响），而55％的信号是无声的。感情的全部表达＝7％的言辞＋38％声音＋55％的体态语言。由此说明体态语言对有声语言有形容和强化的作用，这种作用在人们需要表达个人情感时最有效。护士的举止、言行、衣着、仪表常常能引起患者不同的心理反应。镇定的表情使患者产生信心，亲切的表情使患者感到温暖，冷淡的表情使患者产生顾虑，厌恶的表情使患者感到憎恨。有声语言作用于听觉，而体态语言则作用于视觉，我们每说一句话，都会带上一定的表情动作，取代语言手段，发挥交际功能的作用。护士应以亲切、优美、大方、轻稳、敏捷为行为规范，提高对美的鉴赏能力，不断完善自己的体态语言。

2.体态语言是护士气质和修养的外在表现

护士的一举一动都表达着一定的思想感情，渲染着某种气氛，贵在自然、重在习惯。平时注重修养，交谈时方能显出魅力。绝不能矫揉造作，逢场作戏，故作多情。对待患者眼神要真诚热情，表情稳重亲切，姿态大方得体，这无不与一个人的思想性格、志趣情操紧密地联系在一起。体态语言的魅力来自内在气质的高雅，一个有涵养的护士善于控制自己的情绪。喜，不得意忘形；悲，镇定自若；怒，不暴跳如雷；惊，却能声色不露，使自己有声或无声的语言热情而不轻浮，持重而不冷淡，甚至有时连护士的脚步声也会说话。

3.体态语言是进行护患交谈的重要手段

护患之间的交流都是通过语言和非语言的形式把各种信息表达出来，然后通过直觉接收信号，对信号进行分析，用言语或非言语的形式进行反馈。因此，护士与患者交谈时不但要听其言，还要观其行，要善于从患者体态语言的信息反馈中，观察自己与患者交谈的效果，了解患者复杂的内心隐衷。体态语言是一种含蓄的心理流露、委婉的信息传递。在护患交谈中，护士几乎都要借助自己的体态语言表达自己的内心世界,患者也可从护士的体态语言中感受到温暖,有时常常更多地从护士的体态语言中来判断与护士的关系和自己的病情。如护士是平静地注视自己,还是表情夸张;说话是漫不经心,还是神情庄重,患者都能作出不同的判断。另外患者向护士传递信息,也离不开体态语言,如某些患者肌肉紧张、四肢抖动、烦躁不安、眼神呆板等都是病情发生变化的信号,特别是有语言障碍的患者。所以在护患交流中,适当的体态语言是沟通成功的关键。

(二)护患交流中常用的体态语言

1.微笑——真诚、自然

(1)微笑的作用:从心理的角度来讲,人们说,看人先看脸,见脸如见心。面部表情是写在脸上的心思,是显露感情的重要部位,尽管人的面部表情千变万化,但在人际交往中最多见的面部表情还是笑容。脸是内心世界表情达意最直观的体态语言。而笑又是脸部表情中最突出、最微妙的。在所有笑容中,最受欢迎的是微笑。微笑是最富有吸引力、最有价值的面部表情,也是友好的表示,意味着对他人的善意和尊重。微笑服务不仅是礼貌,它本身就是一种劳动的方式,是护士以真诚态度取信于患者的重要方式。微笑是无价的,胜过千言万语,它不花费钱财,但可以带给患者万缕春风。从身心医学的观点看,笑能治病,特别对心理疾病有显著的疗效。与人初次见面,给人一个亲切的微笑,在一瞬间就拉近了双方的心理距离,消除了双方的拘束感,护士天使般亲切稳重的微笑可以让新入院的患者消除紧张、陌生感,被亲切感代替;可以使卧床重病的患者消除恐惧、焦虑感,被信任感代替;可以使老人、孩子消除孤独感,被善良的亲情抚慰,产生被尊重和理解的愉悦心境。由此可见,微笑大大缩短了护患间的距离。将微笑潜于护理工作的深处,使正受疾病折磨的患者充分感受到它的底蕴,用微笑去安抚那备受伤痛的心,去舒展那被病魔扭曲了的脸;护士面带微笑,就会使患者有"宾至如归"的感觉。一个善于通过笑容表达美好情感的人,可以使自己富于魅力,也会给他人以更多的美感。

从生理的角度来讲,只有微笑保持的时间最长,形象最美,传达的信息也最微妙。微笑是白衣天使最佳的体态语言,是做好护理工作的第一需要。护士的微笑是阳光,给患者以温暖,给同事以宽厚、谦和、亲近的良好印象。这种微笑不仅仅是职业的微笑,也是对患者的爱,对生活的热情,对护理事业的忠诚。有修养的微笑是笑与神、情、气质相结合的产物,以语助笑、以姿助笑,才能做到笑脸、甜嘴、话美。不过,笑也有个限度,过分的喜悦、突发的情绪变化,往往会适得其反;笑也要注意场合,因时、因地、因人而异。关键是让对方懂你,懂得你对他的尊重而满意。任何人都有基本的生活需要和高层次的、希望受人尊重的心理、精神需要,患者的需要是否得到满足是患者评价护理质量的重要依据。

(2)微笑的种类:①自信的微笑,这种微笑充满自信和力量,护士向患者展示自信的微笑可以帮助患者树立起战胜疾病的信心,同时增加对护理人员的信任感,积极地配合治疗与护理,以促进疾病的康复。②礼貌的微笑,这种微笑像春风化雨,滋润人的心田,护士将礼貌的微笑作为礼物慷慨地给予患者,会使他们饱受疾病摧残的心得以抚慰。③真诚的微笑,护士真诚的微笑能够充分表达出对患者的尊重、理解和同情,宛如春风阳光,拂面抚心。

(3)不适用的表情及动作:①微笑不适用于的环境和场合。在危重患者抢救现场,在临终患者旁边,在对死亡患者遗属抚慰时不适用。因为,此刻沉重的情景与你的微笑绝对不是和谐相融的,会让人认为你缺少道德,没有同情心,甚至遭到斥责和痛恨。②应该避免的面部动作。听到患者的意见和不满,流露出嗤之以鼻、嘲笑和无动于衷的表情,往往会激化矛盾,激怒对方。护士与患者交谈时,应举止大方得体,表情亲切自然,不能做如挖鼻孔、抠耳朵、揉鼻子等动作,这是缺少教养的表现。

2.目光——关注、会神

(1)目光语言的作用:眼睛是心灵的窗户,目光是面部表情的核心。在人际交往中,目光是最清楚、最准确的信号,被称之为感情的神经。在人各种感觉器官的信息总量中,眼睛占70%。患者眼中的喜怒哀乐、护士眼中的关心理解,都可以在目光中真实地流露、自然地交流。护士在工作中,要善于用眼睛表达理解和爱心。与患者交流时,目光要自然平视对方,表明自己的坦诚大方及关注尊重;也可交替着将目光落在对方眼睛以下、颈部以上部位,自然地让眼睛的余光看到对方表情。用自然亲切、不卑不亢的适度对视,表示注意和接纳对方。如果配合以真诚的鼓励、亲切的微笑和语言安慰,效果会更好。我们常用俯视对卧床的危重患者表达爱护、体贴的语意;以正视表达尊重、理解、平等的语意。护患交流常采用正视和俯视。护士在与患者交流时,视线接触对方脸部的时间应占谈话时间的50%~70%,如低于50%可被认为对患者及其话题不感兴趣,而且在目光交流中,护士要学会用心观察对方的眼神,从对方目光的真实态度中调整自己的交流方式,以求得到好的沟通效果。心理学研究告诉我们,眼神与语言之间有一种同步效应。因此当患者烦躁不安时,护士应投以安慰的目光,使之镇静;当患者不配合治疗、不遵守院规时,护士投以制止的目光,使之触目知错;当患者叙述病情吞吞吐吐、有难言之隐时,护士应投以热情鼓励的目光。走进病房时,护士的视线应首先落在每一位患者身上,并均匀地关注每一位患者;操作时,视线应集中在手操作的部位;出病房前,护士应再次以亲切的目光巡视一遍病房内的所有患者。

(2)目光交流的礼仪规范:目光主要从注视的时间、角度、部位来区别,同时,力度也很重要,还有精神性的部分,它蕴涵着的感情是最不可忽视的,也是最突出的。①目光注视的时间:一般而言,在和患者相处的时间里,我们都会不时地注视着对方,而注视时间是随着人们之间相互熟悉的程度而变化的。如果和患者一起交流时,他没有经常看你,而且注视你的时间也不超过整个相处过程的30%,那么,可能对方比较轻视你,有必要查找一下原因。②目光注视的角度:一般人们主动抬眼去注视别人,这是出于尊重和敬仰,平视则是最常见的一种方式,说明双方关系平等;如果是向下注视他人,表示对他人的轻视,也有可能是对小辈的宽容和怜爱。此外,还有一种是侧视,就是侧身对着并注视着对方,这也是平视的一种,表示最起码的平等性的尊重,切不可面对面且斜视对方。③目光注视的部位:如果注视对方的双眼,表示自己尊重对方,也是护患之间相互致意的重要方式和手段,但不要注视太久。④目光的会神:据国外专家研究,人体有70万种语言,仅在脸上就能表现出25万种,占人体表情的37%。我们要用真诚、关切的目光面对患者,这是交流最重要的一步,要让患者感受到你的诚意,减少其对新环境和自身疾病的不安和焦虑。

(3)目光交流中要注意避免的10种眼神:①目光漂浮不定,眼神不集中,东张西望,表现疲惫、心不在焉。②睨视、斜视,可表现出轻浮或鄙夷,会使患者产生被瞧不起而受侮辱的感觉。③视而不见。如果护士在巡视病房时,对患者求助的目光视而不见,患者就会觉得护士不负责任。但如果在查房时,用关切的目光环视病房不同的人和物,看在眼里,记在心里,立即动手帮助去解决,再配合以适度的问候,自然会让患者感到你是一位认真负责的护士,让人情不自禁地信任你。④操作时视线不集中在操作部位,会使患者认为你的精力不集中,感到你不可信任,感觉自身安全受到威胁。⑤眯着眼睛注视人,可表示为鄙视、轻视、仇恨,有时也可理解为调情、挑逗。

⑥眼睛始终不看患者,表示对他(她)毫不在乎,对话题没兴趣,会让他(她)觉得你很傲慢、无知、不友好,或不愿与他(她)交往,会使对方的自尊心受到伤害,因此,对你失去信心。⑦交流时目光闪躲、不敢正视对方,会被认为心虚、不诚实,易让患者怀疑你的可信程度。⑧将目光移来移去,上下左右反复打量,表示好奇、吃惊,会让患者产生疑虑、不快。⑨目不转睛。对异性患者连续对视时间不宜超过10秒,长时间盯视是失礼的。⑩将目光凝聚在患者面部某个部位,可能使患者怀疑自己该部位出现什么问题,而陷入窘态。

3.脸色——平静、亲切

我们经常说,在和他人的交流中,应注意灵活机动,要会察言观色,注意他人的脸色,因为它是五官活动的综合反应。作为临床工作护理人员,要以平静、平和、亲切的表情面对患者,不可以不悦、激动、漠然的脸色面对患者,同时,也要注意对方表情的变化,不要让患者的脸色变化影响自己的情绪,要始终保持平静、稳重、亲切的脸色,灵活稳妥地处理问题。

(三)手势语言

1.手势语言的种类

(1)指引手势:①横摆式,即手臂向外侧横向摆动,指尖指向被引导或指示的方向,适用于指示方向时。②直臂式,手臂向外侧横向摆动,指尖指向前方,手臂抬至肩高,适用于指示物品所在。③曲臂式,手臂弯曲,由体侧向体前摆动,手臂高度在胸以下,适用于请人进门时。④斜臂式,手臂由上向下斜伸摆动,适用于请人入座时。

(2)用来表示特定内涵的手势语言:①当人们表示喜悦或向他人致意的时候,常高举手臂,作欢呼、敬礼、挥手状。②在表示愤怒或对某件事下决心时,则紧握拳头,甚至用拳头用力下击。③张开手臂表示邀请、拥抱。④手掌向上伸开表示坦诚。

2.正确的手势语言

手势具有很强的心理倾向性和表达力,只要人一开口说话,身体的各部分都会帮助他讲话。使用正确优美的手势为患者服务,可以展示出一个护士良好的职业礼仪素养。

(1)护士做引领的手势:护士在介绍病区环境时,应落落大方地运用正确的引导手势。应将左手或右手抬高至腰部,四指并拢、拇指微张、掌心向上,为"尊敬"和"请"的敬意语态。指引方向时,以肘部为轴,可以右手单臂或双臂横摆式,朝一定的方向伸出手臂。做引领时,护士应主动走在来宾或患者的前面。行走中护士应半侧前行朝向患者或来宾。通常引领者要主动开门,将患者或来宾引入。进入病房开门时,如果是拉门,护士应先行将门拉开站立于门一侧,请患者先行,然后护士随手关门。如果是推门,护士应开门后,自己先入,站于门侧,在室内迎接患者,以示对患者的尊敬。如果门在左边,应用左手开门,站在门的左侧,将来宾或患者引入后,用右手轻轻关门。引导来宾或患者时,一般以右为尊、以前为尊、以中为尊、以女为尊。上下楼梯应靠右而行。在楼道拐弯处或上下楼梯时,要事先告知患者或来宾,并用手示意"请右拐、请上楼、请注意脚下"等。上楼时一般以前为尊、下楼以先为尊,送客要主动走在后面,不要抢行。当然这不是绝对的,如果护送一些患者怕发生前倾跌伤时,护士应主动走在前面引领并保护患者。通过护士正确的引领,可使来宾或患者安全、准确到达目的地。同时护士优美正确的引领会给人留下真诚服务的深刻印象。

(2)介绍患者病情时的手势:当护士在患者床边向其他医护人员介绍病情时,应五指并拢,手臂由体侧向前摆动,指尖指向患者(应避免指向患者头部),切不可用手指指点点,而使患者感觉到厌恶、粗俗、失礼。

（3）护士进行护理操作时的手势：在护理工作中，护士的手要敏捷利落、轻柔精巧，这能反映出护士耐心细致、体贴入微、一丝不苟的工作作风。如果你注射时动作粗鲁笨重，换药时粗心大意，就会给患者一种浮躁和不负责任的感觉。因此，护士的手势语言也是改善服务态度、提高护理质量的重要环节。

（4）抚触在护理患者中的应用：①抚触的作用。在护患交往中，抚触是一种有效的沟通方式，它可以表达关心、理解、体贴和安慰，激发人体免疫系统，兴奋人的精神，减轻人们因焦虑和紧张引起的疼痛，是治疗的辅助手段。当患者疼痛时，护士紧握患者的手，抚摸头部，表示"我知道您的痛苦，我在关心您"的心声，使患者产生安全感；当患者焦虑害怕时，护士握住患者的手，表示"我在您身边，我在帮助您"，可使患者恐惧减轻，情绪稳定。在儿科病房，必要的抚摸、拥抱、轻拍可使烦躁、啼哭的婴幼儿安静下来。护士通过采用恰当的抚触，增进了人与人之间的感情，给予患者心理上的安慰和精神上的支持，表达了关心和同情的职业情感，是一种无声的抚慰，这种抚触有时会起到比语言更大的作用。②抚触的形式。不同人对抚触有不同反应，有时抚触者与接受抚触者对抚触的理解并不一致。根据不同情景采用不同的抚触形式，如对待去世患者的家属，护士可以紧紧握住男家属的手或抱紧女家属抚摸背部给予安慰，可收到较好的反应；如果患者正在为某事恼火甚至发怒，此时去抚触他（她），便会引起反感，不会有好的反应。只有采取与环境场合相一致的抚触，才有可能得到积极的效果。根据患者的特点采取易于接受的抚触形式，如女护士与女患者沟通时伴随轻轻抚触可以表示关切和亲密，效果较好。对于异性患者的抚触则应持慎重态度。年轻女护士与老年男患者沟通时，抚触老人的手背或手臂，可以使患者获得亲密感和舒适感。女护士不应对年龄相仿的男性患者施以抚触，以免引起误会。抚触幼小儿童的头面部，可以起到消除紧张、安抚患儿的效果；如果抚触年龄较大患儿的头面部，则表示瞧不起，会引起患儿的反感。一旦发现抚触效果不佳或有所误解时，应立即调整并结合语言交流加以弥补或纠正。③抚触是助产护士最适宜使用的肢体语言：分娩是人类的正常生理过程，但现在绝大多数产妇都是第一次面对，对于分娩过程无经验，表现出惊慌与无奈。助产护士与患者均为女性，易于肌肤上接触和抚慰，所以助产护士是最适宜也最有机会使用肢体语言的。当听胎心音时，可以多抚摸患者的腹部，孕妇宫缩产生疼痛时护士握住孕妇的手可减少疼痛引起的恐惧。这种护患交流中接触对方身体，胜似无声的语言传达了护士对产妇的关怀之情，对产妇来说是莫大的精神安慰。

（5）护士的握手礼仪规范：①接待来访者时，应先打招呼，距离对方约1步远，上身稍向前倾，然后相互握手，寒暄致意，以示对来访者的欢迎。②握手应由主人、领导者、年长者、身份高者、女同志先伸手，待他们伸手后再握手。③握手时要热情，面露笑容，注视对方眼睛。④伸手动作要大方，态度要自然，如左手加握，以表示更加亲切、更加尊重对方。⑤握手时，应伸出右手，绝不可伸出左手。切忌掌心向下。⑥握手的力量要适中，既不能有气无力，也不能太用力。⑦握手时要摘掉手套和墨镜。⑧和男士握手，应握手指部分，时间以1～3秒为佳，轻轻摇动即可。⑨多人握手原则：先尊后卑，先女后男，先老师后学生，先女士后男士，先上级后下级。⑩握手过程中不要面无表情、不置一词或长篇大论、点头哈腰、过分客套。⑪不要拒绝和别人握手，即使有手疾或汗湿、弄脏了，也要和对方说一下"对不起，我的手现在不方便"，以免造成不必要的误会。

（6）护士递物的礼仪规范：①双手为宜，不方便双手并用时，也要采用右手，以左手通常视为无礼。②将有文字的物品递交患者时，须以正面面对对方。③将带尖、带刃或其他易于伤人的物品递于患者时，切勿以尖、刃直指对方。

（7）护士的体态：人的基本体态可分为站姿、走姿、坐姿和卧姿4类，通常在公众面前我们呈现的是前三类。做到站立有相、落座有姿、行走有态，护士要养成良好的体姿和仪态，给对方以良好的视觉感受。

护士站立时的礼仪：①在站立时，双手指尖朝下，掌心向内，在手臂伸直后分别贴于两腿裤线处。②双手伸直后自然相交于小腹处，掌心向内，一只手在上、一只手在下，叠放或相握在一起。③双手伸直后自然相交于背后，掌心向外，两只手相握在一起。④身体不要晃动，双手不要插入衣袋或者裤袋中。

坐姿：坐姿文雅、端庄，给人以沉着、稳重和冷静的感觉，也是展现护士的气质与风范的重要途径。良好的坐姿应当为：①人体重心垂直向下，腰部挺直，上身正直。②双膝应并拢或者微微分开，并视情况向一侧倾斜；双脚必须靠拢，脚跟靠紧。③双脚并齐，手自然放在双膝或者椅子扶手上，不要架起两腿。④坐下时应整理护士服的裙边，将裙子后摆向前拢一下，显得端庄娴雅。

良好的走姿：走姿是站姿的延续动作，是在站姿基础上展示动态美极好的手段。走路的基本特点是从容、平稳并且成直线。①身体重心稍前倾，步伐稳健、步履自然。②跨步均匀，上体正直，抬头，下巴与地面平行，两眼平视前方，精神饱满，面带微笑。③两手前后自然协调地摆动，手臂与身体的夹角一般在 $10°\sim15°$，不要将双手反背于背后，给人傲慢的感觉。④上下楼梯，保持上体正直，脚步轻稳。

护理工作是服务性行业，护士的一招一式、一举一动都是为有声语言服务的，两者配合得当，会产生一种互补效应，成为谈话的有机组成部分，以加强语言的力量和色彩。因此，护士的手势语言也是改善服务态度、提高护理质量的重要环节。

四、礼貌用语

语言是我们人类思想的载体，也是交流的媒介。作为个人修养的重要部分，人的语言技能需要强化，语言素质也需要不断提高，特别要注重语音语速。作为一名护理人员，一方面，我们面对的患者来自四面八方，很多患者的普通话里往往夹杂着口音，在交流过程中可能会造成误解，所以与这样的患者交流的时候也要格外的注意。另一方面，患者来到医院进行治疗，都会有相应的心理压力，这时护士如能巧妙地在语言沟通方面"入乡随俗"，不仅拉近护患之间的距离，减轻患者的思想负担，而且增进了护患之间的信任。护士与患者交谈时，音量要适宜，语音要清晰，语速要正常或减慢。

护理礼貌用语是护士在为患者服务时交流思想情感和沟通信息的重要交际工具，是一种对患者表示友好和尊敬的语言。

（一）礼貌服务用语的基本要求——使用敬语与尊称

所谓尊称，就是指在与别人打交道时，用来向对方表示尊重和友善的称呼。当有人叫你姓名时是称呼，不是尊称。当称呼你为某某小姐、女士、先生、老前辈时，这是一种尊称。当称呼你为经理时，是对你社会地位的尊称。而敬语是你与别人说话时表示敬意的语言，这两者是不同的。使用尊称是礼貌服务的基本要求，在护理工作中要求护士做到以下几点。

1.生疏有别

熟人和生人是不一样的，区别对待。当你接待患者住院时，如果年龄与你差不多，你可称之为男士、女士；下次再见到时，你可以称之为小王、小李。

2.内外有别

一般在同一个单位,在生活中,可以亲切地称呼同事老张、老王、小刘等;对关系比较好的甚至可以称兄道弟,如张哥、李哥、王叔。但是在服务岗位上、在对外交往中,不能这么称呼。在医院里、在工作职场上不能当着患者的面称兄道弟,这不符合职场规范,同时给患者以不严谨、不认真的感觉。

3.中外有别

要重视文化差异,入乡随俗。比如,中国人对妻子可以称呼爱人;对相熟的人习惯称呼朋友、同志、同学等,但在涉外交往的场合未必行得通。

4.常用敬语

所谓敬语,就是内容、语气谦恭的语言,是我们在日常生活中与别人沟通时在语言内容上面、在说话语气方面,向别人表示敬意的语言,不是称呼。譬如我们与别人说话的时候,我们说"请教"这个词,是敬语;我们让别人把路给让开,我们一般说"借光、劳驾";我们听到别人的名字时,说"久仰久仰";看到别人的时候,我们会说"幸会幸会";求别人的时候说"拜托拜托";离开时说"告辞告辞",等等。

(二)礼貌用语的基本要求——使用规范语言

1.问候语"你好"

在任何情况下,我们要养成一个习惯,只要我们身穿制服,只要我们在自己岗位上,面对患者时就应主动跟对方打招呼。不仅如此,见到我们的同事、领导、自己人时也要问候(见到多人时,问大家好;见到多位领导时,问各位领导好,同时自报岗位、姓名,然后问对方需要帮助吗,或者是有什么需要我帮忙的吗)。更高的要求则是我们可以使用时效性问候,加强时间特点。例如国庆节了,说"国庆节好";"早上好""晚上好"等。

2.请求语"请"

当你需要别人帮助自己、理解自己、支持自己的时候要说"请"字。患者较多时,要在接待身边这一位患者的同时,和第二位患者打招呼,然后对后边的患者说"请你稍候"。加一个"请"字,礼貌之意就溢于言表了,所以这个"请"字是不可或缺的。

3.感谢语"谢谢你"

当别人帮助了我们、理解了我们、配合了我们、支持了我们之后,要说"谢谢"。感恩之心长存是一种教养。当朋友送你小礼物时,不管喜欢与否,都要说声"谢谢"。我们的护士在为患者服务中,得到了患者的配合,结束之后要对患者说声"谢谢",患者会配合得更好。

4.抱歉语"对不起"

在我们的服务中,凡是耽误了患者、妨碍了患者、影响了患者休息,或因技术问题无意中给患者增加了痛苦,要说声"对不起"。在我们日常工作中,危重患者的血管很难找,穿刺有可能一针不成功,也有可能几针都不成功,患者痛苦,家属看着心痛,而护士连句抱歉的话都没有,会使患者及家属产生极大的不满。所以护士在此时一定要歉意地说:"抱歉,对不起,让您受苦了"。

5.道别语"再见"

患者出院的时候要道别,要使用"再见、您走好、您慢走、祝您早日康复、祝您健康"等道别语,要做到善始善终。问候语是起始语,道别语是终点语、结束语。不管患者出院有没有与护士打招呼,只要碰到患者出院离开,护士都要说道别语。

总而言之,问候语"你好"、请求语"请"字、感谢语"谢谢"、抱歉语"对不起"、道别语"再见、祝您早日康复",这5句常用的规范语言,护士要常备不懈、规范使用、经常使用。这样做对护理服务质量会有很大的改善,使服务对象心里备受感动,从而取得良好的沟通效果。

五、文明服务

随着现代社会文明的不断发展,人们的文明程度也越来越高,对于自己交往对象的文明程度也越来越看重。护理服务中也是这样。人们在追求健康的同时,更要求文明、优质的服务。那么,我们护理工作中的文明服务都有什么具体要求呢?总体要求是在服务过程中,要体现良好的医院文化和优异的个人素质,服务要规范、科学、优质。

(一)规范服务

规范服务的具体要求有两点:待客三声,四个不讲。

1.待客三声

(1)来有迎声:见到任何服务对象,要讲的第一句话就是问候对方"你好"。只要身着护士服在工作岗位上,遇到所有的患者或来访者都要上前主动问候,如果来人需要帮助,要提供帮助,这是每个护士都应该具有的基本功。

(2)问有答声:有问必答,不厌其烦。对患者的问题要认真回答,且要注意给予正确的答案。对于患者的提问如果不能立即回答,应在明确答案后的第一时间告知患者。对于需要在规定时间内回答患者的问题,一定要按时回答,以免延误患者的治疗。

(3)去有送声:患者到医院住院也好,不住院也好,门诊看病也好,做体检也好,投诉也好,谴责也好,表扬也好,在他们走的时候都要给予送声,善始善终。其实,要求"去有送声",强调的是亲和力,要让患者感到宾至如归。

2.四个不讲

(1)不尊重对方的语言不讲:举例来说,当我们正在给一位重要的患者进行健康宣教时,突然手机响了。手机来电显示的电话号码说明也是一位同样重要患者,这个电话接不接?选择不接是不对的,一定要接,标准的做法是什么呢?首先要对在场的患者说抱歉:"不好意思,先生,这个电话我得接一下,他也是一位患者,给我打电话一定是需要帮助。"但通话时间不能太长,不妨这样说:"你好,先生,听到您的声音太高兴了。不好意思,我现在正接待一位重要的患者,向他讲解如何使用胰岛素泵呢。我一会给您回电话,或按您的时间回话行吗?"实际上,说这有位重要患者是暗示那位先生不宜深谈,另外,我们也表示出了对他的尊重,这就是服务意识。在服务过程中,一定要注意不尊重对方的语言不能讲。

(2)不友好的语言不能讲:举例来说,当患者欠费时,不能生硬地说:"张某某,你欠费了,今天如果不交钱,明天就得停药了。"这样做容易使患者因害怕停药影响治疗而加重心理负担。应该说:"某某先生或女士,您的住院押金不多了,为了保证下一步的治疗顺利进行,请及时补交押金,谢谢您的合作。"

(3)不客气的语言不讲:待人和气,需要患者合作时,说话要加个"请"字。合作结束后要说声"谢谢"。要避免使用生硬的指令性语言,更不能训斥、谴责患者及家属。

(4)不耐烦的语言不讲:服务讲不厌其烦,对患者尤其是老年患者的疑问,一定要给予耐心细致的解释,直至患者彻底听明白。像这样的语言:"准备好了没有啊";"事先怎么不准备好呢";在快下班的时候,还有病房患者看清单看不懂,一遍一遍地问护士,护士忙于交接班,就不耐烦地说:"我不是跟你说了吗?你怎么还不明白?"等,都是与规范服务相悖的,在护理服务过程中是不能讲的。

(二)科学服务

科学服务就是要求我们护士掌握科学、有效的现代服务方法,实际上是谈服务技巧的问题,是规范服务的高层次要求。具体来讲,我们所要求的科学服务有以下两点可操作性的要求。

1.练好基本功

就是要求护士熟练掌握护理理论基础知识、基本操作技能和本专科的疾病相关知识与护理常规。在工作岗位上必须做到操作熟练、规范、准确,尽量减轻因有创操作为患者带来的痛苦,并能够提供患者合适的健康教育,为患者解决深层次的护理问题。

2.要洞悉患者心理

就是心理护理。就患者而言,大体上有以下几种心理。

(1)顺意的患者:就是愿意接受医院的医疗和护理服务,信赖其所住医院的医疗和服务水平的患者。

(2)逆意的患者:就是不接受、不喜欢所住医院的患者,从住院那天起就对这所医院的医疗服务水平持怀疑态度,只是因医保关系要求必须在这所医院接受治疗。如果能用服务把逆意患者转变为顺意患者,护理工作就能创出品牌。

(3)忠实的患者:这类患者比较随机,在哪所医院住院都行,他们对医院缺乏了解,而且往往以外地患者居多。对于这部分患者,应该通过优质服务使其转变为顺意的患者。

因此,护理人员要通过细致的观察与深入的交谈对患者的心理作出正确判断,投其所好,满足其心理需求,将忠实的患者,尤其是逆意的患者转变为顺意的患者,从而为医院争取到更多的患者,争取到更大的社会利益与经济利益。由此可见,洞悉患者心理,为患者提供适当的心理护理是很重要的。

(三)优质服务

优质服务就是不断地提高服务质量,人无我有,人有我优,不断进步,更上一层楼。医疗市场的激烈竞争不仅是医疗水平的竞争,也是服务水平的竞争,因此,我们要讲优质服务,具体有以下几点要求。

1.尽心尽意

在我们力所能及、不违反法律法规和医院规章制度的情况下,尽心尽意,心到意到。

2.尽力而行

能做到的事情不仅心意要到,而且要做到;坐着谈不如起来行,要变心意为行动。

3.力求完美

做好本职工作,力争完善,争取患者满意。服务是不是优质,流程是不是优化,环境是不是温馨,关键看患者接不接受,认不认可。要力求让患者满意,皆大欢喜,这就是优质服务。以护理环境为例,护理环境是指护理者所身处空间内的一切,包括空气、声音、色彩、形体(病房形状及室内陈设)、人际关系等对患者嗅、听、味、触等感受及心理发生作用的因素。其中,色彩是普通美学中形式美的构成要素之一,这使得我们在看到不同的色彩后,心理上会有不同的情感体验,如红色有热烈喜庆感;绿色有生机感,蓝色有安静感等。在临床上,色彩也有独特的作用,色彩的恰当运用不仅能使患者赏心悦目、精神畅快,更重要的是它能够影响患者的心理状态,甚至有对疾病治疗的作用。如浅蓝色对高热患者有退热的作用;暖色可使孕妇安静;儿科宜采用冷暖交融的悦目优美的色彩;褐色有助于升高低血压患者的血压;红色有助改善患者的食欲;白色给人以宽广、开阔的感觉和纯洁素净的意境,但易造成瞳孔极度收缩,产生眼睛疲劳,有时导致头痛。现代化科学研究的结果表明,象征生命和健康的绿色,不仅能改善视力,提高肌肉活动的能力,而且还具有调节空间感觉的作用,因此医院应从单调的白色中解脱出来,不同患者应给予不同色彩护理。

(四)增进自身修养

1.增进自身人文修养

随着医学模式的转变,护理模式亦演变为"以患者为中心"的系统化整体护理,尤其是随着社会的发展、生活水平的提高和人们健康意识的不断增强,护理概念已得到极大的延伸。因此,增进护理人员人文知识修养显得尤为重要。

(1)语言文字修养:语言文字是信息传递的工具,是人际交往的工具,也是人类思维的工具,语言文字修养集中体现在读、写、听、说4种语言能力。这些能力都要经过长期的、大量的语言运用的训练和实践方能提高。所以护理专业所开设的语文课及人际沟通课都不是单纯的理论知识课,更重要的是体现能力的训练。

(2)人际关系修养:人际关系修养是在处理各种人际关系问题的实践过程中,也就是在人际关系交往与沟通的过程中逐步形成与提高的。与人际关系直接有关的人文知识主要有文明礼仪知识、心理学、沟通学、社会学、公共关系学等方面的知识。

(3)伦理道德修养:它与人际关系修养是密不可分的,良好的人际关系必须以双方认同遵循的伦理观念和道德行为准则为基础。一个人伦理道德教育除通过一定的伦理教学以提高道德认识之外,更重要的是在学习和工作实践中培养道德情感,强化道德意识,才能形成稳定而一贯良好的道德行为。

(4)文学艺术修养:文艺修养是通过文学艺术作品的鉴赏活动,即通过审美活动而逐步培养提高的。文艺鉴赏的教育性是从美感享受中获得的,能深深打动人的情感,因而其影响和作用是潜移默化、长久而深远的。对于护士来说,文艺鉴赏能提高他们的观察、认识、理解能力,这对整体护理无疑是有利的。

(5)文化传统修养:包括历史、地理、民俗民风、民族传统等方面的知识积累和修养。护士的服务对象来自社会的不同职业、不同阶层、不同地域、不同民族,他们的社会关系、经济条件、政治文化背景各有不同,甚至还有不同的宗教信仰,所以现有"多元文化护理"之谈。因此,历史、地理和文化传统修养对于护士从事整体护理是很有意义的。

(6)理性思维修养:这是人文修养中的最高层次,主要包括哲学、逻辑学及政治学、经济学、社会学、法理学等方面的知识修养。前述5个方面的人文修养都是提高理性思维修养的基础。理性思维修养在能力方面的表现是善于进行分析综合和推理概括,在观察各种现象时善于发现事物之间的内在联系,能透过现象看本质,善于发现规律,这种能力对于护理诊断和护理干预特别有用。

2.增进自身审美修养

护士的审美修养是全面提升护士自身素质的内在要求,以人的健康长寿、职业道德及护士内在美与外在美的统一为条件。学校教育、社会教育、自然美教育、艺术美教育是其基本途径。护士审美修养贵在自觉和持之以恒。而护士审美修养是以职业道德为前提的。审美修养对于护士完善自身、培养理想人格、提高审美情趣和审美能力、塑造护士的美好形象有着重要的现实意义。护士用自己的审美修养,装点复杂的护理实践;用自己的辛勤劳动营造美的护理自然环境、护理人际环境,自觉地把护理手段升华为护理艺术,在护理美的创造中再现护理拯救生命、修复健康的奇观。

总之,规范服务、科学服务、优质服务这3点是连带关系,没有规范服务谈不到科学服务,规范服务、科学服务不到位,就没有优质服务,三者都能做到了就是文明服务。

（杨艳艳）

第二节 优质护理服务

随着现代科学技术的飞速发展和人民生活水平的不断提高,诊疗技术日益更新,社会需求越来越高,护理工作的科学性和重要性显得更为重要。在对患者的诊断、治疗、抢救、手术、康复的全过程中,以及对健康人群的保健、预防等方面都离不开护理工作。为了规范临床护理工作,改善护理服务,提高护理质量,保障医疗安全,为人民群众提供安全、优质、满意的护理服务,自2010年起,卫生健康委员会持续在全国卫生系统开展优质护理服务活动。

一、概述

（一）优质护理服务的概念

"优质护理服务"是指以患者为中心,强化基础护理,全面落实护理责任制,深化护理专业内涵,整体提升护理服务水平。"以患者为中心"是指在思想观念和医疗行为上,处处为患者着想,一切活动都要把患者放在首位;紧紧围绕患者的需求,提高服务质量,控制服务成本,制定方便措施,简化工作流程,为患者提供"优质、高效、低耗、满意、放心"的医疗护理服务。

（二）开展优质护理服务的目的、意义

为了深入贯彻落实医药卫生体制改革和2010年全国卫生工作会议精神,坚持"以患者为中心",进一步规范临床护理工作,切实加强基础护理,改善护理服务,提高护理质量,保障医疗安全,努力为人民群众提供安全、优质、满意的护理服务。2010年1月,卫生健康委员会在全国卫生系统启动"优质护理服务示范工程"活动;在总结2011年优质护理服务开展情况的基础上,国家卫生健康委员会制定了《2012年推广优质护理服务工作方案》,进一步推广优质护理服务。

（三）优质护理服务的发展概况

卫生健康委员会自2010年起,在全国卫生系统开展"优质护理服务示范工程"活动,结合"服务好、质量好、医德好,群众满意"的"三好一满意"活动,深化"以患者为中心"的服务理念,达到"患者满意、社会满意、政府满意"。通过引导、示范、推广,夯实基础护理,全面提高医院临床护理工作水平,2010年底全国所有三级医院必须启动开展优质护理服务,并在2011年全面推进优质护理服务。卫生健康委员会先后下发《2012年推广优质护理服务服务工作方案》,2014年《关于开展优质护理服务评价工作的通知》、2015年《关于进一步深化优质护理,改善护理服务的通知》。截止到2015年年底,全国所有二级医院和三级医院已全面推行责任制整体护理的服务模式,为患者提供全面、全程、专业、人性化的护理服务。优质护理服务的开展提高了护理质量,使护理工作更加科学、高效,增强护理人员的责任感,家属陪护率降低,患者满意度提高,护患关系更加和谐。

（四）优质护理服务的目标

（1）改革护理服务模式，实施责任制整体护理。

（2）履行护理职责，深化专业内涵建设，提升临床护理质量。

（3）加强科学管理，充分调动护士队伍积极性，建立推进优质护理服务的长效机制。

（4）达到患者满意、社会满意、政府满意的目标。

二、优质护理实施的方案

按照卫生健康委员会《2010年"优质护理服务示范工程"活动方案》《基础护理服务工作规范》并结合各医院实际情况，坚持"以患者为中心"进一步规范临床护理工作，落实基础护理，改善护理服务，保证护理质量，全面提高医院临床护理工作水平，制定《优质护理服务示范工程活动方案》。

（一）明确认识，全员培训

护理部要求以科室为单位认真组织学习：卫生健康委员会关于《2010年"优质护理服务示范工程"活动方案》的通知，卫生健康委员会下发的《基础护理服务工作规范》《综合医院分级护理指导原则（试行）》《住院患者基础护理服务项目（试行）》；将其纳入科室业务学习及考核范畴，要求学习及考核有原始记录，科室护士长及护理部定期或不定期抽查护士知晓率。

（二）组织保障责任落实

（1）科室成立基础护理检查小组，以护士长为组长，科室高职称及高年资护士为小组成员，制定相应工作职责，并将基础护理质量分解到各个小组进行检查，各小组每月检查2～3次，本着督促工作、逐步提高的目标，认真检查，大胆负责，促进科室基础护理质量全面提高。

（2）优质护理其主要内容之一就是认真落实基础护理职责，改善护理服务，明确将患者的面部清洁、翻身、拍背等床旁基础护理内容纳入护士工作职责。建立、修改、完善、制定并落实各级各类护士的各班岗位职责和工作流程，按标准对当班护士的工作进行督查和指导，并及时改进和完善。

（3）制定详细的各班工作重点，尤其是对责任护士，不但有每天工作重点，还要有每周工作重点，细化基础护理内容，做好分级护理的基础护理实施工作。

（三）切实落实基础护理职责，改善护理服务

（1）以晨晚间护理和生活护理为切入点，提高基础护理质量，落实岗位职责，不依赖家属做基础护理，满足患者的基本生活需要：将"三短（即头发短、胡须短、指（趾）甲短）、七洁（即头发、面部、皮肤、口腔、会阴、手、足清洁）、无异味、无护理并发症"作为基础护理考核的"金标准"。

（2）将分级护理标准公示，接受患者和家属监督。

（3）实行责任护士负责制：明确护士职责，分区分组，相对固定管床护士，全员参与护理基础工作。

（4）责任护士尽量对患者实施连续、全程的护理服务。

（5）依据卫生健康委员会《基础护理服工作规范》标准要求，对危重及生活不能自理的患者，认真落实晨、晚间护理，加强护理安全管理，对高危患者有评估并落实相应的各项护理措施。

（6）落实生活护理日，根据《住院患者基础护理服务项目》每周至少完成1次危重及生活不能自理的患者生活护理，并有记录。护理部及科总护士长定期到科室参加生活护理日。

（7）按《综合医院分级护理指导原则（试行）》要求，认真落实各项护理工作。加强病房巡视，危重、一级护理患者至少 1 小时 1 次,二级护理至少 2 小时 1 次;相关护理措施到位;对患者进行健康教育和各项告知,认真落实护理工作核心制度和手术访视制度,将患者是否满意作为考核的标尺。

(8)护士长结合科室的特点,不断丰富和拓展对患者的护理服务内涵,在做好规定护理服务项目的基础上,根据患者需求,将"以患者为中心"的服务理念和人文关怀融入对患者的护理服务中,倡导"亲情化"服务观念,在提供基础护理服务和专业技术服务的同时,加强与患者的沟通交流,为患者提供人性化护理服务。

(四)完善临床护理质量管理,持续改进质量

(1)护理部加强对基础护理质量督导,以科总护士长和护理部成员为督导小组,负责对患者基础护理与分级护理的落实进行检查。

(2)按照《基础护理服务工作规范》标准要求,做到每天轮换科室巡视(危重患者多的科室增加巡视次数),严格检查基础护理落实情况。特别针对危重患者的生活护理(卧位、排泄、擦浴等)及安全管理内容的落实,并做到有检查有记录。

(3)了解科室基础护理(特别是晨、晚间护理)落实情况,严格把关,每月固定检查、定点查与跟踪查、现场检查相结合,当场反馈,并将每月检查反馈情况及时上报。

(4)检查负责护士按护理级别要求,定时巡视病房的落实情况,是否认真执行落实床头交接班制度,提问负责护士对患者"十知道"(即床号、姓名、年龄、病情、治疗、护理、饮食、心理、家庭、经济状况)的了解和掌握情况,将检查的情况认真记录,及时反馈。

(5)设立基础护理满意度调查表,定期征求患者或家属对科室基础护理落实满意情况,基础护理合格率不低于 95%。

(6)对检查中存在的问题,提出改进意见。

三、优质护理服务的工作任务

卫生健康委员会下发的《2012 年推广优质护理服务工作方案》,明确医院优质护理服务的工作任务如下。

(一)改善临床护理服务

1.深化护理模式改革

继续推行责任制整体护理工作模式,为患者提供全面、全程、专业、人性化的护理服务。在临床科室及门(急)诊、手术室等部门探索优质护理的实践形式,优化服务流程,推行"一站式服务",做好对患者的健康教育和指导,为手术患者提供规范的围术期护理,保障患者安全,体现人文关怀。

2.全面履行护理职责

责任护士全面履行护理职责,关注患者身心健康,做好专业照顾、病情观察、治疗处置、心理支持、沟通和健康指导等任务,为患者提供整体护理服务。工作过程中,不依赖患者家属或家属自聘护工护理患者。

3.加强护理内涵建设

认真落实《临床护理实践指南》和《护理技术规范》,细化工作标准,规范护理行为。责任护士能够正确实施治疗处置,密切观察、评估患者病情并及时与医师沟通,配合医师共同完成诊疗计划。同时,加强与患者的交流,尊重、关心、爱护患者,增进护患信任。中医医院、中西医结合医院和民族医院要按照《中医医院中医护理工作指南》的要求开展临床护理服务,充分体现中医和民族医护特色优势。

4.提高专科护理水平

临床护理服务充分突出专科特色,责任护士运用专业技术知识,对患者开展个性化的健康教育,指导进行康复锻炼,促进患者功能恢复,解决护理疑难问题,提高专科护理水平,保障患者安全,提高医疗质量和效率。

5.积极开展延伸服务

鼓励对出院患者进行随访,将常规随访、专科随访和专病随访相结合,在医院层面建立多部门合作机制。有条件的医院可以与社区卫生服务机构建立合作关系,为社区急危重症患者转入医院开辟"绿色通道",将康复期住院患者转至社区卫生服务机构,逐步实现双向转诊,满足患者就医需求,提高医疗资源利用效率。

(二)加强护士科学管理

1.保证临床护士配备

按照责任制整体护理的要求配备护士,临床护理岗位护士占全院护士比例不低于95％。普通病房实际护床比不低于0.4∶1,每名护士平均负责的患者不超过8个,重症监护病房护患比为(2.5～3)∶1,新生儿监护病房护患比为(1.5～1.8)∶1。门(急)诊、手术室等部门根据门(急)诊量、治疗量、手术量等综合因素合理配置护士。

2.合理调整护理人力

根据工作量、技术难度等因素合理调整护理人力,加床或者危重症患者较多时,及时增加护士数量;制定护士人力紧急调配预案,遇有突发事件和特殊情况时,保证护士的应急调配。护士排班兼顾临床需要和护士意愿,体现对患者的连续、全程、人性化护理。

3.完善绩效考核制度

护士的绩效考核以护理服务质量、数量、技术风险和患者满意度为重点,注重临床表现和工作业绩,将绩效考核结果与护士的收入分配、职称晋升、学习进修、奖励评优等挂钩,向工作量大、技术性难度高的临床护理岗位倾斜,体现同工同酬、多劳多得、优绩优酬。

4.加大护理培训力度

医院制定并实施护士的在职培训计划,根据实际需要开展新护士规范化培训、专科培训和管理培训等,创新培训的方式方法,深化"以患者为中心"的理念,注重人文精神和职业素养的培养,提高服务能力和专业技术水平。

5.探索实施岗位管理

结合公立医院人事制度改革,探索实施护士的岗位设置管理,科学设置护理岗位,制定岗位目录、职责和任职条件,建立岗位责任制度,实行按需设岗、竞聘上岗、按岗聘用,逐步将护士按身份管理转变为按岗位管理。

(三)保障护士合法权益

1.切实落实护士编制

医院根据核定的人员编制标准,落实护士编制,不得随意减少编制内护士人数,不得随意增加编外聘用合同制护士。医院的服务规模、床位数量等发生变化时,应当合理调整护士配置数量并保证编制的落实。

2.保证护士福利待遇

医院执行国家有关工资、岗位津贴、福利待遇、职称晋升的规定,提高临床一线护士的工资待遇水平。医院聘用的合同制护士与编制内护士享有同等待遇,做到同工同酬、公平公正。

3.落实支持保障措施

关心护士身心健康,改善护士工作条件,建立健全支持保障系统,减少病房护士从事非护理工作,形成全院各部门服务于临床的格局,提高护理工作效率。

四、优质护理服务工作措施

(一)责任制整体护理排班

尽管责任制护理和整体护理引进我国多年,但流水作业式的"以处理医嘱为中心"的护理分工方式并未发生本质改变。而国际上,无论是港澳台地区或者欧美发达国家,均采用向心式的"以患者为中心"的责任制整体护理模式。因此,经过努力改革功能制护理模式,创新"以患者为中心"的责任制整体护理模式,实施护士负责患者,并将这种护理模式固定下来,使护理工作模式与国际接轨,成为开展优质护理的重要突破口和切入点。

1.责任制整体护理排班的原则

(1)能级化原则:根据护士层级和能力的大小来分管相应数量和护理级别的患者。具体地说,就是护士负责患者,护士长排班不是分工作而是分患者,依据护士临床护理工作能力和患者病情轻重,分配给护士一定数量的患者进行全程整体护理。

(2)扁平化原则:所谓层级扁平化,就是减少护士管理层级,科室内或小组内护士只要是注册护士,不论年资高低,均须独立分管患者,只是所管患者的轻重程度和多少不同。

(3)全责化原则:护理全责化,就是责任护士对分管患者负全责,提供包括治疗处置、病情观察、生活照顾、健康教育、心理护理、康复护理等全程连续整体护理。

(4)动态化原则:管理动态化,护士长每天根据情况动态调整护士分管患者数量及上班时间,护理部根据各病区情况,动态调整各病区护理人力状况,确保在患者护理需求高峰时段的护理人力。

(5)工时化原则:护理工作小时化,护士每周工作时间以小时为单位统计,按总小时数计算,即原则上护士每周工作时间为 40 小时。排班可以以月为单位,补休尽量根据患者多少及轻重在月内安排,可以按小时安排补休。

2.责任制整体护理排班方式

(1)实行包患到护排班制:一般科室除办公室及治疗室护士外,其余所有在班护士均担任责任护士,根据能力大小分管相应数量及等级的患者。护士长根据各工作时段的护士数量及患者数量,调整分配患者给相应能级的护士分管,护士对患者实施全程连续照顾,即责任护士对其"承包"的患者全面负责,包括生活照顾、病情观察、治疗处置、康复训练、健康指导、心理护理等。做到每个护士每天均分管固定患者,每个患者每天均由固定护士分管。保留办公室护士和治疗室护士是由于大部分医院尚未普及移动护士工作站,化验单、给药单等单据汇总和打印的工作仍需在专门的办公区域完成,而且很多医院尚未成立静脉配液中心,静脉配液工作仍需各病区自行完成。有条件的医院,上述两班均可取消。

(2)实行三班制:责任 A 班(08:00~16:00)、责任 P 班(16:00~22:00)、责任 N 班(22:00~08:00)。

(3)实行工作内容和职责重组:与排班模式改变相配套的是护士工作内容重组、流程再造、职责细分。即将功能制护理模式下,患者所接受的护理内容按流水线式的分工方式转变成每位患者当天的全部护理工作均由 1 名护士完成,并据此重新组合工作内容及重新拟定责任护士职责。

(4)12 小时值班制:白班 07:30～19:30,夜班 19:30～07:30,适用于重症监护病房。

(5)弹性排班:护士长根据护士的个人临时需求和患者病情的变化对排班计划进行弹性调整。

(二)简化护理文书

为确实减轻临床护士书写护理文书的负担,使护士有更多时间和精力为患者提供直接护理服务,卫生健康委员会连续下发《关于应发＜病历书写基本规范＞的通知》和《关于在医疗机构推行表格式护理文书的通知》等系列文件,要求在医疗机构推行表格式护理文书。

1.制定单病种临床护理路径

各科室可以根据专科疾病特点、收治患者情况结合责任制整体护理工作流程,制定单病种临床护理路径,并以此为切入点简化和规范护理文书书写。

现以神经内科较常见的"脑梗死的优质护理路径"为例。在从患者入院到出院的整个时段,护士们每天应针对哪些内容进行患者病情的评估,该执行哪些治疗处置措施,该在健康教育中向患者告知哪些内容,该完成哪些生活照顾的服务项目,该进行哪些康复指导事项,均一一地加以列出,护士对照此优质护理路径表,对完成的项目打勾以备忘,如在脑梗死患者入院第一天,护士要完成的患者病情评估内容就包括生命体征的监测、认知沟通状况的评估、生活自理能力的评估、吞咽功能的评估、肌力评估和压疮危险因素的评估 6 项。单病种临床护理路径针对疾病特点,通过强制性重复流程,有助于年轻护士迅速熟悉工作内容,避免人为疏忽而遗漏工作内容和环节,也为护士们进一步提升专业技能指明了方向。

2.专科疾病护理记录单

在重症患者护理和护理文书的书写上,专科特点不突出的问题较普遍。很多护士在交班时谈到的也往往是千篇一律的常规项目,而有专科特征的观察点则被忽略。专病护理记录单的设计主要依据专科疾病特点,参照医院已经实施的优质护理临床路径、专科疾病标准护理计划、护理常规等。将专科疾病从入院到出院各阶段预计所要接受的评估、处置、治疗、护理、告知、观察要点等内容事先列出表格,并将原先分散的疼痛评分表、生活自理能力评估表、肌力评估表、表格式护理记录单合为一体。执行情况及结果打勾即可,如有变异则另行描述性记录。最好选用病种相对单一、进入临床路径的病种先行试点。这些病种的诊治流程、预期结果较为确定,能够事先预设护理问题及措施,护士记录时以打"√"和填写数字为主,简便易行,节约时间。如表中的患者基本信息、入院处置、术前宣教、送患者入手术室前准备、术后护理等根据项目内容打"√"即可。引流液护理记录每班记录一次量、性状,运用表格式记录方式,严密观察出血情况。若疾病发生变异情况,则在记录单的变异护理记录部分记录生命体征,并重点在病情观察及处理栏内进行描述性记录。

如对于一个肠梗阻的患者,护士们观察到的通常是患者神智是否清楚,是否有排气排便,入量和出量分别是多少;而对于患者腹部是否膨胀,腹肌是软还是硬,肠蠕动的情况如何等则常常被忽略。因此,科室可制作专病护理记录单,把各种疾病的专科观察要点列明,比如甲状腺手术后的患者,护理中主要的观察要点包括患者声音是否嘶哑,术后进食是否会呛咳等,这些核心信息反映出手术是否造成患者喉返神经的损伤,有了这些带提示性的护理记录单,不论是年轻护士还是高年资护士,不论是本科室护士还是其他科室护士,都能知道护理中患者的观察重点。

3.加强护理文书书写培训

加强对护士护理文书书写的培训,确保记录规范到位。护士长要组织全体护士进行培训学习,熟悉护理文书书写的基本要求,掌握相关疾病的专科疾病表格式护理记录单项目内容和记录方法,完成各项抢救、治疗、护理措施的详细记录情况,为医师诊断、抢救、治疗提供重要决策依据,对顺利完成抢救、手术、治疗及患者康复具有重要意义。

(三)深化优质护理服务内涵

1.基本要求

优质护理的实质是全面推行责任制整体护理,使优质护理服务在及时发现病情变化、减少并发症、加快患者康复、保障患者安全、缩短平均住院日、减轻患者家属负担等方面发挥作用,并得到医院、医师、护士、患者、社会及政府的满意。

要求认真落实《临床护理实践指南》和《护理技术规范》,细化工作标准,规范护理行为。责任护士能够正确实施治疗处置,密切观察、评估患者病情并及时与医师沟通,配合医师共同完成诊疗计划,同时,加强与患者的交流,尊重、关心、爱护患者,增进护患信任。

必须强化护士培训以岗位需求为导向,以岗位胜任为核心,突出专业内涵。针对不同岗位与层级的护理人员,制定分层培训计划,从专科护理知识、整体护理能力、重点部门护士专科水平、"人本位护理"理念、护理管理等方面开展培训,确保护士有能力为患者提供全程、专业的优质护理服务。在患者自理能力评估训练、专业照顾技术及康复技能培训基础上,护士应用专业知识对患者进行个性化评估,然后根据患者病情及自理能力进行专业照顾和个性化指导,以达到减少并发症、降低医疗费、加速康复、保障患者安全的目的。

2.制度、标准和流程完善

一方面,随着临床护理服务模式的改革,实行以患者为中心的责任制整体护理,原来功能制护理模式下的许多制度流程已经不能适应临床需要。另一方面,为了通过优质护理加强病情观察、减少并发症、加快患者康复、提升护理品质,就需要对过去的许多护理常规进行更加细化、更加可操作和可测量的修订完善。因此,建立健全护理工作规章制度,制定并落实疾病护理常规和临床护理技术规范及标准十分必要。

3.加强基础护理

基础护理是对患者实施基础医疗服务措施和生活照料。长期以来传统的观念普遍存在对基础护理重视程度不够的现象。"优质护理服务示范工程"就是以夯实基础护理为主题。基础护理不仅是患者的基本需要,更是医学模式转变的根本需要,卫生健康委员会马晓伟副部长指出:"护理要做到贴近患者,贴近临床,贴近社会。"要实现"三贴近"离不开基础护理工作这个重要内涵。因此,必须理清护理工作发展的思路、方向和原则,解决对基础护理工作的认识问题,着眼于患者得到实实在在的护理服务,正确认识对患者的生活照顾原则。患者能做到的,鼓励其做;患者不能做的,护士帮助或协助做。通过照顾患者,才能全方位了解和观察病情,采集资料,发现问题,预防并发症,保证医疗护理安全。现要求不仅将分级护理的要求落实到位,并要求将其内容公示于众,让患者及家属知情,共同协助或监督护士落实分级护理。提高护理质量,满足患者需求,让患者早日康复。

4.专科护理水平提升

(1)临床护理服务充分突出专科特色,责任护士运用专业技术知识,对患者开展个性化的健康教育,指导进行康复锻炼,促进患者功能恢复,解决护理疑难问题,提高专科护理水平,保障患者安全,提高医疗质量和效率。

(2)在重症护理、儿科护理、肿瘤护理、中医护理、产科护理等专科领域,强调护士的专科规范培训,专科护士持证上岗。

(3)探索单病种优质护理临床路径,将各系统单病种疾病,按照优质护理全面履职要求,对护士需要为患者提供的专业照顾、病情观察、治疗处置、康复护理、健康教育、心理护理6个方面内容进行设计,做到规范化、标准化和表格化,将专科疾病的优质护理流程与临床路径的开展有机结合,围绕"加快患者康复速度、减少并发症的发生"两个核心目标,规范护理行为,促进患者康复,缩短住院天数。

(4)应用循证护理方法改进护理流程:引入"人本位护理"理念,即在诊治伤病的同时,观察、判断和处理患者伤病的反应,尽量满足和缓解伤病或治疗过程给患者在情感、心理、功能等整体方面所带来的个性化需求和改变;或者实行"快速康复外科"理念,即在手术前、中、后等的各个阶段,运用各种有效和已经实践证实的方法和手段,以减少手术后的应激和并发症,促进患者术后的快速康复,从而达到改善治疗效果和确保患者安全,降低药占比和并发症,加速患者康复,减少治疗费用,改善医院收入结构,提升质量效益的目的。

5.延伸护理服务开展

对出院患者进行定期随访,将常规随访、专科随访和专病随访相结合,在医院层面建立多部门合作机制,建立责任护士随访工作制度。同时,在一些慢性疾病领域,开展家庭病床护理服务,如呼吸科慢性阻塞性肺疾病患者随访家庭护理;脑卒中患者出院后延续护理等。

6.门(急)诊护理流程优化

(1)明确门(急)诊护理服务职责,创新服务形式:医院要建立门(急)诊护理岗位责任制,明确并落实护理服务职责。优先安排临床护理经验丰富、专业能力强的护士承担分诊工作,做好分诊、咨询、解释和答疑。对急危重症患者要实行优先诊治及护送入院。对候诊、就诊患者要加强巡视,密切观察患者病情变化,给予及时、有效处置。要采取各种措施加强候诊、输液、换药、留观等期间的患者健康教育。

(2)门诊护理在分工上同样能借鉴病房护理中的责任制管理方式,不论是内科门诊还是外科门诊,都可以采用划分片区负责患者的方式,责任护士负责片区内所有患者的分诊、检诊、导诊。其次,门诊护士在分诊、检诊、导诊的过程中,同样应强调全程连续的整体护理。因此,门诊护士需要在多方面扩大职能。

(3)对于入院患者,在患者联系好床位住进病房之前,门诊护士可以承担患者的协助检查、手术前的准备工作告知、各种健康教育,门诊护士也可以相对固定地负责某个科室手术患者的术前准备告知和健康教育。对于出院后的患者,门诊也可以承担复诊、换药、拆线、健康教育、随诊等工作。

(4)门诊护士还可以发挥医师助手的作用:例如,为医师配备护士共同出诊,护士充当专家级医师的助手,帮其做些简单的病史采集,如询问患者、填写表格、录入患者信息。当医师拿着这些信息面对患者的时候,已经对患者基本的身体状况和疾病信息有了大致的了解,从而节省医疗专家的时间。随后,当医师完成问诊,给出诊疗方案后,向患者进行方案的解释和交代的工作也可以交给护士,同样能为医师节省出不少时间。要完成这类工作,需要有经验的护士才能胜任。

(5)通过延伸职能,门诊护士不论是在入院前的就医流程咨询和健康教育,还是在出院后的延续服务上,都丰富了优质服务的内涵。而且,门诊护士也为病房护士分担出院前、后的部分工作,减轻了病房护士的负担。

(6)开设护理门诊扩大护理服务范围:随着医学模式的转变及社会需求的多元化,人民群众迫切需要得到方便及时的疾病预防、治疗、康复及护理等方面的健康服务和指导。随着护理工作范围和服务领域的不断扩大,由在某个临床护理领域具有丰富工作经验、先进专业知识和高超临床技能的护士主导的护理门诊应运而生。在护理门诊中,护士提供的服务主要包括以下内容:健康评估;与治疗相关的护理管理;监测患者健康状况;社会-心理支持;信息咨询;进行健康教育促使患者提高依从性及促进患者采用健康生活方式;提供有效的护理和治疗服务;对患者进行家庭随访,必要时提供家庭护理服务等。

(四)岗位管理

实施护士岗位管理,在实施责任制整体护理的基础上,根据临床护理需要设置护理岗位,同时引入患者和社会参与评价机制,把患者满意度作为评价护理质量的标尺,是为患者提供整体护理服务和优质护理的重要举措。护士岗位管理就是对护士岗位职能及工作效果的质量管理系统,是获得从岗位职责、患者护理质量、患者满意度等高质量管理的过程及方式。通过实施岗位设置、护士配备、绩效考核、晋职晋级、岗位培训等措施,达到科学设置护理岗位,实现岗位管理;明确护士配置,保障患者安全;完善绩效考核机制,建立激励机制;加强护士队伍的配置,提高护士队伍素质。根据护士所在护理工作岗位的工作性质、工作任务、责任轻重、技术难度等要素,将医院护理工作岗位分为护理管理岗位、临床护理岗位和其他护理岗位。

1.护理管理岗位

护理管理岗位是注册护士从事医院护理管理工作的岗位。一般指护理副院长、护理部岗位及护士长岗位,包括护理副院长、护理部主任、护理部副主任、科护士长、培训主管、病房护士长、副护士长、护理部干事等。

2.临床护理岗位

临床护理岗位是注册护士为患者提供直接护理服务的岗位。主要包括病房(含重症监护病房)、门诊、急诊科(室)、手术室、产房(含助产)、血液净化室、导管室、腔镜检查室、放射检查室等直接服务于患者的岗位。

其中重症监护病房、急诊急救、手术室、血液净化室、肿瘤科、产房等专科护理技术要求较高的临床护理岗位设专科护理岗位。

为了体现护理工作岗位苦脏累程度、工作条件、风险和责任大小的差别,使职称、待遇、分配向苦脏累程度高、工作条件差、风险和责任大的部门和科室倾斜,我们将医院临床护理工作岗位划分为一线临床护理岗位和非一线临床护理岗位:①一线临床护理岗位是指直接为患者提供临床护理服务并需要常规轮值夜班的临床护理岗位。主要包括病房、重症监护病房、急诊科(室)、手术室、产房、血液净化室等直接服务于患者的岗位。②非一线临床护理岗位是指直接为患者提供非临床护理的辅助性的服务、管理及技术岗位,且不需要常规轮值夜班。主要包括门诊、预防保健科、健康体检中心、腔镜检查室、放射检查室、计划免疫室、医技部门等科室的护理岗位。

3.其他护理岗位

其他护理岗位是注册护士为患者提供非直接服务的岗位,主要包括消毒供应中心、医院感染管理部门及其他需要护理专业背景的行政管理部门等间接服务于患者的岗位。

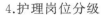

4.护理岗位分级

根据卫生健康委员会医政司关于护理岗位设置试点要求,结合(2009)115号《临床护士分级分类管理办法(试行)》、医院岗位设置要求及护理专业技术职称晋升等规定进行。

(1)护理管理岗位分级:护理管理岗位共分为5级,一级为护理部干事、副护士长;二级为病房护士长;三级为科护士长、护理部副主任;四级为护理部主任;五级为护理副院长。

(2)临床护理岗位分级:临床护理岗位中的一线临床护理岗位共分为5级,分一级护士、二级护士、三级护士、四级护士、五级护士;非一线临床护理岗位共分为3级,分一级、二级、三级。临床教学护士、护理;督导及护理质量控制护士由临床护理岗位护士兼任。

5.护士岗位培训

在排班模式彻底转向包病到护的责任制后,如何在保证患者安全的情况下让护士尽快掌握独立分管患者的技能成了迫在眉睫的课题。根据护士的实际业务水平、岗位工作需要及职业发展,制定护士在职培训计划,保障护士按照计划接受培训显得尤为重要。

6.机动护士库

机动护士是指在医院护理队伍中设立的隶属护理部统一调配管理,具有一定灵活性、应急性强的较高素质的年轻护理人员。优秀的机动护士库是医院宝贵的卫生人力资源,机动护士的培养是护理人力资源合理使用的体现。充分调动与发挥护理的工作潜能,不仅保证日常护理工作的完成,全面提高护理医疗工作质量,还为突发事件的应急救援队伍蓄积后备力量。

(1)机动护士库的类型:①日常机动护士库,针对部分科室护理人员短缺,使得临床护理人员忙于治疗性处置,而无暇顾及患者的心理护理和健康教育,难以满足临床护理需要,无法保证护理质量而设立。②危重机动护士库,针对重症监护病房、急诊科等科室急危重症患者突然增加或其他科室重症患者需要安排特级护理的情况而设立。③应急救援护士库,主要针对地震、泥石流等自然灾害,以及突发暴力事件需立即抽调护士参加救援而设定。

(2)机动护士库的管理:①机动护士库的管理,全院聘用护士中符合机动护士库入选标准的护士;在本人自愿的基础上,由科室推荐2~3名组成机动护士库,并指定1名人员负责具体管理工作,有科护士长协助进行机动护理人员工作的统筹和安排。②机动护士的培训,对于入选机动护士库的护士,护理部先进行统一的机动护士岗位培训,以全科护士作为培训目标进行严格的业务培训。危重机动护士库护理部再根据情况安排科室轮转,以熟悉各科专业特点,如重症监护病房进行3~6个月的全面培训后,再到外科、内科及专科轮转3~6个月,每一位危重机动护士在2年时间内一般需轮转5~10个科室,不同的科室其专科护理要求各不同,机动护士必须要在短期内熟悉、掌握该专科理论知识和操作技能,通过不断学习来适应新的工作岗位。通过轮转,在实践中掌握越来越多的疾病护理知识,提高对多发病、疑难病的护理技能,同时也提高其适应新环境、新的人际关系的能力。危重机动护士均为工作能力极强的优秀护士,轮转期间护理对象可针对相关科室急危重症疾病,护理相应病例数方为合格。③机动护士工作方法,入选护士每周末将下周休息情况报护理部。机动护士库中人员平时在各自科室正常工作,当某科室需要临时增加人员时向护理部提出申请,护理部根据需要随时通知所需人员到岗。抽调时尽可能利用应急库中护士的休息时间,抽调人员工作时间的长短可根据工作需要灵活掌握。

(五)绩效考核

绩效考核是按照一定的标准,运用科学体系的方法、原理,检查和评定员工在本职岗位上对职务所规定的职责的履行程度及工作效果,以确定其工作成绩的一项动态性考评工作。

（1）绩效考核原则：护士绩效考核的基本原则是公平公正原则；科学、规范原则；分级、分层原则；整合原则；可行性原则。

（2）绩效考核步骤：建立护士绩效考核管理系统；制定护士绩效考核标准及方法；确立考核对象；采取定期或不定期的方式考核，保证绩效考核的完整性。

（3）护士的绩效考核以护理服务质量、数量、技术风险和患者满意度为重点，向工作量大、技术性难度高的临床护理岗位倾斜，体现同工同酬、多劳多得、优绩优酬。将护士长管理幅度、难度、质量及护士长个人能级水平等进行客观评价量化，并直接兑现每月奖励性绩效工资分配。

（六）后勤支持保障

在责任制整体护理的改革目标中，"责任制"强调的是改革的形式保障，"整体"所强调的则是以患者为中心的新的服务内容。通过改变护理服务的分工和班次，包病到护的排班改革主要解决的正是"责任制"这一形式保障的问题。此外，明晰的责任也进一步成为改善护士行为的外在动力，但要实现整体护理所意味着的护理服务内容的扩展和深化，既需要护理人力数量的增长和质量的提升，也需要诸多辅助部门的支撑和配合。

贯彻"以患者为中心"的理念；加强从营养配膳、安全保卫、清洁卫生到中央运送等后勤保障改革步伐；推进开展临床路径管理、规范医疗行为、缩短平均住院日、增加门诊和住院人次等改革的进程，做到把时间还给护士，把护士还给患者。

1.建立中央运送系统

中央运送是指提供医院内部各种物品运送服务的统称，包括药品、标本和担架运送等服务。以担架使用为例，患者外出检查和使用担架均采用预约的方式完成，这些预约登记单汇总到中央运送的调度中心后，调度中心会将工作任务登记并分配给各担架队员，担架队员第二天会自动按时间要求去运送患者。其中，经评估认定的重症患者，必须要有医护人员陪护才能运送，避免运送途中因缺乏专业知识的担架队员而不能处理患者骤然出现的病情和生命体征变化所带来的风险。

2.陪客管理和安保支持

加强陪客管理有利于为医护人员营造清净的诊疗和服务环境，为患者营造安静舒适的休息环境，同时也有利于减少院内感染。在降低医院陪客率方面，做到"陪而不护"同样是创建优质护理服务的重要内容，尽管陪客管理保障优质护理推进的重要性已在医院内部获得广泛共识，但其推进仍殊为不易，必须实现医护人员和安保部门的联动管理。医院要制定陪客管理制度，统一探视时间，有条件的医院可设置门禁系统加强管理；无条件的医院可在医院规定的非探视时间内，增加安保人员配置，加强陪客管理。

五、优质护理服务改进措施

（1）定期分析制约、影响优质护理服务深入开展的原因及存在问题。

（2）有针对地对影响及存在的问题原因进行分析。

（3）根据原因分析，逐项解决、落实，不能落实的要有原因说明。

（4）有为解决问题与相关领导、部门及科室沟通的措施。

（杨艳艳）

第三节 护理质量标准管理

一、护理质量标准的基本概念

(一)标准和标准化的概念

1.标准的概念

标准指的是判定事物的准则,是技术工作与管理工作的依据。标准是一种权威性规定,具有约束力,是医疗护理质量的保护性和促进性因素。

2.标准化的概念

标准化通常是指制订标准、贯彻标准及修订标准的整个过程。标准化有多种形式,例如简化、系列化、统一化、组合化等。

(二)标准化管理

标准化管理指的是在护理管理中比较全面、系统地将标准化贯穿于管理全过程的一种管理手段或方法。它将标准付诸实践,并在理论与实践的过程中不断深化。因此,标准化管理的显著特点是要吸收最新的管理理论和方法,实施科学的管理,进行标准化建设。

(三)护理质量标准化管理

护理质量标准指的是在护理质量管理过程中,以标准化的形式,按照护理工作内容及特点、流程、管理要求、护理人员及服务对象的特点,以患者满意为最高标准,制定护理人员严格遵循和掌握的护理工作准则、规定、程序和方法。要搞好护理质量标准化管理,必须制定科学的、适合本医院护理工作的质量标准。

二、护理质量标准的制定原则

(一)目的性原则

针对不同目的,制定不同种类的质量标准。标准要符合我国医院护理质量主要评价指标和等级医院标准。标准应反映患者的需求,体现以患者为中心的指导思想,无论是直接或间接为患者服务的项目,都应当以此为原则。

(二)系统性原则

全面质量管理体现了系统性和统一性的原则。应当从整体着眼,使部分服从整体。护理质量标准必须服从于国家性标准,服从于地方性标准、省级标准、地区或市级标准、本单位标准。

(三)科学性原则

科学是反映自然、社会、思维等客观规律的分科知识体系。标准的科学性就是必须符合护理质量管理规律和发展规律,要积极地贯彻执行、检查评价的科学管理方法。

(四)实用性原则

标准的制定必须结合实践,具有实际使用的价值,各类指标要能测量和控制,符合临床实际,如果指标太高、太低或复杂、烦琐,不但浪费人力、物力,而且不能长久坚持,起不到监控的作用。

三、制定质量标准的要求和程序

(一)制定标准的基本要求

1.科学可靠

标准的内容应体现科学性、先进性和实用性,不但有利于学科发展、管理水平提高,而且可以从客观实际出发,按照现有人力、物力,制定通过努力能够达到的标准,标准中的技术指标、参数要科学可靠。

2.准确明了

标准的内容要通俗易懂、简洁明了,用词要准确,能用数据的标准尽量用数据来表达。

3.符合法规

标准的内容要符合相关法律、法令和法规,标准要与现行的上级有关标准协调一致,标准中的名词和术语要规范统一。

4.相对稳定

标准一经审订,就具有严肃性和法规作用,大家都必须按照执行,所以,制定标准时必须要慎重,要有群众基础,要有相对的稳定性,不能朝令夕改。但标准要随着科学技术的发展而变化,所以需要进行适时的修订。

(二)制定标准的程序

(1)确定标准项目,成立制定小组:选择熟悉此项目护理质量要求的资深护理人员组成标准制定小组。

(2)制定标准草案:编写小组成员在充分了解本单位的情况和国内外现状的前提下制定出科学、先进、实用的标准草案。

(3)标准草案的试运行:标准草案制定后,要在部分相关科室或单位试运行,征求意见,对分歧意见要进行分析研究,协商修正草案,最后确定标准,必要时送上级主管部门审批。

(4)批准和发布:按照标准的级别和审批的权限,将标准报相应的主管部门批准后,由批准机关将标准编号发布,并明确标准的实施日期,组织各单位或各科室贯彻执行。在执行过程中发现问题,可向主管部门反映,以利修订。

四、护理质量标准的意义和重要性

(一)护理质量标准的意义

护理质量标准是衡量护理质量的准则,是质量管理的依据,没有标准就不可能有质量管理。标准化是医院科学管理的基础,也是进行全面质量管理的重要环节。所以,应将医院护理工作各部分的质量要求及检查评定制度定出具有先进性、科学性、合理性、实用性的标准,只有形成标准化体系,才能达到真正的质量管理。

(二)护理质量标准的重要性

护理质量标准的重要性主要表现在以下 3 个方面。

(1)护理质量标准是了解护理工作正常进行的重要手段,它明确了护理人员在护理技术活动中应当遵循的技术准则和程序方法,规范了护理人员的职责,使各项护理工作有章可循,是质量管理活动的依据和准则。

(2)护理质量标准是护理服务质量的保证和促进因素。医院严格的护理质量标准对护理人员的服务提出了要求,达到标准的过程本身就是保证质量的过程。它可有效减少护理工作中的过失行为,提高工作效益,减少人力、物力等资源浪费,从而提高护理质量。

(3)护理质量标准可促进护理业务技术水平的提高,有助于护理教学和科研工作的开展,是护理教学和科研的重要依据。它明确了护理人员的业务培训目标,对于促进护理学科的发展和提高护理人员的整体素质具有重要意义。

五、常用的护理质量标准

(一)各项制度标准要求

1.值班、交接班制度

(1)护士必须实行 24 小时轮流值班制,服从护士长排班,不得私自更动班次。

(2)值班人员必须坚守岗位,遵守劳动纪律,工作中做到"四轻、十不",即说话轻、走路轻、操作轻、开关门轻;不擅自离岗外出、不违反护士仪表规范、不带私人用物入工作场所、不在工作区吃东西、不接待私人会客和打私人电话(非急事)、不做私事、不打瞌睡或闲聊、不与患者及探陪人员争吵、不接受患者礼物、不利用工作之便谋私利。

(3)勤巡视,严密观察、了解病室动态及患者的病情变化与心理状态,及时准确地完成各项治疗护理工作。

(4)必须在交班前完成本班各项工作,写好各项记录,处理好用过的物品,为下一班做好用物准备。

(5)按时交接班,接班者应提前 15 分钟到科室,对患者逐个进行床旁病情交接班和用物交接班,未交接清楚,交班者不得离开岗位,接班时发现的问题由交班者负责。

(6)认真执行"十不交接":衣着穿戴不整齐不交接;危重患者抢救时不交接;患者出、入院或死亡、转科未处理好不交接;皮试结果未观察、未记录不交接;医嘱未处理不交接;床边处置未做好不交接;物品数目不清楚不交接;清洁卫生未处理好不交接;没为下班工作做好用物准备不交接;交班报告未完成不交接。

2.查对制度

(1)医嘱要做到班班查对,下一班查上一班,查对后签全名。

(2)执行一切医嘱均要严格执行"三查七对"。

(3)麻醉药用后登记并保留安瓿备查。

(4)药品使用前要检查药物标签、批号和失效期,瓶盖及药瓶有无松动与裂缝,药液有无变色与沉淀。

(5)给药前,询问患者有无过敏史。

(6)输血要有 2 人核对,并严格检查血液质量。

(7)使用无菌物品,要检查包装是否严密,无菌日期及无菌效果是否达到要求。

3.抢救制度

(1)各科室必须根据情况设有抢救室或抢救车、抢救箱。

(2)抢救室内物品齐全,严格管理,一切用物做到"四固定、三及时"。

(3)各类抢救仪器功能良好,器械完好备用,抢救用物分项配套齐全,随时处于完好备用状态。

(4)急救车上物品齐备,放置有序,无过期变质,数目相符。

（5）人人都能熟练掌握常用抢救知识、技能、急救药物和各抢救仪器的使用。

（6）抢救患者时指挥得力，分工明确，配合默契，有条不紊。

（7）准确执行医嘱，口头医嘱要复述核实后才能执行。

（8）各项记录清楚完善，记录及时。

（9）终末料理及消毒符合要求，一切用物及时补充与还原。

（二）护理管理工作质量标准

管理是保证质量的关键，只有严格的管理才会有高水平的质量。护理管理长期以来实行护理部主任、科护士长、护士长三级负责制，有严格的质量管理标准，最主要的标准有护理部工作质量标准、科护士长工作质量标准、病室护士长工作质量标准等。

1.护理部工作质量标准

（1）在院长领导下，负责全院的护理管理工作，严格督促执行全院各科护理常规，检查指导各科室落实各项护理工作制度，定期向主管院长汇报工作。

（2）明确各类人员职责分工，建立定期部务会议制度，研究安排检查工作。

（3）制定全院护理年工作计划、在职护士培训计划、新护士上岗培训计划，护理工作年终总结，半年工作小结。

（4）定期检查护理工作质量，每次有检查小结，有质量分析，有整改措施。

（5）组织全院护理人员业务技术培训，拟订、落实在职护士业务培训计划。专人负责和组织开展护理科研和新业务、新技术、科研立项，每年≥2项。

（6）注意护士素质培养，开展职业道德教育每年≥2次，做好护士思想政治工作，关心护士生活。

（7）主持召开全院护士长会议，并形成例会制度，对科护士长工作每季度检查1次。

（8）制定安全防范措施，加强安全检查，定期分析安全隐患，杜绝护理差错事故的发生。

（9）落实教学任务，明确带教老师职责，保质、保量完成教学、实习、进修工作。

2.科护士长工作质量标准

（1）熟悉职责，有年计划、月安排、周工作重点，并组织实施。

（2）每月召开1次护士长会，内容明确具体。

（3）有计划地到所负责的病室参加下列工作：每周参加晨会≥2次；每周参加科主任查房1次；每季度组织业务学习1次；每周检查病室护理工作3次。

（4）亲自实践和指导危重患者的护理和新业务、新技术的开展。

（5）做好科内护理人员临时调配，协调各病室间的关系。

（6）每月检查护士长工作1次，每年综合考核护士长工作1次。

（7）经常向护理部汇报工作，做好沟通，贯彻、落实护理部各项工作。

3.病室护士长工作质量标准

（1）科室工作有年计划、月安排、周重点，每周在晨会上有工作小结。

（2）有切实可行的岗位职责，有日常检查考核办法，有奖惩措施，每月进行工作质量讲评。

（3）护理人员排班科学合理，充分满足患者需要，保证医疗护理安全。

（4）有差错疏忽及投诉登记本，无漏报、隐瞒现象，发生差错、事故及时上报，积极处理，认真进行差错分析，有处理意见，有整改措施。

（5）科室内部团结协作，科室间关系良好，关心同事，并协助解决实际问题。

（6）严格执行各项规章制度和操作规程，不断健全专科护理常规。

（7）每周深入病房了解患者及家属的需要和征求意见1次，每月召开工休座谈会1次，针对意见有改进措施。

（8）贯彻落实上级各项指令性工作。

（9）每月定期组织科内护士业务学习和护理查房；参加危重患者病案讨论和死亡病例讨论；每年"三基"考核2次。

（10）妥善安排实习、进修人员带教工作。

（三）护理工作质量标准

临床护理是对患者进行直接护理最重要的内容，质量高低会直接影响到患者的康复，主要包括护士素质、护理安全、消毒隔离、基础护理、护理记录等内容。

1.护士素质质量标准

（1）尊重患者，态度和蔼，执行保护性医疗制度，患者对护理工作满意度≥95%。

（2）认真履行岗位职责，责任护士对患者做到"十知道"（床号、姓名、诊断、职业、文化程度、家庭状况、心理状况、饮食、治疗和护理）。

（3）遵守院纪院规，遵守劳动纪律。

（4）仪表端庄，举止大方，待人礼貌、热情，着装符合要求。

（5）对患者实施针对性的心理护理及健康教育。

（6）保持慎独的态度，严格执行规章制度和操作规程。

（7）积极参加业务学习、论文撰写和科研工作，完成规定的教学任务。

2.护理安全质量标准

（1）有医疗安全防范的制度和措施，护士与护士长签订安全责任状。

（2）麻醉药管理做到"五专"（专人、专柜、专锁、专处方、专登记本），有交接班记录，有使用登记。

（3）抢救车用物齐全，摆放合理，呼吸机、监护仪等抢救仪器性能良好。

（4）有青霉素过敏抢救专用盒，无过期失效药品和用物，过敏性与非过敏性药物分开放置，药物过敏患者床头挂醒目标志。

（5）严格执行护理操作规程和无菌操作原则。

（6）坚持"三查七对"，护理事故发生率为0，护理差错发生率≤1/（年·百张床）。

（7）注意护士自身安全，出现意外纠纷，及时报警并采取防范措施。

（8）氧气、吸引等装置保持完好，有用氧"四防"标志。

（9）病房安全通道通畅，灭火器完好，做好安全知识宣教。

3.消毒隔离质量标准

（1）有预防医院感染的制度和措施，严格遵守无菌操作原则，操作前后洗手。

（2）每月定时对工作人员手、无菌物品、空气、物体表面、消毒液进行细菌学监测，超标有整改措施和复查记录。

（3）消毒、灭菌方法正确，灭菌合格率100%。

（4）病床湿扫，一床一毛巾一消毒，床头桌抹布一桌一巾一消毒。

（5）无菌物品放置在无菌专用柜，无过期失效。

（6）实行一人一针一管一消毒，止血带每人一根，用后消毒，垫巾、隔巾一人一用一消毒。

（7）无菌溶液注明开瓶日期，并在有效期内使用，氧气湿化瓶、呼吸机管道等按规定时间更换、消毒。

（8）室内清洁整齐，定期消毒和开窗通风，严格区分无菌区、清洁区和污染区，有专用的卫生工具。

（9）感染伤口和特殊感染的器械、布类及用物等要按规定严格处理，垃圾分类按要求处理（黄色——医用垃圾、黑色——生活垃圾、红色——放射性垃圾）。

（10）出院或死亡患者，做好床单位终末消毒。

4.基础护理质量标准

（1）病房环境整洁、安静、空气新鲜无异味。

（2）患者口腔、头发清洁无臭味，衣服和床单整洁无污迹，皮肤清洁无压痕，外阴清洁，无长胡须、长指（趾）甲。

（3）床周边物品摆放有序，无杂物。

（4）患者体位正确，症状与病情相符，情绪稳定无心理障碍。

（5）患者基本生活需要落实到位，各种管道护理正确，无护理并发症（压疮、烫伤、冻伤、坠床、足下垂、输液外漏等）。

（6）用药准确安全，床头药物过敏标志醒目，特殊患者保护措施到位（神志不清者、小孩有护栏），床头卡与患者情况相符。

（7）经常巡视病房，了解患者动态，责任护士对患者情况要做到"十知道"。

（8）做好健康教育，患者知道护士长、负责护士、负责医师的名字，知道住院注意事项，患者对自身疾病、用药情况、卧位、饮食、休息、活动、检查的注意事项基本了解。

5.护理记录质量标准

护理记录包括体温单、医嘱单、护理记录单、病室交班本等。各项记录要做到：格式符合要求，项目填写齐全，记录及时准确，用医学术语、措辞精练，字体端正易辨认，页面清洁、不涂改。

（1）体温单：楣栏项目逐项填写齐全、准确。手术后数天连续填写至术后第七天；测量的时间、次数符合病情规定的要求；体温单的绘制做到点圆、线直、大小粗细及颜色深浅一致，页面清洁；40～42 ℃体温线上及底栏各项目填写正确并符合要求。

（2）护理记录单：楣栏填写符合规定要求，页码准确；首页开始，应简述病情或手术情况，病情的处置及效果；按医嘱或病情需要，及时、准确地记录每个时段患者的生命体征、用药治疗效果、护理措施和病情变化，要求记录完整。交班时应做一次清楚扼要的小结，并签全名；液体出入水量按要求记录，并进行 24 小时总结；患者病故或出院都应有最后的护理小结；记录的时间与病情的记录要准确无误，不能与医师记录矛盾，不能有主观臆断内容，真实、客观地反映病情，避免医疗纠纷隐患；护理记录书写合格率≥95％。

（四）特殊专科护理质量标准

特殊专科很多，常把病室之外的科室都视为特殊专科，如手术室、急诊室、供应室、产房婴儿室、重症监护病房、门诊、血液透析室等。这些科室除具备共性的护理质量要求外，还具备一些特殊的质量要求。现举例介绍手术室、急诊室、供应室特有的护理质量标准。

1.手术室护理质量标准

（1）手术室环境随时都必须做到：清洁、整齐、安静、布局合理，严格区分限制区、半限制区、非限制区。

（2）严格遵守各项手术室制度,如查对制度、接送制度、手术器械制度、敷料清点制度、标本保存制度、交接班制度、参观制度等,并有记录可查。

（3）严格执行无菌技术操作规程,无菌手术感染率≤0.5%。

（4）有严格的消毒隔离制度,并认真执行,每月对空气、无菌物品、工作人员手和物体表面、消毒液、高压锅进行细菌学监测。

（5）无菌手术与有菌手术分室进行,在特殊情况下,应先做无菌手术后再做有菌手术,隔离手术间门口挂隔离牌,术后用物按隔离性质进行严格消毒处理。

（6）严格洗手制度,手术室人员外出必须更换外出鞋、衣,外出的推车有清洁、消毒措施。

（7）手术室人员半年一次体检,咽拭子培养阳性及皮肤化脓感染者不进手术间。

（8）巡回护士根据手术需要,摆好患者体位,注意患者的舒适和安全,做好各项准备,主动、及时地配合手术及抢救工作。

（9）洗手护士要了解手术步骤,熟练地配合手术,并与巡回护士一起认真地查对患者、手术部位、器械敷料、手术标本等,保证术后伤口内无遗留物,确保手术安全。

2.急诊室护理质量标准

（1）具备救死扶伤的精神,责任心强,业务水平高,熟悉各科室常见急性病的治疗原则和抢救常规,严密观察病情,及时配合抢救,必要时要进行初步应急处理。

（2）做好急诊登记,分诊准确。如发现传染病应立即隔离,并做好消毒工作和疫情报告。

（3）服务态度良好,时间观念强,工作安排有序,应做到接诊患者快、治疗抢救快、医护配合好。

（4）有抢救组织,有抢救预案,如遇大批外伤或中毒患者来院时,能立即组织抢救,并向有关领导汇报。

（5）抢救物品和药品随时保持齐全、完好状态,不准外借,使抢救用品完好率达100%。

（6）做好抢救室及留观室患者的各项护理工作,无护理不当引发的并发症,做到观察室管理病室化。

3.供应室工作质量标准

（1）布局合理,符合污—净—无菌—发放路线原则,三区线路不交叉、不逆行。

（2）有健全的制度和职责,有物品洗涤、包装、灭菌、存放、质量监测、保管等质量要求,并认真执行。

（3）各类设备配置符合要求,供应品种、数量满足医院工作需要。

（4）所供应的物品均写明灭菌日期,无过期物品,每天对消毒灭菌用物进行质量检测,灭菌质量合格率达100%。

（5）坚持做到下送、下收,下送、下收物品不混装、不互相污染,方便于临床。

（6）各种物品管理做到账物相符、分类放置。借物手续齐全,有统计月报制度,数据真实可靠。

（7）环境清洁、整齐有序,定时进行空气消毒,每月对空气、无菌物品、工作人员手及物体表面、消毒液、灭菌锅进行细菌学监测,确保医疗护理安全。

六、临床科室护理质量管理流程

由于临床科室护理质量管理是医院护理质量管理的基础环节,一般情况下,由病区护士长和护理骨干组成的病区三级护理质控小组负责。主要有如下步骤。

(一)成立护理质量控制小组

质量控制小组简称质控小组,小组人员相对固定,分工明确。一般设立组长1人、组员4～5名,组长由护士长担任,组员由责任组长、护理骨干、带教组长、高年资护士组成。质控小组负责制定科室年度护理质量监控计划、监控形式及整改意见,根据要求,每天、每周或每月进行科室护理质量自我检查和考评。月底由护士长核定成绩,并结合护理部、科护士长及医院专项护理质量小组检查的结果在全科护士会上总结讲评,分析本科存在的实际问题,提出改进意见或建议,落实奖惩,以促进质量持续改进。

(二)组织学习护理质量标准

病区护士长组织全科护士认真学习医院护理质量标准,要求每位护士熟记并通过自行组织的考核。

(三)建立自查制度和奖惩制度

建立完整的自查和奖惩制度。质量小组成员按照分工定期检查各项护理质量指标的达标情况,小组成员间各自负责又相互合作,做到重点突出、标准统一、量化评分、奖惩分明。

(四)跟班检查

护士长根据跟班者情况或近期护理工作的特点,有重点地跟班。在跟班过程中,主要了解护士掌握工作的熟练程度和完成质量,指出存在问题或不足,提出改进意见,必要时进行示范教学。对于科室存在的共性问题、重点问题,应重点讲评。为便于观察分析质量发展的趋势和改进效果,科室可建立专门的"跟班登记本",记录跟班的各项检查指标及其分值,被跟班者的姓名,跟班的时间、班次、讲评意见等。

(五)不定期检查

护理部主任、质管干事和科护士长可通过跟班检查对科室护理工作质量进行检查。检查的重点是新护士长、代理护士长及工作繁忙、存在隐患多的科室等。检查内容为护士长的行政管理、业务技术、护理教学和护理查房等全面护理工作的完成质量。

(六)问卷调查和自评

护士长可通过问卷调查了解患者对科室护理质量的满意度,问卷可以在患者住院期间即时发放,也可以在患者出院后以邮寄形式发放。问卷设计可参照护理部的满意度调查表,同时也应采纳科室医技类人员的意见或建议。护士长也可通过问卷调查对科室护理工作进行自评,由每位护士配合填写自评表。通过满意度调查和自评,护士长可以对科室的护理质量有一个全面的了解,能及时发现问题、完善管理。

(七)每月召开护士会分析讲评

护士长每月组织护士或护理骨干召开护理质量分析会,护士长在会上根据跟班检查的结果、自查的结果、护理部专项护理质量检查小组和护士长例会通报的情况等进行分析讲评,重点讲评科室护理工作的完成质量、存在问题、整改意见及奖惩情况,并布置下个月的工作任务和要求。

(八)完善科内管理制度

实施改进措施后,科室的护理质量如能改善并实现达标,护士长应当将改进措施列为科内的管理制度继续执行。

(杨艳艳)

第四章　手术室护理

第一节　手术室护理概述

手术室护理工作的内容主要为手术室管理和手术患者的护理。

手术室管理包括对手术室设施、仪器设备、手术器械、周围环境、常用药品的管理,要求物品配备齐全、功能完好并处于备用状态。手术间内部设施、温控、湿控要求应当符合环境卫生学管理和医院感染控制的基本要求。

手术室护理工作具有高风险、高强度、高应急等特点,因此必须与临床科室等有关部门加强联系,有效预防手术患者在手术过程中的意外伤害,保证手术患者的安全和围术期各项工作的顺利进行。

手术室护理实施以手术患者为中心的整体护理模式,根据岗位各司其责,但又需相互密切合作,共同完成护理任务。

一、手术室巡回护士

(一)手术前一天
1.术前访视

术前一天至病房访视手术患者,有异常特殊情况及时交班。

2.术前用物检查

检查灭菌手术用物是否符合规范、准备齐全;检查次日手术所用仪器、设备性能是否正常;检查次日手术特殊需求是否满足(如骨科和脑外科特殊体位的手术床准备)。

(二)手术当天
1.术前

(1)检查手术灭菌包的有效期和室内各类用物、仪器设备、医用气体是否齐全;调节室内温湿度,做好环境准备;检查室内恒温箱是否调节至适当温度。

(2)核对手术通知单无误后,由手术室工作人员(一般为工勤人员)至病房接手术患者;病房护士陪同手术患者至手术室半限制区,与手术室巡回护士进行手术患者交接,共同核对手术患者身份、手术信息、术前准备情况及所带入用物,正确填写《手术患者交接单》并签名,适时进行心理护理。

(3)手术室巡回护士护送下,将手术患者转运至手术间内手术床,做好防坠床措施。协助麻醉医师施行麻醉。

(4)按医嘱正确冲配抗生素,严格执行用药查对制度,并于划皮前30~60分钟给药。

(5)协助洗手护士穿无菌衣:提供手术操作中所需的无菌物品(如手套、缝针等)。

(6)与洗手护士共同执行《手术物品清点制度》:按规范正确清点纱布、器械、缝针等术中用物的数量、完整性,及时正确地记录清点内容,并签字。

(7)严格执行手术安全核查制度:在麻醉前、手术划皮前,手术室巡回护士、手术医师、麻醉医师、共同按《手术安全核查表》内容逐项核查确认,并签字。

(8)手术护理操作尽量在手术患者麻醉后进行:例如留置导尿管,放置肛温测温装置等,尽量减少手术患者的疼痛。操作时注意保护患者的隐私。

(9)正确放置手术体位,充分暴露手术野;妥善固定患者肢体,约束带松紧适宜,维持肢体功能位,防止受压;床单保持平整、干燥、无皱折;调节头架、手术操作台高度;调整无影灯位置、亮度。

(10)正确连接高频电刀、负压吸引、外科超声装置、腹腔镜等手术仪器设备,划皮前完成仪器设备自检,仪器脚踏放置在适宜的位置;完成手术仪器使用前准备工作,例如:正确粘贴高频电刀电极板、环扎止血仪器的止血袖带。

(11)督查手术人员执行无菌操作规范的情况,例如手术医师外科洗手、手术部位皮肤消毒、铺无菌手术巾等操作,及时指出违规行为。

2.术中

(1)维持手术间室内环境整洁、安静、有序:严格督查手术医师、洗手护士、麻醉医师、参观手术人员、实习同学遵守无菌操作原则、消毒隔离制度和手术室参观制度。

(2)密切关注手术进展调整无影灯光,及时供给手术操作中临时需求的无菌物品(如器械、缝针、纱布、吻合器、植入物等),并记录。

(3)注意手术患者的生命体征波动:保持静脉输液通路、动静脉测压通路、导尿管等通畅;观察吸引瓶液量,及时提示手术医师术中出血量;定时检查调整手术患者的手术体位,防止闭合性压疮的发生。

(4)术中输液、输血、用药必须严格遵守用药查对制度:紧急情况下执行的术中口头医嘱,应复述2遍后经确认再执行,术后手术医师必须补医嘱。

(5)熟练操作术中所需仪器设备:例如:正确调节高频电刀、超声刀、心脏除颤仪等仪器设备的参数;变温毯的故障排除、电钻术中拆装等。

(6)手术中在非手术部位盖大小适宜的棉上衣保暖:术中冲洗体腔的盐水,水温必须在35~37℃。遇上大手术或年老体弱患者,根据现有条件,加用保温装置(温水循环热毯或热空气装置)。

(7)术中手术标本及时与洗手护士、手术医师核对后放入标本袋存放(特殊情况除外):如手术标本需快速作冰冻切片检验,必须及早送检。

(8)术中发生应急事件(如停电、心脏停搏、变态反应等),应及时按照手术室应急预案,积极配合抢救,挽救患者生命。

（9）与洗手护士在关闭腔隙前、关闭腔隙后及缝皮后分别共同执行《手术物品清点制度》，按规范正确清点术中用物数量、完整、正确、及时、记录，并签字确认。

（10）准确及时书写各类手术室护理文件和表单。

3.术后

（1）协助医师包扎手术切口，擦净血迹，评估患者皮肤情况，采取保暖措施，妥善固定肢体，执行防坠床措施。固定各种引流管及其他管道，防止滑脱，待麻醉医师记录尿量后，将尿袋内的尿液放空。

（2）手术患者离开手术间前，手术室巡回护士、手术医师、麻醉医师、共同再按《手术安全核查表》《手术患者交接单》内容逐项核查、确认、签字。

（3）手术人员协同将手术患者安全转运至接送车。手术患者的病历、未用药品、影像学资料等物品随手术患者带回病房或监护室。护送手术患者离开手术室。

（4）严格执行手术室标本管理制度：手术室巡回护士、手术医师、洗手护士共同再次核对手术标本，正确保存、登记、送检。

（5）清洁、整理手术间设施、设备、仪器，填写使用情况登记手册。所有物品物归原位，更换手术床床单及被套，添加手术间常用的一次性灭菌物品，如手套、缝线等。若为感染手术，则按感染手术处理规范进行操作。

（6）正确填写各种手术收费单。

二、手术室洗手护士

（一）手术前一天

（1）了解手术情况：了解次日手术患者病情、手术方式、手术步骤及所需特殊器械、物品及仪器设备。

（2）协助巡回护士检查术前用物。

（二）手术当天

1.术前

（1）协助巡回护士检查灭菌器械、敷料包是否符合规范、准备齐全；准备手术所需一次性无菌用品，包括各类缝针、引流管、止血用物和特殊器械等。准备次日手术所用仪器、设备。

（2）严格按照查对制度检查无菌器械包和敷料包的有效期、包外化学指示胶带及外包装完整性，是否潮湿及被污染。在打开无菌器械包和敷料包后，检查包内化学指示卡。严格按照无菌原则，打开器械包和敷料包。

（3）提前15分钟按规范洗手、穿无菌手术衣、戴无菌手套。

（4）与巡回护士共同执行《手术物品清点制度》。按规范正确清点纱布、器械、缝针等术中用物的数量、完整性，按规范铺手术器械台。

（5）协助并督查手术医师按规范铺无菌巾，协助手术医师系无菌手术衣带、戴无菌手套。

（6）严格按照无菌原则将高频电刀、负压吸引、外科超声装置、腹腔镜等各种连接管路或手柄连接线交予巡回护士连接，并妥善固定在手术无菌区域。

2.术中

（1）严格执行无菌操作，遇打开空腔脏器的手术，需用无痛碘纱布垫于其周围。及时回收处理相关器械，关闭空腔脏器后更换手套和器械。

（2）密切关注手术进展及需求，主动、正确、及时地传递器械、敷料及针线等。

（3）及时取回暂时不用的器械，擦净血迹；及时收集线头；无菌巾一经浸湿，及时更换或加盖，手术全程保持手术操作台无菌、干燥、整洁。

（4）密切关注手术进展，若术中突发大出血、心搏骤停等意外情况，沉着冷静，积极配合手术。

（5）密切注意手术器械等物品的功能性与完整性，发现问题及时更换；规范精密器械的使用与操作。

（6）正确与手术医师核对并保管术中取下的标本，按标本管理制度及时交予巡回护士。

（7）妥善保管术中的自体骨、异体骨、移植组织或器官，不得遗失或污染。

（8）正确管理术中外科用电设备的使用，防止电灼伤患者和手术人员。

（9）术中手术台上需用药，按查对制度抽取药物，并传递于手术医师使用。

（10）术中需使用外科吻合器、手术植入物时，应及时向巡回护士通报型号、规格及数量，与手术医师、巡回护士共同核对后，方能在无菌区域使用。

（11）与巡回护士在关闭腔隙前、后及缝皮后分别按手术用物清点规范正确清点术中用物数量并检查完整性。

3.术后

（1）协助巡回护士做好手术患者的基础护理工作，并协助将患者安全转运至接送车上。

（2）按手术用物清点规范，在手术物品清点记录单上签字。

（3）与手术医师、巡回护士共同核对手术标本。

（4）对常规器械、专科器械和腹腔镜器械等进行规范清洗和处理，精密器械和贵重器械单独进行规范清洗和处理，若为感染手术，则按感染手术处理规范对器械、敷料等物品进行处理。

三、手术室器械护士

（1）每天上午检查灭菌物品的有效期、包外化学指示胶带及外包装情况；清点手术器械包与敷料包数量；及时补充添加一次性消毒灭菌物品。

（2）检查包装，保持灭菌区和无菌物品存放区清洁整齐，保持敷料柜、无菌用品柜上用物排列整齐、定位放置、标签醒目。无菌用品柜上的无菌包和一次性消毒灭菌物品按失效日期的先后顺序排列。

（3）检查与核对每包手术器械的清洁度、完好性、关节的灵活性，对损坏或功能不良的器械进行更换或及时送修。

（4）负责待灭菌器械及物品的包装，选择正确的包装方法及材料，按规定放置包外及包内化学指示物，并填写灭菌物品包装的标识，若遇硬质容器还应检查安全闭锁装置。

（5）负责每天对预真空压力蒸汽灭菌、过氧化氢低温等离子灭菌和环氧乙烷灭菌的技术操作，保证灭菌手术物品及时供应。

（6）根据手术通知单准备并发放次日手术用器械、敷料，如需特殊手术器械，应立即准备做灭菌处理并发放。如需植入物及植入性手术器械，应在生物监测合格后方可发放。

（7）负责外来器械及手术植入物的接收、清点、清洗、核对、消毒灭菌及监测登记发放工作。

（8）负责手术器械的借物管理，严格执行借物管理制度。

（9）对清洗、消毒、灭菌操作过程、日常监测和定期监测进行具有可追溯性的记录，负责保存清洗，消毒监测资料和记录≥6个月，保留灭菌质量监测资料和记录≥3年。

（10）专人负责管理精密器械与贵重器械，并督查各专科组员进行保养管理工作，并作相应记录。

（11）负责与各专科组长之间保持沟通，了解临床器械使用情况，每半年对器械进行一次保养工作。

（12）根据持续质量改进制度及措施，发现问题及时处理，认真执行灭菌物品召回制度。

四、手术室值班护士

（1）与日班护士交班前，完成手术间内基数物品、体位垫、贵重仪器及值班备用物品的清点核对，做到数量相符、定位放置并登记签名。核对所有术中留取标本，确认手术标本、病理申请单、标本送检登记本三者书写内容一致。

（2）与日班护士交班前，按次日手术通知单检查并核对次日手术所需器械、敷料及特殊手术用物；检查灭菌包有效期、灭菌效果及是否按失效日期进行先后顺序排列。

（3）与日班护士进行交接班，全面了解手术室内各种情况，做到心中有数。

（4）根据轻重缓急，合理安排并完成急诊手术，积极并正确应对可能出现的各种突发事件，遇有重大问题，及时与医院总值班人员或手术室护士长取得联系。

（5）仔细核对次日第一台手术患者的姓名、病区床号和住院号，如信息缺失或错误，应及时与相关病房护士和手术医师取得沟通。

（6）值班过程中，若接到次日选择性手术安排有改变通知，应及时汇报手术室护士长及麻醉科，征得同意，通知供应室，更换器械、敷料，准备特殊手术用物，并做好次日的晨交班。

（7）临睡前仔细巡视手术室，负责手术间内所有物品及仪器、设备归于原位。认真检查手术室内所有门窗、消防通道、水、电、中心供气、中心负压、灭菌锅等开关的关闭情况，及时发现问题，处理解决。

（8）次日晨巡视手术间，检查特殊手术用物是否处于备用状态（如 C 型臂机、显微镜、腹腔镜、体外变温毯等）。开启室内恒温箱，调节至适当温度并放置 0.9％的生理盐水。检查洗手用品（如手刷、洗手液等）处于备用状态。

（9）负责检查待灭菌器械的灭菌状况，保证次日第一台手术器械的正常使用。

（10）按照手术通知单顺序，安排接手术患者。迎接第一台手术患者入室，核对手术患者身份、手术信息、术前准备情况及所带入用物，正确填写《手术患者交接单》并签名。做好防坠床和保暖工作，进行心理护理。

（11）完成手术室护理值班交班本的填写，要求书写认真，字迹清楚，简明扼要，内容包括值班手术情况及手术室巡视结果、物品及手术标本清点结果、当天手术器械及特殊手术用物准备情况等。

（12）第一值班护士参加手术室晨间交班，汇报相关值班内容。

五、手术室感染监控护士

（1）每天对含氯消毒剂进行浓度监测。至少每周一次对戊二醛浓度进行监测。每月对手术室空气、无菌物品及器械、化学灭菌剂、物体表面和手术人员手进行细菌培养监测。每半年对紫外线灯管强度进行监测。

（2）负责收集、整理、分析相关监测数据和结果，将化验报告单按时间顺序进行粘贴保存；

一旦细菌培养监测不合格,应及时告知护士长,查明原因,采取有效措施后,再次进行细菌培养监测,直至培养合格。

(3)负责将细菌培养监测的数据和结果报告护士长和医院感染控制部门。

(4)监督和检查手术室消毒隔离措施及手术人员无菌操作技术,对违反操作规程或可能污染环节应及时纠正,并与护士长一同制订有效防范措施。

(5)完成手术室及医院感染知识的宣传和教育工作。

六、手术室护理教学工作

(1)根据手术室护理教学计划与实习大纲及实习护生学历层次,制订手术室临床带教计划,包括确立具体教学目标、教学任务、考核内容与方法,并安排教学日程。

(2)完成手术室环境、规章制度、手术室工作内容、常用手术器械物品、手术体位、基本手术配合等手术室专科理论教学,达到手术室护理教学计划与实习大纲的要求。

(3)进行手术室专科操作技能教学,完成外科洗手、铺无菌器械台等基本手术室操作的示教与指导;带领实习护生熟悉各种中小手术的洗手及巡回工作,并逐步带教实习护生独立参加常见中小手术的洗手工作。

(4)带领实习护生参与腹腔镜、泌尿科、脑外科、胸骨科等大型疑难手术的见习教学。

(5)带领实习护生参与供应室工作,完成供应室布局、器械护士工作内容、常用消毒灭菌方法及监测等理论教学,并指导实习护生参与待灭菌器械及物品的包装等操作。

(6)开展手术室专科安全理论教育,防止实习护生发生护理差错和事故。

(7)及时与手术室护士、实习护生进行沟通,了解实习护生学习效果,反馈信息和思想动态,及时并正确解答实习护生提问,满足合理学习要求。

(8)负责组织实习护生总复习,完成手术室专业理论、专科技术操作考核;完成《实习考核与鉴定意见》的填写。

(9)对实习护生进行评教评学,征求实习护生对手术室护理教学及管理的建议和意见,提出整改措施,及时向护士长及科护士长反映实习期间存在的情况。

七、手术室护理管理工作

手术室护士长作为手术室的主要管理者,全面负责手术室的护理管理工作,保证手术室高质量的工作效率和有效运转。

(1)全面负责手术室的护理行政管理、临床护理管理、护理教研管理及对外交流。

(2)制订手术室护理工作制度和各级各班各岗位护理人员职责、手术室护理操作常规、护理质量考核标准,督查执行情况,并进行考核。负责组织手术室工勤人员的培训和考核。

(3)合理进行手术室护理人员排班,根据人员情况和手术特点科学地进行人力资源调配。定期评估人力资源使用情况,负责向护理部提交人力资源申请计划。合理进行手术室人才梯队建设。

(4)每天巡视、检查并评估手术配合护理质量和岗位职责履行情况,参加并指导临床工作。检查手术室环境清洁卫生和消毒工作,检查工勤人员工作质量。

(5)定期组织与开展科室的业务学习并进行考核,关注学科及专业的发展动态。负责组织和领导科室的护理科研普及推广和护理新技术应用。

（6）对手术室护理工作中发生的隐患、差错或意外特殊事件,组织相关人员分析原因并提出整改措施和处理意见,并及时上报护理部。

（7）填报各类手术量统计报表,与手术医师及其他科室领导进行沟通和合作。

（8）负责手术室仪器设备、手术器械购置前的评估和申报。定期检查并核对科室物资、一次性耗材的领用和耗用情况,做好登记,控制成本。

（连佳佳）

第二节　手术室护士职业危害与防护

手术室护士在工作中常需面对各种高危因素,如患者的血液、体液、放射线、有害气体,而且每天工作繁重,节奏紧张,使他们的生理心理都会造成伤害,因此手术室护士是职业危害的高危群体。作为一名手术室护士必须树立职业安全意识,妥善处理现存及突发问题,予以正当防护,最大程度保证自己的健康。

一、血源性感染

由于手术室特殊的工作环境,工作人员直接接触患者的血液、分泌物、呕吐物等,因此感染血源性传染病的概率较高。

（一）血源性感染的危险因素

通过医院内血源性传播的疾病有 20 多种,最常见且危害性最大的是乙型肝炎、丙型肝炎、艾滋病。在各种体液中病毒浓度从高到低依次为:血液、血液成分、伤口感染性分泌物、阴道分泌物、羊水、胸腔积液、腹水等。乙型肝炎病毒（HBV）感染是手术室护士意外血源性感染中最常见的,有研究表明手术室护理人员 HBV 感染率明显高于内科及外科护理人员,其感染率高达 30%。目前我国艾滋病发病率呈迅猛增长趋势,当发生针刺伤时,只要 0.004 mL 带有艾滋病病毒（HIV）的血液足以使伤者感染。皮下接触 HIV 的危险性是 0.3%,黏膜接触危险性则为 0.09%。如何避免意外感染 HIV 也是手术室护理人员所必须面临的一种考验。此外,感染病毒后发生血常规转移有一定时间期限,如 HBV 为 8 周,HCV 为 8 周,HIV 为 6 个月。从感染病毒到出现症状之间的潜伏期更长,如 HBV 为 45～60 天,HCV 为 45～60 天,HIV 为 12 年。这段时间内,伤者本身作为病毒携带者也成为危险因素之一。

（二）血源性感染的感染途径

血源性感染主要分为经非完整性皮肤传播和黏膜传播。非完整性皮肤传播具体表现为护理操作和传递器械过程中,意外发生针刺伤、刀割伤的新鲜伤口或皮肤的陈旧性伤口,直接接触到沾有患者体液或血液的敷料、器械后感染病毒。经黏膜传播具体表现为手术配合中患者体液、血液直接溅入眼内,通过角膜感染病毒。血源性感染不通过吸入血气溶胶传播。

（三）血源性感染的防范措施

1.个人防护

手术室护理人员应定期进行健康检查,接种相关疫苗,加强个人免疫力。定期培训强调防止意外血源性感染的必要性,增强个人防范意识。

2.术前评估

手术室护理做好术前访视,除急诊手术外,术前应了解患者相关检查和化验结果,如肝功能、乙型肝炎病毒(HBV)、丙肝病毒(HCV)、梅毒病毒、艾滋病病毒(HIV)等,针对检查和化验结果阳性的手术患者,手术人员应在术中采取相应的防护措施;针对无化验结果的手术者,应视其为阳性,手术人员做好标准预防。

3.防护措施

根据具体情况作好充分的自我安全防护。进行有可能接触手术患者的血液、体液的护理操作时必须戴手套,手部皮肤有破损者提倡戴两层手套,脱去手套后再用皂液和流动水充分冲洗。手术医师和洗手护士应穿戴具有防渗透性能的口罩、防护眼镜或带有面罩的口罩,具有穿透性能的手术衣,防护手术配合中可能飞溅到面部的血液、体液。手术配合中需保持思想高度集中,避免疲劳操作,正确放置和传递锐器;回收针头等锐器时,避免锐利端朝向接收者,防止刺伤;传递锐器时,应将其放入弯盘进行传递;卸锐器时必须使用持针器,不能徒手卸除。

4.术后处理

完成感染手术后,参加手术的人员必须脱去污染的手术衣、手套、换鞋(脱鞋套)方能离开手术间,沐浴更换洗手衣裤后才能参加其他手术。术后按规范处理物品,清洗回收器械时,注意先将针头、刀片等锐器卸下,并弃入有特殊警示标记的锐器医疗废弃物桶内。手工清洗器械时,应戴护目镜、防渗透性口罩、穿防水隔离衣、戴手套。术后手术间应用含氯溶液或酸水湿式清洁地面及物品。

(四)意外血源性感染后的处理

1.皮肤接触血液体液

立即用皂液和流动水清洗污染皮肤。

2.黏膜接触血液体液

若手术患者的血液或体液溅入口腔、眼睛,立即用大量清水或生理盐水冲洗,然后滴含有抗生素的眼药水。

3.针刺或刀割伤

(1)立即脱去手套,向远心端挤出血液并用大量肥皂水或清水清洗伤口,再浸泡于3%碘伏内3分钟,最后贴上敷料。

(2)受伤后处理:伤后24小时内报告护士长及预防保健科,登记在册。暴露源不明者按阳性处理。72小时内做HIV/HBV/HCV等基础水平检查,怀疑HBV感染者,立即注射乙肝高价免疫球蛋白和乙肝疫苗;怀疑HIV感染者,短时间内口服大剂量叠氮脱氧核酸(AZT),然后进行周期性复查(6周、12周、6个月)。

二、化学性危害

相对其他临床科室而言,手术室环境封闭,存在多种危害因素,如空气中常常存有一定浓度的挥发性化学消毒剂和吸入性麻醉药,这些都直接或间接地影响医护人员的健康。

(一)化学性危险因素

1.化学消毒剂

手术间及手术物品的消毒与灭菌,标本的浸泡都要用到一些化学消毒剂如甲醛、戊二醛、含氯消毒剂、环氧乙烷等。这些消毒剂对人的皮肤、神经系统、呼吸道、皮肤、眼睛、胃肠道等均有损害。长期吸入高浓度混有戊二醛的空气或者直接接触戊二醛容易引起眼灼伤、头痛、皮肤黏膜过敏等;甲醛会直接损害呼吸道黏膜引起支气管炎、哮喘病,急性大量接触更可致肺水肿,同时能使细胞突变、致畸、致癌;环氧乙烷侵入人体后可损害肝、肾和造血系统。

2.挥发性麻醉气体

目前手术室普遍采用禁闭式麻醉装置,但仍有许多麻醉废气直接或间接排放在手术室内,若麻醉机呼吸回路泄漏及手术结束后拔除气管导管患者自然呼吸时,可使麻醉气体排放到手术间内,造成空气污染。对医护人员的听力、记忆力、理解力、操作能力等都会造成一定影响。长期接触该类气体,会造成其在人体内的蓄积,影响肝肾功能,可引起胎儿畸变、自发性流产和生育力降低。

3.臭氧

开启紫外线照射对房间进行消毒时,会产生臭氧,在空气中可嗅知的臭氧浓度为 $0.02\sim 0.04$ mg/L,当达到 $5\sim 10$ mg/L 时可引起心跳加速,对眼、黏膜和肺组织都有刺激作用,能破坏肺表面活性物质,引起肺水肿和哮喘等疾病。

4.化学治疗(简称化疗)药物

肿瘤手术过程中经常需要配制化疗药,巡回护士处理这些化疗药物时不可避免地会吸入含有药物的气溶胶,或药液沾染皮肤,虽然剂量较小,但其累积作用可产生远期影响,如白细胞减少,自然流产率增高,致畸、致癌等,环磷酰胺在尿液中的代谢物则有诱发尿道肿瘤的危险。

(二)化学性危害的防范措施

1.化学消毒剂

减少化学消毒剂的使用,尽量用等离子灭菌替代戊二醛浸泡及环氧乙烷灭菌。避免医护人员接触化学消毒剂,减轻职业损害;工作人员在检查、使用和测试化学消毒剂时,必须戴好帽子、口罩、手套、防护眼罩,准确操作,如不慎溅到皮肤和眼睛上,要用清水反复冲洗;消毒、灭菌容器应尽量密闭,如戊二醛消毒容器应加盖,减少消毒剂在空气中的挥发;戊二醛等消毒剂浸泡消毒的器械,在使用前,必须将消毒剂冲洗干净;环氧乙烷灭菌器应置于专门的消毒室内,并设置有良好的通风设施,减少有害气体在手术室内的残留。

2.化疗药物

配制化疗药物时,需先要做好自身防护,穿隔离衣、戴手套、口罩、帽子,必要时戴防护眼罩;熟练掌握化疗药物配制,防止药液和雾粒逸出;孕妇禁止接触化疗药物;加强化疗废弃物的管理,与其他物品分开管理,废弃物存放于规定的密闭容器中,送有关部门作专业处理。

3.麻醉废气管理

加强麻醉废气排污设备及工作人员的自身防护,如选用密闭性良好的麻醉机进行定期检测,防止气源管道系统泄漏,加强麻醉废气排污设备管理,改善手术室通风条件;根据手术种类及患者具体情况,选择合适的麻醉方式,并合理安排手术间;护士在妊娠期间应尽量减少进房间接触吸入性麻醉药的机会。

三、物理性危害

手术室内众多物理因素,如噪声、手术过程中产生的烟雾、电灼伤及辐射等在日常手术室工作中威胁着手术室工作人员的健康。

(一)物理性危险因素

1.噪声

手术室内的噪声持续存在却经常被忽视,噪声常来源于监护仪、负压吸引器、电锯和器械车轮摩擦等。护理人员长期暴露于噪声中可引起头痛、头晕、耳鸣、失眠、焦虑等症状,不仅对人体听觉、神经系统、消化系统、内分泌系统及人的情绪有负面影响,而且可能不利于团队协作及正常工作的开展。

2.手术烟雾

术中使用电外科设备、高热能激光、外科超声设备及腔镜手术中二氧化碳气体泄漏等均可产生并释放烟雾,对人体产生负面影响,由气溶胶、细胞残骸碎片等组成的手术烟雾,可能引起呼吸道炎症反应、焦虑、眩晕、眼部刺激症状等,此外手术烟雾还可能成为某些病毒的载体,传播疾病。

3.辐射

随着外科手术日趋数字化和精细化,C型臂机不仅只限于骨科手术的使用,已运用于越来越多的科室手术。手术室工作人员如对其放射的X线不进行有效防护,长期接触不仅容易导致自主神经功能紊乱及恶性肿瘤,而且会影响生育能力,导致不孕、流产、死胎、胎儿畸形等。

(二)物理性危害的防范措施

1.噪声防护

为防止或减少手术室内噪声,手术室工作人员走路轻而稳,不得高声谈笑,说话声音要低。在实施各类操作或放置物品时,动作应轻柔。定期对手术室所有仪器设备进行普查和检修,淘汰部分设备陈旧且噪声大的仪器;对器械台、麻醉机、推车车轮等定期维修并上润滑剂,使用时尽量减少其推、拉的次数。手术中对电动吸引器等产生较响声音的设备应即用即开。严格管理手术过程中的参观及进修人员。

2.手术烟雾防护

手术人员均应正确佩戴外科口罩,遇特殊情况可佩戴N95口罩或激光型口罩,以有效隔离手术烟雾。术中使用易产生手术烟雾的仪器设备时,洗手护士应主动提醒手术医师及时吸尽烟雾。腹腔镜手术时严格检查气腹机与二氧化碳连接处是否密闭及二氧化碳储存瓶是否有泄漏。手术室应配备便携式烟雾疏散系统和便携式吸引电刀,及时吸尽产生的手术烟雾。

3.辐射防护

有X线透视的手术,手术前医护人员必须穿好铅制护颈和铅袍以此保护甲状腺和躯干,并于手术间内设置铅屏风避免身体直接照射。孕妇避免接触X线辐射。在放射性暴露过程中,所有人员至少离开X线射线管2 m,并且退至铅屏风之后。在放射性暴露中应尽可能使用吊索、牵引装置、沙袋等维持手术患者的正确合适体位,不应由医护人员用手来维持患者体位,若迫不得已,应佩戴防护性铅制手套。进行X线透视的手术间门外应悬挂醒目防辐射标识,提示其他人员远离。铅袍或铅衣应摊平或垂直悬挂,定期由专业人员进行测试和检查各类防辐射设施。手术室管理者合理安排手术人员,避免手术室护士短时间内大剂量接收X线照射,并要求参加该类手术的护士,佩戴X射线计量器,定期交防保科监测,以便了解护士接受X射线剂量。

4.电灼伤防护

定期请专业人员检修手术室专用线路和电器设备,严格遵守用电原则,熟悉仪器操作,避免电灼伤,各类仪器使用前后应记录使用情况,出现问题及时报告维修。

四、身心健康危害

随着医疗技术的发展,高、精、尖技术的广泛应用,手术室护士承担的工作明显加重。手术室护士应在紧张而有序的工作与生活中保持自身的身心健康,应对各种工作压力源,提高工作效率及护理工作质量,同时促进个人身心健康,更好地适应手术室工作。

(一)影响身心健康的危险因素

手术室护理工作繁重,工作的连续性强,机动性大,加班概率高,长期因连续工作致饮食不规律、站立时间长,使许多护士患有胃十二指肠溃疡、下肢静脉曲张、胃下垂、颈椎病等疾病。长期的疲劳与困顿,无疑对工作、学习、生活产生负面影响。

(二)身心健康的维护

1.调整好心态,保持积极向上的愉悦心境

调整心理需要,养成良好的性格,保持乐观的心境。对工作全身心投入,不把消极情绪带入工作,用积极情绪感染和影响别人。善于学习和积累应对各种困难和挫折的经验,改变自身的适应能力。通过自我调节、自我控制,使自己处于良好的心理状态。

2.加强业务学习,提高工作能力

掌握手术室护理理论及知识,熟悉手术类别及手术医师的习惯,提高配合手术的能力及应急处理能力,增强工作自信心。

3.保持良好的生理、心理状态

安排好作息时间,保证充足的睡眠;增强自身体质,均衡营养,坚持体能锻炼;建立良好人际关系,创造和谐的工作氛围,丰富业余生活,缓解精神压力,消除心理疲劳。

4.关爱护士,引导缓压

人性化管理,尊重爱护每一位护士。尤其是低年资护士,缺少工作经验,害怕应对复杂的手术,常会紧张、失眠,心理应激敏感,因此可开展"一对一"传、帮、带活动,设立心理调适课程等,帮助护士自我减压。

5.创造良好的工作环境

管理人员的认知与决策,对护士行为起着重要的导向作用,因此在管理上应适当调整护士的工作强度,采取弹性排班制。安排护士依次公休,且保证每位护士自主公休日期,安排外出旅游,放松心情,休假后更好地工作。

（连佳佳）

第三节　手术室应急情况处理

一、心搏骤停

心搏骤停是指各种原因(如急性心肌缺血、电击、急性中毒等)所致的心脏突然停止搏动,有效泵血功能消失造成全身循环中断、呼吸停止和意识丧失引起全身严重缺血、缺氧。一旦发生手术患者心搏骤停,手术团队成员应第一时间进行快速判断,并实施心肺复苏术。

(一)术中发生心搏骤停的原因

1.各种心脏病

各种心脏病,如心肌梗死、心肌病、心肌炎、严重心律失常、严重瓣膜疾病。

2.麻醉意外

术中麻醉过深,或大量应用肌松剂,或气管插管引起迷走神经兴奋性增高,使原来有病变的心脏突然停跳。

3.药物中毒或过敏

常见的如局麻药(普鲁卡因胺)中毒,抗生素过敏、术中血液制品过敏等。

4.心脏压塞

心脏外科手术,如术中止血未完全或术中出血未及时引流出心包,易形成血块导致心脏压塞。

5.血压骤降

血压骤降,如快速大量失血、失液,或术中过量使用扩血管药物(如硝普钠),可使手术患者血压骤降至零,心搏骤停。

(二)心肺复苏术的实施

心肺复苏术(CPR)是针对呼吸心跳停止的急症危重患者所采取的抢救关键措施,即胸外按压形成暂时的人工循环并恢复自主搏动,采用人工呼吸代替自主呼吸,快速电除颤转复心室颤动,以及尽早使用血管活性药物重新恢复自主循环的急救技术。若手术患者因心脏压塞引起心脏呼吸骤停应当马上实行手术,清除心包血块。心跳呼吸骤停急救有效的指标:触及大动脉搏动,收缩压 8.0 kPa(60 mmHg)以上;皮肤、口唇、甲床颜色由紫转红;瞳孔缩小,对光反射恢复;睫毛反射恢复;自主呼吸恢复;心电图表现室颤波由细变粗。

1.迅速评估

如果为术中已实施麻醉监护的手术患者,可以通过监护仪实时监测数据和触摸颈动脉搏动,判断脉搏和呼吸;但不可反复观察心电示波,丧失抢救时机;如果为术中未实施麻醉监护的手术患者,则手术室护士或手术医师应迅速判断其意识反应、脉搏和呼吸情况,若手术患者意识丧失,深昏迷,呼之不应,医护人员用 2 个或 3 个手指触摸患者喉结再滑向一侧,于此平面的胸锁乳突肌前缘的凹陷处,触摸颈动脉搏动,检查至少 5 秒,但不要超过 10 秒,如果 10 秒内没有明确地感受到脉搏,应启动心肺复苏应急预案。

2.启动心肺复苏应急预案

如果麻醉师在场,手术室护士应配合麻醉师和手术医师一同进行心肺复苏术;如果为局麻手术患者,手术室巡回护士应当立刻呼叫麻醉师帮助,同时协助手术医师开始心肺复苏术。

3.胸外按压及呼吸复苏

(1)胸部按压:抢救者站于手术患者的一侧,使手术患者仰卧在坚固平坦的手术床上,如果手术患者为特殊体位如俯卧位、侧卧位,手术团队应将其翻转为仰卧位,翻转时应尽量使其头部、颈部和躯干保持在一条直线上。抢救者一手的掌根放在手术患者胸部中央,另一手的掌根置于第一只手上,伸直双臂,使双肩位于双手的正上方。按压时要求用力快速按压,胸骨下陷至少 5 cm,按压频率至少 100 次/分,每次按压后让胸壁完全回弹,尽量减少按压中断。

(2)开放气道,进行呼吸支持:如果手术患者已置气管插管,则应使用呼吸机或简易人工呼吸器进行呼吸支持。如果手术患者未置气管插管,则手术室护士应协助麻醉师或手术医师用仰头提颏法和推举下颌法两种方法开放气道,同时给予简易人工呼吸面罩呼吸支持,同时应尽快实施气管内插管,连接呼吸器或麻醉机。

仰头提颏法是指抢救者一手置于手术患者的前额,用手掌推动,使其头部后仰,另一只手的手指置颏附近的下颌下方,提起下颌,使颏上抬。推举下颌法是指抢救者同时托起手术患者左右下颌,无须仰头,当手术患者存在脊柱损伤可能时,应选择推举下颌法开放气道。

(3)胸内心脏按压:在胸外心脏按压无效的情况下,可实施胸内心脏按压。应用无菌器械,局部消毒,左第4肋间前外侧切口进胸,膈神经前纵形剪开心包,正确地施行单手或双手心脏按压术。一般用单手按压时,拇指和大鱼际紧贴右心室的表面,其余4指紧贴左心室后面,均匀用力,有节奏地进行按压和放松,60～80次/分;双手胸内心脏按压,用于心脏扩大、心室肥厚者,术者左手放在右心室面,右手放在左心室面,双手掌向心脏做对合按压,余同单手法。切勿用手指尖按压心脏,以防止心肌和冠状血管损伤。术后彻底止血,置胸腔引流管。

(三)电除颤

部分循环骤停的手术患者实际上是心室颤动,在心脏按压过程中,出现心室颤动者随时进行电击除颤才能恢复窦性节律。

1.胸外除颤

将除颤电极包上盐水纱布或涂上导电膏,一电极放在患者胸部右上方(锁骨正下方),另一电极放在左乳头下(心尖部),成人一般选用 200～400 J,儿童选用 50～200 J,第一次除颤无效时,可酌情加大能量再次除颤。

2.胸内除颤

术中或开胸抢救时使用胸内除颤电极板,电极板蘸以生理盐水,左右两侧夹紧心脏,成人用 10～30 J,放电后立即观察心电监护波形,了解除颤效果。

二、外科休克

休克是急性的综合征,是指各种强烈致病因素作用于机体,使循环功能急剧减退,组织器官微循环灌流严重不足,导致细胞缺氧和功能障碍,以至重要生命器官功能、代谢严重障碍的全身危重病理过程。休克分为低血容量性、感染性、心源性、神经性和过敏性休克五类。其中低血容量休克是手术患者最常见的休克类型,由于体内或血管内血液、血浆或体液等大量丢失,引起有效血容量急剧减少所致的血压降低和微循环障碍,如肝脾破裂出血、宫外孕出血、四肢外伤、术中大出血等均可造成低血容量性休克。

(一)低血容量性休克的临床表现

早期患者出现精神紧张或烦躁,面色苍白,出冷汗,肢端湿冷,心跳加快,血压稍高,晚期患者出现血压下降,收缩压<10.7 kPa(80 mmHg),脉压<2.7 kPa(20 mmHg),心率增快,脉搏细速,烦躁不安或表情淡漠,严重者出现昏迷;呼吸急促,发绀;尿少,甚至无尿。

(二)低血容量性休克的急救措施

休克的预后取决于病情的轻重程度、抢救是否及时、抢救措施是否得力。所以一旦手术患者发生低血容量性休克,手术室护士应采取以下护理措施,协助手术医师、麻醉师,共同对手术患者进行急救。

1.一般护理措施

休克的手术患者送入手术室后,首先应维持手术患者呼吸道通畅,同时使其仰卧于手术床并给予吸氧;选择留置针,迅速建立静脉通路,保证补液速度;调高手术间温度,为手术患者盖棉被,同时可使用变温毯等主动升温装置,维持手术患者正常体温。

2.补充血容量

低血容量休克治疗的首要措施是迅速补充血容量,短期内快速输入生理盐水、右旋糖酐、全血或血浆、清蛋白以维持有效回心血量。同时正确地评估失液量,失液量的评估可以凭借临床症状、中心静脉压、尿量和术中出血量等进行判断。因此休克患者术前必须常规留置导尿管,以备记录尿量;术中出血量包括引流瓶内血量及血纱布血量的总和,巡回护士应正确评估、计算后告知手术医师;在快速补液时,手术室护士应密切观察手术患者的心肺功能,防止急性心力衰竭;在给手术患者输注库血前,要适当加温库血,预防术中低体温的发生。

3.积极处理原发病

(1)术前大量出血引起休克:如术前因肝脾破裂出血、宫外孕出血而引起休克的患者,进入手术室后所有手术团队成员应分秒必争,立即实施手术进行止血。

(2)四肢外伤引起休克:手术室护士事先准备止血带,并协助手术医师及时环扎止血带,并记录使用的起止时间。

(3)术中大出血:洗手护士在无菌区内做好应急配合,密切关注手术野、协助手术医师采取各种止血措施,传递器械、缝针时应确保动作迅速、准确。巡回护士应及时向洗手护士提供各类止血物品和缝针,与麻醉师共同准备并核对血液制品。

(4)剖宫产术中发生大出血:手术医师可以通过按摩子宫、使用缩宫素、缝扎等方式进行止血,巡回护士应及时准备缩宫素等增强子宫收缩的药物。如遇胎盘滞留或胎盘胎膜残留情况,洗手护士应配合手术医师尽快徒手剥离胎盘控制出血,若出血未能有效控制,在输血、抗休克的同时,行子宫次全切除术或全子宫切除术,巡回护士应及时提供洗手护士手术器械、敷料及特殊用物,并准确进行添加器械和纱布的清点记录。

4.及时执行医嘱

在抢救手术患者的紧急情况下,巡回护士可以执行手术医师的口头医嘱,执行前必须复述,得到确认后方可执行。

5.做好病情观察及记录

注意观察手术患者的生命体征,包括出入量(输血、输液量、尿量、出血量、引流量等);记录各类抢救措施、术中用药及病情变化。

三、输血反应

输血是临床抢救患者,治疗疾病的有效措施,在外科手术领域应用较广。一般情况下输血是安全的,但仍有部分患者在输血或输入某些血液制品后出现各种反应,可能由供、受者间血细胞表面同种异型抗原型别不同所致,常见的输血反应为红细胞 ABO 血型不符导致的溶血反应。除了溶血反应还有非溶血性反应即发热反应、变态反应。

(一)溶血反应

溶血反应是最严重的输血反应,死亡率高达 70%。发生溶血反应的患者,临床表现与发病时间、输血量、输血速度、血型、溶血程度密切相关且差异性大。术中全麻患者最早出现的征象是手术野出血、渗血和不明原因的低血压、无尿。

（二）发热反应

发热是最常见的非溶血性输血反应,发生率可达 40%。通常在输血后 1.5～2 小时发生,症状可持续 0.5～2 小时,其主要表现为输血过程中手术患者出现发热、寒战。如遇发生发热反应的手术患者,立即终止输血,用解热镇痛药或糖皮质激素处理。造成该不良反应的原因有:①血液或血制品中有致热原;②受血者多次受血后产生同种白细胞和/或血小板抗体。

（三）变态反应

变态反应是输血常见的并发症之一,发生在输血过程中或输血后数分钟,临床表现为受血者出现荨麻疹、血管神经性水肿,重者为全身皮疹、喉头水肿、支气管痉挛、血压下降等。造成该不良反应的原因有:①所输血液或血制品含变应原;②受血者本身为高过敏体质或因多次受血而致敏。

（四）输血反应急救措施

一旦发生输血反应,应立即停止输血,更换全部输液管路。遵医嘱进行抗过敏等治疗,紧急情况下,口头医嘱必须完整复述得到确认后方可执行。将未输完的血液制品及管道妥善保存送输血科。

四、火灾

手术室发生火灾虽然罕见,但如果手术室工作人员忽视防火安全管理,操作不规范,仍然可能发生。因此手术室人员要充分认识到火灾的危险性,提高手术室火灾防范意识,防止发生火灾,并制订火灾应急预案,一旦发生火灾将损失降至最低。

（一）手术室发生火灾的危险因素

1.火源

（1）手术室内各种仪器设备:如电刀、激光、光纤灯源、无影灯、电脑、消毒器等,当设备及线路老化、破损发生漏电、短路,接头接触不良,使用后忘记关闭电源等情况,均是手术室发生火灾的导火索。

（2）手术室相对封闭的空间:如果通风不良、湿度过低,特别是在秋冬季,物体间相互摩擦极易产生静电,遇可燃物或助燃剂即可能导致火灾。

（3）高危设备的使用不当:如高频电刀在使用时会产生很高的局部温度,输出功率越高,产生温度也越高,遇到高浓度氧和酒精时就会诱发燃烧。

2.氧气

氧气是最常见的助燃剂,患者在手术过程中一般都需持续供养,故可造成手术室中局部高氧环境,特别在患者头部。而当术中面罩吸氧时,由于密闭不严造成无菌巾下腔隙中的氧达到较高的浓度,可燃物在此环境中很容易燃烧。

3.可燃物

手术室内可燃物种类很多,如酒精、碘酊、无菌巾、纱布、棉球、胶布等,尤以酒精燃烧最常见,特别是酒精挥发和氧气浓度增大可造成一种极易燃烧的混合物,一旦有火源就能燃烧,严重者可引起爆炸。

（二）手术室火灾预防措施

1.加强手术室管理

改进手术室的通风设备,防止氧气和酒精在空气中积聚浓度过高;定期对仪器设备、线路进行维护和检修;氧气瓶口、压力表上应防油、防火,不可缠绕胶布或存放在高温处,使用完毕立即关好阀门;制订手术室防火安全制度及火灾应急预案,手术室内放置灭火器材,保证消防通道通畅。

2.加强术中管理

使用电刀时严格控制输出功率,严禁超出电刀使用的安全值范围;使用酒精或碘酊消毒时,不可过湿擦拭,待其挥发完全后再开始使用电刀;使用任何带电的仪器设备前,必须确定不处在高氧环境中,使用完毕后及时关闭电源;对需要面罩吸氧的手术患者,应尽量给予低流量吸氧。

3.加强手术室人员的消防安全意识

树立防患于未然的观念,杜绝火灾隐患,防止发生火灾。组织全体医护人员学习一些基本的防火灭火安全知识,掌握灭火器材的使用方法。灭火器材有干粉、泡沫、二氧化碳,手术室配备的灭火器主要是二氧化碳灭火器,适合扑灭易燃液体、可燃气体、带电物质引起的火灾。

(三)手术室火灾应急预案及处理

1.原则

早发现、早报警、早扑救,及时疏散人员,抢救物资,各方合作,迅速扑灭火灾。

2.现场人员应对火灾四步骤(按照国际通用的灭火程序"RACE")

(1)救援(rescue):组织患者及工作人员及时离开火灾现场;对于不能行走的患者,采用抬、背、抱等方式转移。

(2)报警(alarm):利用就近电话迅速向医院火灾应急部门及"119"报警,有条件者按响消防报警按钮,迅速向火灾监控中心报警;在向"119"报警时讲清单位、楼层/部门、起火部位、火势大小、燃烧物质和报警人姓名,并通知邻近部门关上门窗、熟悉灭火计划和随时准备接收患者;与此同时,即刻向保卫科、院办、主管副院长汇报,并派人在医院门口接应和引导消防车进入火灾现场。

(3)限制(confine):关上火灾区域的门窗、分区防火门,防止火势蔓延。

(4)灭火或疏散(extinguish or evacuate):如果火势不大,用灭火器材灭火;如果火势过猛,按疏散计划,及时组织患者和其他人员撤离现场。

3.救助人员灭火、疏散步骤

救助人员接到报警到达后,立即采取以下步骤展开灭火和疏散。

(1)报警通报:立即通知所有相关领导、部门及可能殃及的区域,要求相关人员到位,启动相应流程,做好灭火和疏散准备。

(2)灭火:①确定火场情况,做到"三查三看"。一查火场是否有人被困,二查燃烧的是什么物质,三查从哪里到火场最近;一看火烟,定风向、定火势、定性质,二看建筑,定结构、定通路,三看环境,定重点、定人力、定路线。②在扑救中,参加人员必须自觉服从现场最高负责人的指挥,沉着、机智、正确使用灭火器材,做到先控制、后扑灭。③抓住灭火有利时机,对存放精密仪器、昂贵物资的部位,应集中使用灭火器灭火,一举将火灾扑灭在初起阶段。④有些物品在燃烧过程中可产生有毒气体,扑救时应采取防毒措施,如使用氧气呼吸面罩,用湿毛巾、口罩捂住口鼻等。

(3)疏散:积极抢救受火灾威胁的人员,应根据救人任务的大小和现有的灭火力量,首先组织人员救人,同时部署一定力量扑救火灾,在力量不足的情况下,应将主要力量投入救人工作。

4.疏散的原则和方法

(1)火场疏散先从着火房间开始,再从着火层以上各层开始疏散救人;本着患者优先的原则,医院员工有责任引导患者向安全的地方疏散。即先近后远,先上后下。要做好安抚工作,不要惊慌、随处乱跑,要服从指挥;对于被火围困的人员,应通过内线电话或手机等通信工具,告知其自救办法,引导他们自救脱险。

(2)疏散通道被烟雾所阻时,应用湿毛巾或口罩捂住口鼻,身体尽量贴近地面,匍匐前进,向消防楼梯转移,离开火场;对火灾中造成的受伤人员,抢救人员应采用担架、轮椅等形式,及时将伤员撤离出危险区域。

(3)禁止使用电梯,防止突然停电造成人员被困在电梯里。疏散通道口必须设立哨位指明方向,保持通道畅通无阻;最大限度分散分流,避免大量人员涌向一个出口,因拥挤造成伤亡事故。

(4)疏散与保护物资:对受火灾威胁的各种物资,是进行疏散还是就地保护,要根据火场的具体情况决定,目标是尽量避免或减少财产的损失。在一般情况下,应先疏散和保护贵重的、有爆炸和有毒害危险的及处于下风方向的物资。疏散出来的物资不得堵塞通路,应放置在免受烟、火、水等威胁的安全地点,并派人保护,防止丢失和损坏。

五、停电

手术室停电通常可分为由人为原因造成的停电和意外情况引起的停电。如维修线路、错峰用电、拉闸限电或打雷时保护性的关闭电源等人为原因导致的停电,应事先告知手术室,作好停电准备,保证手术安全。若由恶劣天气、火灾、电路短路等意外情况引起的手术室停电,虽无法事先预料,但要提高警惕,完善应急工作。

(一)手术室停电预防措施

1.按手术室建筑标准做好配电规划

医院及手术室系统应建立两套供电系统,当其中一路发生故障时,自动切换至备用系统,保障手术室及其他重要部门的供电。同时,医院及手术室还应备有应急自供电源系统,当两套外供系统全部出现故障时,可紧急启动,维持短时间供电,为抢修赢得时间,为患者的安全提供保障。

2.加强手术室管理

每个手术间配备有足够的电插座,术中用电尽量使用吊塔与墙上的电源插座,少用接线板,避免地面拉线太多;电插座应加盖密封,防止进水,避免电路发生故障;每个手术间有独立的配电箱及带保险管的电源插座,以防一个手术间故障影响整个手术室运作。设备科相关人员必须定期对手术室的电器设备进行检测和维护;手术室严禁私自乱拉乱接电线;如发生断电应马上通知相关人员查明原因,防止再次发生。

3.加强手术室人员的用电安全意识

制订防止术中意外停电制度、停电应急预案,组织学习安全用电知识,术中合理使用电器设备,防止仪器短路。

(二)手术室停电应急预案及处理

1.手术间突发停电

(1)手术室人员立即报告科主任、护士长,电话报告医院相关部门。

(2)巡回护士使用应急灯照明,保证手术进行,清醒的患者做好安抚工作。

(3)断电后麻醉呼吸机、监护仪、微量输液泵等用电设备均停止工作,尽量使用手动装置替代动力装置,如呼吸机改手控呼吸,监护仪蓄电池失灵无法正常工作,应手动测量血压、脉搏和呼吸,以及时判断患者的生命体征,保证手术患者呼吸循环支持。

(4)防止手术野的出血,维持手术患者生命体征稳定,如为单间手术间停电可以先将电刀、超声刀等仪器接手术间外电源;如为整个手术室的停电应立即启动应急电源。

(5)关闭所有用电设备开关(除接房外电源的仪器),由专业人员查明断电原因,排除后恢复供电。

(6)做好停电记录包括时间及过程。

2.手术室内计划停电

(1)医院相关部门提前通知手术室停电时间,做好停电前准备。

(2)停电前相关部门再次与手术科室人员确认,以保证手术的安全。

(3)问题解除后及时恢复供电。

(连佳佳)

第四节　手术室常用消毒灭菌方法

作为医院的重点科室,手术室如何做好各项消毒隔离措施是整个手术室工作流程的关键。手术室是进行手术治疗的场所,完善消毒隔离管理是切断外源性感染的主要手段。

一、消毒灭菌基本知识

手术室护士应掌握消毒灭菌的基本知识,并且能够根据物品的性能及分类选用适合的物理或化学方法进行消毒与灭菌。

(一)相关概念

1.清洁

指清除物品上的一切污秽,如尘埃、油脂、血迹等。

2.消毒

清除或杀灭外环境中除细菌芽孢外的各种病原微生物的过程。

3.灭菌

清除或杀灭外环境中的一切微生物(包括细菌芽孢)的过程。

4.无菌操作

防止微生物进入人体或其他物品的操作方法。

(二)消毒剂分类

1.高效消毒剂

高效消毒剂指可杀灭一切细菌繁殖体(包括分枝杆菌)病毒、真菌及其孢子等,对细菌芽孢(致病性芽孢)也有一定杀灭作用,达到高水平消毒要求的制剂。

2.中效消毒剂

中效消毒剂指仅可杀灭分枝杆菌、真菌、病毒及细菌繁殖体等微生物,达到消毒要求的制剂。

3.低效消毒剂

低效消毒剂指仅可杀灭细菌繁殖体和亲脂病毒,达到消毒要求的制剂。

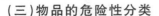

(三)物品的危险性分类

1.高度危险性物品

高度危险性物品是指凡接触被损坏的皮肤、黏膜和无菌组织、器官及体液的物品,如手术器械、缝针、腹腔镜、关节镜、体内导管、手术植入物等。

2.中度危险性物品

中度危险性物品是指凡接触患者完整皮肤、黏膜的物品,如气管镜、尿道镜、胃镜、肠镜等。

3.低度危险性物品

仅直接或间接地和健康无损的皮肤黏膜相接触的物品,如牙垫、喉镜等,一般可用低效消毒方法或只作一般清洁处理即可。

二、常用的消毒灭菌方法

手术室消毒灭菌的方法主要分为物理消毒灭菌法和化学消毒灭菌法两大类,而其中压力蒸汽灭菌法、环氧乙烷气体密闭灭菌法和低温等离子灭菌法是最为普遍使用的手术室灭菌方法。

(一)物理消毒灭菌法

1.干热消毒灭菌法

适用于耐高温、不耐高湿等物品器械的消毒灭菌。

(1)燃烧法:包括烧灼和焚烧,是一种简单、迅速、彻底的灭菌方法。常用于无保留价值的污染物品,如污纸、特殊感染的敷料处理。某些金属器械和搪瓷类物品,在急用时可用此法消毒。但锐利刀剪禁用此法,以免刀锋钝化。

注意事项包括:使用燃烧法时,工作人员应远离易燃、易爆物品。在燃烧过程中不得添加乙醇,以免火焰上窜而致烧伤或火灾。

(2)干烤法:采用干热灭菌箱进行灭菌,多为机械对流型烤箱。适用于高温下不损坏、不变质、不蒸发物品的灭菌,不耐湿热器械的灭菌,以及蒸汽或气体不能穿透的物品的灭菌,如玻璃、油脂、粉剂和金属等。干烤法的灭菌条件为 160 ℃,2 小时;或 170 ℃,1 小时;或 180 ℃,30 分钟。

注意事项包括:①待灭菌的物品需洗净,防止造成灭菌失败或污物炭化。②玻璃器皿灭菌前需洗净并保证干燥。③灭菌时物品勿与烤箱底部及四壁接触。④灭菌后要待温度降到 40 ℃ 以下再开箱,防止炸裂。⑤单个物品包装体积不应超过 10 cm×10 cm×20 cm,总体积不超过烤箱体积的 2/3,且物品间需留有充分的空间;油剂、粉剂的厚度不得超过 0.635 cm;凡士林纱布条厚度不得超过 1.3 cm。

2.湿热消毒灭菌法

湿热的杀菌能力比干热强,因为湿热可使菌体含水量增加而使蛋白质易于被热力所凝固,加速微生物的死亡。

(1)压力蒸汽灭菌法:压力蒸汽灭菌法是目前使用范围最广、效果最可靠的一种灭菌方法。适用于耐高温、耐高湿的医疗器械和物品的灭菌;不能用于凡士林等油类和粉剂类的灭菌。根据排放冷空气方式和程度不同,压力蒸汽灭菌法可分为下排式压力蒸汽灭菌器和预真空压力蒸汽灭菌器两大类。预真空压力蒸汽灭菌是利用机械抽真空的方法,使灭菌柜内形成负压,蒸汽得以迅速穿透到物品内部,当蒸汽压力达到 205.8 kPa(2.1 kg/cm²),温度达到 132 ℃ 或以上时灭菌开始,到达灭菌时间后,抽真空使灭菌物品迅速干燥。

预真空灭菌容器操作方法:①将待灭菌的物品放入灭菌容器内,关闭容器。蒸汽通入夹层,使压力达 107.8 kPa(1.1 kg/cm²),预热 4 分钟。②启动真空泵,抽除容器内空气使压力为 2.0～2.7 kPa。排出容器内空气 98% 左右。③停止抽气,向容器内输入饱和蒸汽,使容器内压力达 205.8 kPa(2.1 kg/cm²),温度达 132 ℃,维持灭菌时间 4 分钟。④停止输入蒸汽,再次抽真空使压力达 8.0 kPa,使灭菌物品迅速干燥。⑤通入过滤后的洁净干燥的空气,使灭菌容器内压力回复为零。当温度降至 60 ℃ 以下,即可开容器取出物品。整个过程需 25 分钟。(表 4-1)

表 4-1　蒸汽灭菌所需时间(分钟)

	下排气(Gravity)121 ℃	真空(Vacuum)132 ℃
硬物(未包装)	15	4
硬物(包装)	20	4
织物(包裹)	30	4

注意事项包括:①高压蒸汽灭菌须由持专业上岗证人员进行操作,每天合理安排所需消毒物品,备齐用物,保证手术所需。②每天晨第一锅进行 B-D 测试,检查是否漏气,具体要求如下。放置在排气孔上端,必须空锅做,锅应预热。用专门的 B-D 测试纸,颜色变化均匀视为合格。③下排式灭菌器的装载量不得超过柜室内容量的 80%,预真空的装载量不超过 90%。同时预真空和脉动真空的装载量又分别不得小于柜室内容量的 10% 和 5%,以防止"小装量效应"残留空气影响灭菌效果。④物品装放时,相互间应间隔一定的距离,以利蒸汽置换空气;同时物品不能贴靠门和四壁,以防止吸入较多的冷凝水。⑤应尽量将同类物品放在一起灭菌,若必须将不同类物品装在一起,则以最难达到灭菌物品所需的温度和时间为准。⑥难于灭菌的物品放在上层,较易灭菌的小包放在下层,金属物品放下层,织物包放在上层。金属包应平放,盘、碗等应处于竖立的位置,纤维织物应使折叠的方向与水平面成垂直状态,玻璃瓶等应开口向下或侧放,以利蒸汽和空气排出。启闭式筛孔容器,应将筛孔打开。

(2)煮沸消毒法:现手术室一般较少使用此方法。适用于一般外科器械、胶管和注射器、饮水和食具的消毒。水沸后再煮 15～20 分钟即可达到消毒水平,但无法作灭菌处理。

注意事项包括:①煮沸消毒前,物品必须清洗干净并将其全部浸入水中。②物品放置不得超过消毒容器容积的 3/4。③器械的轴节及容器的盖要打开,大小相同的碗、盆不能重叠,空腔导管需先在管腔内灌水,以保证物品各面与水充分接触。④根据物品性质决定放入水中的时间:玻璃器皿应从冷水或温水时放入,橡胶制品应在水沸后放入。⑤消毒时间应从水沸后算起,在消毒过程中加入物品时应重新计时。⑥消毒后应将物品及时取出,置于无菌容器中,取出时应在无菌环境下进行。

3.光照消毒法

其中最常用的是紫外线灯消毒。适用于室内、物体表面和水及其他液体的消毒。紫外线属电磁波辐射,消毒使用的为 C 波紫外线,波长为 200～275 nm,杀菌较强的波段为 250～270 nm。紫外线的灭菌机制主要是破坏微生物及细菌内的核酸、原浆蛋白和菌体糖,同时可以使空气中的氧电离产生具有极强杀菌能力的臭氧。

注意事项包括:①空气消毒采用 30 W 室内悬吊式紫外线灯,室内安装紫外线灯的数量为每立方米不少于 1.5 W 来计算,照射时间不少于 30 分钟,有效距离不超过 2 m。紫外线灯安装高度应距地面 1.5～2 m。②紫外线消毒的适宜温度范围为 20～40 ℃,消毒环境的相对湿度应≤60%,如相对湿度＞60% 时应延长照射时间,因此消毒时手术间内应保持清洁干燥,减少尘埃和水雾。③紫外线辐射能量低,穿透力弱,仅能杀灭直接照射到的微生物,因此消毒时必须使消毒部位充分暴露于紫外线照射范围内。④使用过程中,应保持紫外线灯表面的清洁,每周用95%酒精棉球擦拭一次,发现灯管表面有灰尘、油污时应随时擦拭。⑤紫外线灯照射时间为30～60分钟,使用后记录照射时间及签名,累计照射时间不超过1 000小时。⑥每3～6个月测定消毒紫外线灯辐射强度,当强度低于70 $\mu W/cm^2$ 时应及时更换。新安装的紫外线灯照射强度不低于90 $\mu W/cm^2$。

4.低温等离子灭菌法

低温等离子灭菌法是近年来出现的一项物理灭菌技术,属于新的低温灭菌技术。适用于不耐高温、湿热如电子仪器、光学仪器等诊疗器械的灭菌,也适用于直接进入人体的高分子材料,如心脏瓣膜等,同时低温等离子灭菌法可在50 ℃以下对绝大多数金属和非金属器械进行快速灭菌。等离子体是某些中性气体分子在强电磁场作用下,产生连续不断的电离而形成的,其产生的紫外线、γ射线、β粒子、自由基等都可起到杀菌作用,且作用快,效果可靠,温度低,无残留毒性。

注意事项包括:①灭菌前物品应充分干燥,带有水分湿气的物品容易造成灭菌失败。②灭菌物品应使用专用包装材料和容器。③灭菌物品及包装材料不应含植物性纤维材质,如纸、海绵、棉布、木质类、油类、粉剂类等。

5.电离辐射灭菌法

又称"冷灭菌",用放射性核素γ射线或电子加速器产生加速粒子辐射处理物品,使之达到灭菌。目前国内多以核素钴-60为辐射源进行辐射灭菌,具有广泛的杀菌作用,适用于金属、橡胶、塑料、一次性注射器、输液、输血器等,精密的医疗仪器均可用此法。

(二)化学消毒灭菌

化学消毒灭菌法是利用化学药物渗透到菌体内,使其蛋白质凝固变性,酶蛋白失去活性,引起微生物代谢障碍,或破坏细胞膜的结构,改变其通透性,使细菌破裂、溶解,从而达到消毒灭菌作用。现手术室常用的化学消毒剂有2%戊二醛、环氧乙烷、过氧化氢、过氧乙酸等,下面对几种化学消毒灭菌方法进行简介。

1.环氧乙烷气体密闭灭菌法

环氧乙烷气体是一种化学气体高效灭菌剂,其能有效穿透玻璃、纸、聚乙烯等材料包装,杀菌力强,杀菌谱广,可杀灭各种微生物,包括细菌芽孢,是目前主要的低温灭菌方法之一。适用于不耐高温、湿热如电子仪器、光学仪器等诊疗器械的灭菌。此外,由于环氧乙烷灭菌法有效期较长,因此适用于一些呈备用状态、不常用物品的灭菌。但是影响环氧乙烷灭菌的因素很多,例如环境温湿度、灭菌物品的清洗度等,只有严格控制相关因素,才能达到灭菌效果。

注意事项包括:①待灭菌物品需彻底清洗干净(注意不能用生理盐水清洗),灭菌物品上不能有水滴或水分太多,以免造成环氧乙烷的稀释和水解。②环氧乙烷易燃易爆且具有一定毒性,因此灭菌必须在密闭的灭菌器内进行,排出的残余环氧乙烷气体需经无害化处理。灭菌后的无菌物品存放于无菌敷料间,应先通风处理,以减少毒物残留。在整个灭菌过程中注意个人防护。③环氧乙烷灭菌的包装材料,需经过专门的验证,以保证被灭菌物品灭菌的可靠性。

2.戊二醛浸泡法

戊二醛属灭菌剂,具有广谱、高效杀菌作用,对金属腐蚀性小,受有机物影响小。常用戊二醛消毒灭菌的浓度为2%。适用于不耐热的医疗仪器和精密仪器的消毒灭菌,如腹腔镜、膀胱镜等内镜器械。

注意事项包括：①盛装戊二醛消毒液的容器应加盖，放于通风良好处。②每天由专人监测戊二醛的浓度并记录。浓度＞2.0%（指示卡为均匀黄色）即符合要求，若浓度＜2.0%（指示卡全部或部分白色）即失效。失效的消毒液应及时处置，浸泡缸清洗并高压蒸汽灭菌后方可使用。③戊二醛消毒液的有效期为7天，浸泡缸上应标明有效起止日期。④戊二醛对皮肤黏膜有刺激，防止溅入眼内或吸入体内。⑤浸泡时，应使物品完全浸没于液面以下，打开轴节，使管腔内充满药液。⑥灭菌后的物品需用大量无菌注射用水冲洗表面及管腔，待完全冲净后方能使用。

3.低温湿式灭菌法

使用的灭菌剂为碱性强氧化灭菌剂，适用于各种精密医疗器械，如牙科器械、内镜等多种器械（软式和硬式内视镜、内视镜附属物、心导管和各种手术器械）的灭菌。该法通过以下机制起到灭菌作用：①氧化作用：灭菌剂可直接对细菌的细胞壁蛋白质进行氧化使细胞壁和细胞膜的通透性发生改变，破坏了细胞的内外物质交换的平衡，致使生物死亡。②破坏细菌的酶系统：当灭菌剂分子进入细胞体内，可直接作用于酶系统，干扰细菌的代谢，抑制细菌生长繁殖。③碱性作用：碱性（pH＝8）过氧乙酸溶液，使器械的表面不会粘贴有机物质，其较强的表面张力可快速有效地作用于器械的表面及内腔。

注意事项包括：①放置物品时应先放待灭菌器械，后放灭菌剂。②所需灭菌器械应耐湿，灭菌前必须彻底清洗，除去血液、黏液等残留物质，并擦干。③灭菌后工艺监测显示"达到灭菌条件"才能使用。

三、器械的清洗、包装、消毒和灭菌

正确的清洗、包装、灭菌是保障手术成功的关键之一，手术室护士应严格按规范流程对手术器械进行相应处理。

(一)器械的清洗流程及注意事项

1.器械的清洗流程

(1)冲洗：流动水冲洗。

(2)浸泡：将器械放入多酶溶液中预浸泡10分钟，根据污染程度更换多酶溶液，每天至少更换一次。

(3)超声清洗：将浸泡后的器械放入自动超声清洗箱内清洗10分钟。

(4)冲洗：放入冲洗箱内冲洗2次，每次为3分钟。

(5)上油：在煮沸上油箱内加入器械专用油进行煮沸上油。

(6)滤干：将上好油的器械放入滤干器中滤干水分。

(7)烘干：将器械放入烘干箱，调节时间为5～6分钟，温度为150～160 ℃。

2.清洗器械自我防护措施

应严格按照消毒供应中心个人防护要求进行穿戴防护措施。

3.器械清洗注意事项

机械清洗适用于大部分常规器械的清洗。手工清洗适用于精密、复杂器械的清洗和有机物污染较重器械的初步处理，遇复杂的管道类物品应根据其管径选择合适口径的高压水枪进行冲洗。精密器械的清洗，应遵循生产厂家提供的使用说明或指导手册。使用超声波清洗之前应检查是否已去除较大的污物，并且在使用前让机器运转5～10分钟，排除溶解于内的空气。

（二）器械的包装

1.包装材料

包装材料必须符合 GB/T19633 的要求。常用的包装材料包括硬质容器、一次性医用皱纹纸、一次性无纺布、一次性纸塑袋,一次性纸袋、纺织物等。纺织物还应符合以下要求:为非漂白织物,包布除四边外不应有缝补针眼。

2.包装方法

灭菌物品包装分为闭合式与密封式包装:①闭合式包装适用于整套器械与较多敷料合包在一起,应有 2 层以上包装材料分 2 次包装。贴包外指示胶带及标签,填写相关信息,签名确认。②密封式包装如使用纸袋、纸塑袋等材料,可使用一层,适用器械单独包装。待包装物品必须清洁干燥,轴节打开,放入包内化学指示卡后封口。包外纸面上应有化学指示标签。

3.包装要求

(1)无纺布包装应根据待包装的物品大小、数量、重量,选择相应厚度与尺寸的材料,2 层分2 次闭合式包装,包外用 2 条化学指示带封包,指示胶带上标有物品名、灭菌期及有效期,并有签名。

(2)全棉布包装应有 4 层分 2 次闭合式包装。包布应清洁、干燥、无破损、大小适宜。初次使用前应高温洗涤,脱脂去浆、去色。包布使用后应做到"一用一清洗",无污迹,用前应在灯光下检查无破损并有使用次数的记录。

(3)纸塑袋封口密封宽度应≥6 mm,包内器械距包装袋封口处≥2.5 cm。密封带上应有灭菌期及有效期。

(4)用预真空和脉动真空压力蒸汽灭菌器的物品包,体积不能超过 30 cm×30 cm×50 cm,金属包的重量不超过 7 kg,敷料包的重量不超过 5 kg;下排气式压力蒸汽灭菌器的物品包,体积不能超过 30 cm×30 cm×25 cm。盆、碗等器皿类物品,尽量单个包装,包装时应将盖打开,若必须多个包装在一起时,所用器皿的开口应朝向一个方向。摆放时,器皿间应用纱布隔开,以利蒸汽渗入。

(5)能拆卸的灭菌物品必须拆卸,暴露物品的各个表面(如剪刀和血管钳必须充分撑开),以利灭菌因子接触所有物品表面;有筛孔的容器,应将盖打开,开口向下或侧放,管腔类物品如导管、针和管腔内部先用蒸馏水或去离子水湿润,然后立即灭菌。

(6)根据手术物品性能做好保护措施,如为尖锐精密性器械应用橡皮套或加垫保护。

（三）器械的灭菌

(1)高度危险性物品,必须灭菌;中度危险性物品,消毒即可;低度危险性物品,消毒或清洁。

(2)耐热、耐湿物品灭菌首选压力蒸汽灭菌。如:手术器具及敷料等。

(3)油、粉、膏等首选干热灭菌。

(4)灭菌首选物理方法,不能用物理方法灭菌的选化学方法。

(5)不耐热物品如各种导管、精密仪器、人工移植物等可选用化学灭菌法,如环氧乙烷灭菌等,内镜可选用环氧乙烷灭菌、低温等离子灭菌、低温湿式灭菌器。

四、手术室的环境管理

手术室环境管理是控制手术部位感染的重要环节,目前手术室环境可分为洁净手术室与非洁净手术室两大类。洁净手术室因采用空气层流设备与高效能空气过滤装置,达到控制一定细菌浓度和空气洁净度级别（动态），无须进行空气消毒。而非洁净手术室在手术前后，通常采用紫外线灯照射、化学药物熏蒸封闭等空气消毒方法（静态）。

（一）紫外线照射消毒法

手术室常采用 30 W 和 40 W 直管式紫外线消毒灯进行空气消毒，同时控制电压至 220 V 左右，紫外线吊装高度至 1.8～2.2 m，空气相对湿度至 40％～60％，使消毒效果发挥最佳。紫外线照射消毒方式以固定式照射法最为常见，即将紫外线消毒灯悬挂于室内天花板上，以垂直向下照射或反向照射方式进行照射消毒。照射消毒要求手术前、后及连台手术间连续照射时间均大于 30 分钟，紫外线灯亮 5～7 分钟后开始计时。

（二）过氧乙酸熏蒸消毒法

一般将 15％的过氧乙酸配制成有效浓度为 0.75～1.0 g/m³ 后加热蒸发，现配现用。要求室温控制在 22～25 ℃，相对湿度控制在 60％～80％，密闭熏蒸时间为 2 小时，消毒完毕后进行通风，过氧乙酸熏蒸消毒法可杀灭包括芽孢在内的各种微生物。由于具有腐蚀和损伤作用，在进行过氧乙酸熏蒸消毒时，应做好个人防护措施。

（三）甲醛熏蒸消毒法

常温，相对湿度 70％以上，可用 25 mL/m³ 甲醛添加催化剂高锰酸钾或使用加热法释放甲醛气体，密闭手术间门窗 12 小时以上，进行空气消毒。由于甲醛可产生有毒气体，该空气消毒方法已逐渐被淘汰。

五、无菌物品的存放

（一）无菌物品存放原则

无污染、无过期、放置有序等。

（二）存放环境质量控制

保证良好的温度（＜24 ℃）、相对湿度（＜70％），每天紫外线灯空气消毒 2 次，每次≥30 分钟。

（三）无菌物品存放方法

将无菌器材包置于标准灭菌篮筐悬挂式存放（从灭菌到临床使用都如此）。应干式储存，灭菌后物品应分类、分架存放在无菌物品存放区。一次性使用无菌物品应去除外包装后，进入无菌物品存放区。要求载物架离地 20～25 cm，离顶 50 cm，离墙远于 5～10 cm，按顺序分类放置。

（四）无菌物品的有效期

无菌物品存放的有效期受包装材料、封口严密性、灭菌条件、存放环境等诸多因素影响。当无菌物品存放区的温度＜24 ℃，相对湿度＜70％，换气次数达到 4～10 次/小时，使用纺织品材料包装的无菌物品有效期宜为 14 天；未达到环境标准时，有效期宜为 7 天。医用一次性纸袋包装的无菌物品，有效期宜为 1 个月；使用一次性医用皱纹纸、医用无纺布包装的无菌物品，有效期宜为 6 个月；使用一次性纸塑袋包装的无菌物品，有效期宜为 6 个月。硬质容器包装的无菌物品，有效期宜为 6 个月。

（连佳佳）

第五节　手术室的感染控制

一、清洁、消毒与隔离

(一)清洁制度

(1)手术室卫生工作应采用湿式清扫。

(2)手术间地面、墙面及各种物品,应随时保持清洁整齐,每天手术前用清洁湿布、湿拖擦拭手术间无影灯、壁柜、器械车、手术床、托盘、地面及走廊等。

(3)每台手术后应立即清除污液、敷料和杂物,污染手术后,室内物品及地面应彻底清洁与消毒。每天术毕再彻底擦拭手术间地面、墙面及物表,特殊感染手术,按要求对手术间进行特殊消毒处理。

(4)每天清洁内外走廊。

(5)每天用消毒液浸泡清洗隔离鞋,每周擦拭鞋柜,外出更换外出服、外出鞋。

(6)每天注意清洁交换车,并及时更换床单、被服。

(7)所有进入手术区的物品、设备,应拆除外包装、擦拭干净方可推入。

(8)每周擦拭、清洗回风口过滤网,定期检查及更换过滤器。

(9)手术当天需提前 1 小时完成手术间物表清洁,并打开空气净化开关。

(10)严格分离洁、污流线,避免交叉感染。

(11)进入手术室必须更换手术室专用口罩、帽子、衣裤、鞋,患者应穿病员服进入手术间。

(12)每月进行医院感染监测。

(二)洁净手术间的清洁、消毒与保养

1.吊塔的清洁、消毒与保养

(1)进行消毒时,选用以醇类、季铵化合物为基础的溶剂。

(2)不可选用能释放卤素族、强有机酸、释放氧的复合物为基础的消毒剂。

(3)擦拭消毒时,宜先用湿软布擦去大块污渍,再使用消毒剂擦拭,不能让液体进入到终端单元内。

(4)必须将光学传感器上的窗口擦拭干净。

2.手术灯

(1)进行消毒时,选用以酒精、季铵化合物为基础的消毒剂。

(2)不可选用以含苯酚、卤素族的复合物、强有机酸、能释放氧的复合物为基础的消毒剂。

(3)擦拭消毒时,宜用湿布擦除机械杂质粗粒。①可控中心灯柄的消毒、清洗:每次手术后用软布擦拭;灯柄在最高达 134 ℃ 的蒸汽中灭菌,在灭菌过程中不得使可变中心柄受到机械载荷,否则可能会永久变形。②灯罩的消毒、清洗:每次手术后对灯盖进行擦拭消毒,不必卸下灯罩。

3.手术床

(1)清洗手术台及其附件,使用不含氯或氯成分的常用多功能除垢剂,清洗后用软布彻底擦干。

（2）切勿使手术床垫与油性物质接触，需要清洗床垫时先正确卸下垫子，使用肥皂水清洗，然后擦干。

（3）如果需要消毒，不能使用可燃制品，金属部分不能使用腐蚀性强的消毒剂。

4.地面及墙面

（1）每天以中性清洁剂、清水拖抹。

（2）地面每半年彻底清洁打蜡一次，每月抛光维护。

5.电动感应门

（1）一般污染和用手造成的污垢时，先用软布浸中性清洁剂擦拭，然后用干布将水分擦干。难以去除的污物或油性污染时先使用酒精擦拭，然后用干布将水分擦干。

（2）附着尘埃时立即用洁净的干布擦净。

（3）不锈钢门框部分注意定期抛光上油。

6.情报多功能控制面板

（1）手触摸造成污染时，必须切断电源后，以湿软布擦拭，再用干布擦干。

（2）开关、按钮若有松动，须切断电源后重新固定。

7.嵌入式不锈钢药品器械柜、传递柜

（1）湿软布擦拭，干布擦干。

（2）污迹可用酒精擦拭。

8.刷手池

（1）感应器表面脏污时，用软布蘸酒精擦净。

（2）不锈钢刷手池每天以中性清洗剂和水软布擦拭。

9.墙面、台面等手术间物表

无明显污染的情况下，采用湿式擦拭。

10.手术室净化空调系统的维护保养

见表4-2。

表 4-2　手术室净化空调系统的维护保养

自检、清洁内容	周期
检查、清洁机组内表面	2 周
检查皮带松紧程度	2 周
粗效过滤器	阻力已超过额定初阻力 60 Pa 1～2 个月 清洗 3 次后
中效过滤器	阻力已超过额定初阻力 80 Pa 2～4 个月
亚高效过滤器更换	阻力已超过额定初阻力 100 Pa 1 年以上
高效过滤器更换	阻力已超过额定初阻力 160 Pa 3 年或根据更换报警通知
高效送风口送风罩清洁	4 周
室内回风口过滤网清洗	1 周
空调机组灭菌灯表面擦洗	2 周
箱门、壁板密封检查	1 周
供水管上过滤器检查、清洗	2 周

续表

自检、清洁内容		周期
电气设备	日常检查	每天
	全面安全检查	1 周
加湿系统检查		1 周

二、特殊感染手术的处理

(一)特异性感染手术

破伤风、气性坏疽,属于厌氧杆菌芽孢,应实行严密隔离。

1.术前准备

(1)选择负压手术间,并挂上严密隔离标志,注明隔离时间,并保留 3 天。

(2)手术时全部使用一次性敷料,隔离衣可用一次性衣服代替。

(3)术前将手术间内能移动的用物搬到室外,不能移动的仪器、用物用一次性大单遮盖。

(4)备齐手术必须用物,准备手消毒及擦拭物品的有效氯含量为 1 000 mg/L 的含氯制剂溶液两桶。

(5)接、送患者的推车不得推出手术间,需进行消毒处理后方可使用。

2.术中配合要点

(1)接触切口的敷料投入黄色医疗垃圾袋内。

(2)由室外专人供应物品,内外人员、用物严格区分,不能相混,以免交叉感染。室内工作人员戴手套、穿隔离衣,手术人员可戴双层手套操作。

(3)手术结束后,所有室内工作人员应更换鞋套、拖鞋、手消毒后才能出手术间,经沐浴更衣后,方可参加其他工作。

(4)由室外人员穿隔离衣、戴手套护送患者回病房。

3.术后处理

(1)手术间空气:启动净化系统,持续消毒 3 天,做空气培养阴性后方能使用。

(2)布敷料:用清洁大单包好,高压灭菌后送洗。

(3)物体表面(包括墙面、地面):用 0.1%含氯制剂溶液擦拭、拖地,拖布使用后应在 0.1%含氯制剂溶液中浸泡 30 分钟。

(4)器械:用 2 000 mg/L 含氯制剂溶液浸泡消毒 60 分钟后清洗。

(5)其他:一次性用物、纱布、垃圾、标本等,术后必须使用双层包装后及时送焚烧处理。

(6)污水:用 1 000 mg/L 的比例加入含氯制剂 2 小时后排放。

(二)呼吸道传染疾病

如活动性结核、儿科中的流感嗜血杆菌、脑膜炎双球菌、肺炎双球菌、百日咳杆菌等。

1.操作方法

(1)术前在负压手术间悬挂隔离标志。准备擦拭物品的 1 000 mg/L 含氯制剂溶液。

(2)注意关闭房门,工作人员戴专用口罩。

(3)工作人员在操作前后均应严格洗手,尤其在接触其他患者之前。

(4)接触切口的一次性敷料投入焚烧垃圾袋内。

2.术后处理

(1)空气:持续消毒 1 天。

(2)布敷料:用清洁大单包好,高压灭菌后送洗。

(3)墙面、地面:用 0.1% 含氯制剂溶液拖地、擦拭。

(4)器械:用 2 000 mg/L 含氯制剂浸泡 20 分钟。

(5)其他:纱布等小敷料及标本可送焚烧。

(三)传染性疾病

传染性疾病含肝炎、人类免疫缺陷病毒、绿脓杆菌。

1.操作方法

(1)术前在手术间悬挂隔离标志。准备擦拭物品的 1 000 mg/L 含氯制剂溶液。

(2)工作人员在操作前后均应严格洗手,尤其在接触其他患者之前。在接触患者体液物质时,可戴手套进行操作。

(3)手术人员可戴双层手套进行手术。

(4)接触伤口的敷料应放入有特殊标记的污物袋内。

2.术后处理

(1)空气:必要时消毒。

(2)布类敷料:放入污衣袋,并贴上污染标志。

(3)墙面、地面:用 0.1% 含氯制剂溶液擦拭、拖地。

(4)物品表面:用 0.1% 含氯制剂溶液擦拭。

(5)器械:用 0.1% 含氯制剂溶液浸泡后、清洗、干燥、上油、打包、压力灭菌。

(6)吸引管、瓶:吸入 0.1% 含氯制剂溶液后,将引流袋、吸引管放入焚烧垃圾袋。

(7)污物:接触到患者体液的垃圾放入焚烧垃圾袋。污水桶内的污水用 0.1% 含氯制剂溶液处理。

(四)一般化脓性感染手术

1.操作方法

(1)准备擦拭物品的 1 000 mg/L 含氯制剂溶液一桶。

(2)工作人员在操作前后均应严格洗手,尤其在接触其他患者之前。在接触患者体液物质时,可戴手套进行操作。

(3)接触切口的敷料应放入有特殊标记的污物袋。

2.术后处理

(1)敷料:用清洁大单包好,压力灭菌后送洗。

(2)其他:纱布等小敷料及标本可送去焚烧。

三、医院感染的监测

(一)标本采样要点

(1)采样的时间够长,面积够宽,选样和方法要正确。

(2)原则:采样后必须尽快对样品进行相应指标的检测,送检时间不得超过 6 小时;若样品保存于 0~4 ℃条件时,送检时间不得超过 24 小时。

（二）标本采样方法

1.空气采样

（1）采样时间：选择消毒处理后或医疗护理活动前进行采样。

（2）采样方法：使用平皿沉降法进行空气消毒效果监测。室内面积＜30 m²，设一条对角线上取 3 点，周边区设对角线取 3 点。室内面积≥30 m²，手术区取 3 点，周边区设四角及中央共 5 点。采样高度为距地面 1.5 m，除中点外距门窗、墙壁 1 m，采样时将平皿盖轻轻扣放于平皿旁，暴露 30 分钟后盖好，将平皿放于 37 ℃温箱中培养 24 小时，计算平均菌落数。

（3）标准：细菌数≤10 cfu/m²。

2.无菌物品的微生物监测

（1）采样时间：在消毒灭菌处理后，存放的有效时间内采样。

（2）采样方法：用无菌方法将拟检测的物品分别投入 5 mL 的无菌生理盐水中，大件物品用无菌生理盐水的棉拭子反复涂擦采样，面积不低于 25 cm²，并将棉拭子投入 5 mL 无菌生理盐水中送检。

3.物体表面的监测

（1）采样时间：选择消毒处理后 4 小时内进行。

（2）采样面积：被采样面积不少于 25 cm。

（3）采样方法：用 5 cm×5 cm 的标准灭菌规格板，放在被检物体表面，用浸有无菌生理盐水采样液的棉拭子 1 支，在规格板内横竖往返各涂 5 次，连续采样 1～4 个规格板，剪去手接触部分，装入无菌管内送检，门把手等小型物体则采用棉拭子直接涂抹被检物体。

（4）标准：细菌总数≤5 cfu/cm²。

4.医护人员手采样

（1）采样时间：在接触患者从事医疗护理活动之前进行采样。

（2）采样方法：被采人 5 指并拢，将浸有无菌生理盐水的棉拭子 1 支在手指曲面从指根到指端来回涂擦 2 次（一只手的面积大约 25 cm²），随之转动采样棉拭子，剪去手接触部分，放入无菌试管。

（3）标准：细菌总数≤5 cfu/cm²。

5.便携式压力灭菌锅效果的监测

（1）工艺监测：主要项目有物品的包装，装放，排气情况，灭菌的温度，压力及时间等。

（2）化学指示剂监测：有指示卡、指示胶带等。指示卡主要用于各种包装中心的监测，指示胶带主要用于包装的表面。

（3）生物指示剂监测：最可靠的方法是对热耐受较强的嗜热脂肪芽孢杆菌的死亡情况来判断灭菌是否成功。

6.消毒液的监测

（1）监测时间：更换前使用中的消毒液。

（2）监测方法：被检消毒液，用无菌吸管取 1 mL 加到 9 mL 的无菌中和剂中，于 1 小时内送检。指示纸：戊二醛试纸，含氯制剂试纸，对照标准色块，检验浓度是否达标。

（连佳佳）

第六节　转运与交换

一、转运者及转运车要求

根据手术通知单,手术室工勤人员通过手术推车或平车的方式,前往病房接手术患者,外出接送手术患者时,必须严格按要求穿外出衣、换外出鞋,检查患者推车的完好性,并保持棉被清洁、整齐无破损。

二、交接内容

到达病房后先核对手术患者的姓名、床号、住院号准确无误后,协助手术患者移动至患者推车上。病区护士应携带病历和手术所需物品护送手术患者至手术室,并与巡回护士在手术室门口半限制区进行交接,具体内容为:①根据病历内手术知情同意书和身份识别带核对手术患者姓名、病床号、住院号、拟手术名称、药物过敏史和血型。②检查手术标识是否准确无误。③确认禁食情况、肠道准备等术前准备均已完成,检查手术患者手术衣是否穿戴正确,是否已取下义齿、饰物等。④评估手术患者神志、皮肤情况、导管情况。⑤核对带入手术室的药物、影像学资料、腹带等特殊物品。交接核对无误后,病区护士与巡回护士一同填写《手术患者转运交接记录单》并签名。

此外,在转运途中,手术室护士应注意保证手术患者安全,推车者需站于手术患者头部,病历由参与护送的手术室护士或手术医师保管,他人不得随意翻阅,手术团队成员应保护手术患者的隐私。

三、转运注意事项

(1)由病房进入手术室的手术患者须戴好手术帽进入限制区,步行进入手术室的当日手术患者,需在指定区域内更换衣、裤、鞋。

(2)工勤人员和巡回护士共同护送手术患者至指定手术间,分别站于手术床两侧,协助手术患者从患者推车缓慢转移至手术床上,呈仰卧位,垫枕。

(3)予手术患者膝盖处适当的约束保护,防止意外坠床。

(4)注意给予手术患者保暖措施,冬天可以使用保温毯。

(5)为减轻手术患者的紧张情绪,可根据手术患者的不同需求选择适当的音乐放松心情。

(熊　静)

第七节　手术患者情况的核对要点

一、接患者出发前

接患者出发前第一次查对手术通知单与手术安排表一致,查对内容包括手术间号、患者姓名、性别、科室、床号、手术时间、手术台次。

二、病房接患者时

在病房第二次查对手术通知单、患者、病历一致,查对内容包括患者姓名、性别、科室、床号、手术时间、患者携带物品如 X 线片、药品等。

三、在手术患者等待区

(1)患者接至手术等待区后,由前一天值班人员第三次查对手术通知单、病历、患者(腕式识别带)、手术安排表一致,查对内容包括手术间号、患者姓名、性别、科室、床号、手术时间和手术台次。

(2)二线值班护士和麻醉医师查对患者后在手术安排表上签名,挂上手术间号码挂牌,让患者暂时在等待室等待手术;由该台手术的巡回护士与麻醉医师至等待室再次查对患者无误后将患者接入手术间。

四、患者入手术间

(1)该台手术的巡回护士核对患者科室、床号、姓名、性别、年龄、手术名称、手术部位等。
(2)麻醉医师及手术第一助手再次核对无误后,在患者及患者财产交接本相应栏签名。
(3)接台手术在同一手术间内进行时,更要注意严格查对。

五、接台手术

(1)接台手术时,巡回护士提前电话通知病房做术前准备,并在患者及患者财产交接本上填写好患者基本情况,将手术通知单夹在患者及患者财产交接本内送至机动护士或办公室护士处。

(2)若巡回护士较忙时,可电话通知机动护士去手术间取患者财产交接本并确认所接患者。

(3)患者接至等待室后,由办公室护士查对患者、为患者戴手术帽并告知办公室人员将患者手术情况动态信息录入电脑显示屏,以告慰患者家属。

(熊　静)

第八节　手术体位的摆放

手术体位的正确放置,能在充分暴露手术野的同时,保证手术患者维持正常的呼吸、循环功能,有效缩短手术时间,防止和减轻各种相关并发症的发生,是手术成功的基本保障之一,也是手术室护士必须正确掌握的最基本的操作技能之一。

一、手术体位管理原则

(1)根据手术部位的不同,放置最佳的手术体位,使手术野充分暴露,便于医师的操作。
(2)应确保呼吸、循环功能不受干扰,有利于麻醉医师术中观察及静脉给药。

（3）避免肢体的神经血管受压、肌肉拉伤、皮肤受损等，保证手术患者安全。

（4）在确认手术患者被充分固定和支撑的同时，应尽可能地保持符合手术患者生理功能的舒适体位。

（5）应注意保护患者隐私，避免身体过分暴露。体位放置时各种物品（包括各类防护垫、固定带、护臂套、护脸胶布等）应准备充分。图4-1、图4-2是几种常见的体位摆放辅助用品。

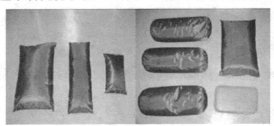

图4-1　各类体位摆放辅助用品

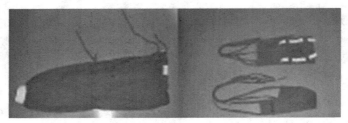

图4-2　护臂套、绑脚带、拉肩带

二、常见手术体位的应用范围和摆放方法

根据手术部位及手术入路的需要分为5种常见手术体位，分别为仰卧位、侧卧位、俯卧位、膀胱截石位和坐位。

（一）仰卧位

适用于头、面、胸、四肢、腹部及下腹部手术，是外科手术中最常用的手术体位。（图4-3）

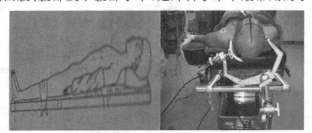

图4-3　仰卧位

1. 摆放方法

（1）放置搁手板，将双臂放于搁手板上，外展＜90°，防止臂丛神经受损，手心朝上，远端关节高于近端关节；亦可根据手术需要，使双臂自然放于身体两侧，用事先横放于手术患者背部的小单卷裹固定双手。遇神经外科额、颞、顶及颅前窝等手术，可用小单将身体包裹，并用约束带固定，松紧适宜。

（2）根据手术患者腰前凸深度,放置厚薄合适的软垫,维持腰部正常生理曲线。

（3）膝关节腘窝部垫一软垫,使双腿自然弯曲,以达到放松腹部肌肉,增加手术患者舒适度的目的。

（4）双下肢伸直,使头、颈、躯干、下肢呈一直线摆放,用约束带固定于膝关节上2 cm左右,松紧以平插入一掌为宜。

（5）双足跟部放置脚圈,减少局部受压。

2.注意事项

（1）注意麻醉头架和器械托盘摆放的位置,避免影响手术患者呼吸、循环功能和麻醉医师的观察。

（2）肝、脾手术,如脾切除术、肝右叶切除术等,可根据手术需要在术侧垫一软垫,抬高并暴露术野。

（3）胸部前切口手术,如乳腺癌根治术,将患侧上肢外展置于托手器械台上,外展<90°,调整托手器械台高度与手术床高度一致,并于术侧垫一软垫,充分暴露术野。

（4）前列腺及膀胱手术,可根据手术需要,在手术患者骶尾部垫一软垫,既有利于暴露术野又分散了骶尾部的压力。

（5）颅脑手术时,头部必须略高于躯体3～5 cm,有利于静脉回流,避免脑充血导致颅内压增高。

（二）侧卧位

侧卧位主要分为90°侧卧位和半侧卧位,90°侧卧位适用于胸外科(如肺、食管)、泌尿外科(肾脏、输尿管等)和脑外科(颞部肿瘤、脑桥小脑角区肿瘤)手术;半侧卧位适用于胸腹联合切口及前胸部手术。(图4-4)

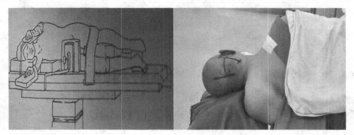

图4-4　90°侧卧位

1.90°侧卧位摆放方法

（1）待手术患者麻醉后,将手术患者身体呈一直线从仰卧位转成90°侧位,患侧朝上。

（2）放置头圈于手术患者头下,使眼睛和耳朵处于头圈的空隙中。

（3）90°侧卧位搁手架分为上下两层,患侧上肢放置于上层,健侧上肢放置于下层,并分别予以固定,手指稍露,便于观察末梢血液循环。

（4）于健侧腋下(即胸部下方第4、5肋处)放置胸枕,其厚度以手术患者健侧臂丛神经及血管不受压为宜。

（5）下腹部和臀部分别用一个髂托固定。

（6）根据手术方式调整双腿伸直弯曲与否,并用约束带固定髋关节或膝关节。双腿间和踝部分别夹一软枕,避免骨隆突处受压。

2.半侧卧位摆放方法

半侧卧位是指使手术患者侧转成30°～40°体位。首先将手术患者健侧上肢放置于搁手板上，外展＜90°。患侧上肢用护臂套保护后屈曲固定于麻醉头架上，高度适宜，避免外展及牵拉过度。患侧肩、胸、腰背部放置适当的软垫或半侧卧位专用斜坡式软垫。健侧腋下平乳头处和/或髂前上棘处用1～2个髂托固定。双下肢用约束带固定，腘窝部垫一软垫。双足跟部放置脚圈，减少局部受压。

3.注意事项

(1)将手术患者从仰卧位翻转成侧卧位的过程中，必须保持手术患者头、颈、躯干呈一直线，呈"滚筒式"翻转。

(2)上肢搁手架应可调节高度和角度，使双上肢外展均不超过90°，并呈抱球状。

(3)开颅手术放置侧卧位时，应使手术患者背侧尽量靠近床的边缘，并向前俯，必须注意身体的背部和四脚固定架之间要加衬垫，防止压伤。

(4)手术患者导尿管及深静脉穿刺管应从空隙中穿出，保证引流通畅；电极板应粘贴于患侧下肢的大腿、小腿或臀部。

(三)俯卧位

适用于颅后窝、颈椎后路、脊柱后入路、腰背部等手术。（图4-5）

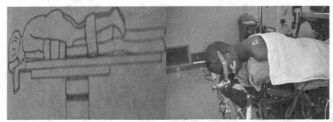

图4-5 俯卧位

1.摆放方法

(1)待手术患者麻醉后，将手术患者呈一直线从仰卧位缓慢转换为俯卧位，转换体位时使双臂紧贴于身体两侧，避免肩肘关节意外扭曲受伤。

(2)将手术患者头部移出手术床，直接放置于头托上或固定于头架上，调整头托或头架位置及高度，保证手术部位突出显露的同时呼吸通畅。

(3)双上肢平放于身体两侧，中单固定，约束带加固，或将双上肢自然弯曲置于头旁两侧搁手架上。

(4)胸部垫一大软垫，尽量靠上，于髂嵴两侧各垫一小方垫；或将两个中圆枕呈外八字形斜垫于两锁骨至肋下，将一中圆枕横垫于耻骨联合和髂嵴下，呈三角形，使胸腹部呈悬空状，保持呼吸运动不受限和静脉回流通畅。

(5)双侧膝盖下各垫一小软圈，两小腿胫前横置一软枕，使手术患者小腿呈自然微曲，增加舒适度。双足背下垫一小方软枕，避免足背过伸引起足背神经损伤。双腿用约束带固定。

2.注意事项

(1)头部需妥善固定于头托或头架上，使用头托者必须注意前额、眼睛、耳朵、下颚、颧骨等处的保护，可选择凝胶头托或在放置体位前在前额、颧骨等易受压处给予防压疮透明敷贴，防止压疮发生。

（2）放置俯卧位时应使用适当体位垫，使胸腹部悬空，避免受压，保持呼吸通畅和静脉回流。

（3）男性手术患者注意避免阴茎和阴囊受压，女性手术患者注意避免乳房受压。

（4）肥胖的手术患者，应注意两侧手臂的固定和保护，避免术中手臂意外滑落或由于固定约束过紧造成压伤。

（四）膀胱截石位

适用于会阴部及经腹会阴直肠手术。（图4-6）

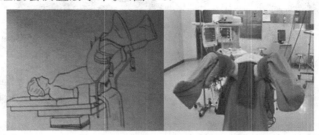

图4-6 膀胱截石位

1.摆放方法

（1）将搁脚架分别置于手术床的两侧，根据手术患者大腿的长度及手术方式调节搁脚架的高度和方向。

（2）手术患者呈仰卧位，待麻醉后，脱去长裤，套上棉质裤套，下移手术患者身体，直至其尾骨略超过手术床背板下沿。

（3）将手术患者屈髋屈膝，大腿外展成60°～90°，分别缓慢置于搁脚架上，根据不同手术方式调节大腿间的角度及前屈角度，并用约束带固定双脚。

（4）卸下或摇下手术床尾部1/3部分，根据手术需要，可于臀部下方置一软垫，减轻局部压迫，便于操作。

（5）将一侧上肢置于身体旁，用小单包裹固定，另一侧上肢置于搁手板上，外展＜90°。

2.注意事项

（1）大腿前屈的角度应根据手术需要调整，经腹会阴手术，搁脚架与手术台成70°左右，单纯会阴部手术成105°左右，腹腔镜下左半结肠癌、乙状结肠癌和直肠癌根治术，双腿不要过度分开，股骼关节、膝关节屈曲成150°～170°。

（2）两侧搁脚架必须处于同一水平高度。

（3）放置截石位必须注意保护双侧腘窝，在腘窝下应置平整的薄软垫，并且避免其外侧面受硬物挤压，防止腓总神经损伤。

（4）手术结束恢复体位时，应缓慢地将一条腿先从搁脚架上放下，避免血流动力学短时间内发生变化，引起直立性低血压。

（5）对于有骨盆、股骨颈骨折史的手术患者，可通过抬高骶尾部使盆腔尽可能得到伸展。在放置和恢复体位时，均应小心操作，尽量使髋关节和膝关节同时运动，避免髋关节旋转，尤其是外旋外展。

（6）放置截石位过程中，应注意手术患者的保暖，并且注意保护手术患者的隐私。

（7）需进行肠道灌洗的直肠手术，应在手术患者臀下铺置防水巾，防止冲洗液浸湿床单，引起压疮发生。

（五）坐位

适用于后颅手术。（图 4-7）

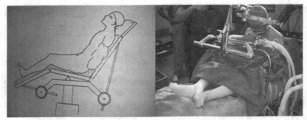

图 4-7　坐位

1.摆放方法

（1）双腿选择合适的防栓袜或缠弹力绷带,避免栓塞的形成,防止深静脉血栓,甚至肺栓塞的发生。

（2）双膝下垫一长圆枕,使两腿稍有弯曲,防止下肢过伸。

（3）静脉通路通常建立于手术患者的左上肢,妥善固定,同时需保持静脉通路的通畅,外接延长管,方便于术中加药。

（4）两臂套上护臂套,以防电刀灼伤。让双手指稍露,有利于在术中观察末梢循环。双手下分别放置长圆枕上并予以固定。

（5）卸下手术床头板,双手抱住手术患者头部,床背慢慢抬起,直至床背成 90°。

（6）儿童或坐高较低者,臀下垫软方枕若干,使手术切口及消毒范围高于床背。

（7）安置头架,并固定于手术床,调整手术床位置。

（8）手术患者前胸与头架之间垫大方枕予以保护,并用约束带固定于床背。

2.注意事项

（1）穿防栓袜前,评估手术患者腿的长度和小腿最粗段的周长,选择合适的防栓袜。穿防栓袜前应先抬高双下肢,然后再穿。

（2）为防止直立性低血压,床背抬高速度尽量放慢,在整个过程中,需密切监测各项指标,如有血压下降或心率减慢等,应立即停止体位变动。

（3）体位安放完毕后,再次仔细检查头架的各个关节是否拧紧,检查手术患者身体的各部位是否已妥善固定;检查导尿管和深静脉穿刺管是否通畅,集尿袋可挂于手术患者左侧床边,以便观察术中的尿量。

（4）手术结束后手术患者仍须保持坐位姿势送回病房,为保证安全,须将手术患者头部固定在床头。

（熊　静）

第九节　神经外科手术的护理

神经外科作为一门独立的学科是在 19 世纪末神经病学、麻醉术、无菌术发展的基础上诞生的。神经外科是医学中最年轻、最复杂而又发展最快的一门学科。神经外科是外科学的分支,包括颅脑损伤、脑肿瘤、脑血管畸形、脊髓病变。神经外科又可分出颅底外科、脑内镜、功能神经外科等。下面以几个经典神经外科手术为例,介绍手术的护理配合。

一、颅内动脉瘤夹闭术的护理配合

颅内动脉瘤是当今人类致死、致残最常见的脑血管病。颅内动脉瘤是脑动脉上的异常膨出部分,指血管壁上浆果样的或先天性的突起,可能是血管先天性的缺陷或血管壁变性引起,通常发生在脑底动脉环的大血管分叉处。颅内动脉瘤分类:颈内动脉瘤(30%~40%)、前交通动脉瘤(30%)、大脑中动脉瘤(20%)、大脑后动脉瘤(1%)、椎-基底动脉瘤(10%)。颅内动脉瘤夹闭术手术治疗的原则是将动脉瘤排除于血循环之外,使之免于再破裂,同时保持载瘤动脉的通畅,防止发生脑缺血。

(一)主要手术步骤及护理配合

1.手术前准备

手术患者行全身麻醉,手术体位为仰卧位,患侧肩下垫一小枕,头向右倾斜 30°~45°,上半身略抬高,脑外科头架固定。双眼涂金霉素眼药膏并用眼贴膜覆盖保护,双耳塞干棉球保护,以免消毒液流入眼和耳内。头部手术皮肤消毒时,应由手术区中心部向四周涂擦,包括头部及前额。消毒范围包括手术切口周围 15~20 cm 的区域。按照神经外科手术铺巾法建立无菌区域。

2.主要手术步骤

(1)铺巾:按常规皮肤消毒铺巾。

(2)切开头皮:传递 22 号大圆刀切开皮肤,传递头皮夹,夹住皮肤切口止血。

(3)皮瓣形成:以锐性分离法将皮瓣沿帽状腱膜下游离,并向后翻开皮瓣。

(4)骨瓣形成:传递骨膜剥离器剥离骨膜,暴露颅骨,选择合适的钻孔部位,安装并传递气钻或电钻进行钻孔,并用铣刀铣开骨瓣。

(5)切开硬脑膜:打开硬脑膜前传递腰穿针行脑脊液引流;传递蚊氏钳提夹,11 号尖刀切开硬脑膜一小口,传递解剖剪(又称"脑膜剪")扩大切口,圆针 0 号慕丝线悬吊。

(6)游离载瘤动脉:传递显微弹簧剪刀切开蛛网膜,神经剥离子协助轻轻剥开;传递脑压板,其下垫脑棉牵开并保护脑组织;传递小号显微吸引器、双极电凝暴露肿瘤邻近的血管及神经组织,逐步游离载瘤动脉的近端和远端、瘤颈直至整个瘤体。

(7)确认和夹闭动脉瘤:夹闭动脉瘤,根据情况选择合适长短及角度的动脉瘤夹蘸水后,与施夹钳一同传递。

(8)切口缝合:逐层关闭切口,放置引流,骨瓣覆盖原处并使用连接片和螺钉固定,传递圆针慕丝线依次缝合颞肌筋膜、帽状腱膜,缝合皮下组织,角针慕丝线缝合皮肤。

3.术后处置

为手术患者包扎伤口,戴上弹力帽,注意保护耳郭避免受压。检查受压部位皮肤,固定引流管,护送手术患者入神经外科监护室进行交接。

(二)围术期特殊情况及处理

1.急诊手术的术前准备

接到急诊手术通知单,立即选择安排特别洁净或标准洁净手术室,联系急诊室或者病房做好术前准备,安排人员转运患者(病情危重的手术患者必须由手术医师陪同送至手术室)。

（1）环境准备：手术室温度保持在 23～25 ℃，相对湿度保持在 40%～60%。严格根据手术间面积控制参观人员，1 台手术不得超过 3 名。

（2）特殊器械准备：显微持针器、显微弹簧剪刀、显微枪形镊、各种型号的显微吸引器、神经剥离子、各种型号动脉瘤夹及施夹钳、可调节吸引器、多普勒探头、多普勒血流测定仪。

（3）特殊物品准备：血管缝线、"纤丝速即纱"止血材料和 3% 罂粟碱溶液。

（4）辅助物品准备：准备带有腰穿针留置孔的手术床及两套负压吸引装置。

同时通知手术医师及麻醉医师及时到位，三方进行手术患者安全核查，保证在最短时间内开始手术。

2.腰椎穿刺术手术体位

术前腰穿留置针的操作应在全麻后进行，避免刺激患者诱发动脉瘤的破裂出血。具体配合方法如下。（图 4-8）

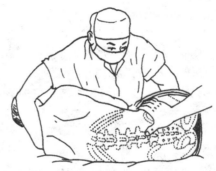

图 4-8　腰椎穿刺术

（1）调整体位：手术患者行全身麻醉后，巡回护士与手术医师、麻醉师一同缓慢地将手术患者翻转呈侧卧位，背齐床沿，头部和两膝尽量向胸部屈膝，腰背部向后弓起，使棘突间的椎间隙变宽，利于腰穿针进入鞘膜囊内，巡回护士站立于手术患者前面，帮助固定体位并保护手术患者以防坠床，配合麻醉师行腰穿。

（2）保护腰穿针头：完成腰穿留置引流后，立即用无菌小纱布保护腰穿针头，胶布固定，避免针芯脱落。

（3）确认腰穿留置针位置：手术医师、麻醉师共同将手术患者向床中央稍稍移动，其中一人用手轻扶腰穿针，巡回护士负责观察、确认腰穿留置针与手术床中央留置孔的位置相吻合后，共同将手术患者安置成仰卧位。

（4）术中监测：地面与手术床上留置孔的相应部位放置药碗（当腰穿针开放时可存取脑脊液）。加强巡视和检查，并按照要求进行相应特殊检查。

3.动脉瘤手术过程中的药物管理

对于手术台上使用的各种药物，巡回护士必须与洗手护士严格核对；无菌台上的术中用药，洗手护士必须加强管理，以防混淆或错用。

（1）药物标识规范：手术台上所有的药物及盛放药物的容器（包括注射器、药杯、药碗）必须有明确的标识，其上注明药物名称、浓度、剂量。

（2）杜绝混淆：无菌台上第一种药物未做好标识前，不可传递第二种药物至无菌台。

（3）特殊药物的配合：当需解除血管痉挛时，递显微枪形镊夹持含有 3% 罂粟碱溶液的小脑棉湿敷载瘤动脉 5 分钟。

（4）严格区分放置：注射药、静脉输液、消毒液必须严格区分放置，标识清晰。外观相似或读音相近的药物必须严格区分放置。

4.颅内动脉瘤过早破裂

颅内动脉瘤破裂是手术中的危急情况，必须及时、恰当处理，主要方法包括以下几种。

（1）指压法：巡回护士或台下医师协助压迫颈动脉，手术医师在颅内暂时阻断载瘤动脉，制止出血，同时处理颅内动脉瘤。洗手护士传递两只大号吸引器，手术医师迅速清除手术视野内的血液，找到动脉瘤破口，立即用其中一只吸引器对准出血点，迅速游离和处理动脉瘤。

（2）吸引器游离法：洗手护士传递大号显微吸引器，手术医师将动脉瘤吸住后，迅速夹闭瘤颈，该法适用于瘤颈完全游离，如使用不当可引起动脉瘤破口再次扩大。

（3）压迫止血法：洗手护士根据要求传递比破口小的锥形吸收性明胶海绵，手术医师将起头端插入动脉瘤破口处，并传递小型脑棉，在其外覆盖，同时传递小型显微吸引器轻压片刻后，迅速游离动脉瘤。

（4）双极电凝法：仅适用于颅内动脉瘤破口小且边缘整齐的情况下。洗手护士准确快速传递双极电凝镊，手术医师用其夹住出血部位，启动电凝，帮助止血。

5.脑棉的使用和清点

神经外科手术风险大、难度高、手术时间长，脑棉的清点工作是神经外科手术的护理的重点和难点，应按照以下方法进行。

（1）术前清点：术前洗手护士应提前洗手，保证充分的时间进行脑棉的清点和整理。由洗手护士和巡回护士两人共同清点脑棉，并记录于手术护理记录单上。清点脑棉时应特别注意，脑棉以 10 块 1 包装，每台手术以 50 块为基数。清点脑棉时需细致谨慎，应及时发现是否存在两块脑棉重叠放置的现象。此外必须检查每一块脑棉的完整性，确认每一块脑棉上带有牵引线。

（2）术中管理：传递脑棉时，需将脑棉平放于示指的指背上或手背上，光面向前，牵引线向后。术中添加脑棉也必须及时清点并记录。添加脑棉时，同样以 10 块的倍数进行添加。术中严禁手术医师破坏脑棉的形状，如修剪脑棉或撕扯脑棉。巡回护士应及时捡起手术中掉落的脑棉并放至指定位置。

（3）关闭脑膜前清点：必须确认脑棉的数量准确无误方可关闭并记录。关闭脑膜后必须再次确认脑棉的数量准确无误并记录。

二、颅后肿瘤切除手术的护理配合

颅后肿瘤是指小脑幕下的颅后窝肿瘤，常见有小脑、脑桥小脑角区、第四脑室、斜坡、脑干、枕大孔区肿瘤等。经临床和影像学检查证实的颅后肿瘤，除非有严重器质性病变不宜开颅者，一般均应手术治疗，根据手术部位常采用正中线直切口、钩状切口、倒钩形切口。此处以最典型和最常用的枕下正中切口颅后窝开颅术为例说明手术入路及手术配合。

（一）主要手术步骤及护理配合

1.术前准备

手术患者行全身麻醉，手术体位为俯卧位，上半身略抬高，头架固定。双眼涂金霉素眼药膏并用眼贴膜覆盖保护，双耳塞棉花球保护，以免消毒液流入眼和耳内。头部手术皮肤消毒时，应由手术区中心部向四周涂擦。消毒范围要包括手术切口周围15～20 cm的区域。按照神经外科手术铺巾法建立无菌区域。

2.手术步骤

(1)常规皮肤消毒铺巾。

(2)切开头皮:传递22号大圆刀切开皮肤,传递头皮夹,夹住皮肤切口止血。

(3)牵开肌层:传递骨膜剥离器分离两侧附着于枕骨的肌肉及肌腱,显露寰椎后结节和枢椎棘突,传递乳突拉钩或梳式拉钩用于牵开肌层。

(4)骨窗形成:传递气钻或电钻在枕骨鳞部钻一孔,并传递鼻甲咬骨钳扩大骨窗,向上至横窦,向下咬开枕骨大孔,必要时咬开寰椎后弓。

(5)切开并悬吊硬脑膜:传递蚊氏钳提夹,11号尖刀切开硬脑膜一小口,传递解剖剪扩大切口,圆针0号慕丝线悬吊。

(6)肿瘤切除并止血:传递取瘤钳分块切取肿瘤,传递止血纱布进行止血。

(7)清点脑棉,缝合硬脑膜。

(8)切口缝合:逐层关闭切口,放置引流,严密缝合枕下肌肉、筋膜,缝合皮下组织和皮肤。

3.术后处置

为手术患者包扎伤口,戴上弹力帽,注意保护耳郭,检查受压部位皮肤,固定引流管,护送患者入复苏室进行交接。处理术后器械及物品。

(二)围术期特殊情况及处理

1.小脑肿瘤切除术的术前准备

小脑手术部位深,手术复杂,对护理的配合要求高,因此,手术室护士应尽最大可能做好充分的手术准备。具体包括以下。

(1)环境准备:安排入特别洁净或标准洁净手术室,手术室温度保持在23～25 ℃,相对湿度保持在40%～60%。严格根据手术间面积控制参观人员,1台手术不得超过3名。

(2)特殊器械及物品准备:头架、气钻、显微镜、一次性显微镜套、超声刀、吸收性明胶海绵、骨蜡、电刀、"纤丝速即纱"、双极电凝、负压球、医用化学胶水、脑棉、显微弹簧剪、显微枪形剪、枪形息肉钳等。

(3)常规用品准备:术前了解手术患者病情、手术部位,根据手术患者的体型、手术体位等实际情况准备手术所需常规用品。

(4)抢救用品准备:充分估计术中可能发生的意外,提前准备好各种抢救用品。对出血比较多的手术如巨大脑膜瘤等,应事先准备两路吸引器。

2.患者俯卧位的摆放

摆放体位之前,巡回护士应做好充分的准备;将4～5个体位垫呈三角形放于手术床上,体位垫的大小选择根据手术患者的体型确定,体位垫上的布单应保持平整,无皱褶、无潮湿。

手术患者在患者推床上接受全身麻醉后,巡回护士脱去患者衣服,双臂放于身体两旁,用中单加以固定,防止在翻身时肩关节、肘关节扭曲受伤。然后巡回护士与手术医师、麻醉师同时将患者抬起缓慢翻转到手术床上呈俯卧位;注意其中手术医师托住患者颈肩部和腰部,巡回护士托住患者臀部和腘窝部,麻醉师注意避免气管插管、输液管及导尿管脱落;同时应注意保持头、颈、胸椎在同一水平上旋转。翻转成功后巡回护士根据需要调整体位垫,保证胸腹悬空不受压,四肢处于功能位,全身各个部位得到妥善固定。

3.术中观察

术中还应巡逻护士要密切观察生命体征的变化,观察四肢有无受压、静脉回流是否畅通等。注意保持静脉通路和导尿管的通畅,特别是应手术需要在手术进行中挪动患者体位或疑似患者体位有变动时必须立即检查。常规状态下每1～2小时观察一次。

4.超声刀的连接和使用

脑外科专用超声刀设备较为昂贵,使用要求高,手术室护士应正确使用,以确保其发挥最大的效能。

(1)超声刀使用流程。(图4-9)

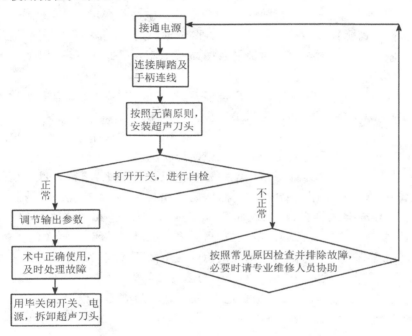

图 4-9 超声刀使用流程图

(2)脑外科专用超声刀使用前的操作要点包括:①先插上电源,连接踏脚和机器,打开机器开关。检查仪器是否完好。②吸引瓶内采用一次性带止逆阀吸引袋,并连接机器。③洗手护士正确无误地衔接好超声刀手柄电线、吸引管、冲洗管并将三者合一,妥善固定,将其远端传递给辅助护士。巡回护士分别将超声刀插头、吸引管、冲洗管与机器相应插口及冲洗液连接。④巡回护士根据需要调节吸引力、超声频率、冲洗液流量至最合适的范围。

(3)脑外科专用超声刀仪使用时的注意事项:①超声刀头置于安全稳妥的地方,刀头不可触及任何物品。②及时擦净超声刀头上的血迹并吸取生理盐水保持吸引头通畅。③当仪器处于工作状态时,手远离转轴。

(4)脑外科专用超声刀使用后的注意事项:①脚踩踏脚开关,用超声刀头吸生理盐水200 mL冲洗超声刀头中的管腔,然后关闭电源开关。②超声刀头用湿纱布擦拭干净,禁止放在含酶的消毒液中,应送环氧乙烷灭菌。③收好电源电线、踏脚开关等物件,吸引袋按一次性医疗废弃物处理。④登记使用情况。

5.神经外科手术中显微镜的使用

显微镜是神经外科手术最为常用的仪器设备之一,护士应掌握正确的使用和维护保养方法,从而为患者提供安全的治疗,同时延长物品的使用寿命。

(1)使用前的注意事项:①接通电源,连接视频线至彩色监视器,打开电源开关。②根据手术部位调整好助手镜的位置,打开显微镜开关。检查显微镜的各项功能,如聚焦、调整平衡等。目镜的屈光度数,使图像清晰度与助手镜和监视器一样。③拉直显微镜臂,用无菌显微镜套将显微镜套好。

(2)使用中的注意事项:①洗手护士在手术显微镜下配合手术时,要特别注意显示屏上显示的手术操作及进展,主动与主刀医师配合。②传递器械动作幅度要小,做到轻、稳、准。做到一手递,一手接,保证医师在接后即能用。③传递脑棉时,根据需要将不同大小的脑棉传递到医师的视野内。④做各种操作时绝对不可倚靠及碰撞手术床及显微镜底座,以免影响手术区域及操作。

(3)使用后的注意事项:①关闭手术显微镜光源,打开固定器,将显微镜推离手术区。②将手术显微镜镜臂收起,缩至最短距离,注意保护镜头。③关闭总电源,收好电源线和视频线,将手术显微镜放置原位,固定底座开关。④取下手术显微镜套后,应检查手术显微镜上有无血迹,清洁擦拭干净。⑤按要求在专用登记本上记录显微镜使用状况。

(4)保养的注意事项:①手术显微镜的镜头是整个机器的心脏,非常娇贵,所以每次使用后,要用镜头专用纸清洁镜头,禁用粗糙的物品擦拭,防止出现划痕,影响镜头的清晰程度。②勿用乙醇、乙醚等有机溶剂擦拭镜身,可用软布蘸水擦拭;各个螺丝和旋钮不要拧得过紧或过松。③关闭显微镜时,要先将调节光源旋钮旋至最小,再将光源电源关闭,最后关闭显微镜电源开关,以延长灯泡的使用寿命。④随时记录手术显微镜的使用情况、性能、故障及解决方法。⑤手术显微镜应放置于干净、干燥通风的地方,注意避免碰撞。⑥显微镜通常处于平衡状态,无特殊要求,不要轻易调节。⑦专人负责检查,设专用登记本,每次使用后需登记情况并签名。⑧每3个月由专业人员做一次预防性维修和保养,每年进行1次安全性检查。

(熊　静)

第十节　普外科手术的护理

普外科是外科领域中历史最长、发展较全面的学科。该学科内容广泛,是外科其他各专业学科的基础;其范围较大,除了各个专业学科,如颅脑外科、骨科、整形外科、泌尿外科等之外,其余未能包括在专科范围内的内容均属于普外科的范畴。普外科手术以腹部外科为基础,还包括了甲状腺疾病、乳腺疾病、周围血管疾病等。在实际工作中,普外科又可分出一些学科,如胃肠外科、肛肠外科、肝胆外科、胰腺外科、周围血管外科等。下面以几个经典的普外科手术为例,介绍手术的护理配合。

一、急性肠梗阻手术的护理配合

小肠分为十二指肠、空肠和回肠三部分。十二指肠起自胃幽门,与空肠交接处为十二指肠悬韧带(Treitz 韧带)所固定。回肠末端连接盲肠,并具回盲瓣。空肠和回肠全部位于腹腔内,仅通过小肠系膜附着于腹后壁。肠梗阻是指肠内容物不能正常运行、顺利通过肠道,是外科常见急腹症之一,常为物理性或功能性阻塞,发病部位主要为小肠。小肠梗阻是指小肠肠腔发生机械性阻塞或小肠正常生理位置发生不可逆变化,如肠套叠、肠嵌闭和肠扭转等。绝大多数机械性肠梗阻需做外科手术治疗,缺血性肠梗阻和绞窄性肠梗阻更需及时急诊手术处理。

(一)主要手术步骤及护理配合

1.手术前准备

手术患者取仰卧位,行全身麻醉。切口周围皮肤消毒范围为:上至剑突、下至大腿上 1/3,两侧至腋中线。按照腹部正中切口手术铺巾法建立无菌区域。

2.主要手术步骤

(1)经腹正中切口开腹:22 号大圆刀切开皮肤,电刀切开皮下组织、腹白线、腹膜,探查腹腔。

(2)分离:切开相应肠系膜,分离、切断肠系膜血管,传递血管钳 2 把钳夹血管,解剖剪剪断,慕丝线结扎或缝扎。

(3)分别切断肠管近远端:传递肠钳钳夹肠管,15 号小圆刀于两肠钳间切断,移除标本,传递碘伏棉球擦拭残端。(图 4-10)

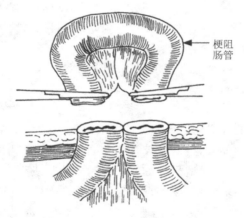

梗阻
肠管

图 4-10 切断肠管

(4)关闭腹腔:传递温生理盐水冲洗腹腔;放置引流管,三角针慕丝线固定;传递可吸收缝线或圆针慕丝线关腹。

(5)行肠肠吻合:对拢肠两断端,传递圆针慕丝线连续缝合或传递管型吻合器吻合。(图 4-11)

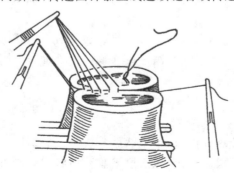

图 4-11 肠肠吻合

(6)关闭肠系膜裂隙:传递圆针慕丝线或可吸收缝线间断缝合。(图 4-12)

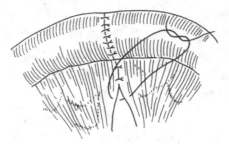

图 4-12　关闭肠系膜裂隙

(二)围术期特殊情况及处理

1.急诊手术,病情危急

手术室值班护士接到急诊手术通知单,立即安排手术间,联系相关病房做好术前准备,安排人员转运患者(病情危重的手术患者必须由手术医师陪同送至手术室)。

手术室护士按照手术要求,备齐手术器械及仪器等设备,如高频电刀、超声刀、负压吸引装置,检查仪器功能,并调试至备用状态。同时应预计可能出现的突发事件和可能需要的物品,以备不时之需。如这位患者为剖腹探查手术,除了肠道切除和吻合外,可能存在肠道破裂、腹腔污染的可能,因此必须备齐大量冲洗液体。

同时应通知手术医师及麻醉师及时到位,三方进行手术患者手术安全核查,保证在最短时间内开始手术。

2.肠道吻合的护理配合

肠道吻合器是临床常用的外科吻合装置之一,在手术使用时,主要做好以下护理配合。

(1)型号选择:应按照医师要求,根据肠腔直径和吻合位置,目测或利用测量器,选择不同型号的吻合器,目前常用的肠道吻合器型号有 25~34 号,并分直线和弯形吻合器。

(2)严格核对:手术医师要求使用 32 号直线形管型吻合器吻合肠腔,由于吻合器价格较为昂贵,为一次性高值耗材,巡回护士在打开吻合器外包装之前必须再次与手术医师认真确认吻合器的型号、规格,检查有效期及外包装完整性,均符合要求方可打开使用。

(3)配合使用:洗手护士将抵钉座组件取下交予手术医师,手术医师将抵钉座与吻合器头部分别放入将欲吻合的消化管两端,旋转吻合器手柄末端调节螺母,通过弹簧管及吻合器头部伸出的芯轴,将抵钉座连接固定于吻合器头部。医师进行击发,完成肠管钉合并切除消化管腔内多余的组织。

(4)使用后处置:吻合完成后,配合医师共同检查切下的组织切缘是否完整成环,以保证不出现吻合口瘘。吻合器使用后,按照一次性医疗废弃物标准处理,严禁任何人员将使用过的吻合器带出手术室。

二、甲状腺手术的护理配合

甲状腺是人体最大的内分泌腺体,位于甲状软骨下方,紧贴于气管两旁,由中央的峡部和左右两个侧叶构成。甲状腺由两层被膜包裹,内层被膜称甲状腺固有被膜,紧贴腺体并伸入到腺实质内;外层被膜称甲状腺外科被膜,易于剥离,两层被膜之间有甲状腺动、静脉、淋巴结、神经和甲状旁腺等,因此手术时分离甲状腺应在此两膜间进行。当单纯性甲状腺肿压迫气管、食道、喉返神经等引起临床症状,或巨大单纯甲状腺肿物影响患者生活、工作,或结节性甲状腺肿有甲状腺功能亢进或恶变,或甲状腺良性肿瘤都应行甲状腺大部或部分(腺瘤小)切除,其中甲状腺腺瘤是最常见的甲状腺良性肿瘤。

(一)主要手术步骤及护理配合

1.手术前准备

手术患者取垂头仰卧位,行全身麻醉。切口周围皮肤消毒范围为:上至下唇,下至乳头连线,两侧至斜方肌前缘。

2.主要手术步骤

(1)切开皮肤、皮下组织及肌肉:传递22号大圆刀在胸骨切迹上两横指处切开皮下组织及颈阔肌。

(2)分离皮瓣:传递纱布,缝合在上下皮瓣处,牵引和保护皮肤;传递组织钳提起皮肤,电刀游离上、下皮瓣。

(3)暴露甲状腺:纵向打开颈白线,传递甲状腺拉钩牵开两侧颈前带状肌群,暴露甲状腺。

(4)处理甲状腺血管:传递圆针慕丝线缝扎甲状腺上动脉和上静脉、甲状腺下动脉和下静脉。

(5)处理峡部:传递血管钳或直角钳分离并钳夹峡部,传递15号小圆刀或解剖剪切除峡部。

(6)切下甲状腺组织:传递血管钳或蚊氏钳,沿预定切线依次钳夹,传递15号小圆刀切除,取下标本,切除时避免损伤喉返神经。传递慕丝线结扎残留甲状腺腺体,传递圆针慕丝线间断缝合甲状腺被膜。

(7)冲洗切口,置引流管,关切口:生理盐水冲洗,传递吸引器吸尽冲洗液并检查有无活动性出血;放置负压引流管置于甲状腺床,传递三角针慕丝线固定;传递圆针慕丝线依次缝合颈阔肌、皮下组织,三角针慕丝线缝合皮肤,或使用无损伤缝线进行皮内缝合,或使用专用皮肤吻合皮钉吻合皮肤。

(二)围术期特殊情况及处理

1.甲状腺次全切除术患者体位

甲状腺次全切除术的手术患者应放置垂头仰卧位,该体位适用于头面部及颈部手术。在手术患者全麻后,巡回护士与手术医师、麻醉师一同放置体位。放置垂头仰卧位时除了遵循体位放置一般原则外,还需注意:①在仰卧位的基础上,双肩下垫一肩垫平肩峰,抬高肩部20°,使头后仰颈部向前突出,充分暴露手术野。②颈下垫颈枕,防止颈部悬空。③头下垫头圈,头两侧置小沙袋,固定头部,避免术中移动。④双手平放于身体两侧并使用中单将其保护、固定。⑤双膝用约束带固定。

2.甲状腺手术术中发生电刀故障

术中发生高频电刀报警,电刀无法正常工作使用,巡回护士应先检查连接线各部分完整性及电刀连接线与电刀主机、电极板连接线与电刀主机的连接处,避免连接线折断或连接部位接触不紧密的情况发生;查看电极板与手术患者身体部位贴合是否紧密,是否放置在合适部位,当进行以上处理后问题仍未解除,应更换电刀头,如仍无法正常使用,更换高频电刀主机,及时联系厂家维修。此外,当手术医师反映电刀输出功率不够,要求加大功率时,巡回护士不可盲目加大功率,造成手术患者发生电灼伤隐患;应积极寻找原因,检查电刀各连接线连接是否紧密的同时,提醒洗手护士及时清除电刀头端的焦痂,保持良好传导性能。

3.手术并发症

手术患者在拔管后突然自觉呛咳、胸闷、心悸、呼吸困难、氧饱和度下降等情况,说明很可能由于手术止血不彻底,形成了切口内血肿。应立即通知手术医师及麻醉师进行抢救,并查看手术患者情况:若伤口敷料有渗血、颈部肿胀、负压引流内有大量新鲜血液,则可初步判断为切口内出血所致,应立即备好手术器械,准备二次手术止血。手术室护士首先应配合麻醉师再次气管插管,保持呼吸道通畅;传递线剪或拆钉器,协助手术医师打开切口,清除血肿,解除对气管的压迫,寻找并结扎出血的血管或组织,如手术患者情况仍无改善,则立即行气管切开。

三、肝移植手术的护理配合

移植术是指将一个体的细胞、组织或器官用手术或其他方法,移植到自体或另一个体的某一部位。人体移植学科的发展是 20 世纪医学最杰出的成就之一。从最早开展的输全血,到肾、肝、心、胰腺和胰岛、肺、甲状旁腺等器官组织的移植,一直发展到心肺、心肝、胰肾联合移植和腹内多器官联合移植,移植手术的操作技术和移植效果都取得了巨大成就。

近年来,伴随外科技术、器官保存水平、免疫抑制剂运用等各医疗领域技术发展,作为移植手术中难度较高的肝移植也取得了飞速发展,成为治疗末期肝病的首选方法。目前,全世界肝移植中心已超过 30 个,每年平均以 8 000 例次为基数持续上升。标准的肝移植术式为原位肝移植,近年来创新多种术式,包括减体积性肝移植、活体部分肝移植、劈离式肝移植、背驮式原位肝移植等,其中活体肝移植是指从健康捐肝人体上切取部分肝脏作为供肝移植给患者的手术方式,其已成为众多先天性胆道闭锁患儿治疗的唯一选择。(图 4-13)

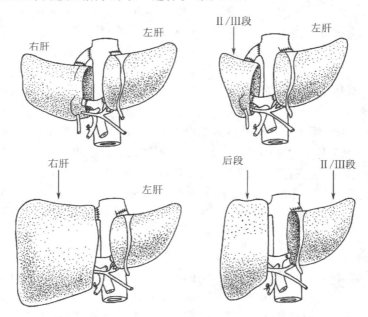

图 4-13　活体肝移植

(一)主要手术步骤及护理配合

1.手术前准备

(1)物品准备:准备肝移植器械、肝移植双支点自动拉钩、肝移植显微器械及常用敷料包。准

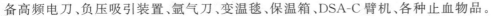

备高频电刀、负压吸引装置、氩气刀、变温毯、保温箱、DSA-C臂机、各种止血物品。

（2）患者准备：患者放置仰卧位，行全身麻醉。手术医师进行切口周围皮肤消毒，范围为上至颈，下至大腿中上1/3，包括会阴部，两侧至腋中线。

（3）核对：手术划皮前巡回护士、手术医师和麻醉师三方进行Time Out核对患者身份、手术方式、术前备血情况等。

2.供体手术主要手术步骤

活体肝移植包括供体手术和受体手术两部分，供体手术通常为左半肝切除，具体操作如下。

（1）上腹部L形切口进腹：传递22号大圆刀划开皮肤；传递两把有齿镊、高频电刀配合常规进腹。

（2）安装肝移植悬吊拉钩：传递大纱布保护切口，按顺序安装悬吊拉钩。

（3）切除胆囊，进行胆道造影：传递小分离钳、无损伤镊、解剖剪游离胆囊和胆囊管，丝线结扎。传递硅胶管和抽有造影剂的20 mL针筒配合术中造影。

（4）解剖第一肝门：传递小分离钳、解剖剪进行游离；传递橡皮悬吊带牵引左肝动脉、门静脉左支。

（5）阻断左肝动脉、门静脉左支：传递无损伤镊、血管阻断夹进行阻断。

（6）切除肝脏实质：传递氩气刀或CUSA刀配合，遇到所有肝内管道结构，传递小分离钳、无损伤镊、解剖剪进行游离、钳夹、剪断，传递丝线进行结扎、缝扎或钛夹夹闭。

（7）处理左肝管：传递小分离钳进行游离；传递橡皮悬吊带牵引左肝管，穿刺造影确认左肝管位置后，传递解剖剪剪断并缝扎。

（8）游离左肝静脉：传递小分离钳、解剖剪，游离左肝静脉；传递橡皮悬吊带牵引。

（9）供肝血管离断、切除供肝：传递小分离钳、解剖剪剪断左肝动脉；传递2把门静脉阻断钳、解剖剪断门静脉左支；传递肝静脉阻断钳、解剖剪剪断左肝静脉。

（10）止血、关腹：传递无损伤缝针关闭血管及胆道残端；传递引流管；传递圆针慕丝线缝合肌肉和皮下组织，三角针慕丝线缝皮。

3.受体手术主要手术步骤

（1）上腹部Mercede切口（Mercede切口又称"人字形"切口，先在肋缘下2横指做弧形切口，再做一纵形切口向上至剑突下）进腹：传递22号大圆刀划开皮肤；传递两把有齿镊、电刀配合常规进腹。

（2）肝周韧带及第一肝门、第二肝门的游离解剖：传递小分离钳、解剖剪、电刀进行游离解剖；遇血管分支准备结扎、缝扎或钛夹传递；传递橡皮悬吊带对肝动脉、门静脉、肝静脉进行牵引。

（3）切除病肝，准备供肝植入：传递阻断钳和血管阻断夹进行血管阻断。

（4）依次行供受体肝静脉、门静脉、肝动脉及胆道的吻合：传递无损伤镊、笔式持针器和无损伤缝针进行配合；在吻合肝动脉时，巡回护士须及时准备术中用显微镜；洗手护士传递显微镜、显微剪刀配合动脉吻合。

（5）止血，放置引流管，关腹：准备各类止血用物，传递引流管进行放置；传递碘伏与生理盐水1∶10配制的冲洗溶液及大量灭菌注射用水进行腹腔及伤口冲洗；传递圆针慕丝线关腹。

4.术后处置

巡回护士协助麻醉师妥善固定气管导管；连接腹腔引流管与集尿袋，并妥善固定，观察引流液色、质、量。仔细检查手术患者皮肤状况,尤其是骶尾部、足跟、肩胛骨、手臂肘部和枕部。监测手术患者体温,控制室温,做好保暖措施,预防术后低体温发生。巡回护士与麻醉师、手术医师一同送患者入 ICU。若手术患者为肝炎病毒携带者,则术后按一般感染手术术后处理原则进行用物和环境处理。

(二)围术期特殊情况及处理

1.肝移植手术过程中变温毯操作

(1)变温毯(以"Blanketrol Ⅱ型变温毯"为例)操作步骤如下。①手术前:检查蓄水池内水量及水位→安装耦合接头,阴阳相接→确认连接管已接好→放平水毯。②手术时:插入电源插头→打开总电源,开关处于"On"→机器自检,控制面板显示"CK STEPT"→按下"TEMPSET"开关→按上下箭头调节所需水温→按下"Manual Control"启动变温毯。

(2)使用"Blanketrol Ⅱ型变温毯"的注意事项:①蓄水池内只能使用蒸馏水,禁止使用去离子水,大部分的去离子水不是 pH 等于 7 的中性水。如果去离子水是酸性,它将导致电池效应,铜质制冷机将开始腐蚀,最终导致制冷机系统泄漏。②禁止使用酒精,因为酒精会腐蚀变温毯。③蓄水池应每月更换蒸馏水,保护蓄水池不受细菌污染。④变温毯禁止在无水条件下操作,避免该情况引起对内部组件的破坏。⑤禁止蓄水池内过分充水,当变温毯里的水流回进处于关闭状态的系统当中,过分充水可能导致溢出。⑥禁止在患者和变温毯之间放置额外的加热设备,引起皮肤损伤。⑦患者和变温毯之间的区域应该保持干燥以避免患者意外受伤。⑧使用变温毯每隔20 分钟,或者在医师的指导下,巡回护士应检查患者的体温和与变温毯接触区域的皮肤状况,同时检查变温毯里的水温,对小儿患者、温度敏感者、血管疾病患者必须更为频繁地进行检查。⑨关闭变温毯电源开关时,应待水毯内的水回流到蓄水器内(让管子和变温毯连接10 分钟以上)再拔出电源线。

2.手术过程中使用氩气刀的注意事项

每次使用前,先检查钢瓶内氩气余量。操作时一定要先开氩气再开机,先关氩气再关机。术中使用时将电刀头缩回并打开氩气,将氩气喷头对准渗血部位,按下电凝开关。注意提醒手术医师氩气刀适当的工作距离,氩气刀刀头与创面最佳工作距离一般为 1～1.5 cm,禁止将氩气刀刀头直接接触创面工作。使用时注意观察氩气刀喷射时氩弧颜色:正常为蓝色,出现发红则说明工作距离太近。选择合适喷射角度使氩气喷头与受损组织呈 45°～60°最佳。每次使用完毕后,检查钢瓶内氩气余量,当余量不足时应充足备用。

(熊　静)

第十一节　心胸外科手术的护理

心胸外科专业开创于 20 世纪初期,起步较晚但几十年来却是发展最快的外科学分支之一。胸心外科通常可分为普通胸外科和心脏外科,普通胸外科治疗包括肺、食道、纵隔等疾病;心脏外科则是治疗心脏的先天性或后天性疾病。常见的先天性心脏病手术包括房室间隔缺损修补,肺动脉狭窄拓宽、法洛四联症矫治术和动脉导管未闭结扎术等;后天性心脏病手术包括瓣膜置换术、瓣膜成形术、冠状动脉搭桥术、带瓣管道置换术等;下面以几个经典的胸心外科手术为例,介绍手术的护理配合。

一、瓣膜病置换手术的护理配合

心脏瓣膜病是指心脏瓣膜结构(瓣叶、瓣环、腱索、乳头肌)的功能或结构异常导致瓣口狭窄和/或关闭不全。常见的致病因素包括炎症、黏液样变性、退行性变、先天性畸形、缺血性坏死、创伤、梅毒、钙化、发育异常等。心脏瓣膜置换术是指在低体温麻醉下,通过外科手术切除病变瓣膜,使用人工心脏瓣膜替换的一种治疗方法。以下以二尖瓣置换术为例作手术配合介绍。

(一)主要手术步骤及护理配合

1.手术前准备

手术患者入室前,巡回护士应先将凝胶体位垫和变温水毯放置于手术床上,其有防止压疮和体外循环恢复后升温的作用。手术患者取仰卧位,双手平放于身体两侧并使用中单将其保护固定。手术患者行全身麻醉,巡回护士配合麻醉师进行动静脉穿刺;留置导尿管,并连接精密集尿袋。留置肛温探头进行术中核心体温的监测;巡回护士合理粘贴电极板,通常将电极板与患者轴线垂直地粘贴于臀部侧方肌肉丰富处,不宜粘贴于大腿处,以防术中进行股动脉、股静脉的紧急插管。切口周围皮肤消毒范围为:上至肩,下至髂嵴连线,两侧至腋中线。按照胸部正中切口手术铺巾法建立无菌区域。

2.主要手术步骤

(1)经胸骨正中切口开胸:传递22号大圆刀切开皮肤,电刀切开皮下组织及肌层,切开骨膜;传递电锯锯开胸骨,并传递骨蜡进行骨创面止血。(图4-14,图4-15)

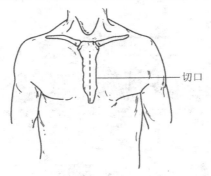

切口

图 4-14 胸正中切口

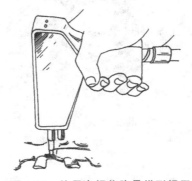

图 4-15 使用电锯将胸骨纵形锯开

（2）撑开胸骨：利用胸腔撑开器撑开胸骨显露胸腺、前纵隔及心包；传递无损伤镊夹持心包，配合解剖剪剪开，传递圆针 7 号慕丝线进行心包悬吊，显露心脏。（图 4-16）

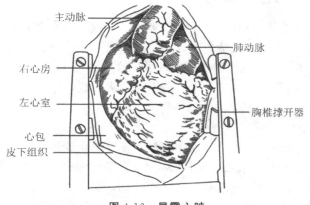

图 4-16　显露心脏

（3）建立体外循环：传递 25 cm 解剖剪、无损伤镊、血管游离钳等游离上下腔静脉及升主动脉，配合插管荷包的制作及上下腔静脉和升主动脉插管，放置心脏冷停搏液灌注管，传递阻断钳阻断上、下腔静脉和主动脉，灌注停跳液（原理为含高浓度钾，导致心脏停搏），外膜敷冰泥保护心肌，直至心脏停止。

（4）显露二尖瓣：传递 11 号尖刀经房间沟切开左心房壁，心房拉钩牵开心房，显露二尖瓣。（图 4-17）

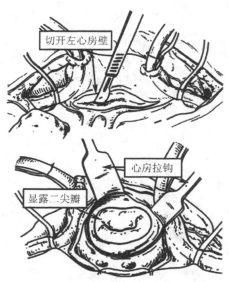

图 4-17　切开左心房，显露二尖瓣

（5）剪除二尖瓣及腱索：传递 25 cm 解剖剪沿瓣环剪除二尖瓣及腱索，无损伤镊配合操作，同时准备湿纱布，及时擦拭解剖剪及无损伤镊上残留腱索和组织。

（6）换人工瓣膜：传递测瓣器测定瓣环大小，选择大小合适的人工瓣膜，传递瓣膜缝合线缝合人工瓣膜。

（7）关闭切口，恢复正常循环：传递不可吸收缝线关闭二尖瓣切口和左房切口。传递夹管钳，配合撤离体外循环,并传递不可吸收缝线或各种止血用品配合有效止血;开启变温水毯至38~40℃,调高手术间内温度,加温输注的液体或血液进行复温,待心脏跳动恢复、有力、全身灌注情况改善,放置胸腔闭式引流管,传递无损伤缝线缝合并关闭心包,传递胸骨钢丝关胸及慕丝线缝合切口。

3.术后处置

为手术患者包扎伤口,及时加盖棉被进行保温。检查手术患者骶尾部、足跟等易发生压疮的皮肤,及时发现皮肤发红、破损等异常情况。固定胸腔引流管、导尿管,保持引流通畅,并观察引流液的色、量、质,加强管道护理,防止滑脱。协助麻醉师、手术医师小心谨慎地将手术患者转移至监护床上,转运途中严密监测血压、心率、心律、氧饱和度等生命体征。保障患者安全,与心外科监护室护士做好交接班。

(二)围术期特殊情况及处理

1.调节手术患者体温

正常机体需高血流量灌注重要脏器,包括肾、心、脑、肝等,而机体代谢与体温直接有关,体温每下降7℃组织代谢率可下降50%,如体温降至30℃,则氧需要量减少50%,体温降至23℃时氧需要量则是正常的25%。因此,在建立体外循环过程中需要降温,以减低需氧量,预防重要脏器缺血缺氧,提高灌注的安全性。降温程度根据病情、手术目的和手术方法等各种情况而定,可分为不同的类型。

(1)常温体外循环:适用于简单心脏畸形能在短时间内完成手术者。

(2)浅低温体外循环:适用于病情中等者,心内畸形不太复杂者。

(3)深低温微流量体外循环,适用于:①心功能差,心内畸形复杂者。②侧支循环丰富,心内手术时有大量回血者。③合并动脉导管未闭者。④升主动脉瘤或假性动脉瘤手术深低温停循环者。

(4)婴幼儿深低温体外循环:适用于各种心脏复杂畸形。

(5)成人深低温体外循环:主要适用于升主动脉及弓部动脉瘤手术。

体外循环通过与低温结合应用,可使体外循环灌注流量减少,血液稀释度增加,氧合器血气比率降低。手术室的降温/保温设备有空调、制冰机、恒温箱、水床、变温毯及热空气动力装置等,通过这些设备,手术室护士可以达到调节和控制手术患者体温的目的。

2.心脏复苏困难

进行体外循环后,手术患者发生心脏复苏困难原因很多,常见于心脏扩大、心肌肥厚、心功能不全及电解质平衡紊乱等。案例中手术患者为二尖瓣狭窄患者,由于长时间的容量及压力负荷加重,且心功能基础较差,长时间的升主动脉阻断更加重了心肌的缺血缺氧损害,因此可能发生心脏复苏困难。

对于这位手术患者,首先应给予积极处理措施,如实施电击除颤等,如果效果不佳则立即再次阻断主动脉,在主动脉根部灌注单纯温氧合血5~10分钟,由于血液不但能为受损的心脏提供充足的氧,还能避免或减轻心肌的再灌注损伤。而后再次开放主动脉,一般即可自动复跳或经电击除颤后复跳。如多次除颤后仍不复跳则需再次阻断主动脉,灌注停搏液使心电机械活动完全停止,让心脏得以充分的休息,降低氧耗,为再次复跳做好准备。

3.心脏复跳后因高血钾心搏骤停

心脏复跳后发生高钾血症的可能原因包括:肾排钾减少、血液破坏、酸中毒、摄入过多等,如心脏停跳液（含钾）灌注次数和容量过多，大量的血液预充等。高钾血症可使静息电位接近阈电位水平，细胞膜处于去极化阻滞状态，钠通道失活，动作电位的形成和传导发生障碍，心肌兴奋性降低或消失，兴奋-收缩耦联减弱，心肌收缩降低，从而发生心搏骤停。

（1）胸内心脏按压：第一时间内迅速给予。胸内心脏按压方法可分为单手或双手心脏按压术，一般用单手按压时，拇指和大鱼际紧贴右心室的表面，其余4指紧贴左心室后面，均匀用力，有节奏地进行按压和放松，频率为80～100次/分。双手胸内心脏按压，用于心脏扩大、心室肥厚者，术者左手放在右心室面，右手放在左心室面，双手掌向心脏做对合按压，其余同单手法。切勿用手指尖按压心脏，以防止心肌和冠状血管损伤。（图4-18）

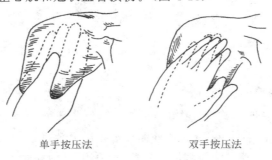

单手按压法　　　　　　双手按压法

图4-18　心内按压示意图

（2）胸内电除颤：巡回护士立即准备除颤仪及无菌除颤极板配合手术医师进行胸内除颤。首先打开除颤器电源，选择非同步除颤方式，继而选择电能进行充电；手术医师将胸内除颤电极板分别置于心脏的两侧或前后并夹紧，电击能量成人为10～40 J，小儿为5～20 J。

（3）复苏成功后，应配合麻醉师使用药物纠正低血压及电解质紊乱等，同时给予冰袋施行头部物理降温，同时用冰袋置于颈部、腋窝、腹股沟等大血管流经处进行体表降温，预防脑水肿等。心跳恢复后，有可能再度停搏或发生心室纤维性颤动，巡回护士应严密观察患者生命体征。

二、小切口微创心脏手术的护理配合

传统心脏外科手术，多采用胸骨正中切口，部分采用左胸后外侧切口，但往往痛苦大、手术切口长。随着近年来心血管手术安全性的不断提高，小切口心脏手术渐趋盛行。小切口心脏手术的特点是切口美观、隐蔽、创伤小、出血少、恢复快、愈合好、畸形少、费用少等。但由于切口小，术中术野显露较差，术前应明确诊断，严格掌握手术指征，同时对外科医师的手术操作技能也提出较高要求。本文以右腋下小切口微创房间隔缺损修补术为例介绍手术护理配合。

（一）主要手术步骤及护理配合

1.手术前准备

患者静脉复合麻醉伴行气管插管，体位在仰卧位的基础上右胸垫高，呈左侧60°半侧卧位，下半身尽量平卧，显露股动脉。右上肢屈肘悬吊于手术台支架上。摆放体位后，协助医师正确粘贴体外除颤板。切口周围皮肤消毒范围为：前后过中线，上至锁骨及上臂1/3处，下过肋缘。按照胸部侧卧位切口手术铺巾法建立无菌区域。

2.主要手术步骤

（1）右前胸切口：即取右侧腋中线第二肋交点与腋前线第五肋间交点连线行约5 cm切口，于腋前线第四肋进胸。传递22号大圆刀切开皮肤,电刀切开皮下组织及肌层,传递侧胸撑开器暴露切口。

(2)建立体外循环:传递无损伤镊、25 cm解剖剪剪开心包并传递圆针慕丝线固定心包。传递血管游离钳游离上、下腔静脉和主动脉并在主动脉根部作荷包缝合,插特定制作的长形带导芯的主动脉供血管。于右心耳部做荷包,并切开心耳插上腔静脉引流管;于右房壁作荷包缝线,切开后插下腔静脉引流管。体外循环开始后,阻断升主动脉并于主动脉根部注入冷停搏液。

(3)暴露房间隔缺损:传递无损伤镊及无损伤剪,切开右心房,暴露房间隔缺损。

(4)修补房间隔缺损:如缺损较小,传递不可吸收缝线予以直接缝合;如缺损较大或位置比较特殊也可使用自体心包片或涤纶补片修补缺损。在缝合心房切口的同时排除右房内气体,主动脉开放后心脏复跳。

(5)关闭切口:放置胸腔闭式引流管,传递三角针慕丝线固定,传递无损伤缝线缝合并关闭心包,传递慕丝线缝合切口。

3.术后处置

为手术患儿包扎伤口,及时加盖棉被进行保温。检查手术患儿受压侧眼睛、耳朵、各处骨突部位及悬吊的上肢,及时发现皮肤发红、破损等异常情况。固定胸腔引流管、导尿管,保持引流通畅,并观察引流液的色、量、质,加强管道护理,防止滑脱。协助麻醉师、手术医师小心谨慎地将手术患者转移至监护床上,转运途中严密监测血压、心率、心律、氧饱和度等生命体征。保障患者安全,与心外科监护室护士做好交接班。

(二)围术期特殊情况及护理

1.低龄手术患者如何进行术前准备

多数先天性心脏病患者需在儿时接受手术,因此必须加强以下几个方面的护理工作。

(1)做好心理护理,完善术前访视:对手术患儿关心爱护、态度和蔼,对家长解释病情和检查治疗过程,建立良好的护患关系,消除家长和手术患儿的紧张,取得理解和配合。全面了解手术患儿的基本情况,包括基础生命体征、皮肤准备情况、备血、配血和手术方案等。做好护理计划,儿童术前禁食10小时,婴幼儿禁食2小时。

(2)手术间及物品准备:手术间温度要保持恒定,对于10 kg以下及术中需要深低温降温的手术患儿,术前应在手术床上铺好变温毯,以便降温或复温时使用。10 kg以下的手术患儿应用输液泵严格控制液体入量。准备好摆放体位时所需的适合患儿身高体重的体位摆放辅助用品。准备好适合小儿皮肤的消毒液,一般用碘伏进行消毒。

(3)器械准备:根据手术患儿的身高和体重,准备合适的小儿心脏外科器械,如小儿使用阻断钳等,同时由于从侧胸入路手术,术前需要准备侧胸撑开器及加长的心脏外科器械,如25 cm解剖剪、长柄15号小圆刀等,方便术中使用。

2.术中需要更换手术方式

术中病情突变、需要更换手术方式是非常紧急的情况,必须争分夺秒,以挽救手术患者的生命。手术室护士应做好以下几个方面的工作。

(1)术前准备周全:首先手术室护士应在术前将各种风险可能考虑周全,并事先准备好各种可能使用的器械物品,如股动脉插管管道、各种规格的涤纶补片等。手术医师也应考虑到手术方式改变或股动脉插管的可能,在消毒铺单时应扩大范围。

（2）及时供应器械：如需改变手术方式，紧急调用其他器械，手术室巡回护士应立即将情况向值班护士长汇报，同时积极联系其他手术房间或者专科护士寻找合适的器械或替代物品，并及时提供到手术台上供医师使用，尽量减少耗费时间，保证患儿安全。

3.手术时间意外延长

手术时间意外延长可能导致非预期事件的发生，手术室护士必须及时调整和处理，以最大限度保护手术患儿及其家属。

（1）做好护理配合：手术室护士在整个手术过程应沉着冷静、全神贯注，预见性准备好下一步骤所需物品，配合手术医师尽量减少操作时间，降低手术对其他脏器损伤，减少手术并发症。

（2）预防性使用抗生素：常用的头孢菌素血清半衰期为 1～2 小时，为了保证药物有效浓度能覆盖手术全过程，当手术延长到 3～4 小时或失血量＞1 500 mL 时，应追加一个剂量，预防术后感染。

（3）无菌区域的保证：手术时间意外延长如超过 4 小时，应在无菌区域内加盖无菌巾，手术人员更换隔离衣及手套等。

（4）加强体位管理：术中每隔 30 分钟检查手术患儿体位情况，对于容易受压部位应定时进行减压，保证整个手术过程手术患儿皮肤的完整性，肢体功能不受损。

（5）联系并告知相关部门：联系病房告知患儿家属手术情况，安抚紧张情绪。告知护理排班人员，以便其做好工作安排。

（熊　静）

第十二节　泌尿外科手术的护理

泌尿外科是处理和研究泌尿系统、男性生殖系统及肾上腺外科疾病的学科。其中主要涉及的脏器包括肾脏、肾上腺、输尿管、膀胱及前列腺等。下面以两个经典手术为例，介绍泌尿外科手术的护理配合。

一、单纯肾切除手术的护理配合

肾脏位置相当于第 12 胸椎至第 3 腰椎水平，右肾较左肾稍低 1～2 cm，右肾上极前方有肝右叶，结肠肝曲，内侧有下腔静脉，十二指肠降部；左肾前方与胃毗邻，前方有脾脏、结肠脾曲，脾血管和胰腺于肾的前方跨过。肾内侧缘有肾门，肾脏上内方有肾上腺覆盖。肾的被膜由外向内依次为肾筋膜、脂肪囊、纤维囊。

（一）主要手术步骤及护理配合

1.手术前准备

术前备肾切除器械包和常用敷料包，准备高频电刀和负压吸引装置。待患者行全身麻醉后，医护人员共同放置患者 90°左侧卧位。手术医师进行切口周围皮肤消毒，范围为前后过腋中线，上至腋窝，下至腹股沟。手术划皮前巡回护士、手术医师和麻醉师三方进行 Time Out 核对患者身份、手术方式、手术部位等手术信息及手术部位标识是否正确。

2.主要手术步骤

(1)经第 12 肋下切口进后腹膜:传递 22 号大圆刀切开皮肤;电刀切开各层肌层组织及筋膜,传递无损伤镊配合;传递解剖剪分离粘连组织。

(2)显露肾周筋膜,暴露手术野:传递湿纱布和自动牵开器,撑开创缘。

(3)暴露肾门:传递 S 拉钩牵开暴露;遇小血管或索带,传递长弯开来钳夹,解剖剪剪断,缝扎或结扎。

(4)处理肾动脉、静脉:传递长直角钳游离血管,7 号慕丝线套扎两道;传递长弯开来 3 把,分别钳夹血管,长解剖剪剪断,7 号慕丝线结扎,小圆针 1 号慕丝线再次缝扎。(图 4-19~图 4-21)

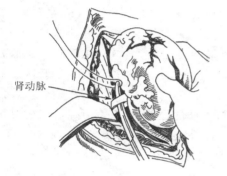

图 4-19　丝线套扎肾动脉

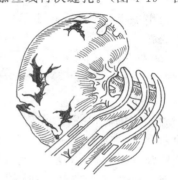

图 4-20　依次传递 3 把长开来钳夹肾血管

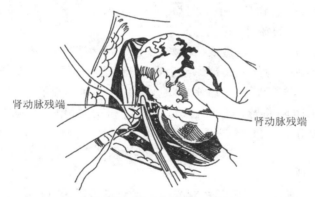

图 4-21　剪断后的肾动脉近段,用丝线缝扎

(5)分离肾脏和脂肪囊:传递长弯开来、长剪刀分离。

(6)处理输尿管上段,移除标本:传递长弯开来 3 把,分别钳夹输尿管,长解剖剪剪断,7 号慕丝线结扎,小圆针 1 号慕丝线再次缝扎。

(7)放置引流管:传递负压球,角针 4 号慕丝线固定。

(8)关闭切口:圆针慕丝线依次关闭各层肌肉层及皮下组织;角针慕丝线缝合皮肤。

3.术后处置

(1)术后皮肤评估:放置肾脏 90°左侧卧位的手术患者,术后巡回护士应及时与手术医师和麻醉师一同将患者由侧卧位安全翻转至仰卧位,重点检查受压侧的眼部和耳郭、手臂、肩部和腋窝、髂嵴、膝盖及脚踝和足部的皮肤情况,该患者是女性患者,还应重点检查患者的乳房有无被压迫或损伤。

（2）导管护理：巡回护士协助麻醉师妥善固定气管导管；妥善固定负压球和导尿管，避免负压球管道受压或折叠于患者身下，同时观察负压球中引流液的色、质、量和通畅情况。

（3）术后常规工作：根据医嘱运送患者入麻醉恢复室；放置肾脏标本。

（二）手术中特殊情况及处理

1.肾脏90°左侧卧位，肾脏90°侧卧位与胸外科90°侧卧位的区别

待手术患者麻醉后，手术团队将患者身体呈一直线转成90°左侧卧位，使右侧朝上。放置凝胶头圈于手术患者头下，避免眼睛、耳朵受压。将手术患者右侧上肢放于搁手架上层，左侧上肢放于下层。同时于紧靠腋下处放置胸枕，防止臂丛神经受损。然后分别用安全带固定两侧上肢，松紧适宜，露出手指。注意保护手术患者的乳房，避免受压。将肾区（肋缘下3 cm左右）对准腰桥，放置凝胶腰枕于脐下。于尾骶部和耻骨联合处分别放置大小髂托固定，并用小方枕保护。手术患者上方的右下肢伸直，下方的左下肢屈曲，并于两下肢接触处放置软垫，在膝部和踝部放置软垫垫高，固定下肢。改变手术床的位置，同时放低床头和床尾，达到"折床"效果，使肾区逐渐平坦，便于手术操作。

与胸外科90°侧卧位相比，在放置肾脏90°侧卧位时，下肢的摆放为"上直下屈"，而放置胸外科90°侧卧位时下肢应为"上屈下直"。此外放置肾脏90°侧卧位时尤其强调肾区必须对准腰桥。最后，在放置肾脏90°侧卧位后，巡回护士须改变手术床使其达到"折床"效果。

2.术中手术方式改为肾部分切除术

术前，巡回护士应完善术前访视，与手术医师取得沟通，提前准备可能因手术方式临时调整而需要的特殊器械、缝针、止血物品等手术用物。同时手术室护士应熟悉肾部分切除术的适应证和禁忌证，掌握专科知识，提高临床判断能力。

术中，洗手护士应密切关注手术进展，及时与主刀医师沟通，获知手术方式改变时，第一时间告知巡回护士，后者则迅速将特殊用物传递给手术台上使用。

"单纯肾切除手术"改变为"肾部分切除术"时，应提供下列特殊器械、缝针等物品：血管阻断夹或Santisky钳，用于临时阻断肾动静脉血流；钛夹钳和钛夹，用于切除肿瘤时，夹闭小血管；2/0或3/0可吸收缝线，用于缝合肾实质、肾包膜；止血纱布、生物胶等，用于覆盖肾脏创面进行止血。

3.关闭切口前，发现缺少纱布

巡回护士应第一时间告知手术医师及麻醉师清点数量错误，并得到肯定回复，在手术患者情况允许下，暂停手术。洗手护士和手术医师共同在手术区域进行搜寻，包括体腔切口、无菌区及视力可及范围。巡回护士在手术区域外围进行搜寻，包括地面、纱布桶、一次性物品丢弃桶、生活垃圾桶等。

当遗失的物品找到时，巡回护士和洗手护士必须重新进行一次完整的清点，数量正确后告知手术团队，手术继续进行。

当遗失的物品未能找到时，巡回护士应汇报护士长请求支援，同时请放射科执行术中造影，并让专业放射学医师读片，确定患者体腔切口内无异物遗留，手术医师可关闭切口。

记录事件经过、所采取的所有护理措施及最终搜寻结果，并根据相关流程制度上报事件。

二、前列腺癌根治手术的护理配合

前列腺位于耻骨后下方，直肠前，尿道生殖膈上方，由围绕尿道周围的腺体和其外层的前列

腺腺体所组成。盆腔筋膜包裹前列腺形成前列腺筋膜,而前列腺实质表面有结缔组织和平滑肌构成前列腺固有囊。在前列腺筋膜鞘和囊之间还有前列腺静脉丛。

近年来,随着我国社会老龄化现象日趋严重及食物、环境等改变,前列腺癌发病率迅速增加。前列腺癌多数无临床症状,常在直肠指检、超声检查或前列腺增生手术标本中偶然发现。前列腺增生手术时偶然发现的Ⅰ期癌可以不作处理严密随诊。局限在前列腺内的第Ⅱ期癌可以行根治性前列腺切除术。第Ⅲ、Ⅳ期癌以内分泌治疗为主,可行睾丸切除术,必要时配合抗雄激素制剂。

(一)主要手术步骤及护理配合

1.手术前准备

准备前列腺切除器械和常用敷料包。准备高频电刀、负压吸引装置和等离子 PK 刀。实施全身麻醉后,巡回护士为手术患者放置仰卧位,可根据手术要求于骶尾部垫一小方枕,腘窝处垫一方枕。手术医师进行切口周围皮肤消毒,范围为上至剑突,下至大腿上 1/3,两侧至腋中线。

2.主要手术步骤

(1)留置导尿管:传递无菌手套,留置双腔导尿管,并用小纱布固定。

(2)经下腹部正中切口进腹:传递 22 号大圆刀切开皮肤;电刀切开皮下组织,分离腹直肌,打开筋膜,传递解剖剪和湿纱布配合。(图 4-22)

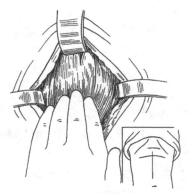

图 4-22 经下腹部正中切口进腹

(3)清扫髂外血管处的淋巴结:台式拉钩暴露,传递无损伤镊和解剖剪进行清扫,遇血管传递钛夹闭合。清扫取下的淋巴结送病理检验。

(4)暴露手术野、分离筋膜:传递湿纱布垫于切口两侧,传递前列腺拉钩和大 S 拉钩暴露;传递无损伤镊、解剖剪分离筋膜。

(5)切断耻骨前列腺韧带,暴露耻骨后间隙:传递长弯开来、长解剖剪或等离子 PK 刀切断韧带;传递拉钩或自制纱布包裹卵圆钳进行暴露。

(6)暴露、切断阴茎背深静脉:长弯开来、无损伤镊和解剖剪切断血管,可吸收缝线缝扎。

(7)切开尿道前壁,缝线悬吊备吻合:传递可吸收缝线于尿道远端悬吊 5 针。

(8)切断尿道,处理膀胱颈部及前列腺韧带和精囊,接取标本:传递 PK 刀进行离断。

(9)留置三腔导尿管,膀胱尿道吻合:传递持针器,配合将之前悬吊备用的无损伤缝针吻合尿道与膀胱颈相应的位置。

(10)冲洗膀胱:传递装有生理盐水的弯盘和针筒,冲洗膀胱内血块;与巡回护士一同连接膀胱冲洗液冲洗。

（11）放置负压引流管、关闭切口：传递负压球，角针慕丝线固定；传递圆针慕丝线依次缝合各层肌肉；角针慕丝线缝合皮肤。

3.术后处置

（1）导管护理：巡回护士协助麻醉师妥善固定气管导管；妥善固定负压球观察负压球中引流液的色、质、量和通畅情况；妥善固定三腔导尿管，轻轻向外牵拉，并牵引固定于大腿内侧，压迫膀胱颈部，同时观察集尿袋中尿液颜色是否变化。

（2）术后皮肤评估：进行前列腺癌根治术的患者往往为老年患者，术后须仔细检查患者的皮肤情况，尤其是骶尾部、足跟、肩胛骨、手臂、肘部和枕部皮肤。

（3）术后常规工作：根据医嘱运送患者入麻醉恢复室，并进行特殊交接；放置髂外血管处清扫的淋巴结及前列腺标本。

（二）围术期特殊情况及处理

1.老年患者的围术期处理

（1）完善术前对老年手术患者的护理评估：术前护理评估包含三方面，分别是全身系统的基本指标（包括皮肤状况、心理状态、营养状态、日常活动能力等）、慢性疾病史（包括关节炎、白内障、老年性耳聋、尿路感染、循环系统疾病、骨质疏松、高血压、糖尿病等）和药物服用史（包括抗抑郁症药、阿司匹林、非甾体抗炎药、溴化物等）。

（2）防止老年手术患者坠床：年龄、慢性疾病、服用特殊药物、手术要求（摘除眼镜和助听器）、环境的陌生，均是引起老年手术患者围术期坠床的高危因素。因此手术室护士必须全程看护，包括麻醉准备室、手术通道、麻醉恢复室等。并且提供护栏、约束带等防坠床工具。

（3）预防围术期低体温的发生：由于减缓的新陈代谢和较低的基础体温，老年手术患者更易在围术期过程中发生低体温，因此一系列的预防低体温措施必须予以提供，包括术前预热、升高室温、被动性保温（盖被、添加裤子）、主动性升温（使用变温毯、热空气动力装置的使用）、加热补液等。

（4）预防压疮发生：老年手术患者的皮肤具有轻薄、干燥、容易起皱等特征，此外年龄、慢性疾病等都是引起老年手术患者发生围术期压疮的高危因素。因此手术室护士应对每一位老年患者进行压疮危险因素评估与皮肤检查。特殊体位使用的配件（软垫、凝胶垫）、适当按摩、维持皮肤干燥等。

（5）防止因手术体位造成损伤：由于老年手术患者多伴有骨质疏松症，在放置侧卧位或截石位的过程中，容易损伤腰椎或股骨头，引起骨折。因此手术室护士在放置侧卧位或俯卧位时，手术团队应协作使者在体位更换过程中，始终保持整体躯干成一直线；在放置截石位时，应缓慢举起或放下双腿，同时避免髋关节过分的旋转。此外由于老年手术患者皮肤较为脆弱，手术室护士在放置体位过程中，应避免皮肤有压迫、触碰或损伤。

（6）防止深静脉血栓发生：由于减缓的循环血流、降低的心排血量、脱水及低体温等，使老年患者成为围术期发生深静脉血栓的高危人群。手术室护士应在术前进行深静脉血栓风险评估，确定高危人群；术中预防性使用防深静脉血栓袜（TEDs）或使用连续压力装置（SCDs）主动防止血栓的形成。

（7）术后麻醉恢复室的关注点：老年手术患者术后生理与心理都随着年龄的增长而改变，因此麻醉护士应加强监测和护理，确保患者在恢复室中的安全与舒适，包括呼吸道的管理、循环系统改变的监测、出入量管理、正确评估意识和有效唤醒、疼痛管理与心理调适及皮肤的再次评估。

2.等离子 PK 刀的使用和保养

(1)等离子 PK 刀的连接及操作步骤如下：正确放置机器及踏脚→连接电源→打开总开关，机器自检→出现"Power on test 19"→打开面板开关显示"Selt Test"→显示"Connect PK cable"→连接线插入插孔→连接 PK 刀刀头→机器自动调节功率(开放性手术为 70~80)→正确使用判断效果→拆卸 PK 刀刀头，拔除连接线→关闭面板开关，关闭总开关。

(2)等离子 PK 刀术中及术后的保养：手术过程中，洗手护士应正确将等离子 PK 刀头的连接线传递给巡回护士连接；术中应随时保持 PK 刀头干净、无焦痂，可使用无菌生理盐水纱布在每次使用后对刀头进行擦拭。手术结束后，洗手护士应完全拆卸 PK 刀的通道阀及可张开钳夹部，将其浸没于含酶清洗剂中 10~15 分钟，再用柔软的刷子在流动水下擦洗表面血迹，用高压水枪冲洗各关节和内面部位，用柔软的布料擦干，压缩空气吹干。在运输、包装、灭菌期间防止 PK 刀的连接线扭曲或打折，应顺其弧度盘绕。等离子 PK 刀应由专人负责保管与登记，每次使用等离子 PK 刀结束，均应登记使用情况。如术中发生使用故障应及时联系工程师进行检验和修复。

3.携带心脏起搏器的患者电外科设备的使用

携带心脏起搏器入手术室的患者，可能由于术中电外科设备的使用干扰，引起心律失常、室颤甚至心脏停搏。

(1)术前咨询心脏起搏器生产商及心内科医师相关注意事项，并请专业人员将心脏起搏器调节为非同步模式。

(2)术前，巡回护士必须准备体外除颤仪于手术间，呈随时备用状态。

(3)术中提醒手术医师尽可能使用双极电凝；如果必须使用单极电刀，则尽可能使用最小功率，同时保证单极电刀与电极板放置的位置尽量接近，且两者在手术中使用位置尽量远离心脏起搏器，使电流回路不经过起搏器和心脏。术中严禁在接触患者之前触发单极电刀开关。术中手术团队应使电外科设备的连接线尽量远离心脏起搏器和起搏电极导线。

(4)术中巡回护士采取保暖措施，防止因环境温度低而出现寒战，使起搏器对肌电感知发生错误，导致心律失常。

(5)对于携带心脏起搏器的手术患者，巡回护士应该在单极电刀使用过程中密切监测心电图情况，包括心率、心律、心电波形等，发现异常情况立即和手术医师、麻醉师沟通。

（连佳佳）

第十三节　妇产科手术的护理

妇产科是临床医学四大主要学科之一，主要研究女性生殖器官疾病的病因、病理、诊断及防治，妊娠、分娩的生理和病理变化，妇科手术主要包括治疗女性生殖系统的疾病即为妇科疾病，如外阴疾病、阴道疾病、子宫疾病、输卵管疾病、卵巢疾病等；产科包括高危妊娠及难产的预防和诊治，女性生殖内分泌，计划生育及妇女保健等。下面以几个经典的手术为例，介绍手术的护理配合。

一、剖宫产手术的护理配合

剖宫产是指妊娠28周后切开腹壁及子宫,取出胎儿及胎盘的手术。剖宫产术式有子宫下段剖宫产(横切口)、子宫体部剖宫产(纵切口)。由于某种原因,绝对不可能从阴道分娩时,如头盆不称、宫缩乏力、胎位异常、瘢痕子宫、胎儿窘迫等,应及时施行剖宫产手术以挽救母婴生命。如果施行选择性剖宫产,于宫缩尚未开始前就已施行手术,可以免去母亲遭受阵痛之苦。剖宫产是一种手术,有相应的危险性,如出血、膀胱损伤、损伤胎儿、宫腔感染、腹壁切开感染等,故施术前必须慎重考虑。

(一)主要手术步骤及护理配合

1.手术前准备

(1)手术患者接入手术室后,护士应在第一时间给予心理护理支持,缓解其紧张情绪及可能因宫缩导致的疼痛。

(2)协助手术患者转移至手术床,并固定扎脚带予以解释,防止坠床意外的发生。

(3)核对缩宫素等子宫兴奋类药物及剖宫产特殊用物,如产包、婴儿吸痰管等是否携带齐全。

(4)手术患者取侧卧位行腰麻即蛛网膜下腔麻醉或持续硬膜外腔阻滞麻醉,手术室护士站于患者身前,防止其坠床的同时,指导其正确放置麻醉体位。麻醉完毕起效后,患者改体位为仰卧位,巡回护士置导尿管并固定。

(5)手术切口周围皮肤消毒范围为:上至剑突、下至大腿上1/3,两侧至腋中线。按照腹部正中切口手术铺巾法建立无菌区域。

2.主要手术步骤

(1)经下腹横切口开腹:传递22号大圆刀切开皮肤及皮下组织,传递中弯血管钳、组织剪剪开筋膜,钝性分离腹直肌,遇有血管应避开或用慕丝线做结扎。

(2)暴露子宫下段:传递解剖剪剪开腹膜,同时传递长平镊,配合剪开一小口,然后术者将左手中指或示指伸入切口,在左手的引导下剪开腹膜至适当长度;传递双头腹腔拉钩牵开,暴露子宫。

(3)切开子宫:传递新的一把22号大圆刀,于子宫下段切开一小口,递中弯血管钳刺破胎膜,吸引器吸净羊水,钝性撕开或传递子宫剪剪开切口10～12 cm。

(4)娩出胎儿:移除切口周围的金属器械及电刀,防止意外损伤娩出的胎儿。手术医师一人手压宫底,一人手伸入宫腔将胎儿娩出。如胎儿过大无法娩出时,传递产钳协助娩出胎儿。(图4-23)

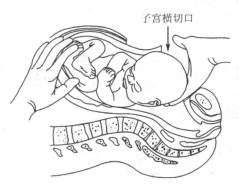

子宫横切口

图4-23　胎儿娩出

(5)胎儿脐带处理:传递中弯血管钳 2 把依次钳夹脐带,传递组织剪剪断,同时传递组织钳夹闭子宫壁静脉窦。

(6)胎盘娩出:传递抽配有 20 U 缩宫素的 10 mL 注射针筒,注射于子宫壁肌层;娩出胎盘,传递弯盘接取;传递纱垫清理宫腔。将置有胎盘的弯盘放于无菌桌,防止污染,以备手术医师检查胎盘的完整性。

(7)缝合子宫:子宫进行两层缝合,传递可吸收缝线,第一次全层连续缝合,第二次缝合浆膜肌层包埋缝合。

(8)缝合切口:首先缝合腹膜,间断缝合筋膜及肌肉,间断缝合皮下组织,最后用皮内缝线缝皮肤,缝皮肤时要将创缘内翻,否则会影响创口愈合,使疗程延长。

3.术后处置

术后注意保护患者的隐私,更换潮湿的床单位,同时做好保暖工作。待手术患者情况稳定后,送入病房,对未使用的子宫兴奋类药物进行交接。

(二)围术期中特殊情况及处理

1.防止子宫切口污染

胎儿如术前发生宫内窘迫,则会由于缺氧引起迷走神经兴奋,肠蠕动亢进,肛门括约肌松弛,导致娩出时会有胎粪排出。因此在切开子宫、吸净羊水、暴露胎儿后,洗手护士应准备一块无菌大布垫给手术医师备用,在胎儿娩出前将布垫覆盖胎儿臀部,防止胎粪排出污染。如术中怀疑有手术器械、纱布或无菌巾沾染到胎粪应立即更换,并更换手套,防止发生切口污染。

2.手术区域无菌和干燥的保持方法

巡回护士在术前物品准备时要检查负压吸引器的负压状况,保证吸引器正常工作。手术医师准备切开子宫时,巡回护士再次查看吸引器的连接是否良好,洗手护士查看负压吸引是否正常,如吸引器出现故障,应立即告知医师,暂缓切开子宫,并马上处理故障。切开子宫后,应尽量先将羊水吸净后再娩出胎儿,胎儿娩出时,洗手护士配合将残留的羊水吸净,如手术区域上无菌巾潮湿应加铺无菌巾,保证手术区域无菌和干燥。

3.剖宫产术中大出血

在剖宫产术中,产妇出现头晕,乏力,畏寒等症状时,极有可能是因为术中子宫大量出血所致。巡回护士应及时发现产妇体征,准确配合手术医师处理出血症状,具体步骤如下。

(1)观察手术患者情况:做好心理护理,注意保暖,室温应保持在 26～28 ℃,巡回护士做好各类手术用物如药品、器械、血制品的协调与供给。

(2)按摩子宫、进行热敷:备热盐水纱布(水温 60～70 ℃),覆盖在宫体上,手术医师均匀、有节律地按摩子宫,随时更换热盐水纱布,保持有效热敷。

(3)保持胎盘无菌:洗手护士将胎盘放于无菌手术台的弯盘内,以备医师检查胎盘的完整性。

(4)遵医嘱正确用药:巡回护士备好子宫兴奋药物如缩宫素、卡孕栓等,缩宫素为子宫壁肌层注射或静脉滴注,卡孕栓为舌下含服,巡回护士应指导手术患者正确服用卡孕栓。术中执行口头医嘱时,巡回护士应复述一遍,包括药名、浓度、剂量和用法,确认后执行,执行完后应告手术医师,以便查看疗效。

(5)及时提供所需手术物品:手术医师迅速缝合子宫切口,恢复子宫的完整性,有利于子宫收缩止血,护士必须积极主动地提供所需物品,保证吸引器的正常使用,吸引瓶满及时更换。

（6）积极配合抢救：对于难以控制并危及产妇生命的术中大出血，在积极输血，补充血容量同时施行子宫切除术或子宫次全切除术，巡回护士需及时准备各类抢救器械及物品。

（7）评估出血量：巡回护士必须准确评估出血量，及时告知医师。

（8）做好护理记录：认真清点物品，术中添加纱布、器械等须及时清点记录；术中输血应按流程核对并签名，同时记录在手术护理记录单上；术中遇口头医嘱，巡回护士应于术后第一时间要求手术医师补全医嘱。

4.评估手术患者出血量

通常，手术过程中出血量包括负压吸引瓶内的血量及纱布所含血量，吸引瓶内的血量＝吸引瓶内总量－冲洗液量－其他液体量。剖宫产胎儿娩出时，大量的羊水被吸引器吸至吸引瓶内，而术中子宫出血多在胎儿娩出后，因此巡回护士应在胎儿娩出后开始计算负压吸引瓶内液体量。术中计算出血量时，应尽量使用干纱布，纱布所含血量＝使用后纱布的重量－干纱布的重量，重量单位为 g，1 mL 血液约以 1 g 计算。

二、全子宫切除术的护理配合

子宫是女性生殖器中的一个重要器官，其产生月经和孕育胎儿。子宫位于骨盆腔中央，在膀胱与直肠之间，宫腔呈倒置三角形，深约 6 cm，上方两角为"子宫角"，通向输卵管和卵巢。全子宫切除术多用于子宫肌瘤、子宫恶性肿瘤及某些子宫出血和附件病变等。

（一）主要手术步骤及护理配合

1.手术前准备

患者行全身麻醉，取膀胱截石位。切口周围皮肤消毒范围为：上至剑突、下至大腿上 1/3，两侧至腋中线。手术铺巾，建立无菌区。

2.主要手术步骤

（1）切口：传递 22 号大圆刀，取下腹正中切口，从脐下至耻骨联合上缘。

（2）暴露子宫：传递两把中弯血管钳夹持宫角，上提子宫。

（3）切断子宫韧带及子宫动静脉：传递中弯血管钳 2 把钳夹，组织剪剪断，常规传递 7 号慕丝线缝扎或结扎子宫阔韧带及圆韧带。

（4）游离子宫体：传递解剖剪，剪开子宫膀胱腹膜反折，传递中弯血管钳 2 把钳夹，主韧带组织剪剪断，7 号慕丝线缝扎。

（5）环切阴道，移除子宫：传递条形纱布围绕子宫颈切口下方，传递 22 号大圆刀片切开阴道前壁，传递组织剪将阴道穹隆剪开，切除子宫。

（6）消毒阴道残端并缝合：递碘伏棉球消毒阴道残端，传递组织钳钳夹阴道边缘，传递可吸收缝线连续缝合阴道残端。

（7）关腹：递生理盐水冲洗盆腔，止血，关腹。

3.术后处置

手术结束巡回护士检查手术患者皮肤，待患者情况稳定后，送入病房，进行交接；处理术后器械及物品。

（二）围术期特殊情况及处理

1.放置截石位

护士在术前协助医师，麻醉师摆放患者体位时，不仅需注意摆放的体位要利于手术区域的充分暴露,同时,也应注意保护患者的隐私及舒适度。具体操作步骤如下。

(1)术前手术患者准备:手术患者平卧于手术床,巡回护士协助脱去长裤,穿上腿套。向手术患者说明由于手术需要需放置截石位,为了保护皮肤及神经、关节,要脱去长裤,穿上腿套。同时护士应注意保护患者的隐私,及时为其盖好被子。

(2)放置搁脚架:在近髋关节平面放置搁脚架,支架高低角度调节关节和腿托倾斜角度调节关节要确保固定。

(3)放置体位:待手术患者麻醉后将其双手交叉放于胸前,注意不要压迫或牵拉输液皮条,麻醉医师保护好患者的头、颈部,固定好气管导管,防止移动时气管插管与氧气管脱离,手术医师站手术患者臀部位置,护士站床尾,一起将手术患者抬起并下移,使骶尾部平于背板下缘;将患者两腿曲髋、膝放在搁脚架上;要求腿托应托在小腿处,大腿与小腿纵轴应成 $90°\sim100°$,两腿外展,放置成 $60°\sim90°$。

(4)固定:约束带固定两侧膝关节,保持约束带平整,松紧适宜。

(5)铺巾:手术切口在腹部,切口铺巾的方法同腹部手术铺巾,洗手护士依次递 3 块无菌巾,折边朝向手术医师,分别铺盖切口的下方、对方、上方;第四块无菌巾折边朝向自己,铺盖切口同侧,4 把巾钳固定;患者会阴部不进行手术,铺巾时遮盖会阴;然后递中单垫臀下,双脚套无菌脚套,从脚遮盖到腹股沟;再铺整块大孔巾遮盖全身;巡回护士协助套托盘套,将托盘置于患者右膝上方。

2.防止术中感染

子宫残端与外界相通,视为污染区域。因此,洗手护士应配合手术医师做好管理工作,防止污染播散:①在切开阴道前壁前,先递条形纱布给手术医师,将其围绕子宫颈切口下方,以防止阴道分泌物污染创面。②备碘伏(含 $0.02\%\sim0.05\%$ 聚维酮碘)棉球,待子宫移除后,递给医师消毒宫颈残端。③接触宫颈残端的器械均视为污染器械,包括切开阴道前壁的 22 号大圆刀、剪开阴道穹隆组织剪、钳夹阴道边缘的组织钳及缝合残端的持针器,都必须与无菌器械分开放置、不再使用,但必须妥善放置以备清点。④宫颈残端缝合后,温生理盐水冲洗盆腔,手术医师、洗手护士更换手套,再行关腹。

(熊 静)

第五章　急诊科护理

第一节　急性镇静催眠药中毒

一、概述

急性镇静催眠药中毒是因服用过量的镇静催眠药,导致中枢神经系统抑制。轻者嗜睡、注意力不集中、记忆力减退、步态不稳,重者出现昏迷、低血压、低体温、呼吸抑制、心动过缓或心跳停止。

二、病情观察与评估

(1)监测生命体征,观察患者有无呼吸浅慢、脉搏细速、血压降低、心动过缓等休克表现。

(2)观察患者有无中枢神经系统症状,如嗜睡、昏睡、讲话含糊不清、眼球震颤、共济失调、瞳孔缩小等表现。

(3)评估患者有无焦虑、抑郁等心理状况及再次自伤自残的危险。

三、护理措施

(一)迅速清除毒物

1.催吐

清醒患者可先常规催吐,禁用阿扑吗啡催吐,因对中枢神经系统有抑制作用。

2.洗胃

用清水或温开水或 $1:15\,000 \sim 1:20\,000$ 高锰酸钾持续洗胃。

3.导泻

硫酸钠注射液导泻,忌用硫酸镁注射液导泻,因镁离子对呼吸中枢有抑制作用。

(二)保持呼吸道通畅

患者平卧,头偏向一侧,及时清除呼吸道分泌物,出现发绀或呼吸困难,立即吸氧,必要时建立人工气道行机械通气。

(三)血液净化治疗

当患者血苯巴妥浓度超过 80 mg/mL 时,应给予血液净化治疗,但对苯二氮䓬类如地西泮中毒效果不明显。

(四)用药护理

1.催醒

遵医嘱使用氟马西尼催醒。氟马西尼是特异苯二氮䓬受体拮抗剂,能快速逆转昏迷。开始剂量 0.1～0.2 mg 缓慢静脉注射,必要时,30 分钟后可重复给药,总量＜3 mg。注射过快患者可出现焦虑、心悸、恐惧等不良反应。

2.补液利尿

每天 3 000～4 000 mL(5％葡萄糖注射液和 0.9％氯化钠注射液各半),同时密切观察尿量。予以2％～4％碳酸氢钠注射液 250 mL 静脉滴注碱化尿液,静脉推注呋塞米 20～40 mg,每天 2～3 次,要求每小时尿量在 250 mL 以上,以利于毒物的排出,同时纠正水、电解质紊乱。

3.呼吸兴奋剂

患者出现呼吸衰竭,遵医嘱使用纳洛酮、尼可刹米、洛贝林等。

(五)心理护理

倾听患者的诉求,告知患者家属加强陪伴,进行心理疏导,必要时给予心理支持治疗,缓解其紧张焦虑情绪,防止再次自伤。

四、健康指导

(1)指导失眠者到心身科门诊寻求帮助,寻找导致睡眠紊乱的原因。

(2)指导患者正确服用安眠药,不能随意增减或停药。

(3)告知家属妥善保管安眠药物,以免发生意外。

（田培培）

第二节　急性一氧化碳中毒

一、概述

急性一氧化碳中毒是吸入较高浓度一氧化碳（CO）后引起的急性脑缺氧性疾病,少数患者可有迟发的神经精神症状,部分患者亦可有其他脏器的缺氧性改变。

二、病情观察与评估

(1)监测生命体征,观察患者有无体温升高、血压下降、呼吸浅快的临床表现。

(2)观察患者有无颜面潮红、口唇呈樱桃红色或口唇苍白或发绀。

(3)观察有无恶心、呕吐、步态蹒跚、大汗、大小便失禁、无尿等。

(4)观察有无头痛、头昏、意识模糊、嗜睡,甚至昏迷,有无瞳孔缩小或散大及抽搐等。

(5)评估患者的中毒程度:①轻度中毒为头痛、头昏、恶心、呕吐、四肢无力,有短暂的意识模糊。②中度中毒为颜面潮红、口唇呈樱桃红色、脉快多汗、步态蹒跚、嗜睡,甚至昏迷。③重度中毒为各种反射明显减弱或消失,大小便失禁、四肢湿冷、血压下降、潮式呼吸、瞳孔缩小、不等大或扩大等休克症状及脑水肿、酸中毒及肾功能不全等表现。

三、护理措施

(一)迅速脱离有毒现场

在房间内应立即开窗通风,将患者置于空气新鲜、通风良好处。

(二)氧疗

1.高流量吸氧

8～10 L/min,一般认为吸氧浓度＞60％,持续 24 小时以上,则可能发生氧中毒。

2.高压氧治疗

尽早的高压氧治疗可以使血液中物理溶解氧增加,供组织、细胞利用,并使肺泡氧分压提高,可加速碳氧血红蛋白的解离,促进一氧化碳清除。

(三)用药护理

1.脑保护剂

遵医嘱使用保护脑细胞药物,如醒脑静、胞磷胆碱等,观察用药后的疗效。

2.脱水剂

重度一氧化碳中毒后 24～48 小时是脑水肿发展高峰期,应遵医嘱给予 20％甘露醇注射液快速静脉滴注、地塞米松或氢化可的松静脉注射,防治脑水肿。

(四)防止意外受伤

抽搐者加床挡,防跌倒或坠床的发生,必要时使用舌钳防止舌咬伤。

(五)加强心理护理

必要时给予心理干预,防止再次自伤。

四、健康指导

(1)告知患者及家属安全用氧及高压氧治疗的注意事项。

(2)宣传有关一氧化碳中毒的防护知识。

(3)出院后 3 个月内门诊随访,一旦有不适及时就诊。

(田培培)

第三节　急性心肌梗死

急性心肌梗死是在冠状动脉病变的基础上,冠状动脉血供急剧减少或中断,使相应的心肌发生严重而持久的急性缺血,导致的心肌细胞坏死。临床表现为持久的胸骨后剧烈疼痛、发热、白细胞计数和血清心肌坏死标志物增高及心电图进行性改变,可发生心律失常:休克、心力衰竭和猝死,属急性冠状动脉综合征的严重类型。

一、病因和发病机制

基本病因是冠状动脉粥样硬化,导致一支或多支冠状动脉管腔狭窄和心肌供血不足,而侧支循环尚未充分建立。在此基础上,在各种生理和病理因素的促发下,不稳定的粥样斑块破裂、出血,激活血小板和凝血系统,形成富含血小板的血栓或形成以纤维蛋白和红细胞为主的闭塞性血栓(红色血栓),从而造成冠状动脉血流明显减少或中断,使心肌发生严重而持久性的急性缺血达30分钟以上,即可发生心肌梗死。

促使粥样斑块破裂出血及血栓形成的诱因如下。①晨起 6～12 时交感神经活动增加,机体应激反应增强,心肌收缩力、心率、血压增高,冠状动脉张力增高。②在饱餐特别是进食多量脂肪后,血脂增高、血黏度增高。③重体力活动、情绪激动、血压剧增或用力大便时,使左心室负荷明显加重。④休克、脱水、出血、严重心律失常或外科手术,致心排血量骤降,冠状动脉灌注锐减。

急性心肌梗死可发生在频发心绞痛的患者中,也可发生在无症状者中。急性心肌梗死后发生的严重心律失常、休克或心力衰竭,均可使冠状动脉灌流量进一步减少,心肌坏死范围扩大。

二、病理变化

(一)冠状动脉病变

绝大多数急性心肌梗死患者冠状动脉内可在粥样斑块的基础上有血栓形成,使管腔闭塞,而由冠状动脉痉挛引起管腔闭塞者,个别可无严重粥样硬化病变。

(1)左冠状动脉前降支闭塞,引起左心室前壁、心尖部、下侧壁、前间壁和二尖瓣前乳头肌梗死。

(2)右冠状动脉闭塞,引起左心室膈面(右冠状动脉占优势时)、后间壁和右心室梗死,并可累及窦房结和房室结。

(3)左冠状动脉回旋支闭塞,引起左心室高侧壁、膈面(左冠状动脉占优势时)和左心房梗死,可累及房室结。

(4)左冠状动脉主干闭塞,引起左心室广泛梗死。

(二)心肌病变

1.坏死心肌

冠状动脉闭塞后 20～30 分钟,局部心肌即有少数坏死。1～2 小时绝大部分心肌呈凝固性坏死,心肌间质充血、水肿,伴有多量炎症细胞浸润。以后,坏死的心肌纤维逐渐溶解,形成肌溶灶,随后逐渐有肉芽组织形成。大面积心肌梗死累及心室壁全层或大部分者常见,心电图上相继出现 ST 段抬高、T 波倒置和 Q 波,称为 Q 波性心肌梗死(透壁性心肌梗死)。可累及心包而致心包炎症,累及心内膜而致心腔内附壁血栓。当冠状动脉闭塞不完全或自行再通形成小面积心肌梗死呈灶性分布,急性期心电图上仍有 ST 段抬高,但不出现 Q 波的称为非 Q 波性心肌梗死,较少见。缺血坏死仅累及心肌壁的内层,不到心肌壁厚度的一半,伴有 ST 段压低或 T 波变化,心肌坏死标志物增高者过去称为心内膜下心肌梗死,现已归类为非 ST 段抬高心肌梗死。在心腔内压力作用下,坏死心肌向外膨出,可产生心脏破裂,心室游离壁破裂则形成心脏压塞或逐渐形成室壁瘤;室间壁破裂则形成室间隔穿孔;乳头肌断裂则造成二尖瓣反流。坏死组织 1～2 周后开始吸收,并逐渐纤维化,6～8 周形成瘢痕而愈合,称为陈旧性心肌梗死。

2.顿抑心肌

顿抑心肌指梗死心肌周围急性严重缺血或冠状动脉再灌注后尚未发生坏死的心肌,虽已恢复血供,但引起的心肌结构、代谢和功能的改变,需要数小时、数天乃至数周才能恢复。某些心肌梗死患者,恢复期出现左心室功能进行性改善,可能与梗死周围濒死的顿抑心肌功能逐渐恢复有关。

3.冬眠心肌

冬眠心肌指慢性持久的缺血心肌,其代谢需氧量亦随之减少而保持低水平,维持脆弱的心肌代谢平衡,即维持在功能的最低状态。一般认为,这是心肌的一种保护性机制,一旦供血改善则心肌功能可完全恢复。

三、病理生理

(一)心功能改变

急性心肌梗死,尤其透壁性心肌梗死发生后,常伴有不同程度的左心功能舒张和收缩功能障碍和血流动力学的改变,主要包括心脏收缩力减弱,室壁顺应性减低,心肌收缩不协调,致泵衰竭。前向衰竭者,导致每搏量和心排血量下降,出现低血压或休克;后向衰竭者,左心室射血分数减低,左心室舒张末压增高,左心室舒张期和收缩末期容量增加,导致肺淤血、肺水肿。

(二)心律失常

急性心肌缺血可导致细胞膜电学不稳定,引起严重心律失常,甚至心室颤动而猝死。

(三)右心室心肌梗死

右心室心肌梗死在心肌梗死患者中少见,其主要病理生理改变是急性右心衰竭的血流动力学变化,右心房压力增高,高于左心室舒张末压,心排血量减低,血压下降。

四、临床表现

与心肌梗死面积的大小、部位、侧支循环情况有关。

(一)前驱症状

50%～81.2%的患者在发病前数天有乏力、胸部不适、心悸、烦躁、心绞痛等前驱症状,其中,以不稳定型心绞痛为突出。心绞痛发作较以往频繁、性质加剧、持续时间长、硝酸甘油疗效差。疼痛时伴有恶心、呕吐、大汗和心动过缓,或伴有心功能不全、严重心律失常、血压大幅度波动等,同时心电图有 ST 段明显抬高或减低、T 波倒置或增高等。

(二)症状

1.疼痛

疼痛是最早出现的症状,多发生于清晨,疼痛部位和性质与心绞痛相同,但多无明显诱因,且常发生于安静时,程度较重,持续时间较长,可达数小时或数天,休息和含用硝酸甘油均不能缓解。患者常烦躁不安、出汗、恐惧或有濒死感。少数患者无疼痛,尤其老年人、糖尿病患者,一开始即表现为休克或急性心力衰竭。部分患者疼痛不典型,表现为上腹痛、颈部痛、背部上方痛、肢体痛等。

2.全身症状

全身症状有发热、心动过速、白细胞增高和红细胞沉降率增快等,由坏死物质吸收引起。一般在发病后 24～48 小时出现,程度与梗死范围呈正相关,体温一般在 38 ℃左右,持续 1 周。

3.胃肠道症状

胃肠道症状多见于下壁心肌梗死,尤其在发病早期及疼痛剧烈时,表现为频繁恶心、呕吐和上腹部胀痛,与迷走神经张力增高或组织灌注不足有关。

4.心律失常

心律失常见于 75%～90% 的患者,多发生在起病 1～2 天,而以 24 小时内最多见。各种心律失常中以室性心律失常最多,尤其是室性期前收缩,它可以频发(每分钟 5 次以上)、成对出现或呈短阵、多源性室性心动过速或 R-on-T 型,常为心室颤动先兆。心室颤动是急性心肌梗死早期,特别是入院前主要的死因。下壁梗死多见房室传导阻滞,前壁梗死常易发生室性心律失常及室内束支传导阻滞。如发生房室传导阻滞,则表示病变范围广泛,病情严重。

5.低血压和休克

疼痛剧烈时血压下降和血容量不足时血压降低均未必是休克,纠正以上情况后收缩压仍然低于10.7 kPa(80 mmHg),有烦躁不安、面色苍白、皮肤湿冷、脉搏细速、大汗淋漓、尿量减少(<20 mL/h)、神志反应迟钝甚至晕厥者,则为休克表现。休克多在病后数小时至 1 周内发生,主要为心源性(心肌梗死面积>40% 以上),其次有血容量不足或神经反射引起的周围血管扩张等因素参与。

6.心力衰竭

本病主要是急性左心衰竭,可在起病最初几天内发生,或在疼痛、休克好转阶段出现,为梗死后心脏收缩力显著减弱或不协调所致,发生率为 32%～48%。出现呼吸困难、咳嗽、发绀、烦躁等症状,严重者可发生肺水肿,后期也可出现右心衰竭。右心室梗死可在病初即出现右侧心力衰竭表现,并伴有血压下降。

急性心肌梗死引起的心力衰竭称为泵衰竭,按 Killip 分级法分为:① Ⅰ 级,尚无明显心力衰竭;② Ⅱ 级,有左侧心力衰竭,肺部啰音<50% 肺野;③ Ⅲ 级,有急性肺水肿,全肺大、小、干、湿啰音;④ Ⅳ 级,有心源性休克,伴有或不伴有急性肺水肿。

(三)体征

1.心脏体征

心脏浊音界可正常也可轻度至中度增大;心率多增快,少数也可减慢;心尖部第一心音减弱;可出现第四心音(心房性)奔马律,心功能不全时常出现第三心音(心室性)奔马律;10%～20% 的患者在病后第 2～3 天出现心包摩擦音,为纤维素性心包炎所致;心尖部可出现粗糙的收缩期杂音或伴有收缩中晚期喀喇音,为二尖瓣乳头肌功能失调或断裂所致。可有各种心律失常。

2.血压

除极早期有血压增高外,几乎所有患者血压均有所降低。

3.其他

可有与心律失常、心力衰竭及休克相应的体征。

五、实验室及其他检查

(一)心电图检查

1.特征性改变

ST 段抬高心肌梗死者心电图特点为:①ST 段抬高呈弓背向上型,在面向坏死区周围心肌损伤区的导联出现。②深而宽的 Q 波,在面向心肌坏死区的导联出现。③T 波倒置,在面向损伤区周围心肌缺血区的导联出现。

在背向梗死区的导联则出现相反的改变，即 R 波增高、ST 段压低和 T 波直立并增高。

非 ST 段抬高心肌梗死者心电图有 2 种类型：①无病理性 Q 波，有普遍性 ST 段压低≥0.1 mV，但 aVR 导联（有时还有 V_1 导联）ST 段抬高，或有对称性 T 波倒置，为心内膜下心肌梗死所致。②无病理性 Q 波，也无 ST 段变化，仅有 T 波倒置改变。

2.动态改变

ST 段抬高心肌梗死改变如下。

(1)超急性期改变：起病数小时内，可尚无异常或出现异常高大、两肢不对称的 T 波。

(2)急性期改变：起病数小时后，ST 段明显抬高，弓背向上，与直立的 T 波相连，形成单相曲线。数小时至 2 天出现病理性 Q 波，同时 R 波降低。Q 波在 3～4 天稳定不变。

(3)亚急性期改变：在早期不进行治疗干预，ST 段抬高持续数天至 2 周，逐渐回到基线水平，T 波则变为平坦、倒置。

(4)慢性期改变：数周至数月后，T 波呈 V 形倒置，两肢对称，波谷尖锐。T 波倒置可永久存在，也可在数月或数年内逐渐恢复。

非 ST 段抬高心肌梗死：上述的类型①先是 ST 段普遍压低（除 aVR 导联，有时 V_1 导联外），继而 T 波倒置加深呈对称性。ST-T 改变持续数天或数周后恢复。类型②T 波改变在 1～6 个月恢复。

3.定位诊断

可根据特征性的改变来判定。（表 5-1）

表 5-1　ST 段抬高心肌梗死的心电图定位诊断

导联	前间壁	局限前壁	前侧壁	广泛前壁	下壁	下间壁	下侧壁	高侧壁	正后壁
V_1	+			+		+			
V_2	+			+		+			
V_3	+	+		+		+			
V_4		+		+					
V_5		+	+					+	
V_6			+					+	
V_7			+					+	
V_8									+
aVR									+
aVL		±	±	±	−		−	+	
aVF					+	+	+	−	
I		±	±	±	−	−	−	+	
II					+	+	+		
III					+	+	+	−	

注："+"为正面改变，表示典型 ST 段抬高、Q 波及 T 波变化；"−"为反面改变，表示 QRS 主波向上，ST 段压低及与"+"部位的 T 波方向相反的 T 波；"±"为可能有正面改变。

（二）超声心动图检查

二维和 M 型超声心动图也有助于了解室壁运动、室壁瘤和左心室功能，尤其对心肌梗死的并发症如乳头肌断裂、室间隔穿孔、心室游离壁破裂、室壁瘤等诊断的敏感性与特异性都相当高。

（三）实验室检查

1.白细胞计数

白细胞计数升高至 $(10\sim20)\times10^9/L$，中性粒细胞增多，红细胞沉降率增快，C 反应蛋白增高，均可持续 $1\sim3$ 周。

2.血清心肌坏死标志物测定

标志物测定：①肌红蛋白（Mb）起病后 2 小时内升高，12 小时内达高峰，$24\sim48$ 小时恢复正常。②肌钙蛋白 I（cTnI）或 T（cTnT）起病 $3\sim4$ 小时后升高，cTnI 于 $11\sim24$ 小时达高峰，$7\sim10$ 天降至正常；cTnT 于 $24\sim48$ 小时达高峰，$10\sim14$ 天降至正常。这些心肌结构蛋白含量的增高是诊断心肌梗死的敏感指标。③肌酸激酶同工酶 CK-MB 升高，起病后 4 小时内增高，$16\sim24$ 小时达高峰，$3\sim4$ 天恢复正常，其增高的程度能较准确地反映梗死的范围。其高峰出现时间是否提前有助于判断溶栓治疗是否成功。

肌红蛋白在急性心肌梗死后出现最早，也十分敏感，但特异性不很强。cTnI 和 cTnT 出现稍迟，而特异性很高，在症状出现后 6 小时内测定为阴性则 6 小时后应再复查，其缺点是持续时间长达 $10\sim14$ 天，对在此期间出现胸痛，判断是否有新的梗死不利。CK-MB 虽不如 cTnI、cTnT 敏感，但对早期（<4 小时）急性心肌梗死诊断有较重要价值。

六、诊断与鉴别诊断

根据典型的临床表现、心电图特征性的改变和动态演变及血清心肌坏死标志物测定，诊断本病并不困难。老年患者突然发生严重心律失常、休克、心力衰竭而原因未明，或突然发生较重而持久的胸闷或胸痛者，都应考虑本病可能。宜先按急性心肌梗死来处理，短期内进行心电图、血心肌坏死标志物测定等动态观察以确定诊断。对非 ST 段抬高心肌梗死，血肌钙蛋白测定的诊断价值更大。鉴别诊断要考虑以下一些疾病。

（一）心绞痛

胸痛性质及部位与心肌梗死相似，但程度较轻，持续时间较短，休息或含化硝酸甘油可迅速缓解，发作常有明显诱因，无发热、呼吸困难、休克、心力衰竭等表现，心电图改变为一过性，无 ST-T 演变，也无血清心肌坏死标志物变化。

（二）主动脉夹层动脉瘤

本病以剧烈的胸痛起病，类似急性心肌梗死。但疼痛一开始即达高峰，常放射至背、肋、腹、腰和下肢，两上肢血压、脉搏可有明显差别，少数有主动脉瓣关闭不全，可有下肢暂时性瘫痪或偏瘫，但无血清心肌坏死标志物升高。X 线检查示主动脉影明显增宽，CT 或磁共振主动脉断层显像及超声心动图探测到主动脉夹层内的血液，可确立诊断。

（三）急性心包炎

尤其是急性非特异性心包炎可有较剧烈而持久的心前区疼痛。但心包炎的疼痛与发热同时出现，呼吸与咳嗽时加剧，早期即有心包摩擦音，疼痛和心包摩擦音在心包腔内出现渗液时均消失；全身症状一般不如心肌梗死严重；心电图除 aVR 导联外，其余导联均有 ST 段呈弓背向下的抬高，伴 T 波低平或倒置、QRS 波群低电压，但无异常 Q 波。

（四）急性肺动脉栓塞

本病可发生胸痛,常伴有咯血、呼吸困难和休克,并伴有右心室负荷急剧加重的表现,如肺动脉第二音亢进、颈静脉充盈、肝大及特异性心电图改变等可资鉴别。

（五）急腹症

急性胰腺炎、消化性溃疡穿孔、急性胆囊炎、胆石症等,均有上腹部疼痛。仔细询问病史和进行体格检查,行血清心肌坏死标志物测定及心电图检查可协助鉴别。

七、并发症

（一）乳头肌功能失调或断裂

本病发生率可为 40%~50%。乳头肌因缺血、坏死而致功能障碍,导致二尖瓣关闭不全,心尖部出现收缩中晚期喀喇音和吹风样收缩期杂音,可引起心力衰竭。轻者可以恢复,杂音也可消失;重者多发生在乳头肌断裂患者,常因下壁心肌梗死累及后乳头肌所致,心力衰竭严重,预后不佳。

（二）心脏破裂

本病较少见,常在起病后 1 周内出现,多为心室游离壁破裂,造成心包积血、心脏压塞而猝死。也有心室间隔破裂而穿孔,在胸骨左缘 3~4 肋间出现 Ⅱ 级以上收缩期杂音,并伴有震颤,可引起心力衰竭和休克,可在起病数天至 2 周内死亡。

（三）栓塞

栓塞发生率为 1%~6%,见于起病后 1~2 周,为左心室附壁血栓脱落所致,可引起脑、肾或四肢等动脉栓塞。由下肢静脉血栓部分脱落则产生肺栓塞。

（四）心室膨胀瘤

本病主要见于左心室,发生率为 5%~20%。体格检查可有左侧心界扩大,心脏冲动范围较广,可有收缩期杂音,心音较低钝。心电图 ST 段持续抬高。超声心动图、放射性核素检查及心血管造影均可确诊。

（五）梗死后综合征

本病发生率为 10%。于心肌梗死后数周或数月出现,可反复发生,表现为心包炎、胸膜炎或肺炎,有发热、胸痛等症状,可能为机体对坏死物质的变态反应。

八、急诊处理

治疗原则:改善心肌供血,挽救濒死心肌,防止心肌梗死面积扩大,缩小心肌缺血范围,维护心脏功能,及时处理严重心律失常、泵衰竭和各种并发症,防止猝死。

（一）院前急救

流行病学调查发现,50%的患者发病后 1 小时内在院外猝死,死因主要是可救治的心律失常。因此,院前急救的基本任务是将急性心肌梗死患者安全、迅速地转送到医院,以便尽早开始再灌注治疗。重点是缩短患者就诊延误的时间和院前检查、处理、转运所用时间。

1.诊断评估

（1）测量生命体征。

（2）通过对疼痛部位、性质、持续时间、缓解方式、伴随症状的询问确定缺血性胸痛,查明心、肺、腹、血管等有无异常体征。

（3）描记 18 导联心电图。

（4）根据缺血性胸痛病史和心电图特点迅速进行简明的鉴别诊断、做出初步诊断。一旦确诊或可疑急性心肌梗死时应及时转送并给予紧急处理。

2.紧急处理及转运

（1）吸氧,嘱患者停止任何主动性活动和运动。

（2）迅速建立至少两条静脉通路。静脉滴注硝酸甘油或立即含服硝酸甘油 1 片,每 5 分钟可重复使用。

（3）镇静止痛:吗啡 5～10 mg 皮下注射或哌替啶 50～100 mg 肌内注射。

（4）口服水溶性阿司匹林或嚼服肠溶阿司匹林 300 mg。

（5）持续监测心电、血压和血氧饱和度。除颤仪应随时处于备用状态。

（6）有频发、多源室性期前收缩或室性心动过速者,静脉注射利多卡因 50～100 mg,5～10 分钟后可重复 1 次,必要时 10 分钟后可再重复 1 次,然后按 1～3 mg/min 静脉滴注。有心动过缓者,如心率＜50 次/分,可静脉注射阿托品 1 mg,必要时每 3～5 分钟可重复使用,总量应＜2.5 mg。

（7）对心搏骤停者,立即就地心肺复苏,待心律、血压、呼吸稳定后再转送入院。

（8）对有低血压、心动过速、休克或肺水肿体征者,可直接送至有条件进行冠状动脉血管重建术的医院。

（9）有条件可在救护车内进行静脉溶栓治疗。

（10）对于转诊途中可能发生的意外情况应向家属交代,并签署转诊同意书。

（二）ST 段抬高或伴左束支传导阻滞的急性心肌梗死院内急诊处理

急诊医师应力争在 10 分钟内完成病史采集、临床检查、18 导联心电图描记,尽快明确诊断,对病情做出基本评价并确定即刻处理方案;送检血常规、血型、凝血系列、血清心肌坏死标志物、血糖、电解质等;建立静脉通路,保持给药途径畅通。对有适应证的患者在就诊后 90 分钟内进行急诊经皮冠状动脉介入治疗（PCI）或 30 分钟内在急诊科或 CCU 开始静脉溶栓治疗。

1.监护和一般治疗

急性心肌梗死患者来院后应立即开始一般治疗,并与诊断同时进行,重点是监测和防治急性心肌梗死的不良事件或并发症。

（1）监测:持续心电、血压和血氧饱和度监测,及时发现和处理心律失常、血流动力学异常和低氧血症。必要时还可监测肺毛细血管楔压和静脉压。

（2）卧床休息:可降低心肌耗氧量,减少心肌损害。对血流动力学稳定且无并发症的患者一般卧床休息 1～3 天,对病情不稳定及高危患者卧床时间应适当延长。

（3）镇痛:剧烈胸痛使患者交感神经过度兴奋,产生心动过速、血压升高和心肌收缩功能增强,从而增加心肌耗氧量,并易诱发快速室性心律失常,应迅速给予有效镇痛。可给吗啡 5～10 mg 皮下注射或哌替啶 50～100 mg 肌内注射,必要时 1～2 小时后再注射 1 次,以后每 4～6 小时可重复。不良反应有恶心、呕吐、低血压和呼吸抑制。一旦出现呼吸抑制,可每隔 3 分钟静脉注射纳洛酮 0.4 mg（最多 3 次）以拮抗之。

（4）吸氧:持续鼻导管或面罩吸氧,有严重左侧心力衰竭、肺水肿和有机械并发症的患者,应加压给氧或气管插管行机械通气。

（5）硝酸甘油:以 10 μg/min 开始静脉滴注,每 5～10 分钟增加 5～10 μg,直至症状缓解,血压正常者动脉收缩压降低 1.3 kPa(10 mmHg)或高血压患者动脉收缩压降低 4.0 kPa(30 mmHg)为有效剂量,最高剂量以不超过 100 μg/min 为宜。在静脉滴注过程中如心率明显加快或收缩压≤12.0 kPa(90 mmHg),应减慢滴速或暂停使用。该药的禁忌证为急性心肌梗死合并低血压[收缩压≤12.0 kPa(90 mmHg)]或心动过速(心率>100 次/分),下壁梗死伴右心室梗死时即使无低血压也应慎用。急性心肌梗死早期通常给予硝酸甘油静脉滴注 24~48 小时。也可静脉滴注二硝基异山梨酯。静脉用药后可使用二硝基异山梨酯或 5-单硝山梨醇酯口服。

(6)抗血小板治疗:①阿司匹林,所有急性心肌梗死患者只要无禁忌证均应口服水溶性阿司匹林或嚼服肠溶阿司匹林 300 mg,1 次/天,3 天后改为 75~150 mg,1 次/天,长期服用。②二磷酸腺苷受体(ADP)拮抗药:常用的有氯吡格雷和噻氯匹定,由于噻氯匹定导致粒细胞减少症和血小板减少症的发生率高于氯吡格雷,在患者不能应用氯吡格雷时再选用噻氯匹定替代。对于阿司匹林过敏或不能耐受的患者,可使用氯吡格雷替代,或与阿司匹林联合用于置入支架的冠心病患者。初始剂量 300 mg 口服,维持量每天 75 mg。循证医学显示对 ST 段抬高的急性心肌梗死患者,阿司匹林与氯吡格雷联用的效果优于单用阿司匹林。

2.再灌注治疗

再灌注治疗可使闭塞的冠状动脉再通,心肌得到再灌注,挽救濒死的心肌,缩小梗死范围,改善心功能,降低病死率,是一种积极的治疗措施。

(1)经皮冠状动脉介入(PCI)治疗:经皮冠状动脉介入治疗与溶栓治疗相比,梗死相关血管再通率高,再闭塞率低,缺血复发少,且出血(尤其脑出血)的危险性低,目前已被公认为首选的安全有效的恢复心肌再灌注的治疗手段。包括直接 PCI、转运 PCI 和补救性 PCI。

1)直接 PCI 是指对所有发病 12 小时以内的 ST 段抬高急性心肌梗死患者采用介入手段直接开通梗死相关动脉的方法。对于 ST 段抬高的急性心肌梗死患者直接 PCI 是最有效降低病死率的治疗。

直接 PCI 适应证:①所有 ST 段抬高心肌梗死患者,发病 12 小时以内,就诊-球囊扩张时间 90 分钟以内。②适合再灌注治疗而有溶栓治疗禁忌证者。③发病时间>3 小时的患者更趋首选 PCI。④心源性休克患者,年龄<75 岁,心肌梗死发病<36 小时,休克<18 小时。⑤对年龄>75 岁的心源性休克患者,如心肌梗死发病<36 小时,休克<18 小时,权衡利弊后可考虑 PCI。⑥发病 12~24 小时,仍有缺血证据,或有心功能障碍或血流动力学不稳定或严重心律失常者。应注意:对发病 12 小时以上无症状,血流动力学和心电稳定患者不推荐直接 PCI。患者血流动力学稳定时,不推荐直接 PCI 干预非梗死相关动脉。要由有经验者施术,以免延误时机。有心源性休克者宜先行主动脉内球囊反搏术,待血压稳定后再施行 PCI。

2)转运 PCI 是直接 PCI 的一种,主要适用于患者所处医院无行直接 PCI 的条件,而患者有溶栓治疗的禁忌证,或虽无溶栓治疗的禁忌证但发病已>3 小时,<12 小时,尤其为较大范围心肌梗死和/或血流动力学不稳定的患者。

3)补救性 PCI 是指溶栓失败后梗死相关动脉仍处于闭塞状态,而针对梗死相关动脉所行的 PCI。溶栓剂输入后 45~60 分钟的患者,胸痛无缓解和心电图 ST 段无回落临床提示溶栓失败。

补救性 PCI 适应证:①溶栓治疗 45~60 分钟后仍有持续心肌缺血症状或表现者。②合并心源性休克年龄<75 岁,心肌梗死发病<36 小时,休克<18 小时者。③心肌梗死发病<12 小时,合并心力衰竭或肺水肿者。④年龄>75 岁的心源性休克患者,如心肌梗死发病<36 小时,休克<18 小时,权衡利弊后可考虑补救性 PCI。⑤血流动力学或心电不稳定的患者。

溶栓治疗再通者的 PCI：溶栓治疗成功的患者，如无缺血复发表现，可在 7～10 天后行冠状动脉造影，如残留的狭窄病变适宜 PCI 可行 PCI 治疗。

（2）溶栓治疗。

1）适应证：①两个或两个以上相邻导联 ST 段抬高，在肢体导联≥0.1 mV、胸导≥0.2 mV，或新出现的或可能新出现的左束支传导阻滞，发病时间＜12 小时，年龄＜75 岁。②ST 段显著抬高的心肌梗死患者，年龄＞75 岁，经慎重权衡利弊仍可考虑溶栓治疗。③ST 段抬高，发病时间 12～24 小时，有进行性胸痛和 ST 段广泛抬高患者，仍可考虑溶栓治疗。④高危心肌梗死，就诊时收缩压≥24.0 kPa（180 mmHg）和/或舒张压≥14.7 kPa（110 mmHg），经认真权衡溶栓治疗的益处与出血性卒中的危险性后，应首先镇痛、降低血压（如应用硝酸甘油静脉滴注、β受体阻滞剂等），将血压降至≤20.0/12.0 kPa（150/90 mmHg）时再考虑溶栓治疗（若有条件应考虑直接 PCI）。

2）下列情况首选溶栓：①不具备 24 小时急诊 PCI 治疗条件或不具备迅速转运条件或不能在 90 分钟内转运 PCI，符合溶栓的适应证及无禁忌证者。②具备 24 小时急诊 PCI 治疗条件，患者就诊早（发病≤3 小时而且不能及时进行心导管治疗）。③具备 24 小时急诊 PCI 治疗条件，但是就诊-球囊扩张与就诊-溶栓时间相差超过 60 分钟、就诊-球囊扩张时间超过 90 分钟。④对于再梗死的患者应该及时进行血管造影并根据情况进行血运重建治疗，包括 PCI 或冠状动脉旁路移植术（CABG）。如不能立即（症状发作后 60 分钟内）进行血管造影和 PCI，则给予溶栓治疗。

3）禁忌证：①有出血性脑卒中或 1 年内有缺血性脑卒中（包括 TIA）。②颅内肿瘤。③近期（2～4 周）内有活动性出血（消化性溃疡、咯血、痔、月经来潮、出血倾向）。④严重高血压，血压＞24.0/14.7 kPa（180/110 mmHg），或不能除外主动脉夹层动脉瘤。⑤目前正在使用治疗剂量的抗凝药。⑥近期（＜2 周）曾穿刺过不易压迫止血的深部动脉。⑦近期（2～4 周）创伤史，包括头部外伤、创伤性心肺复苏或较长时间（＞10 分钟）的心肺复苏。⑧近期（＜3 周）外科大手术。

4）溶栓药物的应用：以纤溶酶原激活药激活纤溶酶原，使转变为纤溶酶而溶解冠状动脉内的血栓。

5）溶栓药物主要有以下几种：①尿激酶，150 万 U（2.2 万 U/kg）溶于 100 mL 0.9％氯化钠液中，30 分钟内静脉滴入。溶栓结束 12 小时皮下注射肝素 7 500 U 或低分子肝素，2 次/天，共 3～5 天。②链激酶或重组链激酶，150 万 U 溶于 100 mL 0.9％氯化钠液中，60 分钟内静脉滴入。溶栓结束 12 小时皮下注射肝素 7 500 U 或低分子肝素，2 次/天，共 3～5 天。③阿替普酶，首先静脉注射 15 mg，继而 30 分钟内静脉滴注 50 mg，其后 60 分钟内再静脉滴注 35 mg。④瑞替普酶，10 MU 溶于 5～10 mL 注射用水中静脉注射，时间＞2 分钟，30 分钟后重复上述剂量。⑤替奈普酶，一般为 30～50 mg 溶于 10 mL 生理盐水中静脉注射。根据体重调整剂量：如体重＞60 kg，剂量为 30 mg；体重每增加 10 kg，剂量增加 5 mg，直至体重＞90 kg，最大剂量为 50 mg。

用阿替普酶、瑞替普酶、替奈普酶前先用肝素 60 U/kg（最大量 4 000 U）静脉注射，用药后以每小时12 U/kg（最大量 1 000 U/h）的速度持续静脉滴注肝素 48 小时，将 APTT 调整至 50～70 秒；以后改为 7 500 U，2 次/天，皮下注射，连用 3～5 天（也可用低分子肝素）。

6）溶栓再通临床指征：①心电图抬高的 ST 段于 2 小时内回降＞50％。②胸痛在 2 小时内基本消失。③2 小时内出现再灌注性心律失常。④血清 CPK-MB 酶峰值提前出现（14 小时内），肌钙蛋白峰值提前到 12 小时内。

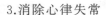

3.消除心律失常

首先应加强针对急性心肌梗死、心肌缺血的治疗。溶栓、急诊 PCI、β 受体阻滞剂、纠正电解质紊乱均可预防或减少心律失常发生。

(1)急性心肌梗死并发室上性快速心律失常的治疗:①房性期前收缩与交感神经兴奋或心功能不全有关,本身无须特殊治疗。②心房颤动常见且与预后有关。血流动力学不稳定的患者应迅速行同步电复律。血流动力学稳定的患者,以减慢心室率为目标。常选用美托洛尔、维拉帕米、地尔硫䓬、洋地黄制剂或胺碘酮治疗。

(2)急性心肌梗死并发室性快速心律失常的治疗:①心室颤动、持续多形性室性心动过速,立即非同步电复律。②持续单形性室性心动过速,伴心绞痛、肺水肿、低血压,应予同步电复律;不伴上述情况,可首先给予药物治疗,如胺碘酮 150 mg 于 10 分钟内静脉注射,必要时可重复,然后 1 mg/min 静脉滴注 6 小时,再 0.5 mg/min 维持静脉滴注;亦可应用利多卡因。③频发室性期前收缩、成对室性期前收缩、非持续性室性心动过速,可严密观察或利多卡因治疗(使用不超24 小时)。④偶发室性期前收缩、加速性室性自主心律可严密观察,不予特殊处理。

(3)缓慢心律失常的治疗:①无症状窦性心动过缓可暂作观察,不予特殊处理。②症状性窦性心动过缓、二度 I 型房室传导阻滞、三度房室传导阻滞伴窄 QRS 波逸搏心律,患者常有低血压、头晕、心功能障碍、心动过缓<50 次/分等,可先静脉注射阿托品 0.5 mg,3~5 分钟重复1 次,至心率达 60 次/分左右。最大可用至 2 mg。③二度 II 型房室传导阻滞;三度房室传导阻滞伴宽 QRS 波群逸搏心律、心室停搏;症状性窦性心动过缓、二度 I 型房室传导阻滞、三度房室传导阻滞伴窄 QRS 波群逸搏心律经阿托品治疗无效及双侧束支传导阻滞患者需行临时起搏治疗。

4.其他治疗

(1)β 受体阻滞剂:通过减慢心率,降低体循环血压和减弱心肌收缩力使心肌耗氧量减少,对改善缺血区的氧供需失衡,缩小心肌梗死面积,降低急性期病死率有肯定的疗效。在无禁忌证的情况下应及早常规使用。用药过程中需严密观察,使用剂量必须个体化。常用美托洛尔 25~50 mg,口服,2~3 次/天;或阿替洛尔 6.25~25 mg,口服,2 次/天。前壁急性心肌梗死伴剧烈胸痛或高血压者,可静脉注射美托洛尔 5 mg,间隔 5 分钟后可再给予 1~2 次,继之口服维持。

(2)血管紧张素转换酶抑制药(ACEI):近年研究认为,心肌梗死时应用血管紧张素转换酶抑制药有助于改善恢复期心肌的重构,降低心力衰竭的发生率,从而降低病死率。前壁心肌梗死伴有心功能不全的患者获益最大。在无禁忌证的情况下,溶栓治疗后血压稳定即可开始使用,但剂量和时限应视患者情况而定。通常应从小剂量开始,逐渐增加剂量。如卡托普利 6.25 mg,口服,作为试验剂量,一天之内可加至 12.5 mg 或 25 mg,次日加至 12.5~25 mg,2~3 次/天。有心力衰竭的患者宜长期服用。

(3)羟甲基戊二酸单酰辅酶 A 还原酶抑制药:近年的研究表明,本类调脂药可以稳定斑块,改善内皮细胞的功能,建议早期使用,如辛伐他汀 20~40 mg/d,普伐他汀 10~40 mg/d,氟伐他汀 20~40 mg/d,阿托伐他汀 10~80 mg/d。

(4)葡萄糖-胰岛素-氯化钾(GIK)溶液:研究结果提示,在急性心肌梗死的早期使用 GIK 静脉滴注及进行代谢调整是可行的。目前不主张常规补镁治疗。

5.右心室心肌梗死的院内急诊处理

治疗措施与左心室梗死略有不同。右心室心肌梗死引起右心衰竭伴低血压,而无左心衰竭的表现时,宜扩张血容量。在血流动力学监测下静脉滴注输液,直到低血压得到纠正或肺毛细血管压达2.0～2.4 kPa(15～18 mmHg)。如输液1～2 L低血压未能纠正可用正性肌力药,以多巴酚丁胺为优。不宜用利尿药。伴有房室传导阻滞者可予临时起搏。

6.非ST段抬高的急性心肌梗死院内急诊处理

(1)危险性分层:对非ST段抬高的急性心肌梗死进行危险性分层的主要目的是为迅速做出治疗决策提供依据。临床上主要根据症状、体征、心电图及血流动力学指标对其进行危险性分层。

低危患者:无并发症、血流动力学稳定、不伴有反复缺血发作的患者。

中、高危患者(符合以下一项或多项):①心肌坏死标识物升高。②心电图有ST段压低(<2 mm)。③强化抗缺血治疗24小时内反复发作胸痛。④有心肌梗死病史。⑤造影显示冠状动脉狭窄病史。⑥PCI或CABG后。⑦左心室射血分数<40%。⑧糖尿病。⑨肾功能不全(肾小球滤过率<60 mL/min)。

极高危患者(符合以下一项或多项):①严重胸痛持续时间长、无明显间歇或>30分钟,濒临心肌梗死表现。②心肌坏死物标识物显著升高和/或心电图ST段显著压低(≥2 mm)持续不恢复或范围扩大。③有明显血流动力学变化,严重低血压、心力衰竭或心源性休克表现。④严重恶性心律失常:室性心动过速、心室颤动。

(2)非ST段抬高的急性心肌梗死多是非Q波性,此类患者不宜溶栓治疗。低危患者以阿司匹林和肝素尤其是低分子肝素治疗为主。对中、高危患者行早期PCI(72小时内)。对极高危患者行紧急PCI(2小时内)。其他治疗与ST段抬高的患者相同。

九、急救护理

(一)护理目标
(1)患者了解自身病情,预防或减少心梗并发症的发生。

(2)患者及家属相信安全和正确的护理,有助于减少进一步的损害。

(3)提高护士对心梗的相关知识和实践技能。

(4)为患者提供更优质的护理。

(二)护理措施
AMI患者来院后应立即开始治疗,重点是监测和预防AMI不良事件和并发症。

1.心理护理

急性心肌梗死患者病情危急,疼痛剧烈,伴有濒死感,常有恐惧心理,家属也十分紧张。护士应做好患者和家属的安慰工作,关心体贴患者,并重视患者及家属的感受。保持环境的安静,避免不良刺激。不要在患者面前讨论其病情,用积极的态度和语言开导患者,帮助其树立战胜疾病的信心。

2.监测

持续心电、血压监测,及时发现和处理心律失常、血流动力学异常和低氧血症。

3.卧床休息

血流动力学参数稳定且无并发症的AMI患者一般卧床休息1～3天,病情不稳定极高危患者卧床时间应适当延长。采取平卧位或半坐卧位,患者进食、洗漱、翻身等活动由护士完成。1周后可逐渐过渡到床边活动,有并发症者酌情延长卧床时间。2周后可由床边、室内活动再过渡到室外活动。在活动过程中应监测心率、血压、询问其感受,观察其反应。

4.吸氧

给予鼻导管吸氧(2～4 L/min)。持续吸入 3～5 天后,可按病情间断或停吸氧。

5.镇痛

应迅速给予有效镇痛剂,可给吗啡 3 mg 静脉注射,必要时每 5 分钟重复 1 次,总量不超过 15 mg。注意观察有无恶心、呕吐、低血压和呼吸抑制等不良反应。

6.饮食和通便

疼痛剧烈时禁食。最初 2～3 天以流质饮食为主,以后逐渐过渡至半流饮食、软食和普食。食物应低脂、低胆固醇、易消化,禁止摄取太冷或太热的饮料。宜少食多餐,忌饱餐。保持大便通畅,切忌大便用力。适量进食水果和蔬菜,常规给予缓泻剂(如:果导 0.1 g,每晚)。

7.症状护理

(1)疼痛:①遵医嘱及时给予止痛药物,如肌内注射哌替啶、吗啡或罂粟碱。②吸氧,以增加心肌氧的供给。③溶栓疗法和急诊 PTCA 是解除疼痛最根本的方法。

(2)心律失常:持续监测心电示波情况,出现异常情况及时报告医师并随时做好急救准备。前壁心肌梗死易出现室性心律失常,下壁心肌梗死易出现缓慢型心律失常,在溶栓治疗和 PTCA 治疗后,容易出现再灌注心律失常。

8.再灌注治疗的护理

(1)溶栓治疗的护理:①溶栓前介绍溶栓的目的、注意事项,给予用药指导。②采血查凝血常规,APTT 维持在 60～80 秒。③尿激酶 150 万单位静脉滴注,30 分钟内完成,或输液泵泵入。④溶栓过程中观察出血情况:注意观察并记录溶栓效果及皮肤黏膜、消化道、呼吸道、泌尿道出血情况,尤其是脑出血。记录出血程度及出血量。⑤溶栓开始后 3 小时内每半小时记录 1 次 ECG,每 2 小时抽血查心肌酶学检查至酶峰值后 2 小时,观察 ST-T 回落及酶学情况。倾听患者主诉,了解胸痛缓解情况。

(2)介入治疗护理。

术前护理:①检查所需的各项检查是否完备,如血常规、生化Ⅱ、凝血常规、免疫组合、心电图等。②术前宣教:介绍手术目的、穿刺点的部位,手术的简要过程,手术中配合的要点及术后的注意事项。③训练床上排便。④备皮:备双侧腹股沟及外阴部皮肤(选择桡动脉穿刺除外)。⑤遵医嘱行抗生素、碘过敏试验,服用抗凝剂(波立维 300 mg 口服)。⑥正常饮食,少饮水。⑦排空大小便,左侧肢体建立静脉通路(尽量使用静脉留置针和可来福,以备术中急用)。

术后护理:①术后即刻护理,协助搬运患者,给予患者舒适卧位。测血压、心率、呼吸,触足背动脉搏动情况,做十二导联心电图,观察切口敷料情况及患者返回病房时间。②1 次/0.5 小时×4 次观察记录心率、呼吸、切口敷料有无渗出及足背动脉搏动情况,如均平稳,则 1 次/2 小时观察记录至 24 小时。③高危患者需持续心电监护,观察有无心律失常及 ST-T 变化。④术侧肢体制动,防止鞘管滑出及出血。⑤拔除鞘管即刻护理:ACT 测定(<140 秒);心电监护;测血压;观察患者面色、神志,有无恶心、呕吐等迷走神经亢进表现;鞘管拔除后,手指压迫穿刺点局部止血 20～30 分钟(压迫至止血为止),然后用四层纱布和弹性绷带加压包扎,沙袋压迫 6 小时,术侧肢体制动 12 小时,卧床休息 24 小时。桡动脉穿刺者,穿刺侧前臂及手腕制动 6～12 小时,术后患者可室内自由活动。⑥观察患者排便情况,及时解除尿潴留。术后多饮水或在心功能允许情况下大量输液,使造影剂尽快排出体外,同时注意观察尿量、颜色和性质。沙袋去除后,遵医嘱协助患者下床活动。⑦遵医嘱应用抗生素 3～5 天,口服抗凝剂,观察体温的变化,凝血酶原时间及活

动度测定结果。⑧协助患者进食、排便等，下蹲动作宜缓慢，防止伤口出血，满足生活需要。⑨注意倾听患者主诉，观察并发症：PCI术后最严重的并发症是冠脉的急性闭塞、心律失常、迷走、股动脉并发症（栓塞、血肿、出血等）。桡动脉穿刺者观察血液回流情况。

9.健康教育

(1)饮食调节：适度饮酒、限制钠盐、重视水果、蔬菜和低脂奶类食品。要求饱和脂肪占总热量的7％以下，胆固醇少于200 mg/d。

(2)康复指导：建议运动以达到最大心率的60％～65％的低强度长期锻炼为安全有效。最好的运动方式是步行、慢跑、骑自行车等有氧运动。最低目标：每周3～4次，每次30分钟；理想目标：每天运动30～60分钟。个人卫生活动、家务劳动、娱乐活动对个人也是有益的。无并发症患者心肌梗死6～8周可以恢复性生活。

(3)戒烟：戒烟是心肌梗死后二级预防的重要措施。积极劝导患者戒烟。

(4)心理健康：保持乐观平和的心情，正确对待疾病可以有效地防止心梗再发。动员家庭和社会力量的支持，可为患者创造良好的休养氛围，利于康复。

(5)用药指导：告知患者药物的作用和不良反应，并教会患者定时测量脉搏，定期随诊。

（田培培）

第四节　急性肺水肿

急性肺水肿是由不同原因引起肺组织血管外液体异常增多，液体由间质进入肺泡，甚至呼吸道出现泡沫状分泌物。表现为急性呼吸困难、发绀，呼吸做功增加，两肺布满湿啰音，甚至从气道涌出大量泡沫样痰液。人类可发生下列两类性质完全不同的肺水肿：心源性肺水肿（亦称流体静力学或血流动力学肺水肿）和非心源性肺水肿（也称通透性增高肺水肿、急性肺损伤或急性呼吸窘迫综合征）。

一、发病机制

（一）肺毛细血管静水压

肺毛细血管静水压（Pmv）是使液体从毛细血管流向间质的驱动力，正常情况下，Pmv约1.1 kPa（8 mmHg），有时易与肺毛细血管楔压（PCWP）相混淆。PCWP反映肺毛细血管床的压力，可估计左心房压（LAP），正常情况下较Pmv高0.1～0.3 kPa（1～2 mmHg）。肺水肿时PCWP和Pmv并非呈直接相关，两者的关系取决于总肺血管阻力（肺静脉阻力）。

（二）肺间质静水压

肺毛细血管周围间质的静水压即肺间质静水压（Ppmv），与Pmv相对抗，两者差别越大，则毛细血管内液体流出越多。肺间质静水压为负值，正常值为 -2.3～-1.1 kPa（-17～-8 mmHg），可能与肺组织的机械活动、弹性回缩及大量淋巴液回流对肺间质的吸引有关。理论上Ppmv的下降亦可使静水压梯度升高，当肺不张进行性再扩张时，出现复张性肺水肿可能与Ppmv骤降有关。

(三)肺毛细血管胶体渗透压

肺毛细血管胶体渗透压(πmv)由血浆蛋白形成,正常值为 3.3~3.7 kPa(25~28 mmHg),但随个体的营养状态和输液量不同而有所差异。πmv 是对抗 Pmv 的主要力量,单纯的 πmv 下降能使毛细血管内液体外流增加。但在临床上并不意味着血液稀释后的患者会出现肺水肿,经血液稀释后血浆蛋白浓度下降,但过滤至肺组织间隙的蛋白也不断地被淋巴系统所转移,Pmv 的下降可与 πmv 的降低相平行,故 πmv 与 Pmv 间梯度即使发挥净渗透压的效应,也可保持相对的稳定。

πmv 和 PCWP 间的梯度与血管外肺水压呈非线性关系。当 Pmv<2.0 kPa(15 mmHg)、毛细血管通透性正常时,πmv-PCWP≤1.2 kPa(9 mmHg)可作为出现肺水肿的界限,也可作为治疗肺水肿疗效观察的动态指标。

(四)肺间质胶体渗透压

肺间质胶体渗透压(πpmv)取决于间质中渗透性、活动的蛋白质浓度,它受反应系数(δf)和毛细血管内液体流出率(Qf)的影响,是调节毛细血管内液体流出的重要因素。πpmv 正常值为1.6~1.9 kPa(12~14 mmHg),难以直接测定。临床上可通过测定支气管液的胶体渗透压鉴别肺水肿的类型,如支气管液与血浆蛋白的胶体渗透压比值<60%,则为血流动力学改变所致的肺水肿,如比值>75%,则为毛细血管渗透增加所致的肺水肿,称为肺毛细血管渗漏综合征。

(五)毛细血管通透性

资料表明,越过内皮细胞屏障时,通透性肺水肿透过的蛋白多于压力性水肿,仅越过上皮细胞屏障时,两者没有明显差别。毛细血管通透性增加,使 δ 从正常的 0.8 降至 0.3~0.5,表明血管内蛋白,尤其是清蛋白大量外渗,使 πmv 与 πpmv 梯度下降。

二、病理与生理

(一)心源性急性肺水肿

正常情况下,两侧心腔的排血量相对恒定,当心肌严重受损和左心负荷过重而引起心排血量降低和肺淤血时,过多的液体从肺泡毛细血管进入肺间质甚至肺泡内,则产生急性肺水肿,实际上是左心衰竭最严重的表现,多见于急性左心衰竭和二尖瓣狭窄患者。

有以下并发症的患者术中易发生左心衰竭:①左心室心肌病变,如冠心病、心肌炎等;②左心室压力负荷过度,如高血压、主动脉狭窄等;③左心室容量负荷过重,如主动脉瓣关闭不全、左向右分流的先天性心脏病等。

当左心室舒张末压>1.6 kPa(12 mmHg),毛细血管平均压>4.7 kPa(35 mmHg),肺静脉平均压>4.0 kPa(30 mmHg)时,肺毛细血管静水压超过血管内胶体渗透压及肺间质静水压,可导致急性肺水肿,若同时有肺淋巴管回流受阻,更易发生急性肺水肿。其病理生理表现为肺顺应性减退、气道阻力和呼吸作用增强、缺氧、呼吸性酸中毒,间质静水压增高压迫肺毛细血管、升高肺动脉压,从而增加右心负荷,导致右心功能不全。

(二)神经源性肺水肿

中枢神经系统损伤后,颅内压急剧升高,脑血流量减少,造成下丘脑功能紊乱,解除了对视前核水平和下丘脑尾部"水肿中枢"的抑制,引起交感神经系统兴奋,释放大量儿茶酚胺,使周围血管强烈收缩,血流阻力加大,大量血液由阻力较高的体循环转至阻力较低的肺循环,引起肺静脉高压,肺毛细血管压随之升高,肺毛细血管 Starling 力不平衡,液体由血管渗入至肺间质和肺泡内,最终形成急性肺水肿。延髓是发生神经源性肺水肿的关键神经中枢,交感神经的激发是产生肺高压及肺水肿的基本因素,而肺高压是神经源性肺水肿发生的重要机制。通过给予交感神经阻断剂和肾上腺素 α 受体阻滞剂均可降低或避免神经源性肺水肿的发生。

(三)液体负荷过重

围术期输血补液过快或输液过量,使右心负荷增加。当输入胶体液达血浆容量的 25% 时,心排血量可增多至 300%。若患者伴有急性心力衰竭,虽通过交感神经兴奋维持心排血量,但神经性静脉舒张作用减弱,对肺血管压力和容量的骤增已经起不到有效的调节作用,导致肺组织间隙水肿。

大量输注晶体液,使血管内胶体渗透压下降,增加液体从血管的滤出,聚集到肺组织间隙中,易致心、肾功能不全、静脉压增高或淋巴循环障碍患者发生肺水肿。

(四)复张性肺水肿

复张性肺水肿是各种原因所致肺萎陷后,在肺复张时或复张后 24 小时内发生的急性肺水肿。一般认为与多种因素有关,如负压抽吸迅速排出大量胸膜积液、大量气胸所致的突然肺复张,均可造成单侧性肺水肿。

临床上多见于气胸或胸腔积液 3 个月后出现进行性快速肺复张,1 小时后可表现为肺水肿的临床症状,50% 的肺水肿发生在 50 岁以上老年人。水肿液的形成遵循 Starling 公式。复张性肺水肿发生时,肺动脉压和 PCWP 正常,水肿液蛋白浓度与血浆蛋白浓度的比值>0.7,说明存在肺毛细血管通透性增加。肺萎陷越久,复张速度越快,胸膜腔负压越大,越易发生肺水肿。

肺复张性肺水肿的病理生理机制可能为:①肺泡长期萎缩,使Ⅱ型肺细胞代谢障碍,肺泡表面活性物质减少,肺泡表面张力增加,使肺毛细血管内液体向肺泡内滤出。②肺组织长期缺氧,使肺毛细血管内皮和肺泡上皮的完整性受损,通透性增加。③使用负压吸引设备,突然增加胸内负压,使复张肺的毛细血管压力与血流量增加,作用于已受损的毛细血管,使管壁内外的压力差增大;机械性力量使肺毛细血管内皮间隙孔变形,间隙增大,促使血管内液和血浆蛋白流入肺组织间隙。④在声门紧闭的情况下用力吸气,负压峰值可超−4.9 kPa(−50 cmH$_2$O),如负的胸膜腔内压传至肺间质,增加肺毛细血管和肺间质静水压之差,则增加肺循环液体的渗出。⑤肺的快速复张引起胸膜腔内压急剧改变,肺血流增加而压力升高,并产生高的直线血流速度,加大了血管内和间质的压差。当其超过一定阈值时,液体进入间质和肺泡形成肺水肿。

(五)高原性肺水肿

高原性肺水肿是一种由低地急速进入海拔 3 000 m 以上地区的常见病,主要表现为发绀、心率增快、心排血量增多或减少、体循环阻力增加和心肌受损。其发病因素是多方面的,如缺氧性肺血管收缩、肺动脉高压、高原性脑水肿、全身和肺组织生化改变。肺代偿功能异常和心功能减退是造成重度低氧血症的直接原因。高原性肺水肿为高蛋白渗出性肺水肿,炎性介质是毛细血管增加的主要原因。

(六)通透性肺水肿

通透性肺水肿指肺水和血浆蛋白均通过肺毛细血管内间隙进入肺间质,肺淋巴液回流量增加,且淋巴液内蛋白含量亦明显增加,表明肺毛细血管内皮细胞功能失常。

1.感染性肺水肿

感染性肺水肿指继发于全身感染和/或肺部感染的肺水肿,如革兰阴性杆菌感染所致的败血症和肺炎球菌性肺炎均可引起肺水肿,主要是通过增加肺毛细血管壁通透性所致。肺水肿亦可继发于病毒感染。流感病毒、水痘-带状疱疹病毒所致的病毒性肺炎均可引起肺水肿。

2.毒素吸入性肺水肿

毒素吸入性肺水肿指吸入有害性气体或毒物所致的肺水肿。有害性气体包括二氧化氮、氯、光气、氨、氟化物、二氧化硫等,毒物以有机磷农药最为常见。其病理生理为:①有害性气体引起变态反应或直接损害,使肺毛细血管通透性增加,减少肺泡表面活性物质,并通过神经体液因素引起肺静脉收缩和淋巴管痉挛,使肺组织水分增加。②有机磷通过皮肤、呼吸道和消化道进入人体,与胆碱酯酶结合,抑制该酶的作用,使乙酰胆碱在体内积聚,导致支气管痉挛、分泌物增加、呼吸肌麻痹和呼吸中枢抑制,导致缺氧和肺毛细血管通透性增加。

3.淹溺性肺水肿

淹溺性肺水肿指淡水和海水淹溺所致的肺水肿。淡水为低渗性,被大量吸入后,很快通过肺泡-毛细血管膜进入血循环,导致肺组织的组织学损伤和全身血容量增加,肺泡-毛细血管膜损伤较重或左心代偿功能障碍时,诱发急性肺水肿。高渗性海水进入肺泡后,使得血管内大量水分进入肺泡引起肺水肿。肺水肿引起缺氧可加重肺泡上皮、毛细血管内皮细胞损害,增加毛细血管通透性,进一步加重肺水肿。

4.尿毒症性肺水肿

肾衰竭患者常伴肺水肿和纤维蛋白性胸膜炎。主要发病因素有:①高血压所致左心衰竭;②少尿患者循环血容量增多;③血浆蛋白减少,血管内胶体渗透压降低,肺毛细血管静水压与胶体渗透压差距增大,促进肺水肿形成。

5.氧中毒性肺水肿

氧中毒性肺水肿指长时间吸入高浓度(＞60％)氧引起肺组织损害所致的肺水肿。一般在常压下吸入纯氧12～24小时,高压下3～4小时即可发生氧中毒。氧中毒的损害以肺组织为主,表现为上皮细胞损害、肺泡表面活性物质减少、肺泡透明膜形成,引起肺泡和间质水肿,以及肺不张。其毒性作用是由于氧分子还原成水时所产生的中间产物自由基(如超氧阴离子、过氧化氢、羟自由基和单线态氧等)所致。正常时氧自由基为组织内抗氧化系统,如超氧化物歧化酶(SOD)、过氧化氢酶、谷胱甘肽氧化酶所清除。吸入高浓度氧,氧自由基形成加速,当其量超过组织抗氧化系统清除能力时,即可造成肺组织损伤,形成肺损伤。

(七)与麻醉相关的肺水肿

1.麻醉药过量

麻醉药过量引起肺水肿,可见于吗啡、美沙酮、急性巴比妥酸盐和海洛因中毒。发病机制可能与下列因素有关:①抑制呼吸中枢,引起严重缺氧,使肺毛细血管通透性增加,同时伴有肺动脉高压,产生急性肺水肿。②缺氧刺激下丘脑引起周围血管收缩,血液重新分布而致肺血容量增加。③海洛因所致肺水肿可能与神经源性发病机制有关。④个别患者的易感性或变态反应。

2.呼吸道梗阻

围术期喉痉挛常见于麻醉诱导期插管强烈刺激,亦见于术中神经牵拉反应,以及甲状腺手术因神经阻滞不全对气道的刺激。气道通畅时,胸腔内压对肺组织间隙压力的影响不大,但急性上呼吸道梗死时,用力吸气造成胸膜腔负压增加,几乎全部传导至血管周围间隙,促进血管内液进入肺组织间隙。上呼吸道梗阻时,患者处于挣扎状态,缺氧和交感神经活性极度亢进,可导致肺小动脉痉挛性收缩、肺小静脉收缩、肺毛细血管通透性增加。酸中毒又可增加对心脏做功的抑制,除非呼吸道梗阻解除,否则将形成恶性循环,加速肺水肿的发展。

3.误吸

围术期呕吐或胃内容物反流可引起吸入性肺炎和支气管痉挛,肺表面活性物质灭活和肺毛细血管内皮细胞受损,从而使液体渗出至肺组织间隙内,发生肺水肿。患者表现为发绀、心动过速、支气管痉挛和呼吸困难。肺组织损害的程度与胃内容物的 pH 直接相关,pH>2.5 的胃液所致的损害要比 pH<2.5 者轻微得多。

4.肺过度膨胀

一侧肺不张使单肺通气,全部潮气量进入一侧肺内,导致肺过度充气膨胀,随之出现肺水肿,其机制可能与肺容量增加有关。

三、临床表现

发病早期,均先有肺间质性水肿,肺泡毛细血管间隔内的胶原纤维肿胀,刺激附近的肺毛细血管旁"J"感受器,反射性引起呼吸频率增快,促进肺淋巴液回流,同时表现为过度通气。

水肿液在肺泡周围积聚后,沿着肺动脉、静脉和小气道鞘延伸,在支气管堆积到一定程度,引起支气管狭窄,可出现呼气性啰音。患者常主诉胸闷、咳嗽,有呼吸困难、颈静脉曲张,听诊可闻及哮鸣音和少量湿啰音。若不及时发现和治疗,则继发为肺泡性肺水肿。

肺泡性肺水肿时,水肿液进入末梢细支气管和肺泡,当水肿液溢满肺泡后,出现典型的粉红色泡沫痰,液体充满肺泡后不能参与气体交换,通气/血流比值下降,引起低氧血症。插管患者可表现呼吸道阻力增大和发绀,经气管导管喷出或涌出大量的粉红色泡沫痰。

四、诊断

肺水肿发病早期多为间质性肺水肿,若未及时发现和治疗,可继发为肺泡性肺水肿,加重心肺功能紊乱,故应重视早期诊断和治疗。

肺水肿的诊断主要根据症状、体征和 X 线表现,一般并不困难。临床上同时测定 PCWP 和 πmv,πmv-PCWP 正常值为 (1.20 ± 0.2) kPa$[(9.7\pm1.7)$ mmHg]$,当 πmv-PCWP$\leqslant0.533$ kPa$(4$ mmHg$)$时,提示肺内肺水增多,有助于早期诊断。复张性肺水肿常伴有复张性低血压。

五、鉴别诊断

心源性肺水肿在肺间质和肺泡腔的渗出以红细胞为主。左心衰竭导致肺淤血。非心源性肺水肿在肺间质和肺泡腔的渗出以血浆内的一些蛋白、体液为主。肺泡-毛细血管膜的通透性增加,为漏出性肺水肿。

(一)心源性肺水肿

1.主要表现

常突然发作、高度气急、呼吸浅速、端坐呼吸、咳嗽、咳白色或粉红色泡沫痰、面色灰白、口唇及肢端发绀、大汗、烦躁不安、心悸、乏力等。

2.体征

体征包括双肺广泛水泡音和/或哮鸣音、心率增快、心尖区奔马律及收缩期杂音、心界向左扩大,可有心律失常和交替脉,不同心脏病尚有相应体征和症状。

急性心源性肺水肿是一种严重的重症,必须分秒必争进行抢救,以免危及患者生命。具体急救措施包括:①非特异性治疗;②查出肺水肿的诱因并加以治疗;③识别及治疗肺水肿的基础心脏病变。

(二)非心源性肺水肿

1.主要表现

进行性加重的呼吸困难、端坐呼吸、大汗、发绀、咳粉红色泡沫痰。

2.体征

双肺可闻及广泛湿啰音，可先出现在双肺中下部，然后波及全肺。

3.X 线

早期可出现 Kerley 线，提示间质性肺水肿，进一步发展可出现肺泡肺水肿的表现。

肺毛细血管楔压（PCWP）用于鉴别心源性及非心源性肺水肿。前者 PCWP＞1.6 kPa（12 mmHg），后者 PCWP≤1.6 kPa（12 mmHg）。

六、治疗

治疗原则为病因治疗，是缓解和根本消除肺水肿的基本措施；维持气道通畅，充分供氧和机械通气治疗，纠正低氧血症；降低肺血管静水压，提高血浆胶体渗透压，改善肺毛细血管通透性；保持患者镇静，预防和控制感染。

(一)充分供氧和机械通气治疗

1.维持气道通畅

水肿液进入肺泡和细支气管后汇集至气管，使呼吸道阻塞，增加气道压，从气管喷出大量粉红色泡沫痰，即便用吸引器抽吸，水肿液仍大量涌出。采用去泡沫剂能提高水肿液清除效果。

2.充分供氧

轻度缺氧患者可用鼻导管给氧，每分钟 6～8 L；重度低氧血症患者，行气管内插管，进行机械通气，同时保证呼吸道通畅。约 85％的急性肺水肿患者须行短时间气管内插管。

3.间歇性正压通气

间歇性正压通气（IPPV）通过增加肺泡压和肺组织间隙压力，阻止肺毛细血管内液滤出；降低右心房充盈压，减少肺内血容量，缓解呼吸肌疲劳，降低组织氧耗量。常用的参数是：潮气量 8～10 mL/kg，呼吸频率 12～14 次/分，吸气峰值压力应＜4.0 kPa（30 mmHg）。

4.持续正压通气或呼气末正压通气

应用 IPPV，FiO_2＞0.6 仍不能提高 PaO_2，可用持续正压通气（CPAP）或呼气末正压通气（PEEP）。通过开放气道，扩张肺泡，增加功能残气量，改善肺顺应性及通气/血流比值。合适的 PEEP 通常先从 0.49 kPa（5 cmH₂O）开始，逐步增加到 0.98～1.47 kPa（10～15 cmH₂O），其前提是对患者心排血量无明显影响。

(二)降低肺毛细血管静水压

1.增强心肌收缩力

急性肺水肿合并低血压时，病情更为险恶。应用适当的正性变力药物使左心室能在较低的充盈压下维持或增加心排血量，包括速效强心苷、拟肾上腺素药和能量合剂等。

强心苷药物表现为剂量相关性的心肌收缩力增强，同时可以降低房颤时的心率、延长舒张期充盈时间，使肺毛细血管平均压下降。强心药对高血压性心脏病、冠心病引起的左心衰竭所造成的急性肺水肿疗效明显。氨茶碱除增加心肌收缩力、降低后负荷外，还可舒张支气管平滑肌。

2.降低心脏前后负荷

当中心静脉压为 1.47 kPa(15 cmH$_2$O),PCWP 增高达 2.0 kPa(15 mmHg)时,应限制输液,同时静脉注射利尿剂,如呋塞米、依他尼酸等。若不见效,可加倍剂量重复给药,尤其对心源性或输液过多引起的急性肺水肿,可迅速有效地从肾脏将液体排出体外,使肺毛细血管静水压下降,减少气道水肿液。使用利尿剂时应注意补充氯化钾,并避免血容量过低。

吗啡解除焦虑、松弛呼吸道平滑肌,有利于改善通气,同时具有降低外周静脉张力、扩张小动脉的作用,减少回心血量,降低肺毛细血管静水压。一般静脉注射吗啡 5 mg,起效迅速,对高血压、二尖瓣狭窄等引起的肺水肿效果良好,应早期使用。在没有呼吸支持的患者,应严密监测呼吸功能,防止吗啡抑制呼吸。休克患者禁用吗啡。

东莨菪碱、山莨菪碱及阿托品对中毒性急性肺水肿疗效满意,该类药物具有较强的解除阻力血管及容量血管痉挛的作用,可降低心脏前后负荷,增加肺组织灌注量及冠状动脉血流,增加动脉血氧分压,同时还具有解除支气管痉挛、抑制支气管分泌过多液体、兴奋呼吸中枢及抑制大脑皮质活动的作用。

患者体位对回心血量有明显影响,取坐位或头高位有助于减少静脉回心血量、减轻肺淤血、降低呼吸做功和增加肺活量,但低血压和休克患者应取平卧位。

α 受体阻滞剂可使全身及内脏血管扩张、回心血量减少,改善肺水肿。可用酚妥拉明 10 mg 加入 5% 葡萄糖溶液 100~200 mL 静脉滴注。硝普钠通过降低心脏后负荷改善肺水肿,但对二尖瓣狭窄引起者要慎用。

(三)镇静及感染的防治

1.镇静药物

咪达唑仑、丙泊酚具有较强的镇静作用,可减少患者的惊恐和焦虑,减轻呼吸急促,将急促而无效的呼吸调整为均匀有效的呼吸,减少呼吸做功。有利于通气治疗患者的呼吸与呼吸机同步,以改善通气。

2.预防和控制感染

感染性肺水肿继发于全身感染和/或肺部感染所致的肺水肿,革兰阴性杆菌所致的败血症是引起肺水肿的主要原因。各种原因引起的肺水肿均应预防肺部感染,除加强护理外,应常规给予抗生素以预防肺部感染。常用的抗生素有氨基苷类抗生素、头孢菌素和氯霉素。

给予抗生素的同时,应用肾上腺皮质激素,可以预防毛细血管通透性增加,减轻炎症反应,促使水肿消退,并能刺激细胞代谢,促进肺泡表面活性物质产生,增强心肌收缩,降低外周血管阻力。

临床常用的药物有氢化可的松、地塞米松和泼尼松龙,通常在发病 24~48 小时内用大剂量皮质激素。氢化可的松首次静脉注射 200~300 mg,24 小时用量可达 1 g;地塞米松首次用量可静脉注射 30~40 mg,随后每 6 小时静脉注射 10~20 mg,甲泼尼龙的剂量为 30 mg/kg 静脉注射,用药不宜超过72 小时。

(四)复张性肺水肿的防治

防止跨肺泡压的急剧增大是预防肺复张性肺水肿的关键。行胸腔穿刺或引流复张时,应逐步减少胸内液气量,复张过程应在数小时以上,负压吸引不应超过 0.98 kPa(10 cmH$_2$O),每次抽液量不应超过 1 000 mL。

若患者出现持续性咳嗽,应立即停止抽吸或钳闭引流管,术中膨胀肺时,应注意潮气量和压力适中,主张采用双腔插管以免健侧肺过度扩张,肺复张后持续做一段时间的 PEEP,以保证复张过程中跨肺泡压差不致过大,防止复张后肺毛细血管渗漏的增加。

肺复张性肺水肿治疗的目的是维持患者足够的氧合和血流动力学的稳定。无症状者无须特殊处理,低氧血症较轻者予以吸氧,较重者则需气管内插管,应用 PEEP 及强心利尿剂和激素。向胸内注入 50～100 mL 气体、做肺动脉栓塞术均是可取的方法。在肺复张期间要避免输液过多、过快。

七、病情观察与评估

(1)监测生命体征,观察患者有无呼吸增快(频率为 30～40 次/分)、心率增快、脉搏细速、血压升高或持续下降。

(2)观察有无皮肤发绀、湿冷、毛孔收缩、尿量减少等微循环灌注不足表现。

(3)观察患者有无咯粉红色泡沫痰等肺水肿特征性表现。

(4)心肺听诊有无干啰音或湿啰音。

八、护理措施

(一)体位

协助患者取坐位,双腿下垂。

(二)氧疗

遵医嘱予以吸氧 6～8 L/min,可于湿化瓶中加入 50％乙醇湿化,乙醇可使肺泡内泡沫表面张力降低而破裂、消散。若患者不能耐受,可降低乙醇浓度或间歇使用。病情严重者采用无创或有创机械通气。

(三)用药护理

1.镇静剂

常用吗啡皮下或静脉注射,注意观察患者有无呼吸抑制、心动过缓、血压下降。呼吸衰竭、昏迷、严重休克者禁用。

2.利尿剂

常用呋塞米静脉推注,观察患者有无腹胀、恶心、呕吐、心律失常;有无嗜睡、意识淡漠、肌痛性痉挛;有无烦躁或谵妄、呼吸浅慢、手足抽搐等低钾、低钠血症及低氯性碱中毒等电解质紊乱表现。准确记录 24 小时尿量,监测血钾变化和心律。

3.血管扩张剂

常用硝普钠和硝酸甘油静脉滴注或微量泵泵入。硝普钠现配现用,避光输注,控制速度,严密监测血压变化,根据血压调整剂量。

4.洋地黄制剂

常用毛花苷 C 0.2～0.4 mg 稀释后缓慢静脉推注,观察心率和节律变化,心率或脉搏<60 次/分钟时停止用药。当出现食欲减退、恶心、心悸、头痛、黄绿视、视物模糊,心律从规则变为不规则,或从不规则变为规则时可能是中毒反应,应立即停药并告知医师。

九、健康指导

(1)告知患者避免劳累、情绪激动等诱因。

（2）告知患者限制钠盐及液体摄入。

（3）告知患者疾病相关知识，如出现频繁咳嗽、气喘、咳粉红色泡沫痰时，立即取端坐位并及时就诊。

（田培培）

第五节　急性上消化道出血

一、概论

上消化道出血是指屈氏韧带以上的消化道包括食管、胃、十二指肠、胆管及胰管的出血，胃空肠吻合术后的空肠上段出血也包括在内。大量出血是指短时间内出血量超过 1 000 mL 或达血容量 20% 的出血。上消化道出血为临床常见急症，以呕血、黑便为主要症状，常伴有血容量不足的临床表现。

（一）病因

上消化道疾病和全身性疾病均可引起上消化道出血，临床上最常见的病因是消化性溃疡、食管胃底静脉曲张破裂、急性胃黏膜损害及胃癌。糜烂性食管炎、食管贲门黏膜撕裂综合征引起的出血也不少见。其他原因见表 5-2。

表 5-2　上消化道出血的常见病因

常见病因	
食管疾病	食管静脉曲张、食管贲门黏膜撕裂症（Mallory-Weiss 综合征）、糜烂性食管炎、食管癌
胃部疾病	胃溃疡、急性胃黏膜损害、胃底静脉曲张、门脉高压性胃黏膜损害、胃癌、胃息肉
十二指肠疾病	溃疡、十二指肠炎、憩室
邻近器官疾病	胆管出血（胆石症、肝胆肿瘤等）、胰腺疾病（假性囊肿、胰腺癌等）、主动脉瘤破裂进入上消化道
全身性疾病	血液病（白血病、血小板减少性紫癜等）、尿毒症、血管性疾病（遗传性出血性毛细血管扩张症等）

（二）诊断

1.临床表现特点

（1）呕血与黑便：是上消化道出血的直接证据。幽门以上出血且出血量大者常表现为呕血。呕出鲜红色血液或血块者表明出血量大、速度快，血液在胃内停留时间短。若出血速度较慢，血液在胃内经胃酸作用后变性，则呕吐物可呈咖啡样。幽门以下出血表现为黑便，但如出血量大而迅速，幽门以下出血也可以反流到胃腔而引起恶心、呕吐，表现为呕血。黑便的颜色取决于出血的速度与肠道蠕动的快慢。粪便在肠道内停留的时间短，可排出暗红色的粪便。反之，空肠、回肠，甚至右半结肠出血，如在肠道中停留时间长，也可表现为黑便。

（2）失血性周围循环衰竭：急性周围循环衰竭是急性失血的后果，其程度的轻重与出血量及速度有关。少量出血可因机体的代偿机制而不出现临床症状。中等量以上出血常表现为头晕、心悸、口渴、冷汗、烦躁及昏厥。体检可发现面色苍白、皮肤湿冷、心率加快、血压下降。大量出血者可在黑便排出前出现晕厥与休克，应与其他原因引起的休克鉴别。老年人大量出血可引起心、脑方面的并发症,应引起重视。

(3)氮质血症:上消化道出血后常出现血中尿素氮浓度升高,24～28小时达高峰,一般不超过14.3 mmol/L(40 mg/dL),3～4天降至正常。若出血前肾功能正常,出血后尿素氮浓度持续升高或下降后又再升高,应警惕继续出血或止血后再出血的可能。

(4)发热:上消化道出血后,多数患者在24小时内出现低热,但一般不超过38 ℃,持续3～4天降至正常。引起发热的原因尚不清楚,可能与出血后循环血容量减少,周围循环障碍,导致体温调节中枢的功能紊乱,再加以贫血的影响等因素有关。

2.实验室及其他辅助检查特点

(1)血常规:红细胞及血红蛋白在急性出血后3～4小时开始下降,血细胞比容也下降。白细胞计数稍有反应性升高。

(2)潜血试验:呕吐物或黑便隐血反应呈强阳性。

(3)血尿素氮:出血后数小时内开始升高,24～28小时达高峰,3～4天降至正常。

3.诊断与鉴别诊断

根据呕血、黑便和血容量不足的临床表现,以及呕吐物、黑便隐血反应呈强阳性,红细胞计数和血红蛋白浓度下降的实验室证据,可做出消化道出血的诊断。下面几点在临床工作中值得注意。

(1)上消化道出血的早期识别:呕血及黑便是上消化道出血的特征性表现,但应注意部分患者在呕血及黑便前即出现急性周围循环衰竭的征象,应与其他原因引起的休克或内出血鉴别。及时进行直肠指检可较早发现尚未排出体外的血液,有助于早期诊断。

呕血和黑便应和鼻出血、拔牙或扁桃体切除术后吞下血液鉴别,通过询问发病过程与手术史不难加以排除。进食动物血液、口服铁剂、铋剂及某些中药,也可引起黑色粪便,但均无血容量不足的表现与红细胞、血红蛋白降低的证据,可以借此加以区别。呕血有时尚需与咯血鉴别,支持咯血的要点是:①患者有肺结核、支气管扩张、肺癌、二尖瓣狭窄等病史。②出血方式为咯出,咯出物呈鲜红色,有气泡与痰液,呈碱性。③咯血前有咳嗽、喉痒、胸闷、气促等呼吸道症状。④咯血后通常不伴黑便,但仍有血丝痰。⑤胸部X线片通常可发现肺部病灶。

(2)出血严重程度的估计:由于出血大部分积存于胃肠道,单凭呕出或排出量估计实际出血量是不准确的。根据临床实践经验,下列指标有助于估计出血量。出血量每天超过5 mL时,粪便潜血试验则可呈阳性;当出血量超过60 mL,可表现为黑便;呕血则表示出血量较大或出血速度快。若出血量在500 mL以内,由于周围血管及内脏血管的代偿性收缩,可使重要器官获得足够的血液供应,因而症状轻微或者不引起症状。若出血量超过500 mL,可出现全身症状,如头晕、心悸、乏力、出冷汗等。若短时间内出血量>1 000 mL,或达全身血容量的20%时,可出现循环衰竭表现,如四肢厥冷、少尿、晕厥等,此时收缩压可<12.0 kPa(90 mmHg)或较基础血压下降25%,心率>120次/分,血红蛋白<70 g/L。事实上,当患者体位改变时出现血压下降及心率加快,说明患者血容量明显不足、出血量较大。因此,仔细测量患者卧位与直立位的血压与心率,对估计出血量很有帮助。另外,应注意不同年龄与体质的患者对出血后血容量不足的代偿功能相差很大,因而相同出血量在不同患者引起的症状也有很大差别。

(3)出血是否停止的判断:上消化道出血经过恰当的治疗,可于短时间内停止出血。但由于肠道内积血需经数天(3天)才能排尽,因此不能以黑便作为判断继续出血的指征。临床上出现以下情况应考虑继续出血的可能:①反复呕血,或黑便次数增多,粪质转为稀烂或暗红。②周围循环衰竭经积极补液输血后未见明显改善。③红细胞计数、血红蛋白测定与血细胞比容继续下降,网织红细胞持续增高。④在补液与尿量足够的情况下,血尿素氮持续或再次增高。

一般来讲,一次出血后48小时以上未再出血,再出血的可能性较小。而过去有多次出血史,本次出血量大或伴呕血,24小时内反复大出血,出血原因为食管胃底静脉曲张破裂、有高血压病史或有明显动脉硬化者,再出血的可能性较大。

(4)出血的病因诊断:过去病史、症状与体征可为出血的病因诊断提供重要线索,但确诊出血原因与部位需靠器械检查。①内镜检查:是诊断上消化道出血最常用与准确的方法。出血后24～48小时内的紧急内镜检查价值更大,可发现十二指肠降部以上的出血灶,尤其对急性胃黏膜损害的诊断更具意义,因为该类损害可在几天内愈合而不留下痕迹。有报道,紧急内镜检查可发现90%的出血原因。在紧急内镜检查前需先补充血容量,纠正休克。一般认为,患者收缩压≥12.0 kPa(90 mmHg)、心率<110次/分、血红蛋白浓度≥70 g/L时,进行内镜检查较为安全。若有活动性出血,内镜检查前应先插鼻胃管,抽吸胃内积血,并用生理盐水灌洗至抽吸物清亮,然后拔管行胃镜检查,以免积血影响观察。②X线钡餐检查:上消化道出血患者何时行钡餐检查较合适,各家有争论。早期活动性出血期间胃内积血或血块影响观察,且患者处于危急状态,需要进行输血、补液等抢救措施而难以配合检查。早期行X线钡餐检查还有引起再出血之虞,因此目前主张X线钡餐检查最好的出血停止和病情稳定数天后进行。③选择性腹腔动脉造影:若上述检查未能发现出血部位与原因,可行选择性肠系膜上动脉造影。若有活动性出血,且出血速度>0.5 mL/min时,可发现出血病灶。可同时行栓塞治疗而达到止血的目的。④胶囊内镜:用于常规胃、肠镜检查无法找到出血灶的原因未明消化道出血患者,是近年来主要用于小肠疾病检查的新技术。国内外已有较多胶囊内镜用于不明原因消化道出血检查的报道,病灶检出率在50%～75%,显性出血者病变检出率高于隐性出血者。胶囊内镜检查的优点是无创、患者容易接受,可提示活动性出血的部位。缺点是胶囊内镜不能操控,对病灶的暴露有时不理想,也不能取病理活检。⑤小肠镜:推进式小肠镜可窥见Treitz韧带远端约100 cm的空肠,对不明原因消化道出血的病因诊断率可达40%～65%。该检查需用专用外套管,患者较痛苦,有一定的并发症发生率。近年应用于临床的双气囊小肠镜可检查全小肠,大大提高了不明原因消化道出血的病因诊断率。据国内外报道,双气囊小肠镜对不明原因消化道出血的病因诊断率在60%～77%。双气囊小肠镜的优势在于能够对可疑病灶进行仔细观察、取活检,且可进行内镜下止血治疗,如氩离子凝固术、注射止血术或息肉切除术等。对原因未明的消化道出血患者有条件的医院应尽早行小肠镜检查。⑥放射性核素^{99m}Tc:标记红细胞扫描注射^{99m}Tc标记红细胞后,连续扫描10～60分钟,如发现腹腔内异常放射性浓聚区则视为阳性。可依据放射性浓聚区所在部位及其在胃肠道的移动来判断消化道出血的可能部位,适用于怀疑小肠出血的患者,也可作为选择性腹腔动脉造影的初筛方法,为选择性动脉造影提供依据。

(三)治疗

上消化道出血病情急,变化快,严重时可危及患者生命,应采取积极措施进行抢救。这里叙述各种病因引起的上消化道出血的治疗的共同原则,其不同点在随后各节中分别叙述。

1.抗休克

上消化道出血的初步诊断一经确立,则抗休克、迅速补充血容量应放在一切医疗措施的首位,不应忙于进行各种检查。可选用生理盐水、林格液、右旋糖酐或其他血浆代替品。出血量较大者,特别是出现循环衰竭者,应尽快输入足量同型浓缩红细胞或全血。出现下列情况时有紧急输血指征:①患者改变体位时出现晕厥。②收缩压<12.0 kPa(90 mmHg)。③血红蛋白浓

度<70 g/L。对于肝硬化食管胃底静脉曲张破裂出血者应尽量输入新鲜血,且输血量适中,以免门静脉压力增高导致再出血。

2.迅速提高胃内酸碱度(pH)

当胃内 pH 提高至 5 时,胃内胃蛋白酶原的激活明显减少,活性降低。而 pH 升高至 7 时,则胃内的消化酶活性基本消失,对出血部位凝血块的消化作用消失,起到协助止血的作用。自身消化作用的减弱或消失,对溃疡或破损部位的修复也起促进作用,有利于出血病灶的愈合。

3.止血

根据不同的病因与具体情况,因地制宜选用最有效的止血措施。

4.监护

严密监测病情变化,患者应卧床休息,保持安静,保持呼吸道通畅,避免呕血时血阻塞呼吸道而引起窒息。严密监测患者的生命体征,如血压、脉搏、呼吸、尿量及神志变化。观察呕血及黑便情况,定期复查红细胞数、血红蛋白浓度、血细胞比容。必要时行中心静脉压测定。对老年患者根据具体情况进行心电监护。

留置鼻胃管可根据抽吸物颜色监测胃内出血情况,也可通过胃管注入局部止血药物,有助于止血。

二、消化性溃疡出血

胃及十二指肠溃疡出血占全部上消化道出血病因的 50% 左右。

(一)诊断

(1)根据本病的慢性过程、周期性发作及节律性上腹痛,一般可做出初步诊断。出血前上腹部疼痛常加重,出血后可减轻或缓解。应注意 15% 患者可无上腹痛病史,而以上消化道出血为首发症状。也有部分患者虽有上腹部疼痛症状,但规律性并不明显。

(2)胃镜检查常可发现溃疡灶。对无明显病史、诊断疑难或有助于治疗时,应争取行紧急胃镜检查。若有胃镜检查禁忌证或无条件行胃镜检查,可于出血停止后数天行 X 线钡餐检查。

(二)治疗

治疗原则与上述相同。一般少量出血经适当内科治疗后可于短期内止血,大量出血则应引起高度重视,宜采取综合治疗措施。

1.饮食

目前不主张过分严格的禁食。若患者无呕血或明显活动性出血的征象,可予流质饮食,并逐渐过渡到半流质饮食。但若患者有频繁呕血或解稀烂黑便,甚至暗红色血便,则主张暂时禁食,直至活动性出血停止才予进食。

2.提高胃内 pH 的措施

主要措施是静脉内使用抑制胃酸分泌的药物。静脉使用质子泵抑制剂如奥美拉唑首剂 80 mg,然后每 12 小时 40 mg 维持。国外有报道首剂注射 80 mg 后以每小时 8 mg 的速度持续静脉滴注,认为可稳定提高胃内 pH,提高止血效果。当活动性出血停止后,可改口服治疗。

3.内镜下止血

内镜下止血是溃疡出血止血的首选方法,疗效肯定。常用方法包括注射疗法,在出血部位附近注射 1:10 000 肾上腺素溶液,热凝固方法(电极、热探头、氩离子凝固术等)。目前主张首选热凝固疗法或联合治疗,即注射疗法加热凝固方法,或止血类加注射疗法。可根据条件及医师经验选用。

4.手术治疗

经积极内科治疗仍有活动性出血者,应及时邀请外科医师会诊。手术治疗仍是消化性溃疡出血治疗的有效手段,其指征为:①严重出血经内科积极治疗仍不止血,血压难以维持正常,或血压虽已正常,但又再次大出血的。②以往曾有多次严重出血,间隔时间较短后又再次出血的。③合并幽门梗阻、穿孔,或疑有癌患者。

三、食管胃底静脉曲张破裂出血

此为上消化道出血常见病因,出血量往往较大,病情凶险,病死率较高。

(一)诊断

(1)起病急,出血量往往较大,常有呕血。

(2)有慢性肝病史。若发现黄疸、蜘蛛痣、肝掌、腹壁静脉曲张、脾脏肿大、腹水等有助于诊断。

(3)实验室检查可发现肝功能异常,特别是白/球蛋白比例倒置、凝血酶原时间延长、血清胆红素增高。血常规检查有红细胞、白细胞及血小板计数减少等脾功能亢进表现。

(4)胃镜检查或食管吞钡检查发现食管静脉曲张。

值得注意的是,有不少的肝硬化消化道出血原因不是食管胃底静脉曲张破裂出血所致,而是急性胃黏膜糜烂或消化性溃疡。急诊胃镜检查对出血原因部位的诊断具有重要意义。

(二)治疗

除按前述紧急治疗、输液及输血抗休克、使用抑制胃酸分泌药物外,下列方法可根据具体情况选用。

1.药物治疗

药物治疗是各种止血治疗措施的基础,在建立静脉通路后即可使用,为后续的各种治疗措施创造条件。

(1)生长抑素及其类似品:可降低门静脉压。国内外临床试验表明,该类药物对控制食管胃底曲张静脉出血有效,止血有效率在 $70\%\sim90\%$,与气囊压迫相似。目前供应临床使用的有 14 肽生长抑素,用法是首剂 $250\ \mu g$ 静脉注射,继而 3 mg 加入 5% 葡萄糖液 500 mL 中,$250\ \mu g/h$ 连续静脉滴注,连用 $3\sim4$ 天。因该药半减期短,若输液中断超过 3 分钟,需追加 $250\ \mu g$ 静脉注射,以维持有效的血药浓度。奥曲肽是一种合成的 8 肽生长抑素类似物,具有与 14 肽相似的生物学活性,半减期较长。其用法是奥曲肽首剂 $100\ \mu g$ 静脉注射,继而 $600\ \mu g$,加入 5% 葡萄糖液 500 mL 中,以 $25\sim50\ \mu g/h$ 速度静脉滴注,连用 $3\sim4$ 天。生长抑素治疗食管静脉曲张破裂出血止血率与气囊压迫相似,其最大的优点是无明显的变态反应。在硬化治疗前使用有利于减少活动性出血,使视野清晰,便于治疗。硬化治疗后再静脉滴注一段时间可减少再出血的机会。

(2)血管升压素:作用机制是通过对内脏血管的收缩作用,减少门静脉血流量,降低门静脉及其侧支的压力,从而控制食管、胃底静脉曲张破裂出血。目前推荐的疗法是 0.2 U/min,持续静脉滴注,观察治疗反应,可逐渐增加剂量,至 0.4 U/min。如出血得到控制,应继续用药 $8\sim12$ 小时,然后停药。如果治疗 $4\sim6$ 小时后仍不能控制出血,或出血一度中止而后又复发,应及时改用其他疗法。由于血管升压素具有收缩全身血管的作用,其不良反应包括血压升高、心动过缓、心律失常、心绞痛、心肌梗死、缺血性腹痛等。

目前主张在使用血管升压素同时使用硝酸甘油,以减少前者引起的全身变态反应,取得良好效果,尤以有冠心病、高血压病史者效果更好。具体用法是在应用血管升压素后,舌下含服硝酸甘油 0.6 mg,每 30 分钟 1 次。也有主张使用硝酸甘油 $40\sim400\ \mu g/min$ 静脉滴注,根据患者血压调整剂量。

2.内镜治疗

(1)硬化栓塞疗法(EVS):在有条件的医疗单位,EVS 为当今控制食管静脉曲张破裂出血的首选疗法。多数报道,EVS 紧急止血成功率超过 90%,EVS 治疗组出血致死率较其他疗法明显降低。

1)适应证:一般来说,不论什么原因引起的食管静脉曲张破裂出血,均可考虑行 EVS,下列情况下更是 EVS 的指征:重度肝功能不全、储备功能低下如 Child C 级、低血浆蛋白质、血清胆红素升高的患者;合并有心、肺、脑、肾等重要器官疾病而不宜手术者;预后不良或无法切除的恶性肿瘤者,尤以肝癌为常见;已行手术治疗而再度出血,不可再次手术治疗,而常规治疗无效者;经保守治疗(包括三腔二囊管压迫)无效者。

2)禁忌证:有效血容量不足,血循环状态尚不稳定者;正在不断大量呕血者,因为行 EVS 可造成呼吸道误吸,加上视野不清也无法进行治疗操作;已濒临呼吸衰竭者,由于插管可加重呼吸困难,甚至呼吸停止;肝性脑病或意识不清无法合作者;严重心律失常或新近发生心肌梗死者;出血倾向严重,虽然内科纠正治疗,但仍远未接近正常者;长期用三腔二囊管压迫,可能造成较广泛的溃疡及坏死者,EVS 疗效常不满意。

3)硬化剂的选择:常用的硬化剂有下列几种。①乙氧硬化醇(AS):主要成分为表面麻醉剂 polidocanol 与乙醇,AS 的特点是对组织损伤作用小,有较强的致组织纤维作用,黏度低,可用较细的注射针注入,是一种比较安全的硬化剂。AS 可用于血管旁与血管内注射,血管旁每点 $2\sim3$ mL,每条静脉内 $4\sim5$ mL,每次总量不超过 30 mL。②乙醇胺油酸酯(EO):以血管内注射为主,因可引起较明显的组织损害,每条静脉内不超过 5 mL,血管旁每点不超过 3 mL,每次总量不超过 20 mL。③十四羟基硫酸钠(TSS):据报道硬化作用较强,止血效果好,用于血管内注射。④纯乙醇:以血管内注射为主,每条静脉不超过 1 mL,血管外每点不超过 0.6 mL。⑤鱼肝油酸钠:以血管内注射为主,每条静脉 $2\sim5$ mL,总量不超过 20 mL。

4)术前准备:补充血容量,纠正休克;配血备用;带静脉补液进入操作室;注射针充分消毒,检查内镜、注射针、吸引器性能良好;最好使用药物先控制出血,使视野清晰,便于选择注射点。

5)操作方法:按常规插入胃镜,观察曲张静脉情况,确定注射部位。在齿状线上 $2\sim3$ cm 穿刺出血征象和出血最明显的血管,注入适量(根据不同硬化剂决定注射量)硬化剂。每次可同时注射 $1\sim3$ 条血管,但应在不同平面注射(相隔 3 cm),以免引起术后吞咽困难。也有人同时在出血静脉或曲张最明显的静脉旁注射硬化剂,以达到直接压迫作用,继而化学性炎症、血管旁纤维结缔组织增生,使曲张静脉硬化。每次静脉注射完毕后退出注射针,用附在镜身弯曲部的止血气囊或直接用镜头压迫穿刺点 1 分钟,以达到止血的目的。若有渗血,可局部喷洒凝血酶或 25% 孟氏液,仔细观察无活动性出血后出镜。

6)术后治疗:术后应继续卧床休息,密切注意出血情况,监测血压等生命指征,禁食 24 小时,补液,酌情使用抗生素,根据病情继续使用降低门静脉压的药物。首次治疗止血成功后,应在 $1\sim2$ 周后进行重复治疗,直至曲张静脉完全消失或只留白色硬索状血管,多数患者施行 $3\sim5$ 次治疗后可达到此目的。

7)并发症:①出血,在穿刺部位出现渗血或喷血,可在出血处再补注1～2针,可达到止血作用。②胸痛、胸腔积液和发热,可能与硬化剂引起曲张静脉周围炎症、管溃疡、纵隔炎、胸膜炎的发生有关。③食管溃疡和狭窄。④胃溃疡及出血性胃炎:可能与EVS后胃血流淤滞加重、应激、从穿刺点溢出的硬化剂对胃黏膜的直接损害有关。

(2)食管静脉曲张套扎术(EVL):适应证、禁忌证与EVS大致相同。其操作要点是在内镜直视下把曲张静脉用负压吸引入附加在内镜前端特制的内套管中,然后通过牵拉引线,使内套管沿外套管回缩,把原放置在内套管上的特制橡皮圈套入已被吸入内套管内的静脉上,阻断曲张静脉的血流,起到与硬化剂栓塞相同的效果。每次可套扎5～10个部位。和EVS相比,两者止血率相近,可达90%。其优点是EVL不引起注射部位出血和系统并发症,值得进一步推广。

3.三腔二囊管

三腔二囊管压迫是传统的有效止血方法,其止血成功率在44%～90%,由于存在一定的并发症,目前大医院已较少使用。主要用于药物效果不佳,暂时无法进行内镜治疗者,也适用于基层单位不具备内镜治疗的技术或条件者。

(1)插管前准备:①向患者说明插管的必要性与重要性,取得其合作。②仔细检查三腔管各通道是否通畅,气囊充气后作水下检查有无漏气,同时测量气囊充气量,一般胃囊注气200～300 mL[用血压计测定内压,以5.3～6.7 kPa(40～50 mmHg)为宜],食管囊注气150～200 mL[压力以4.0～5.3 kPa(30～40 mmHg)为宜],同时要求注气后气囊膨胀均匀,大小、张力适中,并做好各管刻度标记。③插管时若患者能忍受,最好不用咽部麻醉剂,以保存喉头反射,防止吸入性肺炎。

(2)正确的气囊压迫:插管前先测知胃囊上端至管前端的距离,然后将气囊完全抽空,气囊与导管均外涂液状石蜡,通过鼻孔或口腔缓缓插入。当至50～60 cm刻度时,套上50 mL注射器从胃管做回抽。如抽出血性液体,表示已到达胃腔,并有活动性出血。先将胃内积血抽空,用生理盐水冲洗。然后用注射器注气,将胃气囊充气200～300 mL,再将管轻轻提拉,直到感到管子有弹性阻力时,表示胃气囊已压于胃底贲门部,此时可用宽胶布将管子固定于上唇一侧,并用滑车加重量500 g(如500 mL生理盐水瓶加水250 mL)牵引止血。定时抽吸胃管,若不再抽出血性液体,说明压迫有效,此时可继续观察,不用再向食管囊注气。否则应向食管囊充气150～200 mL,使压力维持在4.0～5.3 kPa(30～40 mmHg),压迫出血的食管曲张静脉。

(3)气囊压迫时间:第一个24小时可持续压迫,定时监测气囊压力,及时补充气体。每1～2小时从胃管抽吸胃内容物,观察出血情况,并可同时监测胃内pH。压迫24小时后每间隔6小时放气1次,放气前宜让患者吞入液状石蜡15 mL,润滑食管黏膜,以防止囊壁与黏膜黏附。先解除牵拉的重力,抽出食管囊气体,再放胃囊气体,也有人主张可不放胃囊气体,只需把三腔管向胃腔内推入少许则可解除胃底黏膜压迫。每次放气观察15～30分钟后再注气压迫。间歇放气的目的在于改善局部血循环,避免发生黏膜坏死糜烂。出血停止24小时后可完全放气,但仍将三腔管保留于胃内,再观察24小时,如仍无再出血方可拔出。一般三腔二囊管放置时间以不超过72小时为宜,也有报告长达7天而未见黏膜糜烂者。

(4)拔管前后注意事项:拔管前先给患者服用液状石蜡15～30 mL,然后抽空2个气囊中的气体,慢慢拔出三腔二囊管。拔管后仍需禁食1天,然后给予温流质饮食,视具体情况再逐渐过渡到半流质和软食。

三腔二囊管如使用不当,可出现以下并发症:①曲张静脉糜烂破裂。②气囊脱出阻塞呼吸道引起窒息。③胃气囊进入食管导致食管破裂。④食管和/或胃底黏膜因受压发生糜烂。⑤呕吐反流引起吸入性肺炎。⑥气囊漏气使止血失败,若不注意观察可继续出血引起休克。

4.经皮经颈静脉肝穿刺肝内门体分流术(TIPS)

TIPS是影像学X线监视下的介入治疗技术。通过颈静脉插管到达肝静脉,用特制穿刺针穿过肝实质,进入门静脉。放置导线后反复扩张,最后在这个人工隧道内置入1个可扩张的金属支架,建立人工瘘管,实施门体分流,降低门静脉压力,达到治疗食管胃底曲张静脉破裂出血的目的。TIPS要求有相当的设备与技术,费用昂贵,推广普及尚有困难。

5.手术治疗

大出血时有效循环血量骤降,肝供血量减少,可导致肝功能进一步的恶化,患者对手术的耐受性低,急症分流术死亡率为15%～30%,断流术死亡率为7.7%～43.3%。因此,在大出血期间应尽量采用各种非手术治疗,若不能止血才考虑行外科手术治疗。急症手术原则上采取并发症少、止血效果确切及简易的方法,如食管胃底曲张静脉缝扎术、门-奇静脉断流术等。待出血控制后再行择期手术,如远端脾-肾静脉分流术等,以解决门静脉高压问题,预防再出血。

四、其他原因引起的上消化道出血

(一)急性胃黏膜损害

本病是以一组胃黏膜糜烂或急性溃疡为特征的急性胃黏膜表浅性损害,常引起急性出血。主要包括急性出血性糜烂性胃炎和应激性溃疡,是上消化道出血的常见病因。

1.病因

(1)服用非甾体抗炎药(阿司匹林、吲哚美辛等)。

(2)大量酗烈性酒。

(3)应激状态(大面积烧伤、严重创伤、脑血管意外、休克、败血症、心肺功能不全等)。

2.诊断

(1)具备上述病因之一者。

(2)出血后24～48小时急诊胃镜检查发现胃黏膜(以胃体为主)多发性糜烂或急性浅表小溃疡;有时可见活动性出血。

3.治疗

本病以内科治疗为主。一般急救措施及补充血容量、抗休克与前述相同。本病的治疗要点如下。

(1)迅速提高胃内pH,以减少H^+反弥散,降低胃蛋白酶活力,防止胃黏膜自身消化,帮助凝血。可选用质子泵抑制剂如奥美拉唑或泮托拉唑。

(2)内镜下直视止血:包括出血部位的注射疗法、电凝止血或局部喷洒止血药(凝血酶或去甲肾上腺素溶液等)。

(3)手术治疗:应慎重考虑,因本病病变范围广泛,加上手术本身也是一种应激。对经内科积极治疗无效、出血量大者可考虑手术治疗。

(二)胃癌出血

胃癌一般为持续小量出血,急性大量出血者占20%～25%,对中年以上男性患者,近期内出现上腹部疼痛或原有疼痛规律消失,食欲下降,消瘦,贫血程度与出血量不符者,应警惕胃癌出血的可能。内镜、活检或X线钡餐检查可明确诊断。治疗方法是补充血容量后及早手术治疗。

(三)食管贲门黏膜撕裂综合征

由于剧烈干呕、呕吐或可致腹腔内压力骤增的其他原因,造成食管贲门部黏膜及黏膜下层撕裂并出血。本病为上消化道出血的常见病因之一,约占上消化道出血病因的10%,部分患者可致严重出血。急诊内镜检查是确诊的最重要方法,镜下可见纵形撕裂,长3～20 mm,宽2～3 mm,大多为单个裂伤,以右侧壁最多,左侧壁次之,可见到病灶渗血或有血痂附着。

治疗上除按一般上消化道出血原则治疗外,可在内镜下使用钛夹、电凝、注射疗法等。使用抑制胃酸分泌药物可减少胃酸反流,促进止血与损伤组织的修复。

(四)胆管出血

本病是指胆管或流入胆管的出血,可分为肝内型和肝外型出血。肝内型出血多为肝外伤、肝脏活检、感染和中毒后肝坏死、血管瘤、恶性肿瘤、肝动脉栓塞等病因所致。肝外型出血多为胆结石、胆管蛔虫、胆管感染、胆管肿瘤、经内镜胆管逆行造影下十二指肠乳头括约肌切开术后、T管引流等引起。

1.诊断

(1)有上述致病因素存在,临床上出现三大症状:消化道出血、胆绞痛及黄疸。

(2)经内镜检查未发现食管和胃内的出血病变,而十二指肠乳头部有血液或血块排出,即可确认胆管出血。必要时可行选择性动脉造影、腹部探查中的胆管造影、术中胆管镜直视检查等,均有助于确诊。

2.治疗

首先要查明原发病,只有原发病查明后才能制定正确的治疗方案。轻度的胆管出血,一般可用保守疗法止血,急性胆管大出血则应及时手术治疗。除按上述一般紧急治疗、输液及输血、止血药物使用外,以下措施应着重进行。

(1)病因治疗:①控制感染,由于肝内或胆管内化脓性感染所引起的出血,控制感染至关重要,可选用肝胆管系统内浓度较高的抗生素,如头孢菌素类、喹诺酮类等抗生素静脉滴注,可联合两种以上抗生素。②驱蛔治疗,由胆管蛔虫引起者,主要措施是驱蛔、防治感染、解痉镇痛。在内镜直视下钳取嵌顿在壶腹内的蛔虫是一种有效措施。

(2)手术治疗:有下列情况可考虑手术治疗。①持续胆管大出血,经各种治疗仍血压不稳,休克未能有效控制者。②反复的胆管出血,经内科积极治疗无效者。③肝内或肝外有需要外科手术治疗的病变存在者。

五、急救护理

(一)护理目标

(1)保持呼吸道通畅,防止窒息。

(2)保障快速补充血容量,维护血流动力学稳定,抢救生命。

(3)保障及时应用止血药物。

(4)保障三腔二囊管压迫止血安全、有效。

(5)维护患者舒适。

(二)护理措施

1.保持呼吸道通畅,防止窒息

发现卧床患者发生大呕血时,立即帮助其取头高侧卧位,患者取俯卧位呕吐时用手托扶其前

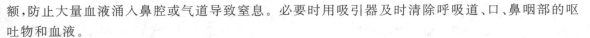

额,防止大量血液涌入鼻腔或气道导致窒息。必要时用吸引器及时清除呼吸道、口、鼻咽部的呕吐物和血液。

2.维护血流动力学和生命体征稳定

(1)建立有效的静脉通道立即穿刺体表大静脉,开通 2 条静脉通道,连接三通接头。根据医嘱输注晶体液生理盐水、林格液等来进行最初的容量补充,同时送血标本检验血型、交叉配血等。待静脉充盈后在近端行留置针穿刺,多条通路补液,有休克者中心静脉置管,尽快补充血容量,纠正低血压休克。输液、输血速度开始要快,待血压回升后,根据血压、中心静脉压、尿量和患者心肺功能而定。大量输血前应加温使低温库存血接近体温时再输入,防止快速大量输入导致患者寒战等变态反应。输液、输血时保持通畅,管道连接处连接紧密,防止脱落。意识不清躁动者应安全约束,防止拔管。

(2)呕血暂停后,嘱患者绝对安静卧床休息,严禁自行下床以防晕厥。给予吸氧,禁饮食。休克患者平卧位,下肢抬高 30°。

(3)监测患者血压、心率、呼吸等生命体征,老年或休克患者进行心电监护、中心静脉压测定。密切观察患者表情、意识、皮肤色泽、温度与湿度。留置导尿管,记录 24 小时出入量和每小时出入量。遵医嘱定期抽取标本检测血红蛋白、红细胞、白细胞、血小板计数、肝肾功能、电解质及血氨分析等。

(4)正确估计和记录出血量(呕血及便血):一般出现临床症状时失血已超过 500 mL;超过 1 000 mL 的失血导致血压下降和脉速,如由仰卧位到直立位时,收缩压可下降 1.3~2.7 kPa(10~20 mmHg),脉搏增加 20 次/分或更多;超过 2 000 mL 的急性出血常表现为临床休克,患者烦躁不安、面色苍白、脉搏细速,冷汗,收缩压低于 12.0 kPa(90 mmHg)。

3.三腔两囊管(下称三腔管)压迫止血的护理

对出血病因明确,肝硬化门脉高压致食管-胃底静脉曲张破裂出血者,护士要做好三腔管压迫止血的物品准备,加强护理与观察,保障疗效,杜绝因护理不当而造成的危害和意外。

(1)检查气囊是否完好,有无漏气、偏心。置管后妥善固定,导管贴近鼻翼处要以脱脂棉衬垫,避免压伤局部皮肤。标记刻度,注意检查胃囊及食管囊压力,一般胃囊压力 4.9~6.0 kPa(37~45 mmHg),食管囊压力 3.0~4.0 kPa(22.5~30 mmHg)。每 12 小时放气 10 分钟,防止黏膜压迫坏死。抢救车上备剪刀,以备在胃囊意外滑出时迅速剪断胃管放气,防止堵塞咽喉引起窒息或造成急性食管损伤等意外危险。

(2)观察止血效果:置管后定时抽胃内容物,必要时用生理盐水加止血药灌洗,观察抽出液的颜色,判断止血效果。连续抽出鲜血者,表明止血效果不好,应及时报告医师处理,可增加气囊气量。

(3)保持口腔清洁,每天口腔护理 3 次。及时吸尽咽喉分泌物,防止吸入性肺炎。三腔管放置时间不宜超过 48 小时,否则食管、胃底受压迫时间过长发生溃烂、坏死。患者翻身、大小便等活动后注意检查三腔管有无脱出或移位。

(4)如出血已停止,可先排空食管气囊,后排空胃气囊,再观察 12~16 小时,如再出血可随时再次压迫止血。拔管前,先给患者口服液状石蜡 15~20 mL,然后缓慢慢将管拔出,擦拭面部,帮助患者漱口。

4.止血药物的应用及护理

(1)静脉用药制酸剂应现配现用,保证疗效,使胃内 pH>6 为最佳止血效果;垂体后叶素常用于食管-胃底静脉曲张破裂出血,应用时应逐步调整剂量,剂量过大可导致头痛、腹痛、排便次数增加,也可引起心肌缺血诱发心肌梗死等。输液时要加强巡视,并严防药液外渗导致皮肤坏死,一旦发生渗出,立即给予局部封闭治疗;常用降门静脉压的药物善宁、生长抑素,因半衰期短,中断5分钟后即需要再次给予冲击量,因此需用输液泵匀速泵入,防止中断,以免影响疗效和增加患者费用。该类药物用药速度过快、浓度过大可引起恶心、呕吐,诱发再次出血。

(2)胃管用药冰盐水洗胃或注入孟氏液、凝血酶等止血药物,注意防止呛咳、误吸和窒息。

5.药物治疗无效时,配合医师做好急诊内镜治疗和手术准备

(1)术前向患者及家属做好解释工作,讲明胃镜下止血的必要性及可能出现的问题。询问患者药物过敏史。舌咽部黏膜麻醉,用丁卡因喷咽喉部2~3次。

(2)术中配合:准备冰生理盐水50~60 mL加去甲肾上腺素6 mg、凝血酶2 000 U加冰生理盐水20 mL,用于经内镜注入胃内。介入治疗过程中,随时严密观察病情,注意生命体征变化。

(3)术后护理:术后应继续观察出血情况。用生理盐水漱口,清洁口腔,去除口腔内积血及麻醉药,防止误吸入气管。禁食、禁饮2小时,防止因口咽部感觉迟钝导致呛咳。2小时后若病情平稳,可进温凉流质饮食。若病情严重则禁食24~72小时。

6.预防感染并发症

严格无菌技术操作,中心静脉置管处每天用碘伏消毒、更换无菌敷料,观察局部有无红肿、渗液等。每天更换输液器和三通接头;意识不清者,每2小时翻身1次,防止皮肤损伤,翻身时注意防止胃管等脱出。

7.维护患者舒适

呕血后帮助患者漱口或做口腔护理,擦净皮肤、地面的血迹,更换被服,及时倾倒容器内的污物,病室通风,保持空气清洁、无异味。帮助患者取舒适的治疗体位。抢救过程中要保持安静,操作准确、轻巧,尽量减少患者痛苦。

8.心理护理

消化道大出血患者见到排出大量鲜血会产生紧张、恐惧心理,不利于止血和休克的治疗。护士要陪伴、安抚和支持患者。尽快清除血迹,避免不良刺激。实施检查治疗前,向患者说明目的、过程、配合要点等,尽量减轻因强烈的不确定感带来的恐惧。

（田培培）

第六章 重症医学科护理

第一节 重症肺炎

肺炎是指终末气道、肺泡和肺间质的炎症,可由病原微生物、理化因素、免疫损伤、过敏及药物所致。细菌性肺炎是最常见的肺炎,也是最常见的感染性疾病之一。

目前肺炎按患病环境分成社区获得性肺炎(community-acquired pneumonia,CAP)和医院获得性肺炎(hospital-acquired pneumonia,HAP),CAP 是指在医院外罹患的感染性肺实质炎症,包括具有明确潜伏期的病原体感染而在入院后平均潜伏期内发病的肺炎。HAP 亦称医院内肺炎(nosocomial pneumonia,NP),是指患者入院时不存在,也不处于潜伏期,而于入院 48 小时后在医院(包括老年护理院、康复院等)内发生的肺炎。HAP 还包括呼吸机相关性肺炎(ventilator associated pneumonia,VAP)和卫生保健相关性肺炎(healthcare associated pneumonia,HCAP)。近年来 CAP 和 HAP 年发病率有增加的趋势。肺炎病死率门诊肺炎患者<1%,住院患者平均为 12%,入住重症监护病房(ICU)者约 40%。发病率和病死率高的原因与社会人口老龄化、吸烟、伴有基础疾病和免疫功能低下有关,如慢性阻塞性肺疾病、心力衰竭、肿瘤、糖尿病、尿毒症、神经疾病、药瘾、嗜酒、艾滋病、久病体衰、大型手术、应用免疫抑制剂和器官移植等。此外,也与病原体变迁、耐药菌增加、HAP 发病率增加、病原学诊断困难、不合理使用抗生素和部分人群贫困化加剧等有关。

重症肺炎至今仍无普遍认同的定义,需入住 ICU 者可认为是重症肺炎。目前一般认为,如果肺炎患者的病情严重到需要通气支持(急性呼吸衰竭、严重气体交换障碍伴高碳酸血症或持续低氧血症)、循环支持(血流动力学障碍、外周低灌注)及加强监护治疗(肺炎引起的脓毒症或基础疾病所致的其他器官功能障碍)时可称为重症肺炎。

一、病因和发病机制

正常的呼吸道免疫防御机制(支气管内黏液-纤毛运载系统、肺泡巨噬细胞等细胞防御的完整性等)使气管隆凸以下的呼吸道保持无菌。是否发生肺炎决定于两个因素:病原体和宿主因素。如果病原体数量多,毒力强和/或宿主呼吸道局部和全身免疫防御系统损害,即可发生肺炎。

病原体可通过下列途径引起社区获得性肺炎：①空气吸入；②血行播散；③邻近感染部位蔓延；④上呼吸道定植菌的误吸。医院获得性肺炎还可通过误吸胃肠道的定植菌（胃食管反流）和通过人工气道吸入环境中的致病菌引起。病原体直接抵达下呼吸道后，滋生繁殖，引起肺泡毛细血管充血、水肿，肺泡内纤维蛋白渗出及细胞浸润。

二、诊断

（一）临床表现特点

1.社区获得性肺炎

（1）新近出现的咳嗽、咳痰或原有呼吸道疾病症状加重，并出现脓性痰，伴或不伴胸痛。

（2）发热。

（3）肺实变体征和/或闻及湿性啰音。

（4）白细胞>$10×10^9$/L 或<$4×10^9$/L，伴或不伴细胞核左移。

（5）胸部 X 线片显示片状、斑片状浸润性阴影或间质性改变，伴或不伴胸腔积液。

以上 1～4 项中任何 1 项加第 5 项，除外非感染性疾病可作出诊断。CAP 常见病原体为肺炎链球菌、支原体、衣原体、流感嗜血杆菌和呼吸病毒（甲、乙型流感病毒、腺病毒、呼吸合胞病毒和副流感病毒）等。

2.医院获得性肺炎

住院患者 X 线检查出现新的或进展的肺部浸润影加上下列 3 个临床症候中的 2 个或以上可以诊断为肺炎：①发热超过 38 ℃；②血白细胞增多或减少；③脓性气道分泌物。

HAP 的临床表现、实验室和影像学检查特异性低，应注意与肺不张、心力衰竭和肺水肿、基础疾病肺侵犯、药物性肺损伤、肺栓塞和急性呼吸窘迫综合征等相鉴别。无感染高危因素患者的常见病原体依次为肺炎链球菌、流感嗜血杆菌、金黄色葡萄球菌、大肠埃希菌、肺炎克雷伯杆菌等；有感染高危因素患者为金黄色葡萄球菌、铜绿假单胞菌、肠杆菌属、肺炎克雷伯杆菌等。

（二）重症肺炎的诊断标准

不同国家制定的重症肺炎的诊断标准有所不同，各有优缺点，但一般均注重对客观生命体征、肺部病变范围、器官灌注和氧合状态的评估，临床医师可根据具体情况选用。以下列出目前常用的几项诊断标准。

1.中华医学会呼吸病学分会 2006 年颁布的重症肺炎诊断标准

（1）意识障碍。

（2）呼吸频率≥30 次/分。

（3）PaO_2<8.0 kPa(60 mmHg)、氧合指数(PaO_2/FiO_2)<40.0 kPa(300 mmHg)，需行机械通气治疗。

（4）动脉收缩压<12.0 kPa(90 mmHg)。

（5）并发脓毒性休克。

（6）胸部 X 线片显示双侧或多肺叶受累，或入院 48 小时内病变扩大≥50%。

（7）少尿：尿量<20 mL/h，或<80 mL/4 小时，或急性肾衰竭需要透析治疗。

符合 1 项或以上者可诊断为重症肺炎。

2.美国感染病学会（IDSA）和美国胸科学会（ATS）2007 年新修订的诊断标准

具有 1 项主要标准或 3 项或以上次要标准可认为是重症肺炎，需要入住 ICU。

(1)主要标准：①需要有创通气治疗。②脓毒性休克需要血管收缩剂。

(2)次要标准：①呼吸频率≥30次/分。②PaO_2/FiO_2≤250。③多叶肺浸润。④意识障碍/定向障碍。⑤尿毒症(尿素氮≥7.14 mmol/L)。⑥白细胞计数减少(白细胞计数<4×10^9/L)。⑦血小板计数减少(血小板计数<10万×10^9/L)。⑧低体温(<36 ℃)。⑨低血压需要紧急的液体复苏。

说明：①其他指标也可认为是次要标准，包括低血糖(非糖尿病患者)、急性酒精中毒/酒精戒断、低钠血症、不能解释的代谢性酸中毒或乳酸升高、肝硬化或无脾。②需要无创通气也可等同于次要标准的①和②。③白细胞计数减少仅由感染引起。

3.英国胸科学会(BTS)2001年制定的CURB(confusion,urea,respiratory rate and blood pressure,CURB)标准

(1)标准一：存在以下4项核心标准的2项或以上即可诊断为重症肺炎。①新出现的意识障碍。②尿素氮(BUN)>7 mmol/L。③呼吸频率≥30次/分。④收缩压<12.0 kPa(90 mmHg)或舒张压≤8.0 kPa(60 mmHg)。

CURB标准比较简单、实用，应用起来较为方便。

(2)标准二如下所述。①存在以上4项核心标准中的1项且存在以下2项附加标准时须考虑有重症倾向。附加标准包括：PaO_2<8.0 kPa(60 mmHg)/SaO_2<92%(任何FiO_2)。胸片提示双侧或多叶肺炎。②不存在核心标准但存在2项附加标准并同时存在以下2项基础情况时也须考虑有重症倾向。基础情况包括：年龄≥50岁。存在慢性基础疾病。

如存在标准二中①②两种有重症倾向的情况时需结合临床进行进一步评判。在①情况下需至少12小时后进行一次再评估。

CURB-65即改良的CURB标准，标准在符合下列5项诊断标准中的3项或以上时即考虑为重症肺炎，需考虑收入ICU治疗：①新出现的意识障碍；②BUN>7 mmol/L；③呼吸频率≥30次/分；④收缩压<12.0 kPa(90 mmHg)或舒张压≤8.0 kPa(60 mmHg)；⑤年龄≥65岁。

(三)严重度评价

评价肺炎病情的严重程度对于决定在门诊或入院治疗甚或ICU治疗至关重要。肺炎临床的严重性决定于三个主要因素：局部炎症程度、肺部炎症的播散和全身炎症反应。除此之外，患者如有下列危险因素会增加肺炎的严重度和死亡危险。

1.病史

年龄>65岁，存在基础疾病或相关因素，如慢性阻塞性肺疾病(COPD)、糖尿病、充血性心力衰竭、慢性肾功能不全、慢性肝病、一年内住过院、疑有误吸、神志异常、脾切除术后状态、长期嗜酒或营养不良。

2.体征

呼吸频率>30次/分；脉搏≥120次/分；血压<12.0/8.0 kPa(90/60 mmHg)；体温≥40 ℃或≤35 ℃；意识障碍；存在肺外感染病灶，如败血症、脑膜炎。

3.实验室和影像学异常

白细胞计数>20×10^9/L或<4×10^9/L，或中性粒细胞计数<1×10^9/L；呼吸空气时PaO_2<8.0 kPa(60 mmHg)、PaO_2/FiO_2<40.0 kPa(300 mmHg)，或$PaCO_2$>6.7 kPa(50 mmHg)；血肌酐>106 μmol/L或BUN>7.1 mmol/L；血红蛋白<90 g/L或血细胞比容<30%；血浆清蛋白<25 g/L；败血症或弥漫性血管内凝血的证据，如血培养阳性、代谢性酸中毒、凝血酶原时间

和部分凝血活酶时间延长、血小板计数减少；胸部 X 线片病变累及一个肺叶以上、出现空洞、病灶迅速扩散或出现胸腔积液。

为使临床医师更精确地作出入院或门诊治疗的决策，近几年用评分方法作为定量的方法在临床上得到了广泛的应用。肺炎患者预后研究小组（pneumonia outcomes research team, PORT）评分系统（表 6-1）是目前常用的评价社区获得性肺炎（community acquired pneumonia, CAP）严重度及判断是否必须住院的评价方法，其也可用于预测 CAP 患者的病死率。其预测死亡风险分级如下。①1～2 级：≤70 分，病死率 0.1%～0.6%。②3 级：71～90 分，病死率 0.9%。③4 级：91～130 分，病死率 9.3%。④5 级：>130 分，病死率 27.0%。PORT 评分系统因可以避免过度评价肺炎的严重度而被推荐使用，即其可保证一些没必要住院的患者在院外治疗。

表 6-1 PORT 评分系统

患者特征	分值	患者特征	分值	患者特征	分值
年龄		脑血管疾病	10	实验室和放射学检查	
男性	−10	肾脏疾病	10	pH<7.35	30
女性	+10	体格检查		BUN>11 mmol/L (>30 mg/dL)	20
住护理院		神志改变	20	Na$^+$<130 mmol/L	20
并存疾病		呼吸频率>30 次/分	20	葡萄糖>14 mmol/L (>250 mg/dL)	10
肿瘤性疾病	30	收缩血压<12.0 kPa (90 mmHg)	20	血细胞比容<30%	10
肝脏疾病	20	体温<35 ℃或>40 ℃	15	PaO$_2$<8.0 kPa(60 mmHg)	10
充血性心力衰竭	10	脉率>12 次/分	10	胸腔积液	10

为避免评价 CAP 肺炎患者的严重度不足，可使用改良的 BTS 重症肺炎标准：呼吸频率≥30 次/分，舒张压≤8.0 kPa(60 mmHg)，BUN>6.8 mmol/L，意识障碍。四个因素中存在两个可确定患者的死亡风险更高。此标准因简单易用，且能较准确地确定 CAP 的预后而被广泛应用。

临床肺部感染积分（clinical pulmonary infection score，CPIS）（表 6-2）则主要用于医院获得性肺炎（hospital acquired pneumonia，HAP），包括呼吸机相关性肺炎（ventilator-associated pneumonia，VAP）的诊断和严重度判断，也可用于监测治疗效果。此积分从 0～12 分，积分 6 分时一般认为有肺炎。

三、治疗

（一）临床监测
1.体征监测
监测重症肺炎的体征是一项简单、易行和有效的方法，患者往往有呼吸频率和心率加快、发绀、肺部病变部位湿啰音等。目前多数指南都把呼吸频率加快（≥30 次/分）作为重症肺炎诊断的主要或次要标准。意识状态也是监测的重点，神志模糊、意识不清或昏迷提示重症肺炎可能性。

表 6-2 临床肺部感染积分评分表

参数	标准	分值
	≥36.5 ℃,≤38.4 ℃	0
体温	≥38.9 ℃	1
	≥39 ℃,或≤36 ℃	2
	≥4.0,≤11.0	0
白细胞计数(×10⁹)	<4.0,>11.0	1
	杆状核白细胞	2
	<14＋吸引	0
气管分泌物	≥14＋吸引	1
	脓性分泌物	2
氧合指数(PaO₂/FiO₂)	>240 或急性呼吸窘迫综合征	0
	≤240	2
	无渗出	0
胸部 X 线片	弥漫性渗出	1
	局部渗出	2
半定量气管吸出物培养	病原菌≤1＋或无生长	0
(0,1＋,2＋,3＋)	病原菌≥1＋	1
	革兰染色发现与培养相同的病原菌	2

2.氧合状态和代谢监测

PaO_2、PaO_2/FiO_2、pH、混合静脉血氧分压(PvO_2)、胃张力测定、血乳酸测定等都可对患者的氧合状态进行评估。单次的动脉血气分析一般仅反映患者瞬间的氧合情况;重症患者或有病情明显变化者应进行系列血气分析或持续动脉血气监测。

3.胸部影像学监测

重症肺炎患者应进行系列胸部 X 线片监测,主要目的是及时了解患者的肺部病变是进展还是好转,是否合并有胸腔积液、气胸,是否发展为肺脓肿、急性呼吸窘迫综合征(acute respiratory distress syndrome,ARDS)等。检查的频度应根据患者的病情而定,如要了解病变短期内是否增大,一般每 48 小时进行一次检查评价;如患者临床情况突然恶化(呼吸窘迫、严重低氧血症等),在不能除外合并气胸或进展至 ARDS 时,应短期内复查;当患者病情明显好转及稳定时,一般可 10～14 天后复查。

4.血流动力学监测

重症肺炎患者常伴有脓毒症,可引起血流动力学的改变,故应密切监测患者的血压和尿量。这 2 项指标比较简单、易行,且非常可靠,应作为常规监测的指标。中心静脉压的监测可用于指导临床补液量和补液速度。部分重症肺炎患者可并发中毒性心肌炎或 ARDS,如临床上难于区分时应考虑行漂浮导管检查。

5.器官功能监测

器官功能监测包括脑功能、心功能、肾功能、胃肠功能、血液系统功能等，进行相应的血液生化和功能检查。一旦发现异常，要积极处理，注意防止多器官功能障碍综合征（multiple organ dysfunction syndrome，MODS）的发生。

6.血液监测

血液监测包括外周血白细胞计数、C反应蛋白、降钙素原、血培养等。

（二）抗生素治疗

经验性联合应用抗生素治疗重症肺炎的理论依据是：联合应用能够覆盖可能的微生物并预防耐药的发生。对于铜绿假单胞菌肺炎，联用β内酰胺类和氨基糖苷类具有潜在的协同作用，优于单药治疗；然而氨基糖苷类抗生素的抗菌谱窄，毒性大，特别是对于老年患者，其肾损害的发生率比较高。临床应用氨基糖苷类时要注意其为浓度依赖性抗生素，一般要用足够剂量、提高峰药浓度以提高疗效，同时也应避免与毒性相关的谷浓度的升高。在监测药物的峰浓度时，庆大霉素和妥布霉素 $>7~\mu g/mL$，或阿米卡星 $>28~\mu g/mL$ 的效果较好。氨基糖苷类的另一个不足是对支气管分泌物的渗透性较差，仅能达到血药浓度的40%。此外，肺炎患者的支气管分泌物pH较低，在这种环境下许多抗生素活性都降低。因此，有时联合应用氨基糖苷类抗生素并不能增加疗效，反而增加了肾毒性。

目前对于重症肺炎，抗生素的单药治疗也已得到临床医师的重视。新的头孢菌素、碳青霉烯类、其他β内酰胺类和氟喹诺酮类抗生素由于抗菌效力强、广谱，并且耐细菌β内酰胺酶，故可用于单药治疗。即使对于重症HAP，只要不是耐多药的病原体，如铜绿假单胞菌、不动杆菌和耐甲氧西林金黄色葡萄球菌（MRSA）等，也可考虑抗生素的单药治疗。对重症VAP有效的抗生素一般包括亚胺培南、美罗培南、头孢吡肟和哌拉西林/他唑巴坦。对于重症肺炎患者来说，临床上的初始治疗常联用多种抗生素，在获得细菌培养结果后，如果没有高度耐药的病原体就可以考虑转为针对性的单药治疗。

临床上一般认为不适合单药治疗的情况包括：①可能感染革兰阳性、革兰阴性菌和非典型病原体的重症CAP。②怀疑铜绿假单胞菌或肺炎克雷伯杆菌的菌血症。③可能是金黄色葡萄球菌和铜绿假单胞菌感染的HAP。三代头孢菌素不应用于单药治疗，因其在治疗中易诱导肠杆菌属细菌产生β内酰胺酶而导致耐药发生。

对于重症VAP患者，如果为高度耐药病原体所致的感染则联合治疗是必要的。目前有三种联合用药方案，具体方案如下。①β内酰胺类联合氨基糖苷类：在抗铜绿假单胞菌上有协同作用，但也应注意前面提到的氨基糖苷类的毒性作用。②2个β内酰胺类联合使用：因这种用法会诱导出对两种药同时耐药的细菌，故虽然有过成功治疗的报道，仍不推荐使用。③β内酰胺类联合氟喹诺酮类：虽然没有抗菌协同作用，但也没有潜在的拮抗作用；氟喹诺酮类对呼吸道分泌物穿透性很好，对其疗效有潜在的正面影响。

对于铜绿假单胞菌所致的重症肺炎，联合治疗往往是必要的。抗假单胞菌的β内酰胺类抗生素包括青霉素类的哌拉西林、阿洛西林、氨苄西林、替卡西林、阿莫西林；第三代头孢菌素类的头孢他啶、头孢哌酮；第四代头孢菌素类的头孢吡肟；碳青霉烯类的亚胺培南、美罗培南；单酰胺类的氨曲南（可用于青霉素类过敏的患者）；β内酰胺类/β内酰胺酶抑制剂复合剂的替卡西林/克拉维酸钾、哌拉西林/他唑巴坦。其他的抗假单胞菌抗生素还有氟喹诺酮类和氨基糖苷类。

1.重症 CAP 的抗生素治疗

重症 CAP 患者的初始治疗应针对肺炎链球菌（包括耐药肺炎链球菌）、流感嗜血杆菌、军团菌和其他非典型病原体，在某些有危险因素的患者还有可能为肠道革兰阴性菌属包括铜绿假单胞菌的感染。无铜绿假单胞菌感染危险因素的 CAP 患者可使用 β 内酰胺类联合大环内酯类或氟喹诺酮类（如左氧氟沙星、加替沙星、莫西沙星等）。因目前为止还没有确立单药治疗重症 CAP 的方法，所以很难确定其安全性、有效性（特别是并发脑膜炎的肺炎）或用药剂量。可用于重症 CAP 并经验性覆盖耐药肺炎链球菌的 β 内酰胺类抗生素有头孢曲松、头孢噻肟、亚胺培南、美罗培南、头孢吡肟、氨苄西林/舒巴坦或哌拉西林/他唑巴坦。目前高达 40% 的肺炎链球菌对青霉素或其他抗生素耐药，其机制不是 β 内酰胺酶介导而是青霉素结合蛋白的改变。虽然不少β 内酰胺类和氟喹诺酮类抗生素对这些病原体有效，但对耐药肺炎链球菌肺炎并发脑膜炎的患者应使用万古霉素治疗。如果患者有假单胞菌感染的危险因素（如支气管扩张、长期使用抗生素、长期使用糖皮质激素）应联合使用抗假单胞菌抗生素并应覆盖非典型病原体，如环丙沙星加抗假单胞菌 β 内酰胺类，或抗假胞菌 β 内酰胺类加氨基糖苷类加大环内酯类或氟喹诺酮类。

临床上选取任何治疗方案都应根据当地抗生素耐药的情况、流行病学和细菌培养及实验室结果进行调整。关于抗生素的治疗疗程目前也很少有资料可供参考，应考虑感染的严重程度，菌血症、多器官功能衰竭、持续性全身炎症反应和损伤等。一般来说，根据疾病的严重程度和宿主免疫抑制的状态，肺炎链球菌肺炎疗程为 7～10 天，军团菌肺炎的疗程需要 14～21 天。ICU 的大多数治疗都是通过静脉途径的，但近期的研究表明只要病情稳定、没有发热，即使在危重患者，3 天静脉给药后也可转为口服治疗，即序贯或转换治疗。转换为口服治疗的药物可选择氟喹诺酮类，因其生物利用度高，口服治疗也可达到同静脉给药一样的血药浓度。

由于嗜肺军团菌在重症 CAP 的相对重要性，应特别注意其治疗方案。虽然目前有很多体外有抗军团菌活性的药物，但在治疗效果上仍缺少前瞻性、随机对照研究的资料。回顾性的资料和长期临床经验支持使用红霉素治疗住院的军团菌肺炎患者。在多肺叶病变、器官功能衰竭或严重免疫抑制的患者，在治疗的前 3～5 天应加用利福平。其他大环内酯类（克拉霉素和阿奇霉素）也有效。除上述之外，可供选择的药物还有氟喹诺酮类（环丙沙星、左氧氟沙星、加替沙星、莫西沙星）或多西环素。氟喹诺酮类在治疗军团菌肺炎的动物模型中特别有效。

2.重症 HAP 的抗生素治疗

HAP 应根据患者的情况和最可能的病原体而采取个体化治疗。对于早发的（住院 4 天内起病者）重症肺炎患者而没有特殊病原体感染危险因素者，应针对"常见病原体"治疗。这些病原体包括肺炎链球菌、流感嗜血杆菌、甲氧西林敏感的金黄色葡萄球菌和非耐药的革兰阴性细菌。抗生素可选择第二、三、四代头孢菌素，β 内酰胺类/β 内酰胺酶抑制剂复合剂，氟喹诺酮类或联用克林霉素和氨曲南。

对于任何时间起病、有特殊病原体感染危险因素的轻中症肺炎患者，有感染"常见病原体"和其他病原体危险者，应评估危险因素来指导治疗。如果有近期腹部手术或明确的误吸史，应注意厌氧菌，可在主要抗生素基础上加用克林霉素或单用 β 内酰胺类/β 内酰胺酶抑制剂复合剂；如果患者有昏迷或有头部创伤、肾衰竭或糖尿病史，应注意金黄色葡萄球菌感染，需针对性选择有效的抗生素；如果患者起病前使用过大剂量的糖皮质激素，或近期有抗生素使用史，或长期 ICU 住院史，即使患者的 HAP 并不严重，也应经验性治疗耐药病原体。治疗方法是联用两种抗假单胞菌抗生素，如果气管抽吸物革兰染色见阳性球菌还需加用万古霉素（或可使用利奈唑胺或奎奴普丁）。所有的患者,特别是气管插管的 ICU 患者,经验性用药必须持续到痰培养结果出来之后。如果无铜绿假单胞菌或其他耐药革兰阴性细菌感染,则可根据药敏情况使用单一药物治疗。非耐药病原体的重症 HAP 患者可用任何以下单一药物治疗:亚胺培南、美罗培南、哌拉西林/他唑巴坦或头孢吡肟。

ICU 中 HAP 的治疗也应根据当地抗生素敏感情况,以及当地经验和对某些抗生素的偏爱而调整。每个 ICU 都有它自己的微生物药敏情况,而且这种情况随时间而变化,因而有必要经常更新经验用药的策略。经验用药中另一个需要考虑的是"抗生素轮换"策略,它是指标准经验治疗过程中有意更改抗生素使细菌暴露于不同的抗生素,从而减少抗生素耐药的选择性压力,达到减少耐药病原体感染发生率的目的。"抗生素轮换"策略目前仍在研究之中,还有不少问题未能明确,包括每个用药循环应该持续多久? 应用什么药物进行循环? 这种方法在内科和外科患者的有效性分别有多高? 循环药物是否应该针对革兰阳性细菌同时也针对革兰阴性细菌等。

在某些患者中,雾化吸入这种局部治疗可用以弥补全身用药的不足。氨基糖苷类雾化吸入可能有一定的益处,但只用于革兰阴性细菌肺炎全身治疗无效者。多黏菌素雾化吸入也可用于耐药铜绿假单胞菌的感染。

对于初始经验治疗失败的患者,应该考虑其他感染性或非感染性的诊断,包括肺曲霉感染。对持续发热并有持续或进展性肺部浸润的患者,可经验性使用两性霉素 B。虽然传统上应使用开放肺活检来确定其最终诊断,但临床上是否活检仍应个体化。临床上还应注意其他的非感染性肺部浸润的可能性。

(三)支持治疗

支持治疗主要包括液体补充、血流动力学、通气和营养支持,起到稳定患者状态的作用,而更直接的治疗仍需要针对患者的基础病因。流行病学证据显示,营养不良影响肺炎的发病和危重患者的预后。同样,临床资料也支持肠内营养可以预防肺炎的发生,特别是对于创伤的患者。对于严重脓毒症和多器官功能衰竭的分解代谢旺盛的重症肺炎患者,在起病 48 小时后应开始经肠内途径进行营养支持,一般把导管插入到空肠进行喂养以避免误吸;如果使用胃内喂养,最好是维持患者半卧体位以减少误吸的风险。

(四)胸部理疗

拍背、体位引流和振动可以促进黏痰排出的效果尚未被证实。胸部理疗广泛应用的局限在于:①其有效性未被证实,特别是不能减少患者的住院时间。②费用高,需要专人使用。③有时引起 PaO_2 的下降。目前的经验是胸部理疗对于脓痰过多(>30 mL/d)或严重呼吸肌疲劳不能有效咳嗽的患者是最为有用的,如对囊性纤维化、COPD 和支气管扩张的患者。

使用自动化病床的侧翻疗法,有时加以振动叩击,是一种有效预防外科创伤及内科患者肺炎的方法,但其地位仍不确切。

(五)促进痰液排出

雾化和湿化可降低痰的黏度,因而可改善不能有效咳嗽患者的排痰,然而雾化产生的大多水蒸气都沉积在上呼吸道并引起咳嗽,一般并不影响痰的流体特性。目前很少有数据支持湿化能特异性地促进细菌清除或肺炎吸收的观点。乙酰半胱氨酸能破坏痰液的二硫键,有时也用于肺炎患者的治疗,但由于其刺激性,因而在临床的应用上受到一定限制。痰中的 DNA 增加了痰液黏度,重组的 DNA 酶能裂解 DNA,已证实在囊性纤维化患者中有助于改善症状和肺功能,但对肺炎患者其价值尚未被证实。支气管舒张药也能促进黏液排出和纤毛运动频率,对 COPD 合并肺炎的患者有效。

四、急救护理

(一)护理目标

(1)维持生命体征稳定,降低病死率。

(2)维持呼吸道通畅,促进有效咳嗽、排痰。

(3)维持正常体温,减轻高热伴随症状,增加患者舒适感。

(4)供给足够营养和液体。

(5)预防传染和继发感染。

(二)护理措施

1.病情监护

重症肺炎患者病情危重、变化快,特别是高龄及合并严重基础疾病患者,需要严密监护病情变化,包括持续监护心电、血压、呼吸、血氧饱和度,监测意识、尿量、血气分析结果、肾功能、电解质、血糖变化。任何异常变化均应及时报告医师,早期处理。同时床边备好吸引装置、吸氧装置、气管插管和气管切开等抢救用品及抢救药物等。

2.维持呼吸功能的护理

(1)密切观察患者的呼吸情况,监护呼吸频率、节律、呼吸音、血氧饱和度。患者出现呼吸急促、呼吸困难,口唇、指(趾)末梢发绀,低氧血症(血氧饱和度<80%),双肺呼吸音减弱,必须及时给予鼻导管或面罩有效吸氧,根据病情变化调节氧浓度和流量。面罩呼吸机加压吸氧时,注意保持密闭,对于面颊部极度消瘦的患者,在颊部与面罩之间用脱脂棉垫衬托,避免漏气影响氧疗效果和皮肤压迫。意识清楚的患者嘱其用鼻呼吸,脱面罩间歇时间不宜过长。鼓励患者多饮水,减少张口呼吸和说话。

(2)常规及无创呼吸机加压吸氧不能改善缺氧时,采取气管插管呼吸机辅助通气:机械通气需要患者较好的配合,事先向患者简明讲解呼吸机原理、保持自主呼吸与呼吸机同步的配合方法、注意事项等。指导患者使用简单的身体语言表达需要,如用动腿、眨眼、动手指表示口渴、翻身、不适等或写字表达。机械通气期间严格做好护理,每天更换呼吸管道,浸泡消毒后再用环氧乙烷灭菌;严格按无菌技术操作规程吸痰。护理操作特别是给患者翻身时,注意呼吸机管道水平面保持一定倾斜度,使其低于患者呼吸道,集水瓶应在呼吸环路的最低位,并及时检查倾倒管道内、集水瓶内冷凝水,避免其反流入气道。根据症状、血气分析、血氧饱和度调整吸入氧浓度,力求在最低氧浓度下达到最佳的氧疗效果,争取尽快撤除呼吸机。

(3)保持呼吸道通畅,及时清除呼吸道分泌物:①遵医嘱给予雾化吸入,每天2次,有效湿化呼吸道。正确使用雾化吸入,雾化液用生理盐水配制,温度在35℃左右。喷雾器保持要竖直向上,并根据患者的姿势调整角度和位置,吸入过程护士必须在场严密观察病情,如出现呼吸困难、口周发绀,应停止吸入,立即吸痰、吸氧,不能缓解时通知医师,症状缓解后继续吸入。每次雾化后,协助患者翻身、拍背,拍背时五指并拢成空心掌,由上而下,由外向内,有节律地轻拍背部。通过振动,使小气道分泌物松动易于进入较大气道,有利于排痰及改善肺通、换气功能。每次治疗结束后,雾化器内余液应全部倾倒,重新更换灭菌蒸馏水;雾化器连接管及面罩用0.5%三氯异氰尿酸(健之素)消毒液浸泡30分钟,用清水冲净后晾干备用。②指导患者定时有效咳嗽,病情允许时使患者取坐位,先深呼吸,轻咳数次将痰液集中后,用力咳出,也可促使肺膨胀。协助患者勤翻身,改变体位,每 2 小时拍背体疗 1 次。对呼吸无力、衰竭的患者,用手指压在胸骨切迹上方刺激气管,促使患者咳嗽排痰。③老年人、衰弱的患者及咳嗽反射受抑制者,呼吸防御机制受损,不能有效地将呼吸道分泌物排出时,应按需要吸痰。用一次性吸痰管,检查导管通畅后,在无负压情况下将吸痰管轻轻插入 10～15 cm,退出 1～2 cm,以便游离导管尖端,然后打开负压,边旋转边退出,有黏液或分泌物处稍停。每次吸痰时间应少于 15 秒。吸痰时,同一根吸痰管应先吸气道内分泌物,再吸鼻腔内分泌物,不能重复进入气道。

(4)研究表明,患者俯卧位发生吸入性肺炎的概率比左侧卧位和仰卧位患者低,定时帮助患者取该体位。进食时抬高床头 30°～45°,减少胃液反流误吸机会。

3.合并感染性休克的护理

发生休克时,患者取去枕平卧位,下肢抬高 20°～30°,增加回心血量和脑部血流量;保持静脉通道畅通,积极补充血容量,根据心功能、皮肤弹性、血压、脉搏、尿量及中心静脉压情况调节输液速度,防止肺水肿;加强抗感染,使用血管活性药物时,用药浓度、单位时间用量,严格遵医嘱,动态观察病情,及时反馈,为治疗方案的调整提供依据。体温不升者给予棉被保暖,避免使用热水袋、电热毯等加温措施。

4.合并急性肾衰竭的护理

少尿期准确记录出入量,留置导尿管,记录每小时尿量,严密观察肾功能及电解质变化,根据医嘱严格控制补液量及补液速度。高血钾是急性肾衰竭患者常见死亡原因之一,此时期应避免摄入含钾高的食物;多尿期应注意补充水分,保持水、电解质平衡。尿量小于 20 mL/h 或小于 80 mL/24 h 的急性肾衰竭者需要血液透析治疗。

5.发热的护理

高热时帮助降低体温,减轻高热伴随症状,增加患者舒适感,每 2 小时监测体温 1 次。密切观察发热规律、特点及伴随症状,及时报告医师对症处理;寒战时注意保暖,高热给予物理降温,冷毛巾敷前额,冰袋置于腋下、腹股沟等处,或温水、酒精擦浴。物理降温效果差时,遵医嘱给予退热剂。降温期间要注意随时更换汗湿的衣被,防止受凉,鼓励患者多饮水,保证机体需要,防止肾血流灌注不足,诱发急性肾功能不全。加强口腔护理。

6.预防传染及继发感染

(1)采取呼吸道隔离措施,切断传播途径:单人单室,避免交叉感染。严格遵守各种消毒、隔离制度及无菌技术操作规程,医护人员操作前后应洗手,特别是接触呼吸道分泌物和护理气管切开、插管患者前后要彻底流水洗手,并采取戴口罩、手套等隔离手段。开窗通风保持病房空气流通,每天定时紫外线空气消毒 30～60 分钟,加强病房内物品的消毒,所有医疗器械和物品特别是呼吸治疗器械定时严格消毒、灭菌。控制陪护及探视人员流动,实行无陪人管理。对特殊感染、耐药菌株感染及易感人群应严格隔离,及时通报。

(2)加强呼吸道管理:气管切开患者更换内套管前,必须充分吸引气囊周围分泌物,以免含菌的渗出液漏入呼吸道诱发肺炎。患者取半坐位以减少误吸危险,尽可能缩短人工气道留置和机械通气时间。

(3)患者分泌物、痰液存放于黄色医疗垃圾袋中焚烧处理,定期将呼吸机集水瓶内液体倒入装有0.5%健之素消毒液的容器中集中消毒处理。

7.营养支持治疗的护理

营养支持是重要的辅助治疗。重症肺炎患者防御功能减退,体温升高使代谢率增加,机体需要增加免疫球蛋白、补体、内脏蛋白的合成,支持巨噬细胞、淋巴细胞活力及酶活性。提供重症肺炎患者高蛋白、高热量、富含维生素、易消化的流质或半流质的食物,尽量符合患者口味,少食多餐。有时需要鼻饲营养液,必要时胃肠外应用免疫调节剂,如免疫球蛋白、血浆、清蛋白和氨基酸等营养物质以提高抵抗力,增强抗感染效果。

8.舒适护理

为保证患者舒适,重视做好基础护理。重症肺炎急性期患者要卧床休息,安排好治疗、护理时间,尽量减少打扰,保证休息。帮助患者维持舒服的治疗体位。保持病室清洁、安静、空气新鲜。室温保持在22~24 ℃,使用空气湿化器保持空气相对湿度为60%~70%。保持床铺干燥、平整。保持口腔清洁。

9.采集痰标本的护理干预

痰标本是最常用的下呼吸道病原学标本,其检验结果是选择抗生素治疗的确切依据,正确采集痰标本非常重要。准确的采样是经气管采集法,但患者有一定痛苦,不易被接受。临床一般采用自然咳痰法。采集痰标本应注意必须在抗生素治疗前采集新鲜、深咳后的痰,迅速送检,避免标本受到口咽处正常细菌群的污染,以保证细菌培养结果准确性。具体方法是:嘱患者先将唾液吐出、漱口,并指导或辅助患者深吸气后咳嗽,咳出肺部深处痰液,留取标本。收集痰液后应在30分钟内送检。经气管插管收集痰标本时,可使用一次性痰液收集器。用无菌镊夹持吸痰管插入气管深部,注意勿污染吸痰管。留痰过程注意无菌操作。

10.心理护理

评估患者的心理状态,采取有针对性的护理。患者病情重,呼吸困难、发热、咳嗽等明显不适,导致患者烦躁和恐惧,加压通气、气管插管、机械通气患者尤其明显,上述情绪加重呼吸困难。护士要鼓励患者倾诉,多与其交流;语言交流困难时,用文字或体态语言主动沟通,尽量消除其紧张恐惧心理。了解患者的经济状况及家庭成员情况,帮助患者寻求更多支持和帮助。及时向患者及其家属解释,介绍病情和治疗方案,使其信任和理解治疗、护理的作用,增加安全感,保持情绪稳定。

11.健康教育

出院前指导患者坚持呼吸功能锻炼,做深呼吸运动,增强体质。减少去公共场所的次数,预防感冒。上呼吸道感染急性期外出戴口罩。居室保持良好的通风,保持空气清新。均衡膳食,增加机体抵抗力,戒烟,避免劳累。

(张　娟)

第二节　重症病毒性肝炎

大多数病毒性肝炎预后良好,少部分人出现肝功能衰竭,我国定名为重型肝炎,预后较差。起病10天内出现急性肝功能衰竭现象,称为急性重症型;起病10天以上出现肝功能衰竭现象,称为亚急性重症型;在有慢性肝炎、肝硬化或慢性疾病毒携带状态病史的患者,出现肝功能衰竭表现,称为慢性重型肝炎。

一、诊断

(一)病因

本病病原体为各型肝炎病毒。肝炎病毒与机体的免疫反应都与本病的发病有关。发病多有诱因,如急性肝炎起病后,未适当休息、治疗,嗜酒或服用损害肝脏药物;妊娠或合并感染等。

(二)诊断要点

1.病史

急、慢性肝炎患者有明显的恶心、呕吐、腹胀等消化道症状;肝功能严重损害,特别是黄疸急骤加深,血清总胆红素>171 μmol/L 或每天上升幅度>17 μmol/L;在胆红素增高的同时,血清转氨酶活性反而相对较低,呈"胆-酶分离"现象;凝血酶原活动≤40%,有肝性脑病、出血、腹水等表现。要注意区别急性、亚急性、慢性重型肝炎的不同点,发病10天以内出现的重型肝炎是急性重型肝炎,其特点为肝性脑病出现早、肝浊音界缩小较明显;发病10天~8周出现的重型肝炎为亚急性重型肝炎,临床表现主要为严重消化道症状、重度黄疸、水肿及腹水,可有肝性脑病。慢性重型肝炎是在原有慢性肝炎或肝炎后肝硬化基础上出现的亚急性重型肝炎的临床表现,肝浊音界缩小不明显,病程一般较长。

2.危重指标

(1)突然出现精神、神志改变,即肝性脑病变化,从轻微的情绪与言行改变至严重的肝昏迷。

(2)短期内黄疸急剧加重,胆固醇或胆碱酯酶明显降低。

(3)腹胀明显加重,出现"胃型";腹水大量增加、尿量急剧减少等表现。

(4)凝血酶原活动度极度减低,出血现象明显,或有弥散性血管内凝血表现。

(5)出现严重并发症,如感染、肝肾综合征等。

3.辅助检查

(1)血常规检查:急性重型肝炎可有白细胞计数升高及核左移。慢性重型肝炎由于脾功能亢进,故白细胞计数升高不明显,血小板计数多有减少。

(2)肝功能明显异常:尤以胆红素升高明显,胆固醇(酯)与胆碱酯酶明显降低。慢性重型肝炎多有清蛋白明显减少,球蛋白升高。

(3)凝血酶原时间延长:凝血酶原活动度降低至40%以下,可有血小板计数减少、纤维蛋白原减少、纤维蛋白降解产物(FDP)增加等弥散性血管内凝血的表现。

(4)血氨升高:正常血氨静脉血中应<58 μmol/L(100 μg/dL),动脉血氨更能反映肝性脑病的轻重。

(5)氨基酸谱的测定:支链氨基酸正常或轻度减少,而芳香氨基酸增多,故支/芳比值下降。

(6)脑电图:可有高电压及阵发性慢波。脑电图检查有助于肝性脑病的早期诊断及判断预后。

(7)肾功能检查:有肝肾综合征时常有尿素及血清肌酐升高。

(8)各种肝炎病毒标志物检查:可确定病原及发现多型病毒重叠感染患者。

(9)肝活检:对不易确诊的患者应考虑做肝穿刺活检。但术前、术后应做好纠正出血倾向的治疗。如注射维生素 K_1、凝血酶原复合物、新鲜血浆,以改善凝血酶原活动度。术前、术后还可注射止血药。同时要加强监护以防意外。

(三)鉴别诊断

1.药物及肝毒性毒物引起的急性中毒性重型肝炎

本病应有服药史及毒物史,如抗结核药、磺胺类药、抗真菌药(酮康唑)等,中草药中的川楝子、雷公藤、黄药子也可引起,毒物中有毒蕈中毒、蛇毒等。

2.妊娠急性脂肪肝

本病多发生于第一胎,妊娠后期,急性上腹痛,频繁呕吐,黄疸深重,出血,很快出现昏迷、抽搐、B超检查可见肝脏回声衰减。

二、治疗

(一)治疗原则

主要是综合治疗,包括支持疗法,防止肝坏死,改善肝功能,促进肝细胞再生,防止出血、肝性脑病、肝肾综合征、合并感染等并发症。

(二)常规治疗

1.一般支持疗法

(1)绝对卧床休息,记录 24 小时出入量,密切观察病情变化。

(2)保证必要的热量供应,尽可能减少饮食中的蛋白质,以控制肠内氨的来源。补充足量维生素 C、维生素 K_1 及 B 族维生素。

(3)静脉输液,以 10% 葡萄糖液 1 500～2 000 mL/d,内加水飞蓟素、促肝细胞生长素、维生素 C 2.0～5.0 g,静脉滴注。大量维生素 E 静脉滴注,有助于消除氧自由基的中毒性损害。

(4)输新鲜血浆或全血,1 次/2～3 天,人血清蛋白 5～10 g,1 次/天。

(5)支链氨基酸 250 mL,1～2 次/天。

(6)根据尿量及血中钠、钾、氯化物检测结果,调整补充电解质,以维持电解质平衡,防止低血钾。

2.防止肝细胞坏死,促进肝细胞再生

(1)肝细胞再生因子(HGF)80～120 mg 溶于 10% 葡萄糖液 250 mL,静脉滴注,1 次/天。

(2)胸腺素 15～20 mg/d,溶于 10% 葡萄糖液内静脉滴注。

(3)10% 葡萄糖液 500 mL 加甘利欣 150 mg 或加强力宁注射液 80～120 mL,静脉滴注,1 次/天。10% 门冬氨酸钾镁 30～40 mL,溶于 10% 葡萄糖液中静脉滴注,1 次/天。长期大量应用注意观察血钾。复方丹参注射液 8～16 mL 加入 500 mL 右旋糖酐-40 内静脉滴注,1 次/天。改善微循环,防止弥散性血管内凝血形成。

(4)前列腺素 E_1(PGE$_1$),开始为 100 $\mu g/d$,以后可逐渐增加至 200 $\mu g/d$,加于 10% 葡萄糖液 500 mL 中缓慢静脉滴注,半个月为 1 个疗程。

(5)胰高血糖素-胰岛素(G-I)疗法,方法为胰高血糖素 1 mg,普通胰岛素 10 U 共同加入 10% 葡萄糖液 500 mL 内,缓慢静脉滴注,1～2 次/天。

3.防治肝性脑病

(1)严格低蛋白饮食,病情严重时可进无蛋白饮食,待病情好转后再逐渐增加。

(2)口服乳果糖糖浆 10～30 mL,3 次/天,以使粪便 pH 降到 5 为宜,从而达到抑制肠道细菌繁殖、减轻内毒素血症。选用大黄煎剂、小量硫酸镁、20% 甘露醇 20～50 mL 口服、口服新霉素、食醋保留灌肠等。

(3)防止低血钾与碱血症:用支链氨基酸或六合氨基酸 250 mL 静脉滴注,1～2 次/天。

(4)消除脑水肿:倾向者用 20% 甘露醇 250 mL.加压快速静脉滴注。

4.防治出血

(1)观测血小板计数、凝血酶原时间、纤维蛋白原等,以便及早发现弥散性血管内凝血征兆,尽早采取相应措施。早期应给改善微循环、防止血小板聚集的药物,如川芎嗪 160～240 mg,复方丹参注射液 8～18 mL,双嘧达莫 400～600 mg 等,加入葡萄糖液内静脉滴注。500 mL 右旋糖酐-40 加山莨菪碱注射液 10～20 mg,静脉滴注,如确已发生弥散性血管内凝血,应按弥散性血管内凝血治疗。

(2)凝血因子的应用:纤维蛋白原 1.5 g 溶于 100 mL 注射用水中,缓慢静脉滴注,1 次/天。输新鲜血浆或新鲜全血。

(3)大剂量维生素 K_1 应早应用:有人认为大剂量维生素 K_1、维生素 C、维生素 E 合用,可使垂死的肝细胞复苏。

(4)酚磺乙胺 500 mg,静脉注射,1 或 2 次/天。

(5)对有消化道大出血者,除输血及全身用止血药外,应进行局部相应处理。消化道出血时,可口服凝血酶,每次 2 000 U;奥美拉唑 40 mg 静脉注射,1 次/6 小时;西咪替丁,每晚 0.4～0.8 g,可防治胃黏膜糜烂出血。对门静脉高压引起的上消化道出血,在血压许可的条件下,持续静脉滴注酚妥拉明以降低门脉压,可起到理想的止血效果。酚妥拉明 20～30 mg 加入 10% 葡萄糖液 1 000～1 500 mL 缓慢静脉滴注 8～12 小时,注意观察血压。

5.防治肾衰竭

(1)尽量避免用有肾毒性的药物。

(2)选用川芎嗪、复方丹参、山莨菪碱、右旋糖酐-40 等。如已有肾功能不全、尿少者,应按急性肾衰竭处理。注意水、电解质平衡,防止高血钾。

(3)适当用利尿剂,可用呋塞米 20～100 mg 稀释后静脉注射。

(4)经用药不能缓解高血钾与氮质血症,应行腹膜透析。

6.防感染

(1)注意口腔护理,保持病室空气清新,防止交叉感染。及早发现感染征兆,要特别注意腹腔、消化道、呼吸道、口腔、泌尿系统感染。可用乳酸菌制剂,以<50 ℃的低温水冲服,以预防肠道感染。

(2)及早用抗生素,在没有找到致病菌前,一般首先考虑革兰阴性菌感染,全面考虑选用抗生素。要特别注意避免使用肾毒性与肝毒性抗生素。

三、急救护理

(一)护理目标

(1)患者及家属了解重症肝炎的诱发因素。

(2)患者症状改善,无护理并发症。

(3)为患者提供优质的护理服务,提高危重患者的生存质量,降低病死率。

(4)护士熟练掌握重症肝炎护理及预防保健知识。

(二)护理措施

1.休息与活动

卧床休息,病情允许时尽量采取平卧位。症状好转,黄疸消退,肝功能改善后,可逐渐增加活动量,以不感到疲劳为宜。肝功能正常 1～3 个月后可恢复日常活动及工作。

2.饮食

(1)饮食原则:以高热量、高维生素、低脂、优质蛋白、易消化的食物为主。

(2)肝性脑病神志不清时禁止摄入蛋白质饮食,清醒后可逐渐增加蛋白质含量,每天约 20 g,以后每隔 3～5 天增加 10 g,逐渐增加至 40～60 g/d,最好以植物蛋白为宜。

(3)肝肾综合征时低盐或无盐饮食,钠限制每天 250～500 mg,进水量限制在 1 000 mL/d。

(4)为患者提供清洁、舒适的就餐环境,促进食欲。

3.预防感染

(1)保持病房空气清新,减少探视;加强病房环境消毒,每天常规进行地面、物表、空气消毒。

(2)注意饮食卫生及餐具的清洁消毒,避免交叉感染。

(3)加强无菌操作,防止医源性感染。

(4)严格终末消毒。

4.心理护理

重症肝炎患者病情危重,病死率高,患者及其家属易形成恐惧的心理状态,对治疗失去信心。护士应详细了解患者及其家属对疾病的态度,耐心倾听患者诉说,安慰患者,建立良好的护患关系。讲解好转的典型病例,使患者树立战胜疾病的信心。

5.症状护理

(1)观察患者生命体征、神志、瞳孔、尿量的变化,并做好记录。

(2)每周测量腹围和体重:利尿速度不宜过快,腹水伴水肿者,每天体重下降不超过 1 000 g。单纯腹水患者,每天体重下降不超过 400 g。

(3)避免肝性脑病的各种诱发因素:注意保持大便通畅,防治感染,禁用止痛、麻醉、安眠和镇静药物,维持水、电解质和酸碱平衡。

(4)观察有无肝性脑病、出血、肝肾综合征等并发症的发生,如有病情变化及时汇报医师并配合抢救。

6.三腔二囊管护理

(1)胃气囊充气 200～300 mL,食道囊充气 150～200 mL。

(2)置管期间可因提拉过猛或患者用力咳嗽出现恶心,频繁期前收缩甚至出现窒息症状,应立即将气囊口放开,放出三腔管内气体,并行进一步处理。

(3)经常抽吸胃内容物,观察有无再出血。

(4)置管期间应保持口、鼻清洁,忌咽唾液、痰液,以免误入气管。

(5)置管 24 小时后应放气 15～30 分钟,以免食管、胃底黏膜受压过久坏死。

(6)出血停止后放出气囊的气体,保留管道,继续观察 12～24 小时,无出血现象可考虑拔管,拔管前应吞服液状石蜡 20～30 mL。

7.健康教育

(1)向患者及其家属讲解重症肝炎的诱因。

(2)按照医嘱合理用药,了解常用药物的作用、正确用量、用法、不良反应;勿自行使用镇静、安眠药物。

(3)合理饮食:以高热量、高维生素、低脂、优质蛋白、易消化的食物为主。

(4)预防交叉感染:实施适当的家庭隔离,如患者的餐具、用具和洗漱用品应专用,定时消毒。

(5)避免劳累、饮酒及应用肝损害药物。

(6)定期复查肝功能。

(张　娟)

第七章　神经内科护理

第一节　癫　痫

癫痫是多种原因导致的脑部神经元高度同步化异常放电所引起的临床综合征,临床表现具有发作性、短暂性、重复性和刻板性的特点。临床上每次发作或每种发作的过程称为痫性发作。

一、病因与发病机制

(一)病因

癫痫不是独立的疾病,而是一组疾病或综合征。引起癫痫的病因非常复杂,根据病因学不同,癫痫可分为三大类。

1.症状性癫痫

由各种明确的中枢神经系统结构损伤和功能异常引起,如脑肿瘤、脑外伤、脑血管病、中枢神经系统感染、寄生虫、遗传代谢性疾病、神经系统变性疾病等。

2.特发性癫痫

病因不明,未发现脑部有足以引起癫痫发作的结构性损伤或功能异常,可能与遗传因素密切相关。

3.隐源性癫痫

病因不明,但临床表现提示为症状性癫痫,现有的检查手段不能发现明确的病因。其占全部癫痫的 $60\%\sim70\%$。

(二)发病机制

癫痫的发病机制非常复杂,至今尚未能完全了解其全部机制,但发病的一些重要环节已被探知。

1.痫性放电的起始

神经元异常放电是癫痫发病的电生理基础。

2.痫性放电的传播

异常高频放电反复通过突触联系和强化后的易化作用诱发周边及远处的神经元的同步放

电,从而引起异常电位的连续传播。

3.痫性放电的终止

目前机制尚未完全明了。

二、临床表现

(一)痫性发作

1.部分性发作

部分性发作包括以下几种:①单纯部分性发作常以发作性一侧肢体、局部肌肉节律性抽动或感觉障碍为特征,发作时程短。②复杂部分性发作表现为意识障碍,多有精神症状和自动症。③部分性发作继发全面性发作是上述部分性发作后出现全身性发作。

2.全面性发作

这类发作起源于双侧脑部,发作初期即有意识丧失,根据其临床表现的不同,可分为以下几种。

(1)全面强直-阵挛发作:以意识丧失、全身抽搐为主要临床特征。早期出现意识丧失、跌倒,随后的发作过程分为三期:强直期、阵挛期和发作后期。发作过程可有喉部痉挛、尖叫、心率增快、血压升高、瞳孔散大、呼吸暂停等症状,发作后各项体征逐渐恢复正常。

(2)失神发作:典型表现为正常活动中突然发生短暂的意识丧失,两眼凝视且呼之不应,发作停止后立即清醒,继续原来的活动,对发作没有丝毫记忆。

(3)强直性发作:多在睡眠中发作,表现为全身骨骼肌强直性阵挛,常伴有面色潮红或苍白、瞳孔散大等症状。

(4)阵挛性发作:表现为全身骨骼肌阵挛伴意识丧失,见于婴幼儿。

(5)肌阵挛发作:表现为短暂、快速、触电样肌肉收缩,一般无意识障碍。

(6)失张力发作:表现为全身或部分肌肉张力突然下降,造成张口、垂颈、肢体下垂甚至跌倒。

3.癫痫持续状态

癫痫持续状态指一次癫痫发作持续 30 分钟以上,或连续多次发作致发作间期意识或神经功能未恢复至通常水平。可见于各种类型的癫痫,但通常是指全面强直-阵挛发作持续状态。可因不适当地停用抗癫痫药物或治疗不规范、感染、精神刺激、过度劳累、饮酒等诱发。

(二)癫痫综合征

特定病因引发的由特定症状和体征组成的癫痫。

三、辅助检查

(1)脑电图检查:脑电图检查是诊断癫痫最有价值的辅助检查方法,典型表现是尖波、棘波、棘-慢或尖-慢复合波。

(2)血液检查:通过血糖、血常规、血寄生虫等检查,可了解有无低血糖、贫血、寄生虫病。

(3)影像学检查:应用数字减影血管造影、CT、MRI 等检查可发现脑部器质性病变,为癫痫的诊断提供依据。

四、治疗要点

目前癫痫治疗仍以药物治疗为主,药物治疗应达到 3 个目的:①控制发作或最大限度地减少

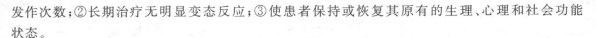

发作次数;②长期治疗无明显变态反应;③使患者保持或恢复其原有的生理、心理和社会功能状态。

（一）病因治疗

去除病因,避免诱因。如全身代谢性疾病导致的癫痫应先纠正代谢紊乱,睡眠不足诱发的癫痫要保证充足的睡眠,对于颅内占位性病变引起者首先考虑手术治疗,对于脑寄生虫病行驱虫治疗。

（二）发作时治疗

立即让患者就地平卧,保持呼吸道通畅,及时给氧;防止外伤,预防并发症;应用药物预防再次发作,如地西泮、苯妥英钠等。

（三）发作间歇期治疗

合理应用抗癫痫药物,常用的抗癫痫药物有地西泮、氯硝西泮、卡马西平、丙戊酸、苯妥英钠、苯巴比妥、扑痫酮、拉莫三嗪、奥卡西平、左乙拉西坦、加巴喷丁等。强直性发作、部分性发作和部分性发作继发全面性发作首选卡马西平;全面强直-阵挛发作、典型失神、肌阵挛发作、阵挛性发作首选丙戊酸。

（四）癫痫持续状态的治疗

保持稳定的生命体征和进行性心肺功能支持;终止呈持续状态的癫痫发作,减少癫痫发作对脑部神经元的损害;寻找并尽可能根除病因及诱因;处理并发症。可依次选用地西泮、异戊巴比妥钠、苯妥英钠和水合氯醛等药物。及时纠正血酸碱度和电解质失衡,发生脑水肿时给予甘露醇和呋塞米注射,注意预防和控制感染。

（五）其他治疗

对于药物难治性、有确定癫痫灶的癫痫可采用手术治疗,中医学针灸治疗对某些癫痫也有一定疗效。

五、护理措施

（一）一般护理

(1)饮食:为患者提供充足的营养,癫痫持续状态的患者可给予鼻饲,嘱发作间歇期的患者进食清淡、无刺激、富于营养的食物。

(2)休息与运动:癫痫发作后宜卧床休息,平时应劳逸结合,保证充足的睡眠,生活规律,避免不良刺激。

(3)纠正水、电解质及酸碱平衡紊乱,预防并发症。

（二）病情观察

密切观察生命体征、意识状态、瞳孔变化、大小便等情况;观察并记录发作的类型、频率和持续时间;观察发作停止后意识恢复的时间,有无疲乏、头痛及行为异常。

（三）安全护理

告知患者有发作先兆时立即平卧。活动中发作时,立即将患者置于平卧位,避免摔伤。摘下眼镜、手表、义齿等硬物,用软垫保护患者关节及头部,必要时用约束带适当约束,避免外伤。用牙垫或厚纱布置于患者口腔一侧上下磨牙间,防止口、舌咬伤。发作间歇期,应为患者创造安静、安全的休养环境,避免或减少诱因,防止意外的发生。

（四）保持呼吸道通畅

发作时立即解开患者领扣、腰带以减少呼吸道受压,及时清除口腔内食物、呕吐物和分泌物,防止呼吸道阻塞。让患者平卧、头偏向一侧,必要时用舌钳拉出舌头,避免舌后坠阻塞呼吸道。必要时可行床旁吸引和气管切开。

（五）用药护理

有效的抗癫痫药物治疗可使80%的患者发作得到控制。告诉患者抗癫痫药物治疗的原则及药物疗效与变态反应的观察,指导患者遵医嘱坚持长期正确服药。

1.服药注意事项

服药注意事项包括:①根据发作类型选择药物。②药物一般从小剂量开始,逐渐加量,以尽可能控制发作、又不致引起毒性反应的最小有效剂量为宜。③坚持长期有规律服药,完全不发作后还需根据发作类型、频率,再继续服药2～3年,然后逐渐减量至停药,切忌服药控制发作后就自行停药。④间断不规则服药不利于癫痫控制,易导致癫痫持续状态发生。

2.常用抗癫痫药物变态反应

每种抗癫痫药物均有多种变态反应。变态反应轻者一般不需停药,从小剂量开始逐渐加量或与食物同服可以减轻,严重反应时应减量或停药、换药。服药前应做血、尿常规和肝、肾功能检查,服药期间定期监测血药浓度,复查血常规和生化检查。

（六）避免促发因素

1.癫痫的诱因

疲劳、饥饿、缺睡、便秘、经期、饮酒、感情冲动、一过性代谢紊乱和变态反应。过度换气对于失神发作、过度饮水对于强直性阵挛发作、闪光对于肌阵挛发作也有诱发作用。有些反射性癫痫还应避免如声光刺激、惊吓、心算、阅读、书写、下棋、玩牌、刷牙、起步、外耳道刺激等特定因素。

2.癫痫持续状态的诱发因素

常为突然停药、减药、漏服药及换药不当;其次为发热、感冒、劳累、饮酒、妊娠与分娩;使用异烟肼、利多卡因、氨茶碱或抗抑郁药亦可诱发。

（七）手术的护理

对于手术治疗癫痫的患者,术前应做好心理护理以减少恐惧和紧张。密切观察意识、瞳孔、肢体活动和生命体征等情况,并按医嘱做好术前检查和准备;术后麻醉清醒后应采取头高脚低位,以减轻脑水肿的发生。严密监测病情,做好术后常规护理、用药护理和安全护理。

（八）心理护理

病情反复发作、长期服药常会给患者带来沉重的精神负担,易产生焦虑、恐惧、抑郁等不良心理状态。护士应多关心患者,随时关注其心理状态并给予安慰和疏导,缓解患者的心理负担,使其更好地配合治疗。

（九）健康指导

（1）向患者及家属介绍疾病治疗和预防的相关知识,教会其癫痫的基本护理方法,安静的环境、规律的生活、合理的饮食、充足的睡眠、远离不良刺激等均有利于患者的康复。

（2）告知患者及家属遵医嘱长期、规律用药,不可突然减药甚至停药,定期复查,病情变化立即就诊。

（3）应尽量避免患者单独外出,不参与蹦极、游泳等可能危及生命的活动,避免紧张、劳累。

（4）特发性癫痫且有家族史的女性患者，婚后不宜生育，双方均有癫痫，或一方患病，另一方有家族史者不宜婚配。

（叶　庆）

第二节　面　神　经　炎

一、疾病概述

（一）概念和特点

面神经炎是由茎乳孔内面神经非特异性炎症所致的周围性面瘫，又称为特发性面神经麻痹，或称贝尔麻痹，是一种最常见的面神经瘫痪疾病。

（二）相关病理生理

其早期病理改变主要为神经水肿和脱髓鞘，严重者可出现轴突变性，以茎乳孔和面神经管内部分尤为显著。

（三）病因与诱因

面神经炎的病因尚未完全阐明。受凉、感染、中耳炎、茎乳孔周围水肿及面神经在面神经管出口处受压、缺血、水肿等均可引起发病。

（四）临床表现

（1）本病任何年龄、任何季节均可发病，男性比女性略多。一般为急性发病，常于数小时或1～3天症状达到高峰。

（2）主要表现为一侧面部表情肌瘫痪，额纹消失，不能皱额蹙眉；眼裂闭合不能或闭合不完全；病侧鼻唇沟变浅，口角歪向健侧（露齿时更明显）；吹口哨及鼓腮不能等。

（3）病初可有侧耳后麻痹或下颌角后疼痛。少数人可有茎乳孔附近及乳突压痛。面神经病变在中耳鼓室段者可出现说话时回响过度和病侧舌前2/3味觉缺失。影响膝状神经节者，除上述表现外，还出现病侧乳突部疼痛，耳郭与外耳道感觉减退，外耳道或鼓膜出现疱疹，称为Hunt综合征。

（五）辅助检查

面神经传导检查对早期（起病5～7天）完全瘫痪者的预后判断是一项有用的检查方法，EMG检查表现为病侧诱发的肌电动作电位M波波幅明显减低，如为对侧正常的30%或以上者，则可望在2个月内完全恢复。如为10%～29%者则需要2～8个月才能恢复，且有一定程度的并发症；如仅为10%以下者则需要6～12个月才有可能恢复，并常伴有并发症（面肌痉挛等）；如病后10天内出现失神经电位，恢复时间将延长。

（六）治疗原则

改善局部血液循环，减轻面部神经水肿，促使功能恢复。治疗要点如下。

（1）急性期应尽早使用糖皮质激素，可用泼尼松30 mg口服，1次/天，或地塞米松静脉滴注10 mg/d，疗程1周左右，并用大剂量维生素B_1、维生素B_{12}肌内注射，还可以采用红外线照射或超短波透热疗法。若为带状疱疹引起者，可口服阿昔洛韦7～10天。眼裂不能闭合，可根据情况使用眼膏、眼罩,或缝合眼睑以保护角膜。

(2)恢复期可进行面肌的被动或主动运动训练,也可采用碘离子透入理疗、针灸、高压氧等治疗。

(3)2～3个月后,对自愈较差的高危患者可行面神经减压手术,以争取恢复的机会。发病后1年以上仍未恢复者,可考虑整容手术或面-舌下神经或面-副神经吻合术。

二、护理评估

(一)一般评估

1.生命体征

一般无特殊。体温升高常见于感染。

2.患者的主诉

(1)诱因:发病前有无受凉、感染、中耳炎。

(2)发作症状:发作时有无侧耳后麻痹或下颌角后疼痛,一侧面部表情肌瘫痪,额纹消失,不能皱额蹙眉;眼裂闭合不能或闭合不完全;病侧鼻唇沟变浅,口角歪向健侧(露齿时更明显);不能吹口哨及鼓腮。

(3)发病形式:是否急性发病,持续时间,症状的部位、范围、性质、严重程度等。

(4)既往检查、治疗经过及效果,是否有遵医嘱治疗。目前情况包括使用药物的名称、剂量、用法和有无变态反应。

3.其他

体重与身高、体位、皮肤黏膜、饮食状况及排便情况的评估和/或记录结果。评估患者的口腔卫生清洁程度,患侧脸颊是否留有食物残渣。使用口诉言词评分法、数字等级评定量表、面部表情测量图对疼痛程度、疼痛控制及疼痛不良作用的评估。

(二)身体评估

1.头颈部

(1)外观评估:患侧额皱纹是否浅,眼裂是否增宽。鼻唇沟是否浅,口角是否低,口是否向健侧㖞斜。

(2)运动评估:让患者做皱额、闭眼、吹哨、露齿、鼓气动作,比较两侧是否相等。

(3)味觉评估:让患者伸舌,检查者以棉签或毛笔蘸少许试液(醋、盐、糖等),轻擦于舌之前部,如有味觉可以手指预定符号表示之,不能伸舌和讲话。先试可疑一侧再试健侧。每种味觉试验完毕时,需用温水漱口,一般舌尖对甜、咸味最敏感,舌后边对酸味最敏感。

2.胸部

无特殊。

3.腹部

无特殊。

4.四肢

无特殊。

(三)心理-社会评估

(1)了解患者对疾病知识特别是预后的了解。

(2)观察患者有无心理异常的表现,患者面部肌肉出现瘫痪,自身形象改变,容易导致其焦虑和急躁的情绪。

(3)了解其患者家庭经济状况,家属及社会支持程度。

(四)辅助检查结果的评估

1.常规检查

一般无特殊,注意监测体温、血常规有无异常。

2.面神经传导检查

有无异常。

(五)常用药物治疗效果的评估

主要是糖皮质激素。

(1)服用药物的具体情况:是否餐后服用,主要剂型、剂量与持续用药时间。

(2)胃肠道反应评估:这是口服糖皮质激素最常见的变态反应,主要表现为上腹痛、恶心及呕吐等。

(3)出血评估:糖皮质激素可致诱发或加剧胃和十二指肠溃疡的发生,严重时引起出血甚至穿孔。患者服药期间,应定期检测血常规和异常出血的情况。

(4)体温变化及其相关感染灶的表现:皮质激素对机体免疫反应有多个环节的抑制作用,削弱机体的抵抗力。容易诱发各种感染的发生有关,尤其是上呼吸道、泌尿道、皮肤(含肛周)的感染。

(5)神经精神症状的评估:小剂量皮质激素可引起精神欣快感,而大剂量则出现兴奋、多语、烦躁不安、失眠、注意力不集中和易激动等精神症状,少数尚可出现幻觉、幻想谵妄、昏睡等症状,也有企图自杀者,这种精神失常可迅速恶化。

三、主要护理诊断/问题

(一)身体意象紊乱

与面神经麻痹所致口角㖞斜等有关。

(二)疼痛:下颌角或乳突部疼痛

与面神经病变累及膝状神经节有关。

四、护理措施

(一)心理护理

患者突然出现面部肌肉瘫痪,自身形象改变,害怕遇见熟人,不敢出现在公共场所。容易导致焦虑、急躁情绪。应观察有无心理异常的表现,鼓励患者表达对面部形象改变后的心理感受和对疾病预后担心的真实想法;告诉患者本病大多预后良好,并介绍治愈患者,指导克服焦躁情绪和害羞心理,正确对待疾病,积极配合治疗;同时护士在与患者谈话时应语言柔和、态度和蔼亲切,避免任何伤害患者自尊的言行。

(二)休息与修饰指导

急性期注意休息,防风、防寒,尤其患侧耳后茎乳孔周围应予保护,预防诱发。外出时可戴口罩,系围巾,或使用其他改善自身形象的恰当修饰。

(三)饮食护理

选择清淡饮食,避免粗糙、干硬、辛辣食物,有味觉障碍的患者应注意食物的冷热度,以防烫伤口腔黏膜;指导患者饭后及时漱口,清除口腔患侧滞留食物,保持口腔清洁,预防口腔感染。

(四)预防眼部并发症

眼睑不能闭合或闭合不全者予以眼罩、眼镜遮挡及点眼药等保护,防止角膜炎、溃疡。

(五)功能训练

指导患者尽早开始面肌的主动与被动运动。只要患侧面部能运动,就应进行面肌功能训练,可对着镜子做皱眉、抬额、闭眼、露齿、鼓腮和吹口哨等运动,每天数次,每次 5～15 分钟,并辅以面肌按摩,以促进早日康复。

(六)就诊指标

受凉、感染、中耳炎后出现一侧面部表情肌瘫痪,额纹消失,不能皱额蹙眉;眼裂闭合不能或闭合不完全;病侧鼻唇沟变浅,口角歪向健侧(露齿时更明显);不能吹口哨及鼓腮及侧耳后麻痹或下颌角后疼痛,及时就医。

五、护理效果评价

(1)患者能够正确对待疾病,积极配合治疗。

(2)患者能够掌握相关疾病知识,做好外出的自我防护。

(3)患者口腔清洁舒适,无口腔异物、异味及口臭,无烫伤。

(4)患者无角膜炎、溃疡的发生。

(5)患者积极参与康复锻炼,坚持自我面肌功能训练。

(6)患者对治疗效果满意。

(叶　庆)

第三节　偏　头　痛

偏头痛是一类发作性且常为单侧的搏动性头痛。发病率各家报告不一,Solomon 描述约 6% 的男性,18% 的女性患有偏头痛,男女之比为 1∶3;Wilkinson 的报告为约 10% 的英国人口患有偏头痛;Saper 报告在美国约有 2 300 万人患有偏头痛,其中男性占 6%,女性占 17%。偏头痛多开始于青春期或成年早期,约 25% 的患者于 10 岁以前发病,55% 的患者发生在 20 岁以前,90% 以上的患者发生于 40 岁以前。在美国,偏头痛造成的社会经济负担为 10 亿～17 亿美元。在我国也有大量患者因偏头痛而影响工作、学习和生活。多数患者有家庭史。

一、病因与发病机制

偏头痛的确切病因及发病机制仍处于讨论之中。很多因素可诱发、加重或缓解偏头痛的发作。通过物理或化学的方法,学者们也提出了一些学说。

(一)激发或加重因素

对于某些个体而言,很多外部或内部环境的变化可激发或加重偏头痛发作。

(1)激素变化:口服避孕药可增加偏头痛发作的频度;月经是偏头痛常见的触发或加重因素("周期性头痛");妊娠、性交可触发偏头痛发作("性交性头痛")。

（2）某些药物：某些易感个体服用硝苯地平、异山梨酯或硝酸甘油后可出现典型的偏头痛发作。

（3）天气变化：特别是天气转热、多云或天气潮湿。

（4）某些食物添加剂和饮料：最常见者是酒精性饮料，如某些红葡萄酒；奶制品，奶酪，特别是硬奶酪；咖啡；含亚硝酸盐的食物，如汤、热狗；某些水果，如柑橘类水果；巧克力（"巧克力性头痛"）；某些蔬菜；酵母；人工甜食；发酵的腌制品如泡菜；味精。

（5）运动：头部的微小运动可诱发偏头痛发作或使之加重，有些患者因惧怕乘车引起偏头痛发作而不敢乘车；踢足球的人以头顶球可诱发头痛（"足球运动员偏头痛"）；爬楼梯上楼可出现偏头痛。

（6）睡眠过多或过少。

（7）一顿饭漏吃或延后。

（8）抽烟或置身于烟中。

（9）闪光、灯光过强。

（10）紧张、生气、情绪低落、哭泣（"哭泣性头痛"）：很多女性逛商场或到人多的场合可致偏头痛发作；国外有人骑马时尽管拥挤不到一分钟，也可使偏头痛加重。

在激发因素中，剂量、联合作用及个体差异尚应考虑。如对于敏感个体，吃一枚橘子可能不致引起头痛，而吃数枚橘子则可引起头痛。有些情况下，吃数枚橘子也不引起头痛发作，但如同时有月经的影响，这种联合作用就可引起偏头痛发作。有的个体在商场中待一会儿即出现发作，而有的个体仅于商场中久待才出现偏头痛发作。

偏头痛尚有很多改善因素。有人在偏头痛发作时静躺片刻，即可使头痛缓解。有人在光线较暗淡的房间闭目而使头痛缓解。有人在头痛发作时喜以双手压迫双颞侧，以期使头痛缓解，有人通过冷水洗头使头痛得以缓解。妇女绝经后及妊娠3个月后偏头痛趋于缓解。

（二）有关发病机制的几个学说

1.血管活性物质

在所有血管活性物质中，5-HT学说是学者们提及最多的一个。人们发现偏头痛发作期血小板中5-HT浓度下降，而尿中5-HT代谢物5-HT羟吲哚乙酸增加。脑干中5-HT能神经元及去甲肾上腺素能神经元可调节颅内血管舒缩。很多5-HT受体拮抗剂治疗偏头痛有效。以利血压耗竭5-HT可加速偏头痛发生。

2.三叉神经血管脑膜反应

曾通过刺激啮齿动物的三叉神经，可使其脑膜产生炎性反应，而治疗偏头痛药物麦角胺、双氢麦角碱、舒马普坦等可阻止这种神经源性炎症。在偏头痛患者体内可检测到由三叉神经所释放的降钙素基因相关肽，而降钙素基因相关肽为强烈的血管扩张剂。双氢麦角碱、舒马普坦既能缓解头痛，又能降低降钙素基因相关肽含量。因此，偏头痛的疼痛是由神经血管性炎症产生的无菌性脑膜炎。Wilkinson认为三叉神经分布于涉痛区域，偏头痛可能就是一种神经源性炎症。Solomon在复习儿童偏头痛的研究文献后指出，儿童眼肌瘫痪型偏头痛的复视源于海绵窦内颈内动脉的肿胀伴第Ⅲ对脑神经的损害。另一种解释是小脑上动脉和大脑后动脉肿胀造成的第Ⅲ对脑神经的损害，也可能为神经的炎症。

3.内源性疼痛控制系统障碍

中脑水管周围及第四脑室室底灰质含有大量与镇痛有关的内源性阿片肽类物质，如脑啡肽、β-内啡肽等。正常情况下，这些物质通过对疼痛传入的调节而起镇痛作用。虽然报告的结果不一,但多数报告显示偏头痛患者脑脊液或血浆中 β-内啡肽或其类似物降低,提示偏头痛患者存在内源性疼痛控制系统障碍。这种障碍导致患者疼痛阈值降低,对疼痛感受性增强,易于发生疼痛。鲑钙紧张素治疗偏头痛的同时可引起患者血浆 β-内啡肽水平升高。

4.自主功能障碍

自主功能障碍很早即引起了学者们的重视。瞬时心率变异及心血管反射研究显示,偏头痛患者存在交感功能低下。24 小时动态心率变异研究提示,偏头痛患者存在交感、副交感功能平衡障碍。也有学者报道偏头痛患者存在瞳孔直径不均,提示这部分患者存在自主功能异常。有人认为在偏头痛患者中的猝死现象可能与自主功能障碍有关。

5.偏头痛的家族聚集性及基因研究

偏头痛患者具有肯定的家族聚集性倾向。遗传因素最明显,研究较多的是家族性偏瘫型偏头痛及基底型偏头痛。有先兆偏头痛比无先兆偏头痛具有更高的家族聚集性。有先兆偏头痛和偏瘫发作可在同一个体交替出现,并可同时出现于家族中,基于此,学者们认为家族性偏瘫型偏头痛和非复杂性偏头痛可能具有相同的病理生理和病因。Baloh 等报告了数个家族,其家族中多个成员出现偏头痛性质的头痛,并有眩晕发作或原发性眼震,有的晚年继发进行性周围性前庭功能丧失,有的家族成员发病年龄趋于一致,如均于 25 岁前出现症状发作。

有报告,偏瘫型偏头痛家族基因缺陷与 19 号染色体标志点有关,但也有发现提示有的偏瘫型偏头痛家族与 19 号染色体无关,提示家族性偏瘫型偏头痛存在基因的变异。与 19 号染色体有关的家族性偏瘫型偏头痛患者出现发作性意识障碍的频度较高,这提示在各种与 19 号染色体有关的偏头痛发作的外部诱发阈值较低是由遗传决定的。Ophoff 报告 34 例与 19 号染色体有关的家族性偏瘫型偏头痛家族,在电压闸门性钙通道 α_1 亚单位基因代码功能区域存在 4 种不同的错义突变。

有一种伴有发作间期眼震的家族性发作性共济失调,其特征是共济失调。眩晕伴以发作间期眼震,为显性遗传性神经功能障碍,这类患者约有 50% 出现无先兆偏头痛,临床症状与家族性偏瘫型偏头痛有重叠,二者也均与基底型偏头痛的典型状态有关,且均可有原发性眼震及进行性共济失调。Ophoff 报告了 2 例伴有发作间期眼震的家族性共济失调家族,存在 19 号染色体电压依赖性钙通道基因的突变,这与在家族性偏瘫型偏头痛所探测到的一样。所不同的是其阅读框架被打断,并产生一种截断的 α_1 亚单位,这导致正常情况下可在小脑内大量表达的钙通道密度的减少,由此可能解释其发作性及进行性加重的共济失调。同样的错义突变如何导致家族性偏瘫型偏头痛中的偏瘫发作尚不明。

Baloh 报告了三个伴有双侧前庭病变的家族性偏头痛家族。家族中多个成员经历偏头痛性头痛、眩晕发作(数分钟),晚年继发前庭功能丧失,晚期,当眩晕发作停止,由于双侧前庭功能丧失导致平衡障碍及走路摆动。

6.血管痉挛学说

颅外血管扩张可伴有典型的偏头痛性头痛发作。偏头痛患者是否存在颅内血管的痉挛尚有争议。以往认为偏头痛的视觉先兆是由血管痉挛引起的,现在有确切的证据表明,这种先兆是由于皮层神经元活动由枕叶向额叶的扩布抑制(3 mm/min)造成的。血管痉挛更像是视网膜性偏头痛的始动原因,一些患者经历短暂的单眼失明,于发作期检查,可发现视网膜动脉的痉挛。另外,这些患者对抗血管痉挛剂有反应。与偏头痛相关的听力丧失和/或眩晕可基于内听动脉耳蜗和/或前庭分支的血管痉挛来解释。血管痉挛可导致内淋巴管或囊的缺血性损害,引起淋巴液循环损害,并最终发展成为水肿。经颅多普勒超声(TCD)脑血流速度测定发现,不论是在偏头痛发作期还是发作间期,均存在血流速度的加快,提示这部分患者颅内血管紧张度升高。

7.离子通道障碍

很多偏头痛综合征所共有的临床特征与遗传性离子通道障碍有关。偏头痛患者内耳存在局部细胞外钾的积聚。当钙进入神经元时钾退出。因为内耳的离子通道在维持富含钾的内淋巴和神经元兴奋功能方面是至关重要的,脑和内耳离子通道的缺陷可导致可逆性毛细胞除极及听觉和前庭症状。偏头痛中的头痛则是继发现象,这是细胞外钾浓度增加的结果。偏头痛综合征的很多诱发因素,包括紧张、月经,可能是激素对有缺陷的钙通道影响的结果。

8.其他学说

有人发现偏头痛于发作期存在血小板自发聚集和黏度增加。另有人发现偏头痛患者存在TXA_2、PGI_2平衡障碍、P物质及神经激肽的改变。

二、临床表现

(一)偏头痛发作

Saper 在描述偏头痛发作时将其分为五期来叙述。需要指出的是,这五期并非每次发作所必备的,有的患者可能只表现其中的数期,大多数患者的发作表现为两期或两期以上,有的仅表现其中的一期。另外,每期特征可以存在很大不同,同一个体的发作也可不同。

1.前驱期

60％的偏头痛患者在头痛开始前数小时至数天出现前驱症状。前驱症状并非先兆,不论是有先兆偏头痛还是无先兆偏头痛均可出现前驱症状。可表现为精神、心理改变,如精神抑郁、疲乏无力、懒散、昏昏欲睡,也可情绪激动。易激惹、焦虑、心烦或欣快感等。尚可表现为自主神经症状,如面色苍白、发冷、厌食或明显的饥饿感、口渴、尿少、尿频、排尿费力、打哈欠、颈项发硬、恶心、肠蠕动增加、腹痛、腹泻、心慌、气短、心率加快,对气味过度敏感等,不同患者前驱症状具有很大的差异,但每例患者每次发作的前驱症状具有相对稳定性。这些前驱症状可在前驱期出现,也可于头痛发作中、甚至持续到头痛发作后成为后续症状。

2.先兆

约有 20％的偏头痛患者出现先兆症状。先兆多为局灶性神经症状,偶为全面性神经功能障碍。典型的先兆应符合下列 4 条特征中的 3 条,即:重复出现,逐渐发展、持续时间不多于 1 小时,并跟随出现头痛。大多数患者先兆持续 5～20 分钟。极少数情况下先兆可突然发作,也有的患者于头痛期间出现先兆性症状,尚有伴迁延性先兆的偏头痛,其先兆不仅始于头痛之前,尚可持续到头痛后数小时至 7 天。

先兆可为视觉性的、运动性的、感觉性的,也可表现为脑干或小脑性功能障碍。最常见的先兆为视觉性先兆,约占先兆的 90％。如闪电、暗点、单眼黑蒙、双眼黑蒙、视物变形、视野外空白等。闪光可为锯齿样或闪电样闪光、城堞样闪光。视网膜动脉型偏头痛患者眼底可见视网膜水肿,偶可见樱红色黄斑。仅次于视觉现象的常见先兆为麻痹。典型的是影响一侧手和面部,也可出现偏瘫。如果优势半球受累,可出现失语。数十分钟后出现对侧或同侧头痛,多在儿童期发病。这称为偏瘫型偏头痛。偏瘫型偏头痛患者的局灶性体征可持续 7 天以上,甚至在影像学上发现脑梗死。偏头痛伴迁延性先兆和偏头痛性偏瘫以前曾被划入"复杂性偏头痛"。偏头痛反复发作后出现眼球运动障碍称为眼肌瘫痪型偏头痛。多为动眼神经麻痹所致,其次为滑车神经和展神经麻痹。多有无先兆偏头痛病史,反复发作者麻痹可经久不愈。如果先兆涉及脑干或小脑,则这种状况被称为基底型偏头痛,又称基底动脉型偏头痛。可出现头昏、眩晕、耳鸣、听力障碍、共济失调、复视,视觉症状包括闪光、暗点、黑蒙、视野缺损、视物变形。双侧损害可出现意识抑制,后者尤见于儿童。尚可出现感觉迟钝,偏侧感觉障碍等。

偏头痛先兆可不伴头痛出现,称为偏头痛等位症。多见于儿童偏头痛。有时见于中年以后,先兆可为偏头痛发作的主要临床表现而头痛很轻或无头痛。也可与头痛发作交替出现,可表现为闪光、暗点、腹痛、腹泻、恶心、呕吐、复发性眩晕、偏瘫、偏身麻木及精神心理改变。如儿童良性发作性眩晕、前庭性梅尼埃病、成人良性复发性眩晕。有跟踪研究显示,为数不少的以往诊断为梅尼埃病的患者,其症状大多数与偏头痛有关。有报告描述了一组成人良性复发性眩晕患者,年龄在 7～55 岁,晨起发病症状表现为反复发作的头晕、恶心、呕吐及大汗,持续数分钟至 4 天不等。发作开始及末期表现为位置性眩晕,发作期间无听觉症状。发作间期几乎所有患者均无症状,这些患者眩晕发作与偏头痛有着几个共同的特征,包括可因乙醇、睡眠不足、情绪紧张造成及加重,女性多发,常见于经期。

3.头痛

头痛可出现于围绕头或颈部的任何部位,可位于颞侧、额部、眶部。多为单侧痛,也可为双侧痛,甚至发展为全头痛,其中单侧痛者约占 2/3。头痛性质往往为搏动性痛,但也有的患者描述为钻痛。疼痛程度往往为中、重度痛,甚至难以忍受。往往是晨起后发病,逐渐发展,达高峰后逐渐缓解。也有的患者于下午或晚上起病,成人头痛大多历时 4 小时至 3 天,而儿童头痛多历时 2 小时至 2 天。尚有持续时间更长者,可持续数周。有人将发作持续 3 天以上的偏头痛称为偏头痛持续状态。

头痛期间不少患者伴随出现恶心、呕吐、视物不清、畏光、畏声等,喜独居。恶心为最常见伴随症状,达一半,且常为中、重度恶心。恶心可先于头痛发作,也可于头痛发作中或发作后出现。近一半的患者出现呕吐,有些患者的经验是呕吐后发作即明显缓解。其他自主功能障碍也可出现,如尿频、排尿障碍、鼻塞、心慌、高血压、低血压,甚至可出现心律失常。发作累及脑干或小脑者可出现眩晕、共济失调、复视、听力下降、耳鸣、意识障碍。

4.头痛终末期

此期为头痛开始减轻至最终停止这一阶段。

5.后续症状期

为数不少的患者于头痛缓解后出现一系列后续症状。表现怠倦、昏昏欲睡。有的感到精疲力竭、饥饿感或厌食、多尿、头皮压痛、肌肉酸痛。也可出现精神心理改变,如烦躁、易怒、心情高涨或情绪低落、少语、少动等。

(二)儿童偏头痛

儿童偏头痛是儿童期头痛的常见类型。儿童偏头痛与成人偏头痛在一些方面有所不同。性别方面,发生于青春期以前的偏头痛,男女患者比例大致相等,而成人期偏头痛,女性比例大大增加,约为男性的 3 倍。

儿童偏头痛的诱发及加重因素有很多与成人偏头痛一致,如劳累和情绪紧张可诱发或加重头痛,为数不少的儿童可因运动而诱发头痛,儿童偏头痛患者可有睡眠障碍,而上呼吸道感染及其他发热性疾病在儿童比成人更易使头痛加重。

在症状方面,儿童偏头痛与成人偏头痛也有区别。儿童偏头痛持续时间常较成人短。偏瘫型偏头痛多在儿童期发病,成年期停止,偏瘫发作可从一侧到另一侧,这种类型的偏头痛常较难控制。反复的偏瘫发作可造成永久性神经功能缺损,并可出现病理征,也可造成认知障碍。基底动脉型偏头痛,在儿童也比成人常见,表现闪光、暗点、视物模糊、视野缺损,也可出现脑干、小脑及耳症状,如眩晕、耳鸣、耳聋、眼球震颤。在儿童出现意识恍惚者比成人多,尚可出现跌倒发作。有些偏头痛儿童尚可仅出现反复发作性眩晕,而无头痛发作。一个平时表现完全正常的儿童可突然恐惧、大叫、面色苍白、大汗、步态蹒跚、眩晕、旋转感,并出现眼球震颤,数分钟后可完全缓解,恢复如常,称之为儿童良性发作性眩晕,属于一种偏头痛等位症。这种眩晕发作始于 4 岁以前,可每天数次发作,其后发作次数逐渐减少,多数于 7~8 岁以后不再发作。与成人不同,儿童偏头痛的前驱症状常为腹痛,有时可无偏头痛发作而代之以腹痛、恶心、呕吐、腹泻,称为腹型偏头痛等位症。在偏头痛的伴随症状中,儿童偏头痛出现呕吐较成人更加常见。

儿童偏头痛的预后较成人偏头痛好。6 年后约有一半儿童不再经历偏头痛,约 1/3 的偏头痛得到改善。而始于青春期以后的成人偏头痛常持续几十年。

三、诊断与鉴别诊断

(一)诊断

偏头痛的诊断应根据详细的病史做出,特别是头痛的性质及相关的症状非常重要。如头痛的部位、性质、持续时间、疼痛严重程度、伴随症状及体征、既往发作的病史、诱发或加重因素等。

对于偏头痛患者应进行细致的一般内科查体及神经科检查,以除外症状与偏头痛有重叠、类似或同时存在的情况。诊断偏头痛虽然没有特异性的实验室指标,但有时给予患者必要的实验室检查非常重要,如血、尿、脑脊液及影像学检查,以排除器质性病变。特别是中年或老年期出现的头痛,更应排除器质性病变。当出现严重的先兆或先兆时间延长时,有学者建议行颅脑 CT 或 MRI 检查。也有学者提议当偏头痛发作每月超过 2 次时,应警惕偏头痛的原因。

国际头痛协会头痛分类委员会于 1962 年制定了一套头痛分类和诊断标准,这个旧的分类与诊断标准在世界范围内应用了二十余年,至今我国尚有部分学术专著仍在沿用或参考这个分类。1988 年国际头痛协会头痛分类委员会制定了新的关于头痛、脑神经痛及面部痛的分类和诊断标准。目前临床及科研多采用这个标准。本标准将头痛分为 13 个主要类型,包括了总数 129 个头痛亚型。其中常见的头痛类型为偏头痛、紧张型头痛、丛集性头痛和慢性发作性偏头痛,而偏头痛又被分为七个亚型。这七个亚型中,最主要的两个亚型是无先兆偏头痛和有先兆偏头痛,其中最常见的是无先兆偏头痛。(表 7-1~表 7-4)

表 7-1　偏头痛分类

分类
无先兆偏头痛
有先兆偏头痛
偏头痛伴典型先兆
偏头痛伴迁延性先兆
家族性偏瘫型偏头痛
基底动脉型偏头痛
偏头痛伴急性先兆发作

分类
眼肌瘫痪型偏头痛
视网膜型偏头痛
可能为偏头痛前驱或与偏头痛相关联的儿童期综合征
儿童良性发作性眩晕
儿童交替性偏瘫
偏头痛并发症
偏头痛持续状态
偏头痛性偏瘫
不符合上述标准的偏头痛性障碍

表 7-2　国际头痛协会关于无先兆偏头痛的诊断标准

诊断标准
1.至少 5 次发作符合第 2～4 项标准
2.头痛持续 4～72 小时(未治疗或没有成功治疗)
3.头痛至少具备下列特征中的 2 条
(1)位于单侧
(2)搏动性质
(3)中度或重度(妨碍或不敢从事每天活动)
(4)因上楼梯或类似的日常体力活动而加重
4.头痛期间至少具备下列 1 条
(1)恶心和/或呕吐
(2)畏光和畏声
5.至少具备下列 1 条
(1)病史、体格检查和神经科检查不提示器质性障碍
(2)病史和/或体格检查和/或神经检查确实提示这种障碍(器质性障碍),但被适当的观察所排除
(3)这种障碍存在,但偏头痛发作并非在与这种障碍有密切的时间关系上首次出现

表 7-3　国际头痛协会关于有先兆偏头痛的诊断标准

诊断标准
1.至少 2 次发作符合第 2 项标准
2.至少符合下列 4 条特征中的 3 条
(1)一个或一个以上提示局灶大脑皮质或脑干功能障碍的完全可逆性先兆症状
(2)至少一个先兆症状逐渐发展超过 4 分钟,或 2 个或 2 个以上的症状接着发生
(3)先兆症状持续时间不超过 60 分钟,如果出现 1 个以上先兆症状,持续时间可相应增加
(4)继先兆出现的头痛间隔期在 60 分钟之内(头痛尚可在先兆前或与先兆同时开始)

续表

诊断标准
3.至少具备下列 1 条
(1)病史:体格检查及神经科检查不提示器质性障碍
(2)病史和/或体格检查和/或神经科检查确实提示这障碍,但通过适当的观察被排除
(3)这种障碍存在,但偏头痛发作并非在与这种障碍有密切的时间关系上首次出现
4.有典型先兆的偏头痛应符合有先兆偏头痛诊断标准,包括第 2 项全部 4 条标准
5.有典型先兆的偏头痛应有一条或一条以上下列类型的先兆症状
(1)视觉障碍
(2)单侧偏身感觉障碍和/或麻木
(3)单侧力弱
(4)失语或非典型言语困难

表 7-4　国际头痛协会(1988)关于儿童偏头痛的定义诊断标准

诊断标准
1.至少 5 次发作符合第(1)、(2)项标准
(1)每次头痛发作持续 2～48 小时
(2)头痛至少具备下列特征中的 2 条
①位于单侧
②搏动性质
③中度或重度
④可因常规的体育活动而加重
2.头痛期间内至少具备下列 1 条
(1)恶心和/或呕吐
(2)畏光和畏声

国际头痛协会的诊断标准为偏头痛的诊断提供了一个可靠的、可量化的诊断标准,对于临床和科研的意义是显而易见的,有学者特别提到其对于临床试验及流行病学调查有重要意义。但临床上有时遇到患者并不能完全符合这个标准,对这种情况学者们建议随访及复查,以确定诊断。

由于国际头痛协会的诊断标准掌握起来比较复杂,为了便于临床应用,国际上一些知名的学者一直在探讨一种简单化的诊断标准。其中 Solomon 介绍了一套简单标准,符合这个标准的患者 99％符合国际头痛协会关于无先兆偏头痛的诊断标准。

(1)具备下列 4 条特征中的任何 2 条,即可诊断无先兆偏头痛:①疼痛位于单侧。②搏动性痛。③恶心。④畏光或畏声。

(2)另有 2 条附加说明:①首次发作者不应诊断。②应无器质性疾病的证据。

在临床工作中尚能遇到患者有时表现为紧张型头痛,有时表现为偏头痛性质的头痛,为此有学者查阅了国际上一些临床研究文献后得到的答案是,紧张型头痛和偏头痛并非是截然分开的,其临床上确实存在着重叠,故有学者提出二者可能是一个连续的统一体。有时遇到有先兆偏头痛患者可表现为无先兆偏头痛,同样,学者们认为二型之间既可能有不同的病理生理,又可能是一个连续的统一体。

(二)鉴别诊断

偏头痛应与下列疼痛相鉴别。

1.紧张型头痛

紧张型头痛又称肌收缩型头痛。其临床特点是头痛部位较弥散,可位于前额、双颞、顶、枕及颈部。头痛性质常呈钝痛,头部压迫感、紧箍感,患者常述犹如戴着一个帽子。头痛常呈持续性,可时轻时重。多有头皮、颈部压痛点,按摩头颈部可使头痛缓解,多有额、颈部肌肉紧张。多少伴有恶心、呕吐。

2.丛集性头痛

丛集性头痛又称组胺性头痛,Horton综合征。表现为一系列密集的、短暂的、严重的单侧钻痛。与偏头痛不同,头痛部位多局限并固定于一侧眶部、球后和额颞部。发病时间常在夜间,并使患者痛醒。发病时间固定,起病突然而无先兆,开始可为一侧鼻部烧灼感或球后压迫感,继之出现特定部位的疼痛,常疼痛难忍,并出现面部潮红、结膜充血、流泪、流涕、鼻塞。为数不少的患者出现Horner征,可出现畏光,不伴恶心、呕吐。诱因可为发作群集期饮酒、兴奋或服用扩血管药引起。发病年龄常较偏头痛晚,平均25岁,男女之比约4∶1。罕见家族史。治疗包括:非类固醇类抗炎止痛剂;激素治疗;睾丸素治疗;吸氧疗法(国外介绍为100%氧,8～10 L/min,共10～15分钟,仅供参考);麦角胺咖啡因或双氢麦角碱睡前应用,对夜间头痛特别有效;碳酸锂疗效尚有争议,但多数介绍其有效,但中毒剂量有时与治疗剂量很接近,曾有老年患者(精神患者)服一片致昏迷者,建议有条件者监测血锂水平,变态反应有胃肠道症状、肾功能改变、内分泌改变、震颤、眼球震颤、抽搐等;其他药物尚有钙通道阻滞剂、舒马普坦等。

3.痛性眼肌麻痹

痛性眼肌麻痹又称Tolosa-Hunt综合征,是一种以头痛和眼肌麻痹为特征,涉及特发性眼眶和海绵窦的炎性疾病。病因可为颅内颈内动脉的非特异性炎症,也可能涉及海绵窦。常表现为球后及眶周的顽固性胀痛、刺痛,数天或数周后出现复视,并可有第Ⅲ、Ⅳ、Ⅵ对脑神经受累表现,间隔数月数年后复发,需行血管造影以排除颈内动脉瘤。皮质类固醇治疗有效。

4.颅内占位所致头痛

占位早期,头痛可为间断性或晨起为重,但随着病情的发展,多成为持续性头痛,进行性加重,可出现颅内高压的症状与体征,如头痛、恶心、呕吐、视盘水肿,并可出现局灶症状与体征,如精神改变、偏瘫、失语、偏身感觉障碍、抽搐、偏盲、共济失调、眼球震颤等,典型者鉴别不难。但需注意,也有表现为十几年的偏头痛,最后被确诊为巨大血管瘤者。

四、防治

(一)一般原则

偏头痛的治疗策略包括两个方面:对症治疗及预防性治疗。对症治疗的目的在于消除、抑制或减轻疼痛及伴随症状。预防性治疗用来减少头痛发作的频度及减轻头痛严重性。对偏头痛患者是单用对症治疗还是同时采取对症治疗及预防性治疗,要具体分析。一般说来,如果头痛发作频度较小,疼痛程度较轻,持续时间较短,可考虑单纯选用对症治疗。如果头痛发作频度较大,疼痛程度较重,持续时间较长,对工作、学习、生活影响较明显,则在给予对症治疗的同时,给予适当的预防性治疗。总之,既要考虑到疼痛对患者的影响,又要考虑到药物变态反应对患者的影响,有时还要参考患者个人的意见。Saper 的建议是每周发作 2 次以下者单独给予药物性对症治疗,而发作频繁者应给予预防性治疗。

不论是对症治疗还是预防性治疗均包括两个方面,即药物干预及非药物干预。

非药物干预方面,强调患者自助。嘱患者详细记录前驱症状、头痛发作与持续时间及伴随症状,找出头痛诱发及缓解的因素,并尽可能避免。如避免某些食物,保持规律的作息时间、规律饮食。不论是在工作日,还是周末抑或假期,坚持这些方案对于减轻头痛发作非常重要,接受这些建议对 30% 患者有帮助。另有人倡导有规律的锻炼,如长跑等,可能有效地减少头痛发作。认知和行为治疗,如生物反馈治疗等,已被证明有效,另有患者于头痛时进行痛点压迫,于凉爽、安静、暗淡的环境中独处,或以冰块冷敷均有一定效果。

(二)药物对症治疗

偏头痛对症治疗可选用非特异性药物治疗,包括简单的止痛药,非甾体抗炎药及麻醉剂。对于轻、中度头痛,简单的镇痛药及非甾体抗炎药常可缓解头痛的发作。常用的药物有脑清片、对乙酰氨基酚、阿司匹林、萘普生、吲哚美辛、布洛芬、罗痛定等。麻醉药的应用是严格限制的,Saper 提议主要用于严重发作,其他治疗不能缓解,或对偏头痛特异性治疗有禁忌或不能忍受的情况下应用。偏头痛特异性 5-羟色胺(5-HT)受体拮抗剂主要用于中、重度偏头痛。偏头痛特异性 5-HT 受体拮抗剂结合简单的止痛剂,大多数头痛可得到有效的治疗。

5-HT 受体拮抗剂治疗偏头痛的疗效是肯定的。麦角胺咖啡因既能抑制去甲肾上腺素的再摄取,又能拮抗其与 β-肾上腺素受体的结合,于先兆期或头痛开始后服用 1 片,常可使头痛发作终止或减轻。如效不显,于数小时后加服 1 片,每天不超过 4 片,每周用量不超过 10 片。该药缺点是变态反应较多,并且有成瘾性,有时剂量会越来越大。常见变态反应为消化道症状、心血管症状,如恶心、呕吐、胸闷、气短等。孕妇、心肌缺血、高血压、肝肾疾病等忌用。

麦角碱衍生物酒石酸麦角胺,舒马普坦和双氢麦角碱为偏头痛特异性药物,均为 5-HT 受体拮抗剂。这些药物作用于中枢神经系统和三叉神经中受体介导的神经通路,通过阻断神经源性炎症而起到抗偏头痛作用。

酒石酸麦角胺主要用于中、重度偏头痛,特别是当简单的镇痛治疗效果不足或不能耐受时。其有多项作用:既是 $5-HT_{1A}$、$5-HT_{1B}$、$5-HT_{1D}$ 和 $5-HT_{1F}$ 受体拮抗剂,又是 α-肾上腺素受体拮抗剂,通过刺激动脉平滑肌细胞 5-HT 受体而产生血管收缩作用;它可收缩静脉容量性血管、抑制交感神经末端去甲肾上腺素再摄取。作为 $5-HT_1$ 受体拮抗剂,它可抑制三叉神经血管系统神经源性炎症,其抗偏头痛活性中最基础的机制可能在此,而非其血管收缩作用。其对中枢神经递质的作用对缓解偏头痛发作也是重要的。给药途径有口服、舌下及直肠给药。生物利用度与给药途径关系密切。口服及舌下含化吸收不稳定,直肠给药起效快,吸收可靠。为了减少过多应用导致麦角胺依赖性或反跳性头痛,一般每周应用不超过 2 次,应避免大剂量连续用药。

Saper 总结酒石酸麦角胺在下列情况下慎用或禁用:年龄 55～60 岁(相对禁忌);妊娠或哺乳;心动过缓(中至重度);心室疾病(中至重度);胶原-肌肉病;心肌炎;冠心病,包括血管痉挛性心绞痛;高血压(中至重度);肝、肾损害(中至重度);感染或高热/败血症;消化性溃疡性疾病;周围血管病;严重瘙痒。另外,该药可加重偏头痛造成的恶心、呕吐。

舒马普坦也适用于中、重度偏头痛发作。作用于神经血管系统和中枢神经系统,通过抑制或减轻神经源性炎症而发挥作用。曾有人称舒马普坦为偏头痛治疗的里程碑。皮下用药 2 小时,约 80％的急性偏头痛有效。尽管 24～48 小时 40％的患者重新出现头痛,这时给予第 2 剂仍可达到同样的有效率。口服制剂的疗效稍低于皮下给药,起效也稍慢,通常在 4 小时内起效。皮下用药后 4 小时给予口制剂不能预防再出现头痛,但对皮下用药后 24 小时内出现的头痛有效。

舒马普坦具有良好的耐受性,其变态反应通常较轻和短暂,持续时间常在 45 分钟以内。包括注射部位的疼痛、耳鸣、面红、烧灼感、热感、头昏、体重增加、颈痛及发音困难。少数患者于首剂时出现非心源性胸部压迫感,仅有很少患者于后续用药时再出现这些症状。罕见引起与其相关的心肌缺血。

Saper 总结应用舒马普坦注意事项及禁忌证为:年龄超过 55 岁(相对禁忌证);妊娠或哺乳;缺血性心肌病(心绞痛、心肌梗死病史、记录到的无症状性缺血);不稳定型心绞痛;高血压(未控制);基底型或偏瘫型偏头痛;未识别的冠心病(绝经期妇女,男性＞40 岁,心脏病危险因素如高血压、高脂血症、肥胖、糖尿病、严重吸烟及强阳性家族史);肝肾功能损害(重度);同时应用单胺氧化酶抑制剂或单胺氧化酶抑制剂治疗终止后 2 周内;同时应用含麦角胺或麦角类制剂(24 小时内),首次剂量可能需要在医师监护下应用。

酒石酸双氢麦角碱的效果超过酒石酸麦角胺。大多数患者起效迅速,在中、重度发作特别有用,也可用于难治性偏头痛。与酒石酸麦角胺有共同的机制,但其动脉血管收缩作用较弱,有选择性收缩静脉血管的特性,可静脉注射、肌内注射及鼻腔吸入。静脉注射途径给药起效迅速。肌内注射生物利用度达 100％。鼻腔吸入的绝对生物利用度 40％,应用酒石酸双氢麦角碱后再出现头痛的频率较其他现有的抗偏头痛剂小,这可能与其半衰期长有关。

酒石酸双氢麦角碱较酒石酸麦角胺具有较好的耐受性、恶心和呕吐的发生率及程度非常低,静脉注射最高,肌内注射及鼻吸入给药低。极少成瘾和引起反跳性头痛。通常的变态反应包括胸痛、轻度肌痛、短暂的血压上升。不应给予有血管痉挛反应倾向的患者,包括已知的周围性动脉疾病,冠状动脉疾病(特别是不稳定性心绞痛或血管痉挛性心绞痛)或未控制的高血压。注意事项和禁忌证同酒石酸麦角胺。

(三)药物预防性治疗

偏头痛的预防性治疗应个体化,特别是剂量的个体化。可根据患者体重,一般身体情况,既往用药体验等选择初始剂量,逐渐加量,如无明显变态反应,可连续用药 2～3 天,无效时再使用其他药物。

1.抗组织胺药物

苯噻啶为一有效的偏头痛预防性药物。可每天 2 次,每次 0.5 mg 起,逐渐加量,一般可增加至每天 3 次,每次 1.0 mg,最大量不超过 6 mg/d。变态反应为嗜睡、头昏、体重增加等。

2.钙通道拮抗剂

氟桂利嗪,每晚 1 次,每次 5～10 mg,变态反应有嗜睡、锥体外系反应、体重增加、抑郁等。

3.β 受体阻滞剂

普萘洛尔,开始剂量 3 次/天,每次 10 mg,逐渐增加至 60 mg/d,也有介绍 120 mg/d,心率＜60 次/分者停用。哮喘、严重房室传导阻滞者禁用。

4.抗抑郁剂

阿米替林每天 3 次,每次 25 mg,逐渐加量。可有嗜睡等变态反应,加量后变态反应明显。氟西汀(我国商品名百优解)20 mg/片,每晨 1 片,饭后服,该药初始剂量及有效剂量相同,服用方便,变态反应有睡眠障碍、胃肠道症状等,常较轻。

5.其他

非甾体抗炎药,如萘普生;抗惊厥药,如卡马西平、丙戊酸钠等;舒必剂、硫必利;中医中药(辨证施治、辨经施治、成方加减、中成药)等皆可试用。

(四)关于特殊类型偏头痛

与偏头痛相关的先兆是否需要治疗及如何治疗,目前尚无定论。通常先兆为自限性的、短暂的,大多数患者于治疗尚未发挥作用时可自行缓解。如果患者经历复发性、严重的、明显的先兆,考虑舌下含化尼非地平,但头痛有可能加重,且疗效也不肯定。给予舒马普坦及酒石酸麦角胺的疗效也尚处观察之中。

(五)关于难治性、严重偏头痛性头痛

这类头痛主要涉及偏头痛持续状态,头痛常不能为一般的门诊治疗所缓解。患者除持续的进展性头痛外尚有一系列生理及情感症状,如恶心、呕吐、腹泻、脱水、抑郁、绝望,甚至自杀倾向。用药过度及反跳性依赖、戒断症状常促发这些障碍。这类患者常需收入急症室观察或住院,以纠正患者存在的生理障碍,如脱水等;排除伴随偏头痛出现的严重的神经内科或内科疾病;治疗纠正药物依赖;预防患者于家中自杀等。应注意患者的生命体征,可做心电图检查。药物可选用酒石酸双氢麦角碱、舒马普坦、鸦片类及止吐药,必要时也可谨慎给予氯丙嗪等。可选用非肠道途径给药,如静脉或肌内注射给药。一旦发作控制,可逐渐加入预防性药物治疗。

(六)关于妊娠妇女的治疗

Schulman建议给予地美罗注射剂或片剂,并应限制剂量。还可应用泼尼松,其不易穿过胎盘,在妊娠早期不损害胎儿,但不宜应用太频。如欲怀孕,最好尽最大可能不用预防性药物并避免应用麦角类制剂。

(七)关于儿童偏头痛

儿童偏头痛用药的选择与成人有很多重叠,如止痛药物、钙离子通道拮抗剂、抗组织胺药物等,但也有人质疑酒石酸麦角胺药物的疗效。如能确诊,重要的是对儿童及其家长进行安慰,使其对本病有一个全面的认识,以缓解由此带来的焦虑,对治疗当属有益。

五、护理

(一)护理评估

1.健康史

(1)了解头痛的部位、性质和程度:询问是全头疼还是局部头疼;是搏动性头疼还是胀痛、钻痛;是轻微痛、剧烈痛还是无法忍受的疼痛。偏头疼常描述为双侧颞部的搏动性疼痛。

(2)头疼的规律:询问头疼发病的急缓,是持续性还是发作性,起始与持续时间,发作频率,激发或缓解的因素,与季节、气候、体位、饮食、情绪、睡眠、疲劳等的关系。

(3)有无先兆及伴发症状:如头晕、恶心、呕吐、面色苍白、潮红、视物不清、闪光、畏光、复视、耳鸣、失语、偏瘫、嗜睡、发热、晕厥等。典型偏头疼发作常有视觉先兆和伴有恶心、呕吐、畏光。

(4)既往史与心理社会状况:询问患者的情绪、睡眠、职业情况及服药史,了解头疼对日常生活、工作和社交的影响,患者是否因长期反复头疼而出现恐惧、忧郁或焦虑心理。大部分偏头疼患者有家族史。

2.身体状况

检查意识是否清楚,瞳孔是否等大等圆、对光反射是否灵敏;体温、脉搏、呼吸、血压是否正常;面部表情是否痛苦,精神状态怎样;眼睑是否下垂、有无脑膜刺激征。

3.主要护理问题及相关因素

(1)偏头疼:与发作性神经血管功能障碍有关。

(2)焦虑:与偏头疼长期、反复发作有关。

(3)睡眠形态紊乱:与头疼长期反复发作和/或焦虑等情绪改变有关。

(二)护理措施

1.避免诱因

告知患者可能诱发或加重头疼的因素,如情绪紧张、进食某些食物、饮酒、月经来潮、用力性动作等;保持环境安静、舒适、光线柔和。

2.指导减轻头疼的方法

如指导患者缓慢深呼吸,听音乐、练气功、生物反馈治疗,引导式想象,冷、热敷及理疗、按摩、指压止痛法等。

3.用药护理

告知止痛药物的作用与变态反应,让患者了解药物依赖性或成瘾性的特点,如大量使用止痛剂,滥用麦角胺咖啡因可致药物依赖。指导患者遵医嘱正确服药。

（叶　庆）

第四节　帕金森病

一、疾病概述

(一)概念和特点

帕金森病(Parkinson's disease,PD)又称震颤麻痹,是中老年常见的神经系统变性疾病,以静止性震颤、运动减少、肌强直和体位不稳为临床特征,主要病理改变是黑质多巴胺能神经元变性和路易小体形成。

(二)相关病理生理

黑质多巴胺能神经元通过黑质-纹状体通路将多巴胺输送到纹状体,参与基底节的运动调节。由于 PD 患者的黑质多巴胺能神经元显著变性丢失,黑质-纹状体多巴胺能通路变性,纹状体多巴胺递质浓度显著降低,出现临床症状时纹状体多巴胺浓度一般降低80％以上。多巴胺递质降低的程度与患者的症状严重程度相一致。

(三)病因与发病机制

本病的病因未明,发病机制复杂。目前认为 PD 非单因素引起,可能为多因素共同参与所致,可能与以下因素有关。

1.年龄老化

本病多见于中老年人,60 岁以上人口的患病率高达 1％,应用氟多巴显影的正电子发射断层扫描(PET)也显示多巴胺能神经元功能随年龄增长而降低,并与黑质细胞的死亡数成正比。

2.环境因素

流行病学调查显示,长期接触杀虫剂、除草剂或某些工业化学品等可能是 PD 发病的危险因素。

3.遗传因素

本病在一些家族中呈聚集现象,包括常染色体显性遗传或常染色体隐性遗传,细胞色素 $P450_2D_6$ 型基因可能是 PD 的易感基因之一。

高血压脑动脉硬化、脑炎、外伤、中毒、基底核附近肿瘤及吩噻嗪类药物等所产生的震颤、强直等症状,称为帕金森综合征。

（四）临床表现

常为 60 岁以后发病,男性稍多,起病缓慢,进行性发展。首发症状多为震颤,其次为步行障碍、肌强直和运动迟缓。

1.静止性震颤

多从一侧上肢开始,呈现有规律的拇指对掌和手指屈曲的不自主震颤。类似"搓丸"样动作。具有静止时明显震颤,动作时减轻,入睡后消失等特征,故称为"静止性震颤";随病程进展,震颤可逐步涉及下颌、唇、面和四肢。少数患者无震颤,尤其是发病年龄在 70 岁以上者。

2.肌强直

多从一侧的上肢或下肢近端开始,逐渐蔓延至远端、对侧和全身的肌肉。肌强直与锥体束受损时的肌张力增高不同,后者被动运动关节时,阻力在开始时较明显,随后迅速减弱,呈所谓"折刀"现象,故称"折刀样肌强直"多伴有腱反射亢进和病理反射。

3.运动迟缓

患者随意动作减少,减慢。多表现为开始的动作困难和缓慢,如行走时起动和终止均有困难。面肌强直使面部表情呆板,双眼凝视和瞬目动作减少,笑容出现和消失减慢,造成"面具脸"。手指精细动作很难完成,系裤带、鞋带等很难进行;有书写时字越写越小的倾向,称为"写字过小症"。

4.姿势步态异常

早期走路拖步,迈步时身体前倾,行走时步距缩短,颈肌、躯干肌强直而使患者站立时呈特殊屈曲体姿,行走时上肢协同摆动的联合动作减少或消失;晚期由坐位、卧位起立困难。迈步后碎步、往前冲,越走越快,不能立刻停步,称为"慌张步态"。

（五）辅助检查

(1)一般检查无异常。

(2)头颅 CT:头颅 CT 可显示脑部不同程度的脑萎缩表现。

(3)功能性脑影像:采用 PET 或 SPECT 检查有辅助诊断价值。

(4)基因检测:DNA 印记技术、PCR、DNA 序列分析等,在少数家族性 PD 患者中可能发现基因突变。

(5)生化检测:采用高效液相色谱可检测到脑脊液和尿中 HVA 含量降低。

（六）治疗原则

1.综合治疗

应采取综合治疗,包括药物治疗、手术治疗、康复治疗、心理治疗等,药物治疗是首选且主要的治疗手段。

2.用药原则

药物治疗应从小剂量开始,缓慢递增,以较小剂量达到较满意疗效。达到延缓疾病进展、控制症状,尽可能延长症状控制的年限,同时尽量减少药物的变态反应和并发症。

3.药物治疗

早期无须药物治疗,当疾病影响患者日常生活和工作能力时,适当的药物治疗可不同程度的减轻症状,并可因减少并发症而延长生命。以替代药物如复方左旋多巴、多巴受体激动剂等效果较好。

4.外科治疗

采用立体定向手术破坏丘脑腹外侧核后部可以控制对侧肢体震颤;破坏其前部则可制止对侧肌强直。采用 γ 刀治疗本病近期疗效较满意,远期疗效待观察。

5.康复治疗

进行肢体运动、语言、进食等训练和指导,可改善患者的生活质量,减少并发症。

6.干细胞治疗

干细胞治疗是正在探索中的一种较有前景的新疗法。

二、护理评估

(一)一般评估

1.生命体征

一般无特殊。

2.患者主诉

(1)症状:有无静止性震颤,类似"搓丸"样动作;折刀样肌强直及铅管样肌强直;面具脸;写字过小症及慌张步态。

(2)发病形式:何时发病,持续时间,症状的部位、范围、性质、严重程度等。

(3)既往检查、治疗经过及效果,是否有遵医嘱治疗。目前情况包括使用药物的名称、剂量、用法和有无变态反应。

3.相关记录

患者认知功能、日常生活能力、精神行为症状、年龄、性别、体重、体位、饮食、睡眠、皮肤、出入量、跌倒风险评估、吞咽功能障碍评定等记录结果。

(二)身体评估

1.头颈部

患者意识是否清楚,睁眼运动是否正常。两侧瞳孔是否等大、等圆、瞳孔对光反射是否灵敏;角膜反射是否正常。头颅大小、形状,注意有无头颅畸形。面部表情是否淡漠、颜色是否正常,有无畸形、面肌抽动、眼睑水肿、眼球突出、眼球震颤、巩膜黄染、结膜充血,额纹及鼻唇沟是否对称或变浅,鼓腮、示齿动作能否完成,伸舌是否居中,舌肌有无萎缩。有无吞咽困难、饮水呛咳,有无声音嘶哑或其他语言障碍。咽反射是否存在或消失。有无头部活动受限、不自主活动及抬头无力;颈动脉搏动是否对称。颈椎、脊柱、肌肉有无压痛。颈动脉听诊是否闻及血管杂音。

2.胸部

无特殊。

3.腹部

无特殊。

4.四肢

四肢有无震颤、肌阵挛等不自主运动,患者站立和行走时步态是否正常。肱二头肌、肱三头肌反射,桡反射、膝腱反射、跟腱反射是否阳性。

(三)心理-社会评估

1.疾病知识

患者对疾病的性质、过程、防治及预后知识的了解程度。

2.心理状况

了解疾病对其日常生活、学习和工作的影响,患者能否面对现实、适应角色转变,有无人格改变、反应迟钝、记忆力及计算力下降或丧失等精神症状。

3.社会支持系统

了解家庭的组成、经济状况、文化教育背景;家属对患者的关心、支持及对患者所患疾病的认识程度;了解患者的工作单位或医疗保险机构所能承担的帮助和支持情况;患者出院后的继续就医条件,居住地的社区保健资源或继续康复治疗的可能性。评估患者居住的环境舒适程度及其安全性;评估患者的决策能力,决定患者是否需要代理人;评估服药情况和护理评测需求,是否需要制定临终护理计划;确认患者的主要照料者,并对照料者的心理和生理健康也予以评价。

(四)辅助检查结果的评估

(1)常规检查:一般无特殊。

(2)头颅 CT:脑部有无脑萎缩表现。

(3)功能性脑影像、基因检测、生化检测有无异常。

(五)常用药物治疗效果的评估

1.应用抗胆碱能药物评估

(1)用药剂量、时间、方法的评估与记录。

(2)变态反应的评估:观察并询问患者有无头晕、视力模糊、口干、便秘、尿潴留、情绪不安、抽搐症状。

(3)精神症状的评估:有无出现幻觉等。

2.应用金刚烷胺药物评估

(1)用药剂量、时间、方法的评估与记录。

(2)变态反应的评估:有无神志模糊、下肢网状青斑、踝部水肿。

(3)精神症状的评估:有无出现幻觉等。

3.应用左旋多巴制剂评估

(1)用药剂量、时间、方法的评估与记录。

(2)有无"开、关"现象、异动症及剂末现象。

(3)有无胃肠道症状:初期可出现胃肠不适,表现为恶心、呕吐等。

三、主要护理诊断/问题

(一)躯体活动障碍

与黑质病变、锥体外系功能障碍所致震颤、肌强直、体位不稳、随意运动异常有关。

（二）长期自尊低下

与震颤、流涎、面肌强直等身体形象改变和言语障碍、生活依赖他人有关。

（三）知识缺乏

缺乏本病相关知识与药物治疗知识。

（四）营养失调

低于机体需要量：与吞咽困难、饮食减少和肌强直、震颤所致机体消耗量增加等有关。

（五）便秘

与消化功能障碍或活动量减少等有关。

（六）语言沟通障碍

与咽喉部、面部肌肉强直，运动减少、减慢有关。

（七）无能性家庭应对

与疾病进行性加重，患者长期需要照顾、经济或人力困难有关。

（八）潜在并发症

外伤、压疮、感染。

四、护理措施

（一）生活护理

加强巡视，主动了解患者的需要，既要指导和鼓励患者自我护理，做自己力所能及的事情，又要协助患者洗漱、进食、淋浴、大小便料理和做好安全防护，增进患者的舒适，预防并发症。主要是个人卫生、皮肤护理、提供生活方便、采取有效沟通方式、保持大小便通畅。

（二）运动护理

告知患者运动锻炼的目的在于防止和推迟关节强直与肢体挛缩；与患者和家属共同制定切实可行的具体锻炼计划。

1.疾病早期

应指导患者维持和增加业余爱好，鼓励患者尽量参加有益的社交活动，坚持适当运动锻炼，注意保持身体和各关节的活动强度与最大活动范围。

2.疾病中期

告诉患者知难而退或简单的家人包办只会加速其功能衰退。平时注意做力所能及的家务，尽量做到自己的事情自己做。起步困难和步行时突然僵住不能动时，应思想放松，尽量跨大步伐；向前走时脚要抬高，双臂要摆动，目视前方，不要目视地面；转弯时，不要碎步移动，否则易失去平衡；护士或家人在协助患者行走时，不要强行拉着走；当患者感到脚粘在地上时，可告诉患者先向后退一步，再往前走，这样会比直接向前容易得多。

3.疾病晚期

应帮助患者采取舒适体位，被动活动关节，按摩四肢肌肉，注意动作轻柔，勿造成患者疼痛和骨折。

（三）安全护理

（1）对于上肢震颤未能控制、日常生活动作笨拙的患者，应谨防烧伤、烫伤等。为端碗持筷困难者准备带有大把手的餐具，选用不易打碎的不锈钢饭碗、水杯和汤勺，避免玻璃和陶瓷制品等。

（2）对有幻觉、错觉、欣快、抑郁、精神错乱、意识模糊或智能障碍的患者应特别强调专人陪

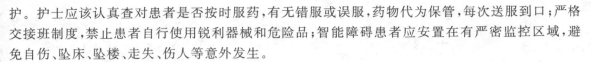

护。护士应该认真查对患者是否按时服药,有无错服或误服,药物代为保管,每次送服到口;严格交接班制度,禁止患者自行使用锐利器械和危险品;智能障碍患者应安置在有严密监控区域,避免自伤、坠床、坠楼、走失、伤人等意外发生。

(四)心理护理

护士应细心观察患者的心理反应,鼓励患者表达并注意倾听他们的心理感受,与患者讨论身体健康状况改变所造成的影响、不利于应对的因素,及时给予正确的信息和引导,使其能够接受和适应自己目前的状态并能设法改善。鼓励患者尽量维持过去的兴趣与爱好,多与他人交往;指导家属关心体贴患者,为患者创造好的亲情氛围,减轻他们心理压力。告诉患者本病病程长、进展缓慢、治疗周期长,而疗效的好坏常与患者精神情绪有关,鼓励他们保持良好心态。

(五)用药指导

告知患者本病需要长期或终身服药治疗,让患者了解常用的药物种类、用法、服药注意事项、疗效及变态反应的观察和处理。告诉患者长期服药过程中可能会突然出现某些症状加重或疗效减退,让患者了解用药过程可能出现的"开-关现象""剂末现象"及应对方法。

(六)饮食指导

告知患者及家属导致营养低下的原因、饮食治疗的原则与目的,指导合理选择饮食和正确进食。给予高热量、高维生素、高纤维素、低盐、低脂适量优质蛋白的易消化饮食,并根据病情变化及时调整和补充各种营养素,戒烟、酒。

(七)健康教育

(1)对于被迫退休或失去工作的患者,应指导或协助其培养新的嗜好。

(2)教会家属协助患者计划每天的益智活动及参与社会交往。

(3)就诊指标:症状加重或者出现精神症状及时就诊。

五、护理效果评价

(1)患者能够接受和适应目前的状态并能设法改善。

(2)患者积极参与康复锻炼,尽量能够坚持自我护理。

(3)患者坚持按时服药,无错服、误服及漏服。

(4)患者未发生跌倒或跌倒次数减少。

(5)患者及家属合理选择饮食和正确进食;进食水时不发生呛咳。

(6)患者大便能维持正常。

(7)患者及家属的焦虑症状减轻。

（叶　庆）

第八章　呼吸内科护理

第一节　支气管扩张症

支气管扩张症是指直径＞2 mm的支气管由于管壁的肌肉和弹性组织破坏引起的慢性异常扩张。临床特点为慢性咳嗽、咳大量脓性痰和/或反复咯血。患者常有童年麻疹、百日咳或支气管肺炎等病史。随着人民生活条件的改善,麻疹、百日咳疫苗的预防接种,以及抗生素的应用,本病发病率已明显降低。

一、病因及发病机制

(一)支气管-肺组织感染和支气管阻塞

支气管-肺组织感染和支气管阻塞是支气管扩张的主要病因。感染和阻塞症状相互影响,促使支气管扩张的发生和发展。其中婴幼儿期支气管-肺组织感染是最常见的病因,如婴幼儿麻疹、百日咳、支气管肺炎等。

由于儿童支气管较细,易阻塞,且管壁薄弱,反复感染破坏支气管壁各层结构,尤其是平滑肌和弹性纤维的破坏削弱了对管壁的支撑作用。支气管炎使支气管黏膜充血、水肿、分泌物阻塞管腔,导致引流不畅而加重感染。支气管内膜结核、肿瘤、异物引起管腔狭窄、阻塞,也是导致支气管扩张的原因之一。由于左下叶支气管细长,且受心脏血管压迫引流不畅,容易发生感染,故支气管扩张左下叶比右下叶多见。肺结核引起的支气管扩张多发生在上叶。

(二)支气管先天性发育缺陷和遗传因素

此类支气管扩张较少见,如巨大气管-支气管症、Kartagener综合征(支气管扩张、鼻窦炎和内脏转位)、肺囊性纤维化、先天性丙种球蛋白缺乏症等。

(三)全身性疾病

目前已发现类风湿关节炎、Crohn病、溃疡性结肠炎、系统性红斑狼疮、支气管哮喘等疾病可同时伴有支气管扩张;有些不明原因的支气管扩张患者,其体液免疫和/或细胞免疫功能有不同程度的异常,提示支气管扩张可能与机体免疫功能失调有关。

二、临床表现

(一)症状

1.慢性咳嗽、大量脓痰

痰量与体位变化有关。晨起或夜间卧床改变体位时,咳嗽加剧、痰量增多。痰量多少可估计病情严重程度。感染急性发作时,痰量明显增多,每天可达数百毫升,外观呈黄绿色脓性痰,痰液静置后出现分层的特征:上层为泡沫;中层为脓性黏液;下层为坏死组织沉淀物。合并厌氧菌感染时痰有臭味。

2.反复咯血

50%~70%的患者有程度不等的反复咯血,咯血量与病情严重程度和病变范围不完全一致。大量咯血最主要的危险是窒息,应紧急处理。部分发生于上叶的支气管扩张,引流较好,痰量不多或无痰,以反复咯血为唯一症状,称为"干性支气管扩张"。

3.反复肺部感染

其特点是同一肺段反复发生肺炎并迁延不愈。

4.慢性感染中毒症状

反复感染者可出现发热、乏力、食欲减退、消瘦、贫血等,儿童可影响发育。

(二)体征

早期或干性支气管扩张多无明显体征,病变重或继发感染时在下胸部、背部常可闻及局限性、固定性湿啰音,有时可闻及哮鸣音;部分慢性患者伴有杵状指(趾)。

三、辅助检查

(一)胸部 X 线检查

早期无异常或仅见患侧肺纹理增多、增粗现象。典型表现是轨道征和卷发样阴影,感染时阴影内出现液平面。

(二)胸部 CT 检查

管壁增厚的柱状扩张或成串成簇的囊状改变。

(三)纤维支气管镜检查

有助于发现患者出血的部位,鉴别腔内异物、肿瘤或其他支气管阻塞原因。

四、诊断要点

根据患者有慢性咳嗽、大量脓痰、反复咯血的典型临床特征,以及肺部闻及固定而局限性的湿啰音,结合儿童时期有诱发支气管扩张的呼吸道病史,一般可作出初步临床诊断。胸部影像学检查和纤维支气管镜检查可进一步明确诊断。

五、治疗要点

治疗原则是保持呼吸道引流通畅,控制感染,处理咯血,必要时手术治疗。

(一)保持呼吸道通畅

1.药物治疗

祛痰药及支气管扩张剂具有稀释痰液、促进排痰作用。

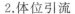

2.体位引流

对痰多且黏稠者作用尤其重要。

3.经纤维支气管镜吸痰

若体位引流排痰效果不理想,可经纤维支气管镜吸痰及生理盐水冲洗痰液,也可局部注入抗生素。

(二)控制感染

控制感染是支气管扩张急性感染期的主要治疗措施。应根据症状、体征、痰液性状,必要时参考细菌培养及药物敏感试验结果选用抗菌药物。

(三)手术治疗

对反复呼吸道急性感染或大咯血,病变局限在一叶或一侧肺组织,经药物治疗无效,全身状况良好的患者,可考虑手术切除病变肺段或肺叶。

六、常用护理诊断

(一)清理呼吸道无效

咳嗽、大量脓痰、肺部湿啰音与痰液黏稠和无效咳嗽有关。

(二)有窒息的危险

与痰多、痰液黏稠或大咯血造成气道阻塞有关。

(三)营养失调

乏力、消瘦、贫血、发育迟缓与反复感染导致机体消耗增加以及患者食欲缺乏、营养物质摄入不足有关。

(四)恐惧

精神紧张、面色苍白、出冷汗与突然或反复大咯血有关。

七、护理措施

(一)一般护理

1.休息与环境

急性感染或咯血时应卧床休息,大咯血患者需绝对卧床,取患侧卧位。病室内保持空气流通,维持适宜的温、湿度,注意保暖。

2.饮食护理

提供高热量、高蛋白、高维生素饮食,发热患者给予高热量流质或半流质饮食,避免冰冷、油腻、辛辣食物诱发咳嗽。鼓励患者多饮水,每天 1 500 mL 以上,以稀释痰液。指导患者在咳痰后及进食前后用清水或漱口液漱口,保持口腔清洁,促进食欲。

(二)病情观察

观察痰液量、颜色、性质、气味和与体位的关系,记录 24 小时痰液排出量;定期测量生命体征,记录咯血量,观察咯血的颜色、性质及量;病情严重者需观察有无窒息前症状,发现窒息先兆,立即向医师汇报并配合处理。

(三)对症护理

1.促进排痰

(1)指导有效咳嗽和正确的排痰方法。

（2）采取体位引流者需依据病变部位选择引流体位，使病肺居上，引流支气管开口向下，利于痰液流出。一般于饭前 1 小时进行。引流时可配合胸部叩击，提高引流效果。

（3）必要时遵医嘱选用祛痰剂或 β_2 受体激动剂喷雾吸入，扩张支气管、促进排痰。

2.预防窒息

（1）痰液排除困难者，鼓励多饮水或雾化吸入，协助患者翻身、拍背或体位引流，以促进痰液排除，减少窒息发生的危险。

（2）密切观察患者的表情、神志、生命体征，观察并记录痰液的颜色、量与性质，及时发现和判断患者有无发生窒息的可能。如患者突然出现烦躁不安、神志不清，面色苍白或发绀、出冷汗、呼吸急促、咽喉部明显的痰鸣音，应警惕窒息的发生，并及时通知医师。

（3）对意识障碍、年老体弱、咳嗽咳痰无力、咽喉部明显的痰鸣音、神志不清者、突然大量呕吐物涌出等高危者，立即做好抢救准备，如迅速备好吸引器、气管插管或气管切开等用物，积极配合抢救工作。

（四）心理护理

病程较长，咳嗽、咳痰、咯血反复发作或逐渐加重时，患者易产生焦虑、沮丧情绪。护士应多与其交谈，讲明支气管扩张反复发作的原因及治疗进展，帮助患者树立战胜疾病的信心，缓解焦虑不安情绪。咯血时医护人员应陪伴、安慰患者，帮助情绪稳定，避免因情绪波动加重出血。

（五）健康教育

1.疾病知识指导

帮助患者及家属了解疾病发生、发展与治疗、护理过程。与其共同制订长期防治计划。宣传防治百日咳、麻疹、支气管肺炎、肺结核等呼吸道感染的重要性；及时治疗上呼吸道慢性病灶；避免受凉，预防感冒；戒烟、减少刺激性气体吸入，防止病情恶化。

2.生活指导

讲明加强营养对机体康复的作用，使患者能主动摄取必需的营养素，以增强机体抗病能力。鼓励患者参加体育锻炼，建立良好的生活习惯，劳逸结合，以维护心、肺功能状态。

3.用药指导

向患者介绍常用药物的用法和注意事项，观察疗效及不良反应。指导患者及家属学习和掌握有效咳嗽、胸部叩击、雾化吸入和体位引流的方法，以利于长期坚持，控制病情的发展；了解抗生素的作用、用法和不良反应。

4.自我监测指导

定期复查。嘱患者按医嘱服药，教患者学会观察药物的不良反应。教会患者识别病情变化的征象，观察痰液量、颜色、性质、气味和与体位的关系，并记录 24 小时痰液排出量。如有咯血、窒息先兆，立即前往医院就诊。

（刘士云）

第二节　支气管哮喘

支气管哮喘是一种慢性气管炎症性疾病，其支气管壁存在以肥大细胞、嗜酸性粒细胞和

T淋巴细胞为主的炎性细胞浸润,可经治疗缓解或自然缓解。本病多发于青少年,儿童多于成人,城市多于农村。近年的流行病学显示,哮喘的发病率或病死率均有所增加,我国哮喘发病率为1‰～2‰。支气管哮喘的病因较为复杂,大多在遗传因素的基础上,受到体内外多种因素激发而发病,并反复发作。

一、临床表现

(一)症状和体征

典型的支气管哮喘,发作前多有鼻痒、打喷嚏、流涕、咳嗽、胸闷等先兆症状,进而出现呼气性的呼吸困难伴喘鸣,患者被迫呈端坐呼吸、咳嗽、咳痰。发作持续几十分钟至数小时后自行或经治疗缓解。此为速发性哮喘反应。迟发性哮喘反应时,患者气管呈持续高反应性状态,上述表现更为明显,较难控制。

少数患者可出现哮喘重度或危重度发作,表现为重度呼气性呼吸困难、焦虑,烦躁、端坐呼吸、大汗淋漓、嗜睡或意识模糊,经应用一般支气管扩张药物不能缓解。此类患者不及时救治,可危及生命。

(二)辅助检查

1.血液检查

嗜酸性粒细胞、血清总免疫球蛋白E(IgE)及特异性免疫球蛋白E均可增高。

2.胸部X线检查

哮喘发作期由于肺脏充气过度,肺部透亮度增高,合并感染时可见肺纹理增多及炎症阴影。

3.肺功能检查

哮喘发作期有关呼气流速的各项指标,如第一秒用力呼气容积(FEV_1)、最大呼气流速峰值(PEF)等均降低。

二、治疗原则

本病的防治原则是去除病因,控制发作和预防发作。控制发作应根据患者发作的轻重程度,抓住解痉、抗炎两个主要环节,迅速控制症状。

(一)解痉

哮喘轻、中度发作时,常用氨茶碱稀释后静脉注射或加入液体中静脉滴注。根据病情吸入或口服β_2受体激动剂。常用的β_2受体激动剂气雾吸入剂有特布他林、沙丁胺醇、甲泼尼龙等。

哮喘重度发作时,应及早静脉给予足量氨茶碱及琥珀酸氢化可的松或甲泼尼龙琥珀酸钠,待病情得到控制后再逐渐减量,改为口服泼尼松龙,或根据病情吸入糖皮质激素,应注意不宜骤然停药,以免复发。

(二)抗感染

肺部感染的患者,应根据细菌培养及药敏结果选择应用有效抗生素。

(三)稳定内环境

及时纠正水、电解质及酸碱失衡。

(四)保证气管通畅

痰多而黏稠不易咳出或有严重缺氧及二氧化碳潴留者,应及时行气管插管吸出痰液,必要时行机械通气。

三、护理

（一）一般护理

（1）将患者安置在清洁、安静、空气新鲜、阳光充足的房间，避免接触变应原，如花粉、皮毛、油烟等。护理操作时防止灰尘飞扬。喷洒灭蚊蝇剂或某些消毒剂时要转移患者。

（2）患者哮喘发作呼吸困难时应给予适宜的靠背架或过床桌，让患者伏桌而坐，以帮助呼吸，减少疲劳。

（3）给予营养丰富的易消化的饮食，多食蔬菜、水果，多饮水。同时注意保持大便通畅，减少因用力排便所致的疲劳。严禁食用与患者发病有关的食物，如鱼、虾、蟹等，并协助患者寻找变应原。

（4）危重期患者应保持皮肤清洁干燥，定时翻身，防止压疮发生。因大剂量使用糖皮质激素，应做好口腔护理，防止发生口腔炎。

（5）哮喘重度发作时，由于大汗淋漓，呼吸困难甚至有窒息感，所以患者极度紧张、烦躁、疲倦。要耐心安慰患者，及时满足患者需求，缓解紧张情绪。

（二）观察要点

1.观察哮喘发作先兆

如患者主诉有鼻、咽、眼部发痒及咳嗽、流鼻涕等黏膜过敏症状时，应及时报告医师采取措施，减轻发作症状，尽快控制病情。

2.观察药物毒副反应

氨茶碱 0.25 g 加入 25％～50％葡萄糖注射液 20 mL 中静脉推注，时间要在 5 分钟以上，因浓度过高或推注过快可使心肌过度兴奋而产生心悸、惊厥、血压骤降等严重反应。使用时要现配现用，静脉滴注时，不宜和维生素 C、促皮质激素、去甲肾上腺素、四环素类等配伍。糖皮质激素类药物久用可引起钠潴留、血钾降低、消化道溃疡病、高血压、糖尿病、骨质疏松、停药反跳等，须加强观察。

3.根据患者缺氧情况调整氧流量

一般为 3 ～5 L/min。保持气体充分湿化，氧气湿化瓶每天更换、消毒，防止医源性感染。

4.观察痰液黏稠度

哮喘发作患者由于过度通气，出汗过多，因而身体丢失水分增多，致使痰液黏稠形成痰栓，阻塞小支气管，导致呼吸不畅，感染难以控制。应通过静脉补液和饮水补足水分和电解质。

5.严密观察有无并发症

如自发性气胸、肺不张、脱水、酸碱失衡、电解质紊乱、呼吸衰竭、肺性脑病等并发症。监测动脉血气、生化指标，如发现异常需及时对症处理。

6.注意呼吸频率、深浅幅度和节律

重度发作患者喘鸣音减弱乃至消失，呼吸变浅，神志改变，常提示病情危急，应及时处理。

（三）家庭护理

1.增强体质，积极防治感染

平时注意增加营养，根据病情做适量体力活动，如散步、做简易操、打太极拳等，以提高机体免疫力。当感染发生时应及时就诊。

第八章 呼吸内科护理

2.注意防寒避暑

寒冷可引起支气管痉挛,分泌物增加,同时感冒易致支气管及肺部感染。因此,冬季应适当提高居室温度,秋季进行耐寒锻炼防治感冒,夏季避免大汗,防止痰液过稠不易咳出。

3.尽量避免接触变应原

患者应戒烟,尽量避免到人员众多、空气污浊的公共场所。保持居室空气清新,室内可安装空气净化器。

4.防止呼吸肌疲劳

坚持进行呼吸锻炼。

5.稳定情绪

一旦哮喘发作,应控制情绪,保持镇静,及时吸入支气管扩张气雾剂。

6.家庭氧疗

家庭氧疗又称缓解期氧疗,对于患者的病情控制,存活期的延长和生活质量的提高有着重要意义。家庭氧疗时应注意氧流量的调节,严禁烟火,防止火灾。

7.缓解期处理

哮喘缓解期的防治非常重要,对于防止哮喘发作及恶化,维持正常肺功能,提高生活质量,保持正常活动量等均具有重要意义。哮喘缓解期患者,应坚持吸入糖皮质激素,可有效控制哮喘发作,吸入色甘酸钠和口服酮替酚亦有一定的预防哮喘发作的作用。

（刘士云）

第九章 神经外科护理

第一节 神经外科管道技术与护理

在整个外科领域中,神经外科的手术风险、术后并发症和病残率最高,这是由于中枢神经系统的组织结构和其生理功能的重要性与复杂性所决定的。颅内留置引流管,就像一个窗口,由此可以了解颅内变化,对于观察病情有着非常重要的意义。

一、颅脑的解剖特点

神经系统分为中枢部和周围部,中枢部包括脑和脊髓,也称中枢神经系统,周围部是指脑和脊髓以外的神经成分,包括脑神经、脊神经和内脏神经,又称周围神经系统。为了便于理解神经外科的管道置放的位置,下面重点叙述颅脑的解剖。

(一)头皮

头皮组织由表及里分5层:表皮、皮下组织、帽状腱膜层、腱膜下疏松结缔组织和颅骨骨膜。头皮的血供较丰富、皮下组织有致密的纤维隔,其内血管断裂不易回缩,因此切开头皮或头皮裂伤后出血较多。

(二)颅骨

颅骨是保护脑部的坚硬骨骼,由八块颅骨围成颅腔,分别是枕骨、蝶骨、筛骨、额骨各一块,顶骨、颞骨各两块,正常情况下起到保护脑组织的作用。当颅内出血形成血肿或脑组织肿胀使颅内体积增大时,颅骨的完整性便成为有害的因素,造成颅内高压,压迫脑组织,威胁人的生命。

(三)脑膜

脑膜是包围在大脑外的一层保护膜,且延伸至脊髓。由外至内分别是硬脑膜、蛛网膜和软脑膜。

1.硬脑膜

硬脑膜为厚而坚韧的一层纤维膜,连接蛛网膜之外而紧贴于颅骨骨膜上,其功能是保护大脑和脊髓。硬脑膜在颅骨的某些部位反折成褶形成大脑镰,分隔两侧大脑半球,形成小脑幕,分隔大脑和小脑。颅底骨折时,易撕破硬脑膜和蛛网膜,造成脑脊液外漏。

2.蛛网膜

蛛网膜是一层贴在硬脑膜的深面、无血管的、具有防水性的透明薄膜,围绕着整个中枢神经系统。蛛网膜和软脑膜之间的腔隙叫蛛网膜下腔,腔内充满脑脊液,此处更富有脑内大多数血管,血管分支穿过软脑膜到达脑内,供应血液。蛛网膜下腔在某些地方腔隙较大,称为池。重要的池有小脑延髓池和终池,后者位于脊髓下端至第二骶椎,是临床常用的穿刺部位。

3.软脑膜

紧贴在脑和脊髓的表面,为一柔软富有血管的黏膜层。在第三脑室和第四脑室的顶及侧脑室的内侧壁,软脑膜和脑室上皮相贴,并和其中所含血管共同突入脑室形成脉络丛,它是产生脑脊液的地方。(图 9-1)

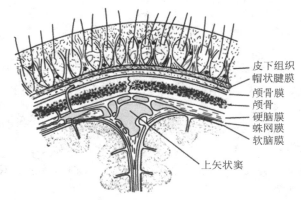

图 9-1　头皮、颅骨和脑膜

(四)脑脊液

(1)脑脊液是无色透明的液体,充满脑室和蛛网膜下腔,总量 100～200 mL。

(2)脑脊液保护着脑部组织和脊髓,大脑组织可在脑脊液中自由地浮动。

(3)脑脊液的形成与循环:①脑脊液由脑室中的脉络丛分泌。②脑脊液流经侧脑室、室间孔进入第三脑室,再经中脑水管进入第四脑室,在此第四脑室与脊柱的中心管连接。③自第四脑室有通往蛛网膜下腔的开口,脑脊液可流经整个脊髓和脑部。④正常的脑脊液循环是脑脊液不断产生又回到血液的流动过程,它保持着一定的颅内压。

(4)脑脊液循环如发生障碍,可发生脑积水,引起颅内压增高。

(5)脑脊液中含有少量蛋白质、淋巴细胞和一定量的氯化物。当颅内发生病变时,这些物质的含量可发生改变,脑脊液也由透明度变为浑浊,因此脑脊液检查有助于颅内疾病的诊断。

(五)脑血管

1.脑的动脉

来源于颈内动脉和椎动脉,供给大脑的血液。

(1)颈内动脉发出眼动脉后分支供给脑部血液。其主要分支有大脑前动脉、大脑中动脉和后交通动脉。

(2)两侧椎动脉合成基底动脉,供给小脑和脑干的血液,主要分支有小脑下后动脉、小脑下前动脉、小脑上动脉和小脑后动脉。

(3)大脑动脉环由小脑后动脉、后交通动脉、颈内动脉、大脑前动脉和前交通动脉在脑底吻合成环状,也称为脑底动脉环或 Willis 环,有调节血流的作用。

2.脑的静脉

不与动脉伴行,可分为浅静脉和深静脉两种。

(1)浅静脉位于大脑表面,收集大脑皮质来的血液,其中最大的分支是大脑中静脉。

(2)深静脉收集大脑深部来的血液,合成一个短粗的干,称为大脑大静脉。

(3)静脉血流由上到下,先流至大静脉窦,再流至颈静脉。大脑的静脉主要是汇集来自脑部的血液,是硬脑膜窦内静脉血的主要来源。

(六)脑组织

脑组织可分为大脑、间脑、脑干和小脑四大部分,其中脑干包括中脑、脑桥和延髓。

1.大脑

(1)大脑是脑部最大的部分,可分为两个半球,它们的表面布满深浅不同的沟,沟与沟之间的隆起称回,每一个半球都有三条比较深而恒定的沟,即外侧沟、中央沟和顶枕沟。

(2)每一个半球均有大脑皮质形成的一个表层膜,大脑皮质的主要脑叶有额叶、顶叶、颞叶、枕叶和岛叶。

(3)侧脑室为大脑半球内的腔,左右对称,内有脉络丛分泌脑脊液,脑脊液经左右两室间孔流入第三脑室。

2.间脑

间脑分为上丘脑、丘脑、后丘脑、底丘脑和下丘脑。间脑的室腔为第三脑室,向下连接中脑水管,向上经室间孔连接侧脑室。

3.小脑

上方隔着小脑幕与枕叶相邻,前方是脑桥和延髓。其主要功能是保持躯体平衡,调节肌张力和协调随意运动。

4.脑干

(1)自上而下由中脑、脑桥、延髓组成。脑桥和延髓背面与小脑相连,它们之间的室腔为第四脑室。

(2)脑神经核除嗅神经、视神经外,其余皆位于脑干内。

(3)在脑神经核与其余一些核团及纤维束以外的区域,有许多胞体和纤维交错排列称为脑干网状结构。它负责调节肌紧张;维持大脑皮质的兴奋性水平;调节各种内脏活动和脊髓的其他运动。

(4)脑干损伤的特点:意识障碍、去皮质强直、同侧脑神经麻痹及对侧偏瘫、两侧瞳孔极度缩小。

二、硬膜下引流管的护理

(一)适应证

(1)急慢性硬膜下血肿或积液者,经开颅或钻孔引流手术后,通过引流管将颅内的血肿或积液引流出来。

(2)硬膜下脓肿或脑脓肿者,行脓肿清除或穿刺引流术,通过引流管引流出脓液。

(3)颅内大量积气者,通过引流管引出气体,降低颅内的压力,减轻患者的头痛。

(4)颅内疾病行开颅手术,在关颅前因各种原因未缝合脑膜者,如减压手术和颅后窝手术,通过放置引流管达到引流残留血液的目的。

（二）置管方法

1.开颅手术时置管

依次切开头皮、颅骨及硬脑膜,清除血肿或摘除肿瘤,止血后关闭颅腔,硬膜下放置引流管一根,缝扎固定于头皮上,切口处引出,外接引流袋。（图9-2）

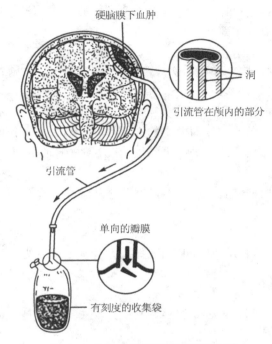

图 9-2 清除血肿后硬膜下置管引流

2.血肿钻孔引流时置管

切开头皮,在额、顶骨钻两个直径 1.5～2.0 cm 的骨窗,十字形切开硬脑膜,随着慢性或亚急性硬膜下血肿自引流管引流后,经两个引流管用大量生理盐水冲洗引流残余血肿,外接引流袋。（图 9-3）

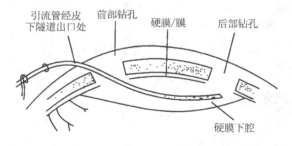

图 9-3 慢性硬膜下血肿钻孔引流

3.脑脓肿穿刺引流时置管

切开头皮,在靠近脓肿的部位钻开颅骨;切开硬脑膜,穿刺脓肿,抽出脓液,并反复多次用含有庆大霉素的生理盐水冲洗脓腔;放置引流管,缝合创口;外接引流袋。

(三)护理

1.体位

(1)开颅手术后的患者,麻醉清醒后取半卧位或抬高床头 $15°\sim30°$,以利于颅内静脉回流,减轻脑水肿。若全麻未清醒或呈昏迷状态,则取健侧卧位或仰卧位头偏向一侧。

(2)慢性硬膜下血肿钻孔引流术后,为利于脑组织复位和血肿腔闭合,采取头低脚高位或去枕平卧位,引流袋低于伤口悬吊于床头下面,有利于保护伤口和引流液排出。

2.躁动不安或昏迷的患者

使用约束带约束四肢,防止活动或翻身时,拉脱引流管。当患者下床活动时应暂时夹闭引流管,以防止过度引流或引流液逆流。

3.观察并记录引流液的颜色和引流量

引流液通常呈浅红色;若为暗红色提示陈旧性血肿;引流液呈鲜红色提示有活动性出血;引流液过浅或无色时,提示为脑脊液;引流液中有黄色黏液,提示脑内脓液;颅内积气者,引流管内则有气泡引出。

4.为预防发生感染

需保持引流管通畅和伤口处敷料干燥。若引流物突然变少,可能为引流管阻塞,用手指顺着引流袋轻轻按压即可;若伤口处敷料渗湿,应随时更换。每天还应在无菌条件下更换引流袋一次,应避免引流液倒流,并用无菌纱布包裹接口处,必要时留取引流液进行细菌培养或药物敏感试验。

5.拔管

(1)拔管指征:①慢性硬膜下血肿钻孔引流术的患者,于术后 $3\sim5$ 天引流液减少时拔除引流管。②脑脓肿行穿刺引流的患者,经反复向脓腔内注入药物冲洗,检查证实脓腔闭合后再拔除引流管。③多数患者于术后 $24\sim48$ 小时拔除引流管。

(2)拔管方法:先拔低位引流管,并用手指紧压导管在皮下行经的通道,以免空气逸入颅内。如果在高位引流管处,还有空气存在,可用注射器轻轻抽吸,边抽边退,因低位导管已经拔出,不会再将空气吸入,待引流管完全拔除后,立即结扎缝合伤口,最后用消毒敷料覆盖。

(四)健康教育

(1)术后 1 周内绝对卧床休息,避免长时间交谈、探视。

(2)注意保持引流管通畅,防止管道受压、扭曲、折叠或脱落。

(3)按医嘱继续服用药物,特别是抗癫痫的药物不得擅自停服、漏服或改服其他药。

(4)清醒无吞咽困难者应进食高热量、高蛋白、高维生素、易消化的食物。吞咽困难或持续昏迷者,细心鼻饲饮食,以保证营养的供给。

(5)出院指导:保持情绪稳定,养成良好生活习惯,定期复查,如有头痛、呕吐、神志改变、原肢体功能下降等应及时就诊。

三、硬膜外引流管的护理

(一)适应证

(1)硬膜外血肿。

(2)颅内疾病行开颅手术,在脑膜缝合后,需要放置引流管引流残留血液。

(二)置管方法

开颅手术时置管:逐层切开头皮、颅骨和硬脑膜,清除血肿或摘除肿瘤,严密止血后关闭颅腔。缝合或修补硬脑膜,硬膜外放置引流管一根,缝扎固定于头皮上,切口处引出,外接引流袋。

(三)护理

1.体位

全麻未清醒或昏迷状态时,取侧卧位或仰卧位头偏向一侧;麻醉清醒后取半卧位或平卧抬高床头15°～30°,以利于颅内静脉回流,减轻脑水肿。

2.固定和保护引流管

引流袋低于切口悬吊于床头下,以利于引流液的顺利排出。引流管长度适宜,防止活动或翻身时拉脱。

3.观察并记录引流液的颜色和引流量

正常引流液呈浅红色,若为鲜红色,则表示尚有活动性出血。

4.保持引流管通畅和伤口敷料干燥

每天在无菌条件下更换引流袋1次,用无菌纱布包裹接口处,预防感染。

5.拔管

(1)拔管指征:术后24～48小时,引流液逐渐减少时可拔除引流管。

(2)拔管方法:注意切口处有无脑脊液漏出,要挤出皮下积液,待引流管完全拔除后,结扎缝合孔口,用消毒敷料覆盖。

(四)健康教育

(1)术后1周内绝对卧床休息,避免长时间交谈、探视。

(2)注意保持引流管通畅,防止管道受压、扭曲、折叠或脱落。

(3)按医嘱继续服用药物,特别是抗癫痫的药物不得擅自停服、漏服或改服其他药。

(4)清醒无吞咽困难者应进食高热量、高蛋白、高维生素、易消化的食物。吞咽困难或持续昏迷者,细心鼻饲饮食,以保证营养的供给。

(5)定期复查,如有头痛、呕吐、神志改变、肢体功能下降等应及时就诊。

四、脑室引流术及其管道护理

脑室引流术是经颅骨钻孔或锥孔行脑室穿刺放入引流管,将超过正常容量的脑脊液排出脑室外,以降低颅内压力的技术。常用于急性颅内高压的治疗,动态观察脑积水,颅底脑脊液漏口。

(一)适应证及目的

(1)侧脑室、丘脑、第二脑室或第三脑室、脑桥小脑角等处的肿瘤及颅内动脉瘤患者,手术后放置导管行脑室或脑池或瘤腔外引流,有助于控制颅内压,也可引出血性脑脊液以减轻头痛、预防恶心、呕吐、发热反应和脑血管痉挛,防止脑室系统阻塞。

(2)因颅内压升高而威胁生命,患者出现昏迷、一侧或双侧瞳孔散大、呼吸困难时,如急性脑积水,需紧急做脑室引流以缓解颅内压增高。

(3)进行脑室内治疗,如向脑室内注入抗生素控制感染,或向脑池内注入尿激酶溶解血块,防治脑血管痉挛。

(4)向脑室内注入阳性对比剂行脑室造影,或注入靛胭脂1 mL(或酚红1 mL),动态观察交通性或梗阻性脑积水,以及颅底脑脊液漏的漏口。

(二)禁忌证

(1)凝血障碍或血小板计数减少者。

(2)血管通路处有血管畸形等实质性病变,穿刺可能引起出血者。

(3)中线过度偏移,脑室外引流术可能会导致脑移位加重者。

(4)硬膜下积脓或脑脓肿患者,穿刺可使感染向脑内扩散者。

(5)弥散性脑肿胀或脑水肿,脑室受压缩小、引流很难奏效者。

(6)严重颅内高压,视力低于 0.1 者,穿刺需谨慎,因突然减压有失明的危险。

(三)物品准备

(1)小切开包 1 个、骨钻、腰穿针、无菌手套、1%利多卡因 5～10 mL。

(2)引流管、无菌引流袋、注射器、管夹、三通。

(3)0.5%活力碘、75%乙醇、无菌纱布、棉签。

(四)置管方法

1.置管前准备

常规剃毛、消毒、铺巾、戴手套、穿手术衣。

2.麻醉

局部以 1%利多卡因麻醉。

3.不同的穿刺部位及穿刺方法

(1)脑室前角穿刺:仰卧,眉间中点向后 10～12 cm(或发际后 2.5 cm),中线旁 2.5 cm 处矢状切开头皮直至颅骨(紧急情况下以颅锥直接钻孔),用手摇钻钻孔,切开硬脑膜,腰穿针与大脑镰平行,向双侧外耳道假想连线穿刺,深达 4～5 cm 即到脑室前角,拔出管芯见脑脊液流出,再留置硅胶导管引流。

(2)脑室枕角穿刺:枕外隆凸上 4 cm,中线旁开 3 cm 处切开头皮并钻孔,切开硬脑膜,穿刺针头指向同侧眼眶外缘,穿刺深达 4～5 cm 即进入侧脑室后角。

(3)脑室颞角穿刺:在耳轮最高点以上 1 cm 处做皮肤小切口,钻孔并切开硬脑膜后,穿刺针垂直刺入 4～5 cm 即进入侧脑室颞角。

(4)幼儿前囟穿刺:在前囟两外角(距中线 1.5～2 cm),针头垂直刺入深 3～4 cm 即可穿入到脑室。

4.放置引流管

穿刺成功后,放置引流管,缝合头皮,用丝线将引流管固定于头皮上,防止引流管脱出。

5.接上引流袋

无菌纱布包裹引流管接口处,以外耳道为参照点,设置固定引流的水平高度。(图 9-4)

(五)注意事项

(1)脑室穿刺具有一定的危险性,容易发生并发症,应严格掌握适应证。

(2)一般选择非优势侧半球,离病变部位较远处穿刺。

(3)穿刺必须遵循一定方向,当针头刺入脑实质以后,切勿更改方向,穿刺宜缓慢进行,掌握好深度,过深可能误伤脑干或脉络丛而引起出血。针头如遇阻力可略微捻转,不可强行刺入。

(4)穿刺点或穿刺方向不正确均可能导致穿刺困难,当多次更改方向穿刺,仍未能到达脑室时,应放弃穿刺或再做对侧脑室穿刺。

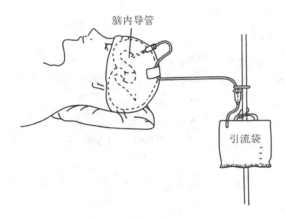

脑内导管

引流袋

图 9-4　脑室外引流袋放置的高度

（5）穿刺成功后，应缓慢放出脑脊液，一次放脑脊液不宜过多，减压太快可引起硬脑膜下、硬脑膜外或脑室内出血。

（六）护理

1.术前准备

常规备皮，除紧急情况外，术前需禁食 6 小时，术前半小时肌内注射苯巴比妥 0.1 g。

2.脑室引流袋的固定

术后早期，引流袋先置于颅骨钻孔水平，后期再放置于床头的下面，引流管的最高点仍应高于脑室 15～20 cm。保持颅内压在 1.96～2.45 kPa（200～250 mmH$_2$O），防止过度引流，颅内压骤降引起硬膜下血肿。

3.密切观察

观察患者的意识、四肢活动、瞳孔对光反射变化及生命体征，有无剧烈头痛、频繁呕吐，以判断颅内压情况。

4.观察引流装置

（1）患者头部活动应适当受限，保持引流管通畅，无扭曲、打折、脱出。

（2）控制脑脊液引流量，以每天不超过 500 mL 为宜。如有颅内感染，引流量可相应增加，但应该注意水电解质平衡。

（3）观察脑脊液的性质、颜色：如脑脊液中有大量鲜血，或血性脑脊液由浅变深，提示有脑室内出血。如引流液由清亮变浑浊，伴体温升高，可能发生颅内感染，及时报告医师。

（4）每天定时更换引流袋，并记录 24 小时引流量。

5.并发症的观察及护理

（1）脑室内感染：①严格遵守无菌操作，对暴露在头皮外端的导管及接头，每天用 75% 乙醇消毒 3 次，并用无菌纱布覆盖，伤口敷料若有渗湿，应立即更换。②应用抗生素预防感染。③搬动患者时，应先夹闭引流管，防止颅内压急剧波动。防止脑室外引流管与引流袋接头处脱落。若有脱落者，应严格消毒后再连接。④定期行脑脊液检查，做细菌培养。

（2）出血和移位：①限制头部活动，翻身和操作时，避免牵拉引流管。②对躁动者用约束带约束四肢。③密切观察病情变化，若出现剧烈头痛、频繁呕吐或癫痫发生，立即行 CT 检查。④必要时需手术重置导管。

6.拔管

(1)拔管指征:脑室引流时间为3～7天。拔管前应先抬高引流袋或夹闭引流管24小时,观察无颅内压增高的表现时,可予拔管。如出现颅内压增高症状,应立即放低引流袋或开放引流管继续引流,并告知医师。

(2)拔管方法:先夹闭引流管,防止管内液体逆流入脑室而引起感染。注意切口处有无脑脊液漏出,要挤出皮下积液,待引流管完全拔除后,立即缝合伤口,最后用消毒敷料覆盖。

7.拔管后观察

观察患者的神志、瞳孔及体温的变化。伤口处按时换药,并保持头部敷料干燥及床单、枕套的清洁。

(七)健康教育

(1)行脑室外引流前,应向患者或家属说明其目的及注意事项,以取得配合。

(2)嘱患者引流术后卧床休息3天,若病情稳定可适当活动,下床时应暂时夹闭引流管,以防引流过度。

(3)告诉患者引流过度的表现有出汗、心搏过速、头痛、恶心等,如出现上述反应,立即告诉医护人员,以便及时采取措施。

五、侧脑室-腹腔分流术及其管道护理

侧脑室-腹腔分流是将一条柔软的分流导管,一端放在脑室内,另一端置入腹腔内,使脑室内多余的脑脊髓液沿导管安全地流入腹腔,以达到分流脑脊液、降低颅内压的目的。

(一)适应证

各种类型的梗阻性及交通性脑积水。

(二)禁忌证

(1)颅内或腹腔内感染者,或脑部-腹部隧道途经之处有炎症者。

(2)腹水或腹腔内粘连者。

(3)妊娠妇女。

(4)脑室或腹腔内有新鲜出血或近期有出血者。

(5)脑脊液中蛋白含量过高,达500 mg/L。

(三)物品准备

(1)分流导管:要求质地柔软,刺激性小。

(2)颅骨钻、探条、带芯导管针。

(3)尖刀、7号丝线、止血钳、无菌纱布。

(4)分流泵。

(四)置管方法

在无菌条件下按序连接脑室-腹腔分流管,在体外试验其功能正常后,以外耳道上7 cm,乳突后3 cm为中心点,做一个由额部向枕部的4 cm的横切口,用乳突撑开器撑开。颅骨钻孔,彻底止血。用止血钳通过切口向耳后帽状腱膜下层分离,使之形成一耳后皮下腔隙。用湿纱布保护切口。

在腹正中剑突下2 cm处切一小切口并分离至皮下。用皮下长通条在皮下向头部切口方向探道,直到头部切口皮肤的帽状腱膜下层。

在头部切口处,用 7 号双丝线结扎通条头部的尖端。抽出通条,使丝线位于皮下通道内,用丝线结扎腹腔管,将进入腹腔内裂孔端导管用纱布或棉垫包扎,以保持洁净避免污染。由头部抽出丝线,此时分流管已位于头、颈、胸部皮肤下的隧道内。(图 9-5A)

将腹腔内的分流管预留 15~20 cm,剪去多余的部分,并将管与分流泵的腹腔端相接,用丝线结扎牢固。

电凝颅孔中心硬膜,切一个 2 mm 大小的裂孔,并电凝硬膜、软脑膜至脑实质,使之成为一连续密闭的腔隙,使硬膜外腔不与蛛网膜下腔相通。

用中心带导针的脑室管向对侧额角方向的脑组织进针,穿刺深度为术前所测颅骨至脑室的距离,抽出导针,此时可见有脑脊液流出,用小止血钳夹住脑室管末端,阻止脑脊液继续外流。继续向脑室内送管,使脑室管端沿脑室壁向前滑行至预定深度。松开止血钳,观察是否有脑脊液流出。向外抽出 3~5 cm,剪去多余的引流管,并接到引流泵的脑室端并用丝线结扎。提起帽状腱膜,向皮瓣腔下送分流泵,同时在腹部向下拉腹腔管,在头部向下送脑室管。最后使分流泵正好位于耳后皮下腔内。

检查分流管通畅情况,于耳后皮肤处向下按压分流泵,观察腹腔管端的裂隙处是否有脑脊液向外飞溅,分流泵是否可以自动复位。用双手在颈两侧向内按压颈部,以阻止颈静脉回流,此时可见腹腔管端裂孔处有脑积液如泪珠样滴出,证明各管道通畅。

延长腹部切口切至腹膜时夹住腹膜,并切一个 2~3 mm 的切口,确定为腹腔后,向腹腔内缓慢送腹腔管,勿扭曲打折。(图 9-5B,图 9-5C)

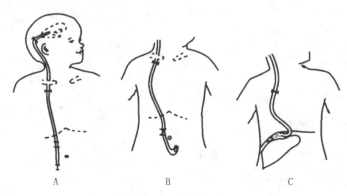

图 9-5　侧脑室-腹腔分流术

最后缝合及包扎头部及腹部切口,避免缝针时意外割断分流管。

(五)护理

1.术前准备

头部、颈部、胸部及腹部的手术区备皮;术前禁食 6 小时,禁饮 4 小时;准备好穿刺物品。

2.术后体位

全麻未清醒或昏迷状态则取侧卧位或仰卧位头偏向一侧;麻醉清醒后取半卧位或平卧抬高床头15°~30°,有利于颅内静脉回流,减轻脑水肿。

3.保持伤口敷料干燥

如有渗液及时更换。

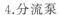

4.分流泵

按压耳后皮下的分流泵,每天 2～3 次。

5.观察患者

观察患者的神志、瞳孔、生命体征的变化,注意颅内高压症状有无改善。若出现剧烈头痛、频繁呕吐,应及时汇报并详细记录。

6.神志清楚的患者

术后 6 小时可给予流质饮食。

7.并发症的观察及护理

(1)感染:引起感染的原因是多方面的,如分流管及术中无菌技术不严格,暴露时间过久等。应注意体温监测,若术后体温持续升高至 38 ℃以上,白细胞增加至$(12～20)×10^9/L$,隧道路径区红肿压痛,则说明有感染发生。轻者可行短期抗炎治疗,如炎症继续发展,必须及时拔除分流管以控制炎症。术后反应性低热,一般在 1 周后消失。

(2)腹痛:如果术中或术后伤及内脏等可发生急腹症征象,需及时查清原因予以妥善处理。应注意观察有无腹痛、腹胀等症状。

(3)分流管堵塞:分流管堵塞、扭曲、回缩、打折、压扁、腹腔端被大网膜包裹,均可导致引流不畅。应反复挤压泵,尽力使之通畅。否则需打开伤口,重新调整导管。

(六)健康教育

(1)术后 1 周内绝对卧床休息,1 周后可逐渐下床活动。

(2)注意保持内引流通畅,每天起床前和临睡前按压分流泵两次。

(3)按医嘱继续服用药物,特别是抗癫痫的药物不得擅自停服、漏服或改服其他药。

(4)清醒无吞咽困难者应进食高热量、高蛋白、高维生素、易消化的食物。吞咽困难或持续昏迷者,细心鼻饲饮食,以保证营养的供给。

(5)出院指导:保持情绪稳定,养成良好生活习惯,定期复查,如有头痛、呕吐、神志改变、原肢体功能下降等应及时就诊。

六、经颅骨钻孔侧脑室穿刺及压力监测

颅内压是指颅内容物对颅腔所产生的压力,常用脑脊液的压力来代表。正常成人颅内压为 $0.69～1.96$ kPa($70～200$ mmH$_2$O),儿童为 $0.49～0.98$ kPa($50～100$ mmH$_2$O)。颅内压监护就是将导管或微型压力传感器探头安置于颅腔内,导管与压力传感器的另一端和颅内压监护仪连接,将颅内压的压力动态变化转化为电信号,显示于示波屏或数字仪上,以便随时监测颅内压的一种技术。在做颅内压监测前必须先做脑脊液引流术,临床常用的脑脊液引流途径有经侧脑室、硬脑膜下、蛛网膜下腔、硬脑膜外等四条途径,下面分别讲述。

侧脑室穿刺后将导管经充满肝素盐水的延长管与压力传感器相连可监测颅内压,它是最精确可靠的颅内压监测法。

(一)适应证

(1)颅内压监测。

(2)颅内高压时控制脑脊液引流减压。

(二)禁忌证

严重脑水肿、颅内出血或占位性病变,可使侧脑室变窄、变形或移位,难以将导管插入侧

脑室内。

（三）物品准备

（1）小切开包 1 个、骨钻 1 只、18～20 号腰穿针 1 根、5 号聚乙烯导管 1 根。

（2）三通 1 个、长短延长管各 1 条、镊子、无菌纱布、无菌手套。

（3）0.5％活力碘、乙醇、胶布。

（4）无菌试管和普通试管若干。

（四）方法

1.置管

（1）常规备皮、消毒、铺巾、戴手套、穿手术衣。

（2）以 2％利多卡因局部麻醉，然后在眼眶上方冠状缝处切开皮肤、皮下组织。

（3）以骨钻钻开颅骨内外板。

（4）在钻孔处以 20 号针头刺开硬脑膜，然后改用 18～20 号有芯腰穿针头向着外眦方向前进，每前进 0.5 cm 即取出针芯一次以观察有无脑脊液流出。当有脑脊液流出时即停止进针，其深度依年龄而定，一般为 3～5 cm。

（5）取出穿刺针头，用 5 号聚乙烯导管灌满生理盐水沿着原穿刺针经过的途径插入侧脑室。导管进入侧脑室的标志如下：①导管内原来静止的液体呈搏动性。②放低导管位置脑脊液可自管腔内流出。③抬高导管位置液体可流入侧脑室。

（6）缝合皮肤皮下一针，用丝线固定导管，无菌敷料覆盖伤口。

2.测压

（1）将引流管经三通与压力传感器相连，传感器系统预先注液排气。

（2）将传感器导线插入监护仪，屏幕上会出现颅内压数据及波形。

（3）调整传感器位置。传感器上垂直三通的顶点应与室间孔在同一水平，即眉末端与耳郭顶端连线中点。

（4）关闭与引流袋连接的三通，开放传感器上与患者连接的三通即可直接在荧光屏上读出颅内压的数值。通常在 20～30 分钟后，数据趋于稳定。

（5）根据颅内压高低调节报警范围及颅内压波幅。

（6）压力过高时将与引流袋连接的三通打开或降低引流袋的高度，以控制脑脊液的流出速度。

七、蛛网膜下腔螺栓引流及压力监测

（一）物品准备

（1）蛛网膜下腔螺栓 是用不锈钢制成的特殊中空螺栓。（图 9-6）

（2）特制钻头：钻头的螺纹与螺栓螺纹一致。

（3）螺丝：与螺栓配套使用。

（4）其他：孔巾、注射器、2％利多卡因、手术刀、缝线、持针器、20 号腰穿针头。

（二）方法

（1）备皮、消毒、铺巾、戴手套、穿手术衣。

（2）以 2％利多卡因局部麻醉后，在冠状缝前做一与冠状缝平行的长 1～2 cm 的横切口。切口横越瞳孔中线，深达骨膜。

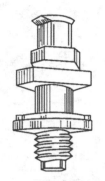

图 9-6　蛛网膜下腔螺栓

（3）用牵引器牵开皮肤,用骨钻在瞳孔中线处钻孔使其穿透额骨内外板直抵硬脑膜。

（4）拔出钻头,沿钻孔放入蛛网膜下腔螺栓,将螺栓旋转前进直至螺栓上的硅垫与骨外板接触。

（5）取下螺栓芯,用 20 号腰穿针通过螺栓孔,刺破硬脑膜放出脑脊液以确保蛛网膜下腔与外界相通。

借测压导管将螺栓与压力传感器相接。（图 9-7）

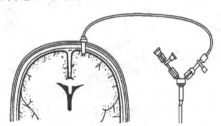

图 9-7　蛛网膜下腔螺栓引流及压力监测

缝合切口并固定螺栓及导管。（图 9-8）

八、腰椎穿刺术及护理

腰椎穿刺术主要用于中枢神经系统炎症、肿瘤、外伤、脑血管疾病的诊断和治疗,并能动态地观察病情。

(一)适应证

（1）发热、神志改变、出现脑膜刺激征或疑有脑膜炎、脑炎。

（2）疑有蛛网膜下腔出血。

（3）疑有颅内转移性肿瘤或白血病。

（4）气脑造影或碘油造影。

（5）鞘内给药。

(二)禁忌证

（1）有明显颅内压增高者,可促使脑疝发生。

（2）穿刺局部有软组织或脊柱化脓感染或结核。

（3）颅底骨折有脑脊液漏者,可增加逆行感染的机会。

（4）休克、呼吸循环衰竭、躁动不安者。

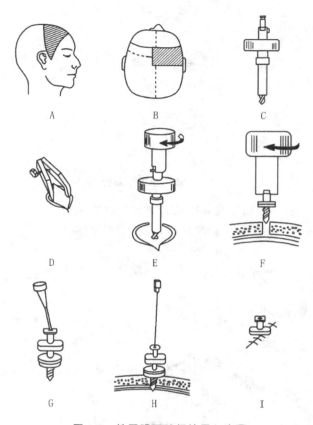

图 9-8 蛛网膜下腔螺栓置入步骤

（5）凝血障碍及抗凝治疗期间。

（三）物品准备

（1）腰穿包：穿刺针、无菌手套、玻璃测压管。

（2）治疗盘：0.5％活力碘、75％乙醇、棉签、胶布、2％普鲁卡因或 2％利多卡因。

（3）急救药品：20％甘露醇、洛贝林、尼可刹米等。

（4）清洁小瓶或试管 3～4 个，需做培养者，准备无菌试管。

（5）根据需要备鞘内注射药物。

（四）操作方法

（1）核对患者姓名，向患者解释穿刺目的，用屏风遮挡患者。

（2）协助患者取侧卧位，背部和床面垂直，头颈部前倾，抱膝，使腰椎部后凸、椎间隙增宽，以利进针。

（3）定穿刺点：选腰椎 3～4 或 4～5 间隙做好标记。

（4）常规皮肤消毒、铺巾、戴无菌手套、局部麻醉。

（5）术者用左手指尖紧按住两个棘突间隙的皮肤凹陷，右手持穿刺针，于穿刺点下刺入皮下，使针垂直于背平面，或略向头端倾斜缓慢推进，当感到压力突然减低时，针已穿过硬脊膜，再进少许即进入蛛网膜下腔，成人进针深度 4～6 cm。

（6）拔出针芯，放出数滴脑脊液，接三通接头和测压管，可见脑脊液在测压管内随呼吸波动，记录脑脊液压力。

(7)取下测压管,用无菌试管接脑脊液2～4 mL送检,必要时鞘内注射药物或行药物灌洗。

(8)插入针芯,拔出穿刺针,穿刺点用0.5％活力碘消毒后覆盖无菌纱布,用胶布固定。

(9)新生儿可用头皮针穿刺测压。

(五)护理

(1)术前做普鲁卡因皮试,过度紧张、躁动、精神症状及小儿患者遵医嘱予以镇静剂。

(2)帮助患者维持有效体位,防止断针等意外发生。

(3)放液时不宜过快。侧卧位腰椎的正常压力为0.69～1.76 kPa(70～180 mmH$_2$O),流速为40～50滴/分。压力超过1.96 kPa(200 mmH$_2$O),或流速超过50滴/分,提示有颅内压增高,可遵医嘱使用脱水剂。

(4)观察脑脊液的性质。正常脑脊液为无色透明液体。血色或粉红色脑脊液常见于穿刺损伤或椎管、颅内有出血性病变。区别方法:用三管连续接取脑脊液,如果管中红色依次变淡,最后转清,则为穿刺损伤出血;如三管皆为均匀一致的血色,则为出血性病变。

(5)穿刺过程中密切观察患者面色、脉搏、呼吸、意识,如有异常及时报告给操作者,采取应对措施。

(6)术毕及时送检脑脊液标本,以免影响检查结果。

(7)术后患者去枕平卧4～6小时,防止穿刺后低颅内压性头痛。

(8)保护穿刺处敷料,防止潮湿、污染和脱落。

(六)健康教育

(1)术前向患者及家属说明腰椎穿刺的目的、过程、配合方法及术中可能出现的意外,取得同意后签字。

(2)术前嘱患者排空大小便。

(3)术后24小时不宜沐浴,以免感染。

(张桂芝)

第二节 脊髓损伤

脊髓损伤为脊柱骨折或骨折脱位的严重并发症。损伤高度以下的脊神经所支配的身体部位的功能会丧失。直接与间接的外力对脊柱的重击是造成脊髓损伤的主要原因,常见的原因有交通事故、枪伤、刀伤、自高处跌落,或是被掉落的东西击中脊椎,以及现在流行的一些水上运动,诸如划水、冲浪板、跳水等,也都可能造成脊髓损伤。

一、护理评估

(一)病因分析

脊髓损伤是一种致残率高、后果严重的疾病,直接或间接暴力作用于脊柱和脊髓皆可造成脊髓损伤,间接暴力损伤比较常见,脊髓损伤的节段常发生于暴力作用的远隔部位,如从高处坠落,两足或臀部着地,或暴力作用于头顶、肩背部,而脊椎骨折发生在活动度较大的颈部和腰骶部,造成相应部位的脊髓损伤。脊柱骨折造成的脊髓损伤可分为屈曲型损伤、伸展型损伤、纵轴型损伤和旋转型损伤。

(二)临床观察

1.脊髓性休克期

脊髓损伤后,在损伤平面以下立即出现肢体的弛缓性瘫痪,肌张力减低,各种感觉和反射均消失,病理反射阴性,膀胱无张力,尿潴留,大便失禁,低血压[收缩压降至 9.3~10.7 kPa(70~80 mmHg)]。脊髓休克是损伤平面以下的脊髓节段失去高级中枢调节的结果,一般持续 2~4 周,再合并压疮或泌尿系统感染时持续时间还可延长。

2.完全性的脊髓损伤

在损伤平面以下,各种感觉均消失,肢体弛缓性瘫痪,深浅反射均消失,括约肌功能也消失,经 2~4 周脊髓休克过后,损伤平面以下肌张力增高,腱反射亢进,病理反射阳性,出现总体反射,即受刺激时,髋、膝关节屈曲,两下肢内收,腹肌收缩,反射性排尿和阴茎勃起等,但运动、感觉和括约肌功能无恢复。

3.不完全性的脊髓损伤

在脊髓休克消失后,可见部分感觉、运动和括约肌功能恢复,但肌张力仍高,腱反射亢进,病理反射可为阳性。

4.脊髓瘫痪

(1)上颈段脊髓损伤:膈肌和肋间肌瘫痪,呼吸困难,四肢瘫痪,死亡率很高。

(2)下颈髓段损伤:两上肢的颈髓受损节段神经支配区,呈下运动神经元损害的表现,该节段支配的肌肉萎缩,呈条状感觉减退区,二头肌或三头肌反射减退;即上肢可有下神经元和上神经元两种损害症状同时存在,而两下肢为上运动神经元损害,表现为痉挛性截瘫。

(3)胸段脊髓损伤:有一清楚的感觉障碍平面,脊髓休克消失后,损伤平面以下、两下肢呈痉挛性瘫痪。

(4)胸腰段脊髓损伤:感觉障碍平面在腹股沟韧带上方或下方,如为第 11~12 胸椎骨折,脊髓为腰段损伤,两下肢主要呈痉挛性瘫痪;第 1~2 腰椎骨折,脊髓骶节段和马尾神经上部损伤,两下肢主要呈弛缓性瘫痪,并由于直肠膀胱中枢受损,尿失禁,不能建立膀胱反射性,直肠括约肌松弛,大便也失禁。

(5)马尾神经损伤:第 3~5 腰椎骨折,马尾神经损伤大多为不全性,两下肢大腿以下呈弛缓性瘫痪,尿便失禁。

(三)辅助诊断

1.创伤局部检查

了解损伤的原因,分析致伤方式,检查局部有无肿胀,压痛,有无脊柱后突畸形,棘突间隙是否增宽等。

2.神经系统检查

急诊患者反复多次检查,及时发现病情变化。

(1)感觉检查:以手接触患者损伤平面以下的皮肤,如患者有感觉,为不完全性脊髓损伤,然后分别检查触觉、痛觉、温冷觉和深部感觉,划出感觉障碍的上缘,并定时复查其上缘的变化。

(2)运动检查:了解患者肢体有无随意运动,记录肌力的等级,并重复检查,了解肌力变化的情况。

(3)反射检查:脊髓横断性损伤,休克期内所有深浅反射均消失,经2～4周休克消失后,腱反射亢进,病理反射阳性。

(4)括约肌功能检查:了解尿潴留和尿失禁,必要时做膀胱测压。肛门指诊,检查括约肌能否收缩或呈弛缓状态。

3.X线检查

检查脊柱损伤的水平和脱位情况,较大骨折位置及子弹或弹片在椎管内滞留位置及有无骨折,并根据脊椎骨受损位置估计脊椎受损的程度。

4.CT检查

可显示骨折部位,有无椎管内血肿。

5.MRI检查

MRI检查是目前对脊柱脊髓检查最理想的手段,不仅能直接看到脊髓是否有损伤,还能够判定其损伤的程度、类型及治疗后的估计。同时可清晰地看到椎间盘及脊椎损伤压迫脊髓的情况。

二、常见护理问题

(一)肢体麻痹及下半身瘫痪

因脊髓完全受损的部位不同,故肢体麻痹的范围也不同。

(1)第4颈椎以上损伤,会引起完全麻痹,即躯干和四肢麻痹。

(2)第1胸椎以上损伤,会引起不完全麻痹,上肢神经支配完全,但躯干稳定力较差,下肢完全麻痹。

(3)第6胸椎以下受伤,会造成下半身瘫痪。

(二)营养摄入困难

(1)在脊髓受损后48小时之内,胃肠系统的功能可能会减弱。

(2)脊髓损伤后,患者可能会出现消化功能障碍,以致患者对食物的摄取缺乏耐力,易引起恶心、呕吐,且摄入的食物也不易消化吸收。

(三)排泄问题

1.排尿功能障碍

(1)尿潴留:在脊髓休克期膀胱括约肌功能消失,膀胱无收缩功能。

(2)尿失禁:脊髓休克过后,损伤平面以下肌张力增高,膀胱中枢受损不能建立反射性膀胱,尿失禁。

2.排便功能障碍

由于脊髓受损,直肠失去反射,以致大便排出失去控制或不由自主地排出大便,而造成大便失禁。

(四)焦虑不安

患者在受伤后,突然变成下半身麻痹或四肢瘫痪,患者会出现伤心、失望及抑郁等心理反应,而不能面对现实,或对医疗失去信心。

三、护理目标

(1)护士能及时观察患者呼吸、循环功能变化并给予急救护理。

（2）患者知道摆放肢体良肢位的重要性。

（3）患者有足够的营养供应。

（4）患者能规律排尿。

（5）减轻焦虑。

（6）预防并发症。

四、护理措施

（一）做好现场急救护理

对患者迅速及较准确地作出判断，有无合并伤及重要脏器损伤，并根据其疼痛、畸形部位和功能障碍情况，判断有无脊髓损伤及其性质、部位。对颈段脊髓损伤者，首要是稳定生命体征。高位脊髓损伤患者，多有呼吸浅，呼吸困难，应配合医师立即气管切开，气管内插管。插管时特别注意，有颈椎骨折时，头部制动，绝对不能使头颈部多动；气管插管时，宜采用鼻咽插管，借助纤维喉镜插管。

（二）正确运送患者，保持脊柱平直

现场搬运患者时至少要三人蹲在患者一侧，协调一致平起，防止脊柱扭转屈曲，平放在硬板单架上。对有颈椎骨折者，有一人在头顶部，双手托下颌及枕部，保持轻度向头顶牵引，颈部中立位，旁置沙袋以防扭转。胸腰段骨折者在胸腰部垫一软垫，切不可一人抱腋下，另一人抱腿屈曲搬动，而致脊髓损伤加重。

（三）定时翻身，给予适当的卧位

（1）脊髓损伤患者给其提供硬板床，加用预防压疮的气垫床。

（2）翻身时应采用轴线翻身，保持脊柱呈直线，两人动作一致，防止再次脊髓损伤。每隔两小时翻身1次。

（3）仰卧位：患者仰卧位时髋关节伸展并轻度外展。膝伸展，但不能过伸。踝关节背屈，脚趾伸展。在两腿之间可放一枕头，可保持髋关节轻度外展。肩应内收，中立位或前伸，勿后缩。肘关节伸展，腕背屈约45°。手指轻度屈曲，拇指对掌。患者双上肢放在身体两侧的枕头上，肩下垫枕头要足够高，确保两肩部后缩，也可将两枕头垫在前臂或手下，使手的位置高于肩部，可以预防重力性肿胀。

（4）侧卧位：髋膝关节屈曲，两腿之间垫上软枕，使上面的腿轻轻压在下面的枕头上。踝背屈，脚趾伸展。下面的肩呈屈曲位，上肢放于垫在头下和胸背部的两个枕头之间，以减少肩部受压。肘伸展，前臂旋后。上面的上肢也是旋后位，胸壁和上肢之间垫一枕头。

（四）供给营养

（1）在脊髓损伤初期，先给患者静脉输液，并插入鼻胃管以防腹胀。

（2）观察患者肠蠕动情况，当肠蠕动恢复后，可经口摄入饮食。

（3）给予高蛋白、高维生素、高纤维素的食物，以及足够的水分。

（4）若患者长期卧床不动，应限制含钙的食物的摄取，以防泌尿系统结石。

（5）若患者有恶心、呕吐，应注意防止患者发生吸入性肺炎。

（五）大小便的护理

（1）脊髓损伤后最初几天即脊髓休克期，膀胱呈弛缓性麻痹，患者出现急性尿潴留，应立即留置导尿管引流膀胱的尿液，导尿采用密闭式引流，使用抗反流尿袋。随时保持会阴部的清洁，每

天消毒尿道口,定期更换导尿管,以防细菌感染。

(2)患者出现便失禁及时处理,并保持肛周皮肤清洁、干燥无破损,在肛周涂皮肤保护剂。患者出现麻痹性肠梗阻或腹胀时,给予患者脐周顺时针按摩。可遵医嘱给予肛管排气或胃肠减压,必要时给予缓泻剂,使用热水袋热敷脐部。

(3)饮食中少食或不食产气过多的食物,如甜食、豆类食品等。指导患者食用含纤维素多的食物。鼓励患者多饮用热果汁。

(4)训练患者排便、排尿功能恢复。对痉挛性神经性膀胱患者的训练是:定时饮用一定数量的水,使膀胱充盈,定时开放导尿管,引流膀胱内尿液。也可定期刺激膀胱收缩排出尿液,如轻敲患者的下腹部(耻骨上方)、用手刺激大腿内侧,以刺激膀胱收缩。间歇性导尿,即 4 个小时导尿1 次,这种方法可以使膀胱有一定的充盈,形成对排尿反应的生理刺激,这种冲动传到脊髓的膀胱中枢,可促进逼尿肌的恢复。

训练患者排便,应先确定患者患病前的排便习惯,并维持适当的高纤维素饮食与水分的摄取,以患者的习惯,选择一天中的一餐后,进行排便训练,因患者饭后有胃结肠反射,可在患者臀下垫便盆,教导患者有效地以腹部压力来引发排便,如无效,则可戴手套,伸入患者肛门口刺激排便,或再加甘油灌肠,每天固定时间训练。

(六)做好基础护理

患者脊髓受损后可出现四肢瘫或截瘫,生活自理能力缺陷,其一切生活料理均由护理人员来完成。每天定时翻身,变换体位,观察皮肤,保护皮肤完整性。保持床单位的平整。

(七)做好呼吸道管理

(1)$C_{1\sim4}$ 受损者,膈神经、横膈及肋间肌的活动均丧失,并且无法深呼吸及咳嗽,为了维持生命,而行气管切开,并使用呼吸机辅助呼吸。及时吸痰保持呼吸道通畅。

(2)在损伤后 48 小时应密切观察患者呼吸形态的变化,呼吸的频率和节律。

(3)监测血氧饱和度及动脉血气分析的变化,以了解其缺氧的情况是否加重。

(4)在病情允许的范围内协助患者翻身,并指导患者深呼吸与咳嗽,以预防肺不张及坠积性肺炎等并发症。

(八)观察神经功能的变化

(1)观察脊髓受压的征象,在受伤的 24~36 小时,每隔 2~4 小时就要检查患者四肢的肌力、肌张力、痛触觉等,以后每班至少检查 1 次。并及时记录患者感觉平面、肌张力、痛温触觉恢复的情况。

(2)检查发现患者有任何变化时,应立即通知医师,以便及时进行手术减压。

(九)脊髓手术护理

1.手术前护理

(1)观察脊髓受压的情况,特别注意维持患者的呼吸。

(2)观察患者脊柱的功能,以及活动与感觉功能的丧失或恢复情况。

(3)做好患者心理护理,解除患者的恐惧、忧虑和不安的心理。

(4)遵医嘱进行术前准备,灌肠排出肠内粪便。可减少手术后的肿胀和压迫。

2.手术后护理

(1)手术后搬运患者时,应保持患者背部平直,避免不必要的震动、旋转、摩擦和任意暴露患者;如为颈椎手术,则应注意颈部的固定,戴颈托。

(2)颈部手术后,应该去掉枕头平卧。必要时使用沙袋固定头部,保持颈椎平直。

(3)观察患者的一般情况,如皮肤的颜色、意识状况、定向力、生命体征及监测四肢运动、肌力和感觉。

(4)颈椎手术时,由于颈部被固定,不能弯曲。常使口腔的分泌物不易咳出,应及时吸痰保持呼吸道的通畅。

(5)观察伤口敷料是否干燥,有无出血、有无液体自伤口处渗出,观察术后应用止痛泵的效果。

(十)颅骨牵引患者护理

(1)随时观察患者有无局部肿胀或出血的情况。

(2)由于颅骨牵引,时间过长枕部及肩胛骨易发生压疮,可根据情况应用减压贴。

(3)定期检查牵引的位置、功效是否正确,如有松动,及时报告医师。

(4)牵引时使用便器要小心,不可由于使用便器不当造成牵引位置、角度及功效发生改变。

(十一)预防并发症护理

脊髓损伤后常发生的并发症是压疮、泌尿系统感染和结石、肺部感染、深静脉血栓形成和肢体挛缩。

1.压疮

定时评估患者皮肤情况采用诺顿评分,护士按照评分表中五项内容分别打分并相加总分<14分,可认为患者是发生压疮的高危人群,必须进行严格的压疮预防。可应用气垫床,定时翻身缓解患者的持续受压,对于危险区域的皮肤应用减压贴、透明贴、皮肤保护剂赛肤润,保持床单位平整、清洁,每班加强检查。

2.肺部护理

鼓励患者咳嗽,压住胸壁或腹壁辅助咳嗽。不能自行咳痰者进行气管内吸痰。变换体位、进行体位引流,雾化吸入。颈段脊髓损伤者,必要时行气管切开,辅助呼吸。

3.防深静脉血栓形成

深静脉血栓形成常发生在伤后10~40天,主要原因是血流缓慢。临床表现为下肢肿胀、胀痛、皮肤发红,也可肢体温度降低。防治的方法有患肢被动活动,穿预防深静脉血栓的弹力袜。定期测下肢周径,发现肿胀,立即制动。静脉应用抗凝剂,也可行彩色多普勒检查,证实为血栓者可行溶栓治疗,可用尿激酶或东凌克栓酶等。

4.预防痉挛护理

痉挛是中枢神经系统损害后出现的以肌肉张力异常增高为表现的综合征,痉挛可出现在肢体整体或局部,也可出现在胸、背、腹部肌肉。有些痉挛对患者是有利的,比如股四头肌痉挛有助于患者的站立和行走,下肢肌痉挛有助于防止直立性低血压,四肢痉挛有助于防止深静脉血栓形成。但严重的肌痉挛会给患者带来很大的痛苦,妨碍自主运动的恢复,成为功能恢复的主要障碍。痉挛在截瘫患者常表现为以伸肌张力异常增高的痉挛模式,持续的髋膝踝的伸展,最后出现跟腱缩短,踝关节旋前畸形及内收肌紧张。患者从急性期开始采用抗痉挛的良肢体位摆放,下肢伸肌张力增高将下肢摆放为屈曲位。对肢体进行主动运动和被动运动,主动运动:做痉挛肌的拮抗肌适度的主动运动,对肌痉挛有交替性抑制作用。被动运动与按摩:进行肌肉按摩,或温和地被动牵张痉挛肌,可降低肌张力,有利于系统康复训练。冷疗或热疗可使肌痉挛一过性放松。水疗温水浸浴有利于缓解肌痉挛。

(十二)康复护理

(1)在康复医师的指导下,给予患者日常生活活动训练,使患者能自行穿脱衣服,进食、盥洗、大小便、沐浴及开关门窗,电灯、水龙头等改善患者自我照顾的能力。

(2)按照运动计划做肢体运动。颈椎以下受伤的患者,运用各种支具下床行走。

(3)指导患者及家属如何把身体自床上移到轮椅或床边的便器上。

(4)教导患者使用辅助的运动器材,如轮椅、助行器、手杖来加强自我照顾能力。

(十三)健康教育

患者和家属对突然遭受到脊髓外伤所带来的四肢瘫或截瘫事实不能接受,患者和家属都比较紧张,因此对患者和家属的健康教育就非常重要。

(1)教导患者需保持情绪稳定,向患者简单的解释所有治疗的过程。

(2)鼓励家属参加康复治疗活动。

(3)告知患者注意安全,以防发生意外。

(4)教导运动计划的重要性,并能切实执行。

(5)教导家属能适时给予患者协助及心理支持,并时常给予鼓励。

(6)教导患者及家属,重视日常生活的照顾,预防并发症。

(7)定期返院检查。

五、评价

对脊髓损伤的患者,在提供必要的护理措施之后,应进行下列评价。

(1)患者的脊柱是否保持平直。

(2)患者的呼吸功能和循环功能,是否维持在正常状态。

(3)是否提供足够的营养。

(4)是否为患者摆放良肢位,定时为患者翻身。

(5)患者的大小便排泄功能是否已经逐渐恢复正常,是否已经提供必要的协助和训练。

(6)患者是否经常保持皮肤清洁干燥,皮肤是否完整无破损。

(7)患者的运动、感觉、痛温触觉功能是否逐渐恢复。

(8)对脊髓手术的患者,是否提供了完整的手术前及手术后的护理。

(9)对患者是否进行了健康教育,患者接受的程度如何,是否掌握。

(10)对实施颅骨牵引的患者,是否提供了必要的牵引护理。

(11)在护理患者过程中是否避免了并发症的发生。

(12)患者及家属是否能够接受脊髓损伤这种心理冲击,是否提供了心理护理。

(张桂芝)

第三节 面肌痉挛

面肌痉挛是指以一侧面神经所支配的肌群不自主地、阵发性、无痛性抽搐为特征的慢性疾病。抽搐多起于眼轮匝肌,从一侧眼轮匝肌很少的收缩开始,缓慢由上向下扩展到半侧面肌,严重可累及颈肩部肌群。抽搐为阵发性、不自主痉挛、不能控制,情绪紧张、过度疲劳可诱发或加重病情。开始抽搐较轻,持续仅几秒,之后抽搐逐渐延长至几分钟,频率增多,严重者致同侧眼不能睁开,口角向同侧㖞斜,严重影响身心健康。女性患者多见,左侧多见,通常在青少年出现,神经外科常用手术方法为微血管减压术。

一、护理措施

(一)术前护理

1.心理护理

充分休息,减轻心理负担,消除心理焦虑,并向患者介绍疾病知识、治疗方法及术后患者的康复情况,以及术后可能出现的不适和应对办法,使患者对手术做好充分的准备。

2.饮食护理

营养均衡,可进食高蛋白、低脂肪、易消化食物。

3.术前常规护理

选择性备皮(即术侧耳后向上、向下、向后各备皮约 5 cm,尤其适用于长发女性,可以很好地降低因外貌改变造成的不良心理应激)、配血、灌肠、禁食、禁水。

(二)术后护理

(1)密切观察生命体征、意识、瞳孔变化。

(2)观察有无继发性出血。

(3)保持呼吸道通畅,如有恶心、呕吐,去枕头偏向一侧,及时清除分泌物,避免吸入性肺炎。

(4)饮食:麻醉清醒 4 小时后且不伴恶心、呕吐,由护士亲自喂第一口水,观察有无呛咳,防止误吸。术后第一天可进流食,逐渐过渡至正常饮食。鼓励营养均衡,并适当摄取汤类食物,多饮水,以缓解低颅内压症状。

(5)体位:去枕平卧 4～6 小时,患者无头晕、恶心、呕吐等不适主诉,在主管医师协助下给患者垫薄软枕或毛巾垫。如术后头晕、恶心等明显低颅内压症状,要遵医嘱去枕平卧 1～2 天。术后 2～3 天可缓慢坐起,如头晕不适,立即平卧,反复锻炼至症状消失,在他人搀扶下可下床活动,注意避免跌倒。

(6)观察有无颅内感染、切口感染。观察伤口敷料,监测体温 4 次/天,了解有无头痛、恶心等不适主诉。

(7)手术效果观察:评估术后抽搐时间、强度、频率。部分患者术后面肌痉挛会立即消失,部分患者需要营养受损的神经,一段时间后可消失。

(8)对患者进行健康宣教,告知完全恢复需要 3 个月时间,加强护患配合。

(9)术后并发症护理:①低颅内压反应,因术中为充分暴露手术视野需放出部分脑脊液,所以导致颅内压降低。术后根据情况去枕平卧 1～3 天,如恶心、呕吐,头偏向一侧,防止误吸。每天补液 1 500～2 000 mL,并鼓励患者多进水、汤类食物,促进脑脊液分泌。鼓励床上活动下肢,防止静脉血栓形成。②脑神经受累,因手术中脑神经根受损可致面部感觉麻木,不完全面瘫。不完全面瘫者注意口腔和眼部卫生,眼睑闭合不全者予抗生素软膏涂抹,饭后及时清理口腔,遵医嘱给予营养神经药物,并做好细致解释,健康指导。③听力下降,因术中损失相邻的听神经,所以导致同侧听力减退或耳聋。密切观察,耐心倾听不适主诉,及时发现异常。遵医嘱使用营养神经药物,并注意避免使用损害听力的药物,保持安静,避免噪声。

（三）健康指导

（1）避免情绪激动，去除不安、恐惧、愤怒、忧虑等不利因素，保持心情舒畅。

（2）饮食清淡，多吃含水分、含纤维素多的食物；多食蔬菜、水果。忌烟、酒及辛辣刺激性强的食物。

（3）定期复查病情。

二、主要护理问题

（1）知识缺乏：与缺乏面肌痉挛相关疾病知识有关。

（2）自我形象紊乱：与不自主抽搐有关。

（3）有出血的可能：与手术有关。

（4）有体液不足的危险：与体液丢失过多有关。

（5）有感染的危险：与手术创伤有关。

（张桂芝）

第四节　颅　脑　损　伤

颅脑损伤是暴力直接或间接作用于头部引起颅骨及脑组织的损伤。可分为开放性颅脑损伤和闭合性颅脑损伤。颅底骨折可出现脑脊液耳漏、鼻漏。脑干损伤时可出现意识障碍、去大脑强直，严重时发生脑疝危及生命。颅脑损伤的临床表现为意识障碍、头痛、恶心、呕吐、癫痫发作、肢体瘫痪、感觉障碍、失语及偏盲等。重度颅脑损伤以紧急抢救、纠正休克、清创、抗感染及手术为主要治疗方法。

一、颅脑损伤的分型

目前国际上通用的是格拉斯哥昏迷量表方法，是 1974 年英国一些学者设计的一种脑外伤昏迷评分法，经改进后被推广，现成为国际上公认评判脑外伤严重程度的准绳，统一了对脑外伤严重程度的目标标准。根据格拉斯哥昏迷量表对昏迷患者检查睁眼、言语和运动反应进行综合评分。正常总分为 15 分，病情越重，积分越低，最低 3 分。总分越低表明意识障碍越重，伤情越重。总分在 8 分以下表明已达昏迷阶段。（表 9-1）

表 9-1　脑外伤严重程度目标标准

项目	记分	项目	记分	项目	记分
睁眼反应		言语反应		运动反应	
正常睁眼	4	回答正确	5	按吩咐动作	6
呼唤睁眼	3	回答错乱	4	刺痛时能定位	5
刺痛时睁眼	2	词句不清	3	刺痛时躲避	4
无反应	1	只能发音	2	刺痛时肢体屈曲	3
		无反应	1	刺痛时肢体伸直	2
				无反应	1

我国的颅脑损伤分型大致划分为轻型、中型、重型,(其中包括特重型)。轻型 13～15 分,意识障碍时间在 30 分钟内;中型 9～12 分,意识模糊至浅昏迷状态,意识障碍时间在 12 小时以内;重型 5～8 分,意识呈昏迷状态,意识障碍时间>12 小时;特重型 3～5 分,伤后持续深昏迷。

(一)轻型(单纯脑震荡)

(1)原发意识障碍时间在 30 分钟以内。

(2)只有轻度头痛、头晕等自觉症状。

(3)神经系统和脑脊液检查无明显改变。

(4)可无或有颅骨骨折。

(二)中型(轻的脑挫裂伤)

(1)原发意识障碍时间不超过 12 小时。

(2)生命体征可有轻度改变。

(3)有轻度神经系统阳性体征,可有或无颅骨骨折。

(三)重型(广泛脑挫伤和颅内血肿)

(1)昏迷时间在 12 小时以上,意识障碍逐渐加重或有再昏迷的表现。

(2)生命体征有明显变化,即出现急性颅内压增高症状。

(3)有明显神经系统阳性体征。

(4)可有广泛颅骨骨折。

(四)特重型(有严重脑干损伤和脑干衰竭现象者)

(1)伤后持续深昏迷。

(2)生命体征严重紊乱或呼吸已停止者。

(3)出现去大脑强直,双侧瞳孔散大等体征者。

二、重型颅脑损伤的护理

(一)卧位

依患者伤情取不同卧位。

(1)低颅内压患者适合取平卧位,如头高位时则头痛加重。

(2)颅内压增高时,宜取头高位,以利颈静脉回流,减轻颅内压。

(3)脑脊液漏时,取平卧位或头高位。

(4)重伤昏迷患者取平卧、侧卧与侧俯卧位,以利口腔与呼吸道分泌物向外引流,保持呼吸道通畅。

(5)休克时取平卧或头低卧位,时间不宜过长,避免增加颅内淤血。

(二)营养的维持与补液

重型颅脑损伤的患者由于创伤修复、感染和高热等原因,机体消耗量增加,维持营养及水电解质平衡极为重要。

(1)伤后 2～3 天一般予以禁食,每天静脉输液量 1 500～2 000 mL,不宜过多或过快,以免加重脑水肿与肺水肿。

(2)应用脱水剂甘露醇时应快速输入。

(3)出血性休克的患者宜先输血。严重脑水肿患者先用脱水剂后酌情输液,补液须缓慢限制入液量,以免脑水肿加重。

(4)脑损伤患者输浓缩人血清清蛋白与血浆,既能增高血浆蛋白,也有利于减轻脑水肿。

(5)长期昏迷,营养与水分摄入不足,可输氨基酸、脂肪乳剂、间断小量输血。

(6)准确记录出入量。

(7)颅脑损伤可致消化吸收功能减退,肠鸣音恢复后,可用鼻饲给予高蛋白、高热量、高维生素和易于消化的流质,常用混合奶(每1 000 mL所含热量约4.6 kJ)或要素饮食用输液泵维持。

(8)患者吞咽反射恢复后,即可试行喂食,开始少量饮水,确定吞咽功能正常后,可喂少量流质饮食,逐渐增加,使胃肠功能逐渐适应,防止发生消化不良或腹泻。

(三)呼吸系统护理

(1)保持呼吸道通畅,防止缺氧、窒息及预防肺部感染。

(2)氧疗:术后(或入监护室后)常规持续吸氧3~7天,中等浓度吸氧(氧流量2~4 L/min)。

(3)观察呼吸音和呼吸频率、节律并准确描述记录。

(4)深昏迷或长期昏迷、舌后坠影响呼吸道通畅者,早期行气管切开术。

(5)做好切开后护理,监护室做好空气消毒隔离,保持一定温度和湿度(温度22~25 ℃,相对湿度约60%)。

(6)吸痰要及时,按无菌操作,吸痰要充分和有效,动作要轻,防止损伤支气管黏膜,一次性吸痰管可防止交叉感染。一人一盘,每吸一次戴无菌手套,气管内滴入稀释的糜蛋白酶+生理盐水+庆大霉素有利于黏稠痰液的排出。

(7)做好给氧,辅助呼吸:呼吸异常,可给氧或进行辅助呼吸,呼吸频率每分钟少于9次或超过30次,血气分析氧分压过低,二氧化碳分压过高,呼吸无力,及呼吸不整等都是呼吸异常之征象。通过吸氧及浓度调整,使PaO_2维持在1.3 kPa以上,$PaCO_2$保持在3.3~4.0 kPa代谢性酸中毒者静脉补充碳酸氢钠,代谢性碱中毒者可用静脉补生理盐水给予纠正。

(四)颅内伤情监护

重点是防治继发病理变化,在颅内血肿清除后脑水肿是颅脑损伤后最突出的继发变化,伤后48~72小时达到高峰,采用甘露醇或呋塞米+清蛋白,每6小时1次交替使用。

(1)意识的判断:①清醒,回答问题正确,判断力和定向力正确。②模糊,意识朦胧,可回答简单话但不一定确切,判断力和定向力差,伤员呈嗜睡状。③浅昏迷,意识丧失,对痛刺激尚有反应、角膜、吞咽反射和病理反射均尚存在。④深昏迷,对痛的刺激已无反应,生理反射和病理反射均消失,可出现去脑强直、尿潴留或充溢性失禁。如发现伤员由清醒转为嗜睡或躁动不安,或有进行性意识障碍时,可考虑有颅内压增高表现,可能有颅内血肿形成,要及时采取措施。应早行CT扫描确定是否颅内血肿。对原发损伤的程度和继发性损伤的发生、发展均是最可靠的指标。避免过度刺激和连续护理操作,以免引起颅内压持续升高。

(2)严密观察瞳孔(大小、对称、对光反射)变化,病情变化往往在瞳孔细微变化中发现:如瞳孔对称性缩小并有颈项强直、头剧痛等脑膜刺激征,常为伤后出现的蛛网膜下腔出血,可做腰椎穿刺放出1~2 mL脑脊液证实。如双侧瞳孔针尖样缩小、光反应迟钝,伴有中枢性高热,深昏迷则多为脑桥损害。如瞳孔光反应消失、眼球固定,伴深昏迷和颈项强直,多为原发性脑干伤。伤后伤侧瞳孔先短暂缩小继之散大,伴对侧肢体运动障碍,则往往提示伤侧颅内血肿。如一侧瞳孔进行性散大,光反射逐渐消失,伴意识障碍加重、生命体征紊乱和对侧肢体瘫痪,是脑疝的典型改变。如瞳孔对称性扩大、对光反射消失则损伤者已濒危。

(3)生命体征对颅内继发伤的反映,以呼吸变化最为敏感和多变。颅脑损伤对呼吸功能的影响主要有以下几方面：①脑损伤直接导致中枢性呼吸障碍。②间接影响呼吸道发生支气管黏膜下水肿出血、意识障碍者，呼吸道分泌物不能主动排出、咳嗽和吞咽功能降低，引起呼吸道梗阻性通气障碍。③可引起肺部充血、淤血、水肿和神经源性肺水肿致换气障碍，伤后脑细胞脆弱，血氧供给不足将加重脑细胞损害，呼吸功能障碍是颅脑外伤最常见的死亡原因，加强呼吸功能的监护对脑保护是至关重要的。

（4）护理操作时避免引起颅内压变化，头部抬高 30°，保持中位，避免前屈、过伸、侧转（均影响脑部静脉回流），避免胸腹腔压升高，如咳嗽、吸痰、抽搐（胸腹腔内压增高可致脑血流量增高）。

（5）掌握和准确执行脱水治疗，颅脑外伤的病员在抢救治疗中，常用的脱水剂有甘露醇，该药静脉快速注射后，血中浓度迅速增高，产生一时性血中高渗压，将组织间隙中水分吸入血管中，由于脱水剂在体内不易代谢，仍以原形经肾脏排泄而利尿能使组织脱水。颅脑外伤使用脱水剂后，可明显降低颅内压力，一般注射后 10 分钟可产生利尿，2～3 小时血中达到高峰，维持 4～6 小时。甘露醇脱水静脉滴注时要求 15～30 分钟滴完，必要时进行静脉推注，及时准确收集记录尿量。

（五）消化系统护理

重型颅脑损伤对消化系统的影响，一般认为可能有两个方面：一是由于交感神经麻痹使胃肠血管扩张、淤血，同时又由于迷走神经兴奋使胃酸分泌增加，损害胃黏膜屏障，导致黏膜缺血，局部糜烂。二是重型颅脑损伤均有不同程度缺氧，胃肠道黏膜也受累，缺氧水肿，影响胃肠道正常消化功能。对消化道功能监护主要是观察和防治胃肠道出血和腹泻，尤其是亚低温状态下，伤员胃肠道蠕动恢复慢。伤后几天内应放置胃管，待肠鸣音恢复后给予胃肠道营养。

重型颅脑损伤，特别是丘脑下部损伤的患者，可并发神经原性应激性胃肠道出血。出血之前患者多有呼吸异常、缺氧或并发肺炎、呃逆，随之出现咖啡色胃液及柏油样便，多次大量柏油便，可导致休克和衰竭。在处理上，要改善缺氧，稳定生命体征，记录出血情况，禁食，药物止血，如给予西咪替丁、酚磺乙胺、氨甲苯酸、云南白药等。必要时胃内注入少量肾上腺素稀释液，对止血有帮助。同时采取抗休克措施、输血或血浆，注意水电解质平衡，对于便秘 3 天以上者可给缓泻剂、润肠剂或开塞露，必要时戴手套掏出干结大便块。

（六）五官护理

（1）注意保护角膜，由于外伤造成眼睑闭合不全，故要防止角膜干燥坏死。一般可戴眼罩，眼部涂眼药膏，必要时暂时缝合上下眼睑。

（2）脑脊液漏及耳漏，宜将鼻、耳血迹擦净，禁用水冲洗、禁加纱条、棉球填塞。患者取半卧位或平卧位多能自愈。

（3）及时做好口腔护理，清除鼻咽与口腔内分泌物与血液。用 3% 过氧化氢溶液或生理盐水或 0.1% 呋喃西林清洗口腔 4 次/天，长期应用多种抗生素者，可并发口腔霉菌，发现后宜用制霉菌素液每天清洗 3～4 次。

（七）皮肤护理

昏迷及长期卧床，尤其是衰竭患者易发生压疮，预防要点如下。

（1）勤翻身，至少 1 次/2 小时翻身，避免皮肤连续受压，采用气垫床、海绵垫床。

（2）保持皮肤清洁干燥，床单平整，大小便浸湿后随时更换。

（3）交接班时，要检查患者皮肤，如发现皮肤发红，只要避免再受压即可消退。

（4）昏迷患者如需应用热水袋，一定按常规温度 50 ℃，避免烫伤。

(八)泌尿系统护理

(1)留置导尿管,每天冲洗膀胱1~2次,每周更换导尿管。

(2)注意会阴护理,防止泌尿系统感染,观察有无尿液含血,重型颅脑损伤患者每天记尿量。

(九)血糖监测

高血糖在脑损伤24小时后发生较为常见,它可进一步破坏脑细胞功能,因此对高血糖的监测防治也是必需的。监测方法应每天采血查血糖,应用床边血糖监测仪和尿糖试纸监测血糖和尿糖4次/天,脑外伤术后预防性应用胰岛素12~24 U静脉滴注,每天1次。

护理要点如下:①正确掌握血糖、尿糖测量方法。②掌握胰岛素静脉滴注的浓度,每500 mL液体中不超过12 U,滴速<60滴/分。

(十)伤口观察与护理

(1)开放伤或开颅术后,观察敷料有无血性浸透情况,及时更换,头下垫无菌巾。

(2)注意是否有脑脊液漏。

(3)避免伤口患侧受压。

(十一)躁动护理

颅脑损伤急性期因颅内出血,血肿形成,颅内压急剧增高,常引起躁动。此外,缺氧、休克兴奋期、尿潴留、膀胱过度膨胀、脑外伤恢复期也可有躁动。对患者躁动应适当将四肢加以约束,防止自伤、防止坠床,分析躁动原因针对原因加以处理。

(十二)高热护理

颅脑损伤患者出现高热时,急性期体温可为38~39 ℃,经过5~7天逐渐下降。

(1)如体温持续不退或下降后又高热,要考虑伤口、颅内、肺部或泌尿系统并发感染。

(2)颅内出血,尤其脑室出血也常引起高热。

(3)因丘脑下部损伤发生的高热可以持续较长时间,体温可高达41 ℃,部分患者因高热不退而死亡。

高热处理:①一般头部枕冰袋或冰帽,酌用冬眠药。②小儿及老年人应着重预防肺部并发症。③长期高热要注意补液。④冬眠低温是治疗重型颅脑损伤、防治脑水肿的措施,也用于高热时。⑤目前我们采用亚低温,使患者体温降至34 ℃左右,一般3~5天可自然复温。⑥冰袋降温时要外加包布,避免发生局部冻伤。⑦在降温时,观察患者需注意区别药物的作用与伤情变化引起的昏迷。

(十三)癫痫护理

颅骨凹陷骨折、急性脑水肿、蛛网膜下腔出血、颅内血肿、颅内压增高、高热等均可引起癫痫发作,应注意以下几点。

(1)防止误吸与窒息,有专人守护,将患者头转向一侧,上下牙之间加牙垫防舌咬伤。

(2)自动呼吸停止时,应即行辅助呼吸。

(3)大发作频繁,连续不止,称为癫痫持续状态,可造成脑缺氧而加重脑损伤,一旦发现应及时通知医师做有效的处理。

(4)详细记录癫痫发作的形式与频度及用药剂量。

(5)癫痫持续状态用药,常用地西泮、冬眠药、苯妥英钠。

(6)癫痫发作和发作后不安的患者,要倍加防范,避免坠床而发生意外。

(十四)亚低温治疗的护理

亚低温治疗重型颅脑损伤是近几年临床开展的有效新方法。大量动物实验研究和临床应用结果都表明,亚低温对脑缺血和脑外伤具有肯定的治疗效果,但亚低温保护的确切机制尚不十分清楚,可能包括以下几个方面。

(1)降低脑组织氧耗量,减少脑组织乳酸堆积。

(2)保护血-脑屏障,减轻脑水肿。

(3)抑制内源性毒性产物对脑细胞的损害作用。

(4)减少钙离子内流,阻断钙对神经元的毒性作用。

(5)减少脑细胞结构蛋白破坏,促进脑细胞结构和功能修复。

(6)减轻弥漫性轴索损伤,弥漫性轴索损伤是导致颅脑损伤的主要病理基础,尤其是脑干网状上行激活系统轴索损伤是导致长期昏迷的确切因素。

亚低温能显著地控制脑水肿,降低颅内压,减少脑组织细胞耗能,减轻神经毒性产物过度释放等。目前临床常用半导体冰毯制冷与药物降温相结合方法,使患者肛温一般维持在30~34 ℃,持续3~10天。

亚低温治疗状态下护理要点如下:①生命体征监测,亚低温状态下会引起血压降低和心率缓慢,护理工作中应该严密观察伤员心率、心律、血压等,尤其是儿童和老年患者及心脏病、高血压伤员应该重视,采用床边监护仪连续监测。②降温毯置于患者躯干部,背部和臀部皮肤温度较低,血循环减慢,容易发生压疮,每小时翻身一次,避免长时间压迫,血运减慢而发生压疮。③防治肺部感染。亚低温状态下,伤员自身抵抗力降低,气管切开后较易发生肺部感染。加强翻身叩背、吸痰,呼吸道冲洗时将冲洗液吸净是关键护理措施。

(十五)精神与心理护理

不论伤情轻重,患者都可能对脑损伤存在一定的忧虑,担心今后的工作能否适应、生活是否受影响。护士对患者从机体的代偿功能和可逆性多做解释,给患者安慰和鼓励,以增强自信心。对饮食、看书等不宜过分限制,早期锻炼有利康复。因器质性损伤引起失语、瘫痪者,宜早期进行训练与功能锻炼。

(十六)康复催醒治疗的护理

目前认为颅脑损伤患者伤后持续昏迷1个月以上为长期昏迷。长期昏迷催醒治疗应包括:预防各种并发症、使用催醒药物,减少或停用苯妥英钠和巴比妥类药物,交通性脑积水外科治疗等。

高压氧是目前用于长期昏迷患者催醒的行之有效的方法之一,颅脑损伤昏迷患者一旦伤情平稳,应该尽早接受高压氧治疗,疗程通常过30天左右。对于高热、高血压、心脏病和活动性出血的昏迷患者应该慎用此类治疗以防发生意外。

长期昏迷的正规康复治疗包括早期和后期康复治疗。早期康复治疗是指患者在伤后住院期间由医护人员所进行的康复治疗;后期康复治疗指是患者出院后转至康复中心,在康复体疗、心理等方面的医护人员指导下进行的康复训练和治疗。康复治疗的原则如下。

(1)从简单基本功能训练开始循序渐进。

(2)放大效应:如收录机音量适当放大,选用大屏幕电视机、放大康复训练器材和生活用具,选择患者喜爱的音像带等。

(3)反馈效应:在整个训练康复过程中,医护人员要经常给患者鼓励、称赞和指导性批评。有条件时将患者整个康复治疗过程进行录像定期放给患者看,使其感到康复的过程中,神经功能较前逐渐恢复,增强自信心。

(4)替代方法:若患者不能行走则教会患者如何使用各种辅助工具行走。

(5)重复训练,是在相当长的康复训练过程中,既要让患者反复训练以促进运动功能重建,又要不断改进训练方法和器材,才能不使患者产生厌倦情绪。迄今已经有大量随机双盲前瞻性临床观察结果表明,正规康复治疗对重型颅脑损伤患者运动神经功能恢复较未接受正规康复治疗患者明显。早期(<35 天)较晚期(>35 天)开始正规康复治疗的患者神经功能恢复快一倍以上。对正规康复治疗伤后 7 天内开始与 7 天以上开始者进行评分,前者明显高于后者。一般情况下,早期康复治疗疗程 1～3 个月,重型颅脑损伤者需要 1～2 年。

目前临床治疗颅脑损伤患者智能障碍的主要药物包括三大类:儿茶酚胺类、胆碱能类和智能增强剂。近年来发现神经节苷脂和促甲状腺释放激素对颅脑损伤患者智能的恢复也有促进作用。

颅脑损伤患者伤后智能障碍主要临床表现为记忆力障碍、语言障碍和计数能力障碍。记忆力障碍主要包括视觉记忆力障碍、听觉记忆力障碍、空间记忆力障碍和颞叶定向障碍,语言障碍主要包括阅读理解障碍、失认症、失写症、语言理解障碍、发音和拼音障碍等。近年来采用智能训练和药物结合治疗颅脑损伤患者智能障碍已受到人们重视。智能康复训练加药物治疗有助于颅脑损伤患者的智能恢复。然而,智能康复训练应与体能康复训练同期进行。目前我们的智能康复训练主要包括仪器工具训练、反复操作程度训练及帮助记忆力的技巧训练等。

康复期伤病员需加强心理护理:对于轻型伤员应鼓励尽早自理生活、防止过度依赖医护人员。要鼓励他们树立战胜伤病的信心,清除"脑外伤后综合征"的顾虑。脑外伤后综合征是指脑外伤后患者所出现的临床精神神经症或主诉,主要包括头痛、眩晕、记忆力减退、软弱无力、四肢麻木、恶心、复视和听力障碍等。应该向伤员做适当解释,让伤员知道有些症状属于功能性的,可以恢复。对于遗留神经功能残疾伤员的今后生活工作问题,偏瘫失语的锻炼等问题,应该积极向伤员及家属提出合理建议和正确指导,帮助伤员恢复,鼓励伤员面对现实、树立争取完全康复的信心。

(张桂芝)

第五节 脑 疝

当颅腔内某分腔有占位性病变时,该分腔的压力大于邻近分腔,脑组织由高压力区向低压力区移位,导致脑组织、血管及脑神经等重要结构受压或移位,产生相应的临床症状和体征,称为脑疝。

根据移位的脑组织及其通过的硬脑膜间隙和孔道,可将脑疝分为以下常见的三类:①小脑幕切迹疝,又称颞叶疝,为颞叶的海马回、钩回通过小脑幕切迹被推移至幕下。②枕骨大孔疝,又称小脑扁桃体疝,为小脑扁桃体及延髓经枕骨大孔被推挤向椎管内。③大脑镰下疝,又称扣带回疝,一侧半球的扣带回经镰下孔被挤入对侧分腔。(图 9-9)

脑疝是颅内压增高的危象和引起死亡的主要原因,常见的有小脑幕切迹疝和枕骨大孔疝。

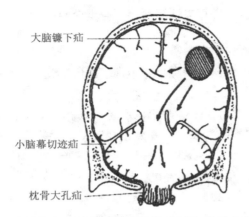

图 9-9 大脑镰下疝(上)、小脑幕切迹疝(中)、枕骨大孔疝(下)

一、病因与发病机制

(1)外伤所致各种颅内血肿,如硬膜外血肿、硬膜下血肿及脑内血肿。

(2)颅内脓肿。

(3)颅内肿瘤尤其是颅后窝、中线部位及大脑半球的肿瘤。

(4)颅内寄生虫病及各种肉芽肿性病变。

(5)医源性因素,对于颅内压增高患者,进行不适当的操作如腰椎穿刺,放出脑脊液过多过快,使各分腔间的压力差增大,则可促使脑疝形成。

发生脑疝时,移位的脑组织在小脑幕切迹或枕骨大孔处挤压脑干,使脑干受压移位导致其实质内血管受到牵拉,严重时基底动脉进入脑干的中央支可被拉断而致脑干内部出血,出血常为斑片状,有时出血可沿神经纤维走行方向达内囊水平。同侧的大脑脚受到挤压会造成病变对侧偏瘫,同侧动眼神经受到挤压可产生动眼神经麻痹症状。钩回、海马回移位可将大脑后动脉挤压于小脑幕切迹缘上致枕叶皮层缺血坏死。移位的脑组织可致小脑幕切迹裂孔及枕骨大孔堵塞,使脑脊液循环通路受阻,颅内压增高进一步加重,形成恶性循环,使病情迅速恶化。

二、临床表现

(一)小脑幕切迹疝

(1)颅内压增高:剧烈头痛,进行性加重,伴躁动不安,频繁呕吐。

(2)进行性意识障碍:由于阻断了脑干内网状结构上行激活系统的通路,随脑疝的进展,患者出现嗜睡、浅昏迷、深昏迷。

(3)瞳孔改变:脑疝初期由于患侧动眼神经受刺激导致患侧瞳孔变小,对光反射迟钝;随病情进展,患侧动眼神经麻痹,患侧瞳孔逐渐散大,直接和间接对光反射均消失,并伴上睑下垂及眼球外斜;晚期,对侧动眼神经因脑干移位也受到推挤时,则出现双侧瞳孔散大,对光反射消失,患者多处于濒死状态。(图 9-10)

(4)运动障碍:钩回直接压迫大脑脚,锥体束受累后,病变对侧肢体肌力减弱或麻痹,病理征阳性。脑疝进展时可致双侧肢体自主活动消失,严重时可出现去皮质强直状,这是脑干严重受损的信号。(图 9-11)

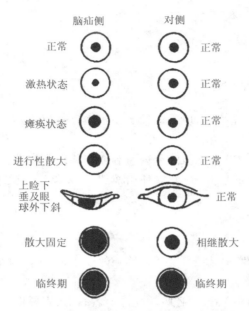

图 9-10 一侧颞叶钩回疝引起的典型瞳孔变化

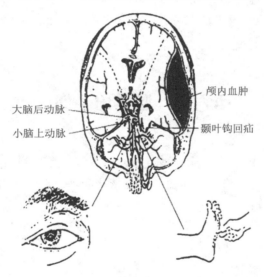

图 9-11 脑疝与临床病症的关系

动眼神经受压导致:同侧瞳孔散大,上睑下垂及眼外肌瘫痪;锥体束
受压导致:对侧肢体瘫痪,肌张力增加,腱反射活跃,病理反射阳性

(5)生命体征变化:若脑疝不能及时解除,病情进一步发展,则患者出现深昏迷,双侧瞳孔散大固定,血压骤降,脉搏快弱,呼吸浅而不规则,呼吸、心跳相继停止而死亡。

(二)枕骨大孔疝

枕骨大孔疝是小脑扁桃体及延髓经枕骨大孔被挤向椎管中,又称小脑扁桃体疝。由于颅后窝容积较小,对颅内高压的代偿能力也小,病情变化更快。患者常有进行性颅内压增高的临床表现:头痛剧烈,呕吐频繁,颈项强直或强迫头位;生命体征紊乱出现较早,意识障碍、瞳孔改变出现较晚。因脑干缺氧,瞳孔可忽大忽小。由于位于延髓的呼吸中枢受损严重,患者早期即可突发呼吸骤停而死亡。

三、治疗要点

关键在于及时发现和处理。

（一）非手术治疗

患者一旦出现典型的脑疝症状,应立即给予脱水治疗,以缓解病情,争取时间。

（二）手术治疗

确诊后,尽快手术,去除病因,如清除颅内血肿或切除脑肿瘤等;若难以确诊或虽确诊但病变无法切除者,可通过脑脊液分流术、侧脑室外引流术或病变侧颞肌下、枕肌下减压术等降低颅内压。

四、急救护理

（1）快速静脉输入甘露醇,山梨醇,呋塞米等强效脱水剂,并观察脱水效果。

（2）保持呼吸道通畅,吸氧。

（3）准备气管插管盘及呼吸机,对呼吸功能障碍者,行人工辅助呼吸。

（4）密切观察呼吸、心跳、瞳孔的变化。

（5）紧急做好术前特殊检查及术前准备。

（张桂芝）

第六节　脑　出　血

脑出血是指原发于脑实质内的出血,主要发生于高血压和动脉硬化的患者。脑出血多发生于55岁以上的老年人,多数患者有高血压史。常在情绪激动或活动用力时突然发病,出现头痛、呕吐、偏瘫及不同程度昏迷等。

一、护理措施

（一）术前护理

（1）密切监测病情变化,包括意识、瞳孔、生命体征变化及肢体活动情况,定时监测呼吸、体温、脉搏、血压等,发现异常（瞳孔不等大、呼吸不规则、血压高、脉搏缓慢）,及时报告医师立即抢救。

（2）绝对卧床休息,取头高位,15°～30°,头置冰袋可控制脑水肿,降低颅内压,利于静脉回流。吸氧可改善脑缺氧,减轻脑水肿。翻身时动作要轻,尽量减少搬动,加床挡以防坠床。

（3）神志清楚的患者谢绝探视,以免情绪激动。

（4）脑出血昏迷的患者24～48小时禁食,以防止呕吐物反流致气管造成窒息或吸入性肺炎,以后按医嘱进行鼻饲。

（5）加强排泄护理:若患者有尿潴留或不能自行排尿,应进行导尿,并留置导尿管,定时更换尿袋,注意无菌操作,每天会阴冲洗1～2次,便秘时定期给予通便药或食用一些粗纤维的食物,嘱患者排便时勿用力过猛,以防再出血。

(6)遵医嘱静脉快速输注脱水药物,降低颅内压,适当使用降压药,使血压保持在正常水平,防止高血压引起再出血。

(7)预防并发症:①加强皮肤护理,每天擦澡1~2次,定时翻身,每2小时翻身1次,床铺干净平整,对骨隆突处的皮肤要经常检查和按摩,防止发生压力性损伤。②加强呼吸道管理,保持口腔清洁,口腔护理每天1~2次;患者有咳痰困难,要勤吸痰,保持呼吸道通畅;若患者呕吐,应使其头偏向一侧,以防发生误吸。③急性期应保持偏瘫肢体的生理功能位。恢复期应鼓励患者早期进行被动活动和按摩,每天2~3次,防止瘫痪肢体的挛缩畸形和关节的强直疼痛,以促进神经功能的恢复,对失语的患者应进行语言方面的锻炼。

(二)术后护理

1.卧位

患者清醒后抬高床头15°~30°,以利于静脉回流,减轻脑水肿,降低颅内压。

2.病情观察

严密监测生命体征,特别是意识及瞳孔的变化。术后24小时内易再次脑出血,如患者意识障碍继续加重、同时脉搏缓慢、血压升高,要考虑再次脑出血可能,应及时通知医师。

3.应用脱水剂的注意事项

临床常用的脱水剂一般是20%甘露醇,滴注时注意速度,一般20%甘露醇250 mL应在20~30分钟输完,防止药液渗漏于血管外,以免造成皮下组织坏死;不可与其他药液混用;血压过低时禁止使用。

4.血肿腔引流的护理

注意引流液量的变化,若引流量突然增多,应考虑再次脑出血。

5.保持出入量平衡

术后注意补液速度不宜过快,根据出量补充入量,以免入量过多,加重脑水肿。

6.功能锻炼

术后患者常出现偏瘫和失语,加强患者的肢体功能锻炼和语言训练。协助患者进行肢体的被动活动,进行肌肉按摩,防止肌肉萎缩。

(三)健康指导

1.清醒患者

(1)应避免情绪激动,去除不安、恐惧、愤怒、忧虑等不利因素,保持心情舒畅。

(2)饮食清淡,多吃含水分、含纤维素多的食物;多食蔬菜、水果。忌烟、酒及辛辣、刺激性强的食物。

(3)定期测量血压,复查病情,及时治疗可能并存的动脉粥样硬化、高脂血症、冠心病等。

(4)康复活动:①应规律生活,避免劳累、熬夜、暴饮暴食等不利因素,保持心情舒畅,注意劳逸结合。②坚持适当锻炼。康复训练过程艰苦而漫长(一般为1~3年,长者需终身训练),需要信心、耐心、恒心,在康复医师指导下,循序渐进、持之以恒。

2.昏迷患者

(1)昏迷患者注意保持皮肤清洁、干燥,每天床上擦浴,定时翻身,防止压力性损伤形成。

(2)每天坚持被动活动,保持肢体功能位置。

(3)防止气管切开患者出现呼吸道感染。

(4)不能经口进食者,应注意营养液的温度、保质期及每天的出入量是否平衡。

（5）保持大小便通畅。

（6）定期高压氧治疗。

二、主要护理问题

（1）疼痛：与颅内血肿压迫有关。

（2）生活自理能力缺陷：与长期卧床有关。

（3）脑组织灌注异常：与术后脑水肿有关。

（4）有皮肤完整性受损的危险：与昏迷、术后长期卧床有关。

（5）躯体移动障碍：与出血所致脑损伤有关。

（6）清理呼吸道无效：与长期卧床所致的机体抵抗力下降有关。

（7）有受伤的危险：与术后癫痫发作有关。

（张桂芝）

第七节　脑动静脉畸形

脑动静脉畸形是指脑血管发育障碍引起的脑局部血管数量和结构异常，并对正常脑血流产生影响。动静脉畸形是一团异常的畸形血管，其间无毛细血管，常有一支或数支增粗的供血动脉，引流动脉明显增粗曲张，管壁增厚，内为鲜红动脉血，似动脉，故称之为静脉的动脉化。动静脉畸形引起的继发性病变有出血、盗血。手术为治疗脑动静脉畸形的根本方法，目的在于减少或消除脑动静脉畸形再出血的机会，减轻盗血现象。手术方法包括血肿清除术、畸形血管切除术、供应动脉结扎术、介入栓塞术。

一、护理措施

（一）术前护理

（1）患者要绝对卧床，并避免情绪激动，防止畸形血管破裂出血。

（2）监测生命体征，注意瞳孔变化，若双侧瞳孔不等大，表明有血管破裂出血的可能。

（3）排泄的管理：向患者宣教合理饮食，嘱其多食富含纤维素的食物，如水果、蔬菜等，以防止便秘。观察患者每天粪便情况，必要时给予开塞露或缓泻剂。

（4）注意冷暖变化，以防感冒后用力打喷嚏或咳嗽诱发畸形血管破裂出血。

（5）注意安全，防止患者癫痫发作时受伤。

（6）危重患者应做好术前准备，如剃头。若有出血，应进行急诊手术。

（二）术后护理

（1）严密监测患者生命体征，尤其注意血压变化，如有异常立即通知医师。

（2）给予患者持续低流量氧气吸入，并观察肢体活动及感觉情况。

（3）按时予以脱水及抗癫痫药物，防止患者颅内压增高或癫痫发作。

（4）如有引流，应保持引流通畅，并观察引流量、颜色及性质变化。短时间内若引流出大量血性物质，应及时通知医师。

(5)如果患者癫痫发作,应保持呼吸道通畅,并予以吸痰、氧气吸入,防止坠床等意外伤害,用床挡保护并约束四肢,口腔内置口咽通气导管,配合医师给予镇静及抗癫痫药物。

(6)长期卧床、活动量较少的患者,应注意其肺部情况,及时给予拍背,促进有效咳痰,防止发生肺部感染,还须定期拍胸部 X 线片,根据胸片有重点有选择性地进行拍背。

(7)术后应鼓励患者进食高蛋白食物,以增加组织的修复能力,保证机体的营养供给。

(8)清醒患者保持头高位(床头抬高 30°),以利血液回流,减轻脑水肿。

(9)准确记录出入量,保证出入量平衡。

(10)对有精神症状的患者,适当给予镇静剂,并注意患者有无自伤或伤害他人的行为。

(11)给予患者心理上的支持,使其对疾病的痊愈有信心,从而减轻患者的心理负担。

(三)健康指导

(1)定期测量血压,复查病情,及时治疗可能并存的血管病变。

(2)保持大小便通畅。

二、主要护理问题

(1)脑出血:与手术伤口有关。

(2)脑组织灌注异常:与脑水肿有关。

(3)有受伤的危险:与癫痫发作有关。

(4)疼痛:与手术创伤有关。

(5)睡眠形态紊乱:与疾病产生的不适有关。

(6)便秘:与术后长期卧床有关。

(7)活动无耐力:与术后长期卧床有关。

(张桂芝)

第八节 脑 膜 瘤

脑膜瘤起源于蛛网膜内皮细胞,脑室内脑膜瘤来自脑室内脉络丛,也可来自硬脑膜成纤维细胞和软脑膜细胞。脑膜瘤是仅次于胶质瘤的颅内肿瘤,是良性肿瘤。发病率为 19.2%,居第二位,女性多于男性,约 2∶1,发病高峰年龄在 45 岁。脑膜瘤在儿童期极少见,仅占儿童期颅内肿瘤的 0.4%~4.6%,16 岁以下发病率不足 1.3%。近年来因 CT 及 MRI 的普遍应用,脑膜瘤发现率增高,特别是老年人群,偶尔会有无症状脑膜瘤和多发性脑膜瘤,可合并胶质瘤、垂体瘤和动脉瘤,但较罕见。

一、专科护理

(一)护理要点

密切观察患者疼痛的性质,在做好心理护理和安全防护的同时,注意观察患者生命体征的变化。

(二)主要护理问题

(1)急性疼痛:与颅内压增高及开颅手术创伤有关。

(2)焦虑:与疾病引起的不适、家庭经济条件及担心预后有关。

(3)有受伤害的危险:与癫痫发作有关。

(4)营养失调:低于机体需要量,与术中机体消耗及手术前后禁食水有关。

(5)有皮肤完整性受损的危险:与患者意识障碍或肢体活动障碍有关。

(6)潜在并发症:颅内感染。

(三)护理措施

1.一般护理

病室空气流通,光线充足,温湿度适宜,保证安静、有序、整洁、安全的诊疗修养环境。对颅内压增高患者需绝对卧床休息,给予日常生活护理。

2.对症护理

(1)急性疼痛的护理:针对因颅内压增高引起的疼痛,在患者发病早期疼痛多为发作性头痛,随着病情的进展,头痛可表现为持续性头痛,且较为剧烈,应给予脱水、激素等治疗使颅内压增高的症状得到改善,从而缓解头痛症状。对于术后疼痛的患者,应协助患者取头高位,耐心倾听患者的感受,指导患者进行深呼吸。

(2)心理护理:护士态度和蔼,具有亲和力,与患者进行有效沟通,增强其安全感和对护理人员的信任感。针对患者及家属提出的问题应运用专业技术知识进行耐心解释,用通俗易懂的语言介绍有疾病相关知识、术前术后注意事项,解除其思想顾虑,乐观接受手术。

(3)有受伤害的危险的护理:因肿瘤长期压迫可出现不同程度的肢体麻木、步态不稳、平衡功能障碍、视力下降、甚至癫痫发作,应保证患者安全。加设床挡,防止患者坠床,必要时给予约束带护理;对步态不稳的患者,外出要专人陪伴;对于听力、视力障碍的患者,要加强生活护理,防止因行动不便而发生意外。

(4)营养失调的护理:患者由于颅内压增高及频繁呕吐,脱水治疗,可导致营养不良和水电解质紊乱,从而加大手术风险。因此,术前应给予营养丰富、易消化、高蛋白、高热量饮食,或静脉补充营养液,以改善患者的全身营养状况。

(5)有皮肤完整性受损的危险的护理:对因肢体活动障碍而长期卧床患者,应注意定时翻身,预防压疮发生。对伴有癫痫发作的患者,使用约束带护理时应连续评估其被约束部位皮肤状况,如有红肿情况应解除约束,加强专人陪护。

(6)潜在并发症的观察与护理:护士在协助医师为患者头部敷料换药时,应遵循无菌操作原则,观察伤口渗血、出血情况。病室内每天开窗通风,保持病室空气清新。实行探视及陪伴管理制度,勿将学龄前儿童带入病室。

二、健康指导

(一)疾病知识指导

1.概念

脑膜瘤是起源于脑膜及脑膜间隙的衍生物,多来自蛛网膜细胞及含蛛网膜成分组织。其病因及发病机制不清,可能与内外环境因素有关。脑膜瘤约占颅内肿瘤的20%,良性居多。生长较为缓慢,病程较长,出现早期症状平均约为2.5年,甚至可达十余年。

2.临床表现

颅内脑膜瘤多位于大脑半球矢状窦旁,邻近的颅骨会有增生或被侵蚀的迹象,因部位不同各具临床特点,但均有颅内压增高及局灶性体征。

(1)颅内压增高症状:颅内压增高表现为持续性、阵发性加剧头痛,晨起加重。疾病早期可有间断阵发性头痛,随病程推移头痛时间可延长,间隔时间缩短或变成持续性头痛;病情严重者呕吐呈喷射状,与饮食关系不大而与头痛剧烈程度有关,视盘水肿可有典型的眼底所见,但患者多无明显自觉症状。一般只有一过性视力模糊、色觉异常或短暂视力丧失。

(2)局灶性症状:肿瘤压迫位置的不同,产生的局灶性症状有所不同。大脑凸面脑膜瘤、矢状窦旁脑膜瘤、大脑镰旁脑膜瘤经常表现为癫痫发作、偏瘫及精神症状等;颅底脑膜瘤引起三叉神经痛,后期出现视神经萎缩、视野缺损、肢体运动障碍及精神症状;鞍结节脑膜瘤可表现为视力障碍、头痛等症状,下丘脑受累可表现为多饮、多尿、嗜睡等症状;蝶骨嵴脑膜瘤可表现为病变侧眼球突出、眼球活动障碍、头痛、癫痫、失语等。

3.脑膜瘤的诊断

具有重要参考价值的检查项目包括颅脑平片、CT、MRI 和报告减影血管造影。因其发病缓、病程长,不同部位脑膜瘤可有不同临床表现。如成年人伴有慢性疼痛、精神改变、癫痫、一侧或双侧视力减退甚至失明、共济失调或有局限性颅骨包块时,应考虑脑膜瘤的可能性。眼底检查发现慢性视盘水肿或呈继发性萎缩。

4.脑膜瘤的处理原则

(1)手术治疗:脑膜瘤首选手术全切除。因大部分脑膜瘤为良性肿瘤,有完整的包膜,大多可完整切除。对于恶性脑膜瘤术后和不能完整切除的脑膜瘤,可进行部分切除配合放射治疗(简称放疗),以延长肿瘤复发的时间。

(2)放疗:对于不能接受手术治疗的患者,可以考虑采用放疗。放疗主要针对次全切除的肿瘤及非典型性、恶性脑膜瘤。

(3)立体定向放射外科治疗:立体定向放射外科治疗技术在两年内对肿瘤的生长控制率非常高,特别是对年龄较大、肿瘤位置较深的患者是一种相对安全和有效的治疗方法。但其相关并发症在一定程度上是不可逆的,主要包括急性放射反应,可表现为头痛、头晕、恶心、呕吐、癫痫发作等;脑神经损伤,可累及动眼神经、视神经、三叉神经等放射性水肿,常表现为头痛、头晕。

5.预后

绝大多数脑膜瘤为良性,预后较好。脑膜瘤术后 10 年生存率为 43%～78%,但恶性脑膜瘤较易复发,辅助以放疗或伽马刀治疗,预后仍较差。

(二)饮食指导

(1)宜食抗肿瘤食物,如小麦、薏米、荸荠、海蜇、芦笋、海带等。

(2)宜食具有保护脑血管作用的食物,如芹菜、荠菜、茭白、向日葵籽等。

(3)宜食具有防治颅内高压作用的食物,如玉米须、赤豆、核桃仁、紫菜、鲤鱼、鸭肉、海带、蟹等。

(4)宜食具有保护视力的食物,如菊花、荠菜、羊肝、猪肝等。

(5)合理进食,保持良好的饮食习惯。注意低盐饮食,防止由于钠离子在机体潴留而引起血压升高,限制烟酒、辛辣等刺激性食物的摄入。

(6)合并糖尿病患者应选用少油少盐的清淡食品,菜肴烹调多用蒸、煮、凉拌、涮、炖、等方式。注意进食规律,定时、定量,两餐之间要间隔 4～5 小时。

(三)预防指导

(1)患者应遵医嘱合理使用抗癫痫药物及降压药物,口服药应按时服用,不可擅自减药、停药。如服用丙戊酸钠缓释片,每天用量应根据患者的年龄和体重计算。对孕妇、哺乳期妇女、明显肝功能损害者应禁止使用,严禁击碎服用;糖尿病患者严格按医嘱用药,及时按血糖情况调节胰岛素剂量,用药后按计划进食,避免饮食习惯的较大改变。

(2)注意合理饮食及饮食卫生,避免致癌物质进入体内。进行有规律锻炼,提高免疫系统功能,增强抵抗力,起到预防肿瘤作用。

(四)日常生活指导

(1)指导患者建立合理的生活方式,保证睡眠充足,注重个人卫生,劳逸结合。

(2)积极治疗原发病,保持心态平和、情绪稳定。

三、循证护理

随着医疗技术的不断提高,神经导航下显微手术切除病灶是治疗脑膜瘤的主要方法。由于瘤体生长部位的特殊性,手术及预后均存在风险,因此做好患者围术期的病情观察与护理,以及预防并发症是术后康复的关键。有学者对 48 例鞍结节脑膜瘤患者围术期护理中发现,通过在术后严格记录 24 小时尿量,对中枢性高热患者采用冰毯和冰帽物理降温能够促进患者病情恢复。有学者对 35 例脑膜瘤术后患者进行持续颅内压监测的研究结果显示,持续颅内压监测能够准确观察动态颅内压变化,有利于指导临床实践。

(一)晨间护理

1.目的

通过晨间护理观察和了解病情,为诊疗和调整护理计划提供依据;及时发现患者存在的健康问题,做好心理护理和卫生指导;促进身体受压部位的血液循环,预防压疮及肺炎等并发症;保持病床和病室的整洁。

2.护理措施

对不能离床活动、病情较轻的患者,鼓励其自行洗漱,包括刷牙、梳头;用消毒毛巾湿式扫床;根据清洁程度,更换床单,整理床单位。对于病情较重,不能离床活动的患者,如危重、高热、昏迷、瘫痪,年老体弱者,应协助患者排便,帮助其刷牙、漱口;病情严重者给予口腔护理,洗脸、洗手、梳头,协助翻身并检查全身皮肤有无受压变红;与患者交谈,了解睡眠情况及有无病情变化,鼓励患者增强战胜疾病的信心并给予心理护理;根据室温适当开窗通风。

(二)晚间护理

1.目的

为患者创造良好的睡眠条件。

2.护理措施

(1)避免环境不良刺激;注意床铺的平整,棉被厚薄适宜,枕头高低适中;注意调节室温和光线,在室内通风换气后可酌情关闭门窗,放下窗帘;查房时动作轻柔。

(2)协助患者梳头、洗漱及用热水泡脚;睡前协助患者排尿。

(3)采取有效措施,尽量减少因疾病带给患者的痛苦与不适,如解除咳嗽、腹胀、尿潴留等不适,取舒适体位。

(张桂芝)

第九节 脑 动 脉 瘤

　　脑动脉瘤是局部动静脉异常改变产生的脑动静脉瘤样突起,好发于组成脑底动脉环(Willis 动脉环)的大动脉分支或分叉部。因为这些动脉位于脑底的脑池中,所以动脉瘤破裂出血引起动脉痉挛、栓塞及蛛网膜下腔出血等症状。其主要见于中年人。脑动脉瘤的病因尚未完全明了,但目前多认为与先天性缺陷、动脉粥样硬化、高血压、感染、外伤有关。临床表现为突然头痛、呕吐、意识障碍、癫痫样发作、脑膜刺激征等。以手术治疗为主,常采用动脉瘤栓塞术、开颅动脉瘤夹闭术及穿刺栓塞动脉瘤。

一、护理措施

(一)术前护理

　　(1)一旦确诊,患者需绝对卧床,暗化病室,减少探视,避免一切外来刺激。情绪激动、躁动不安可使血压上升,增加再出血的可能,适当给予镇静剂。

　　(2)密切观察生命体征及意识变化,每天监测血压 2 次,及早发现出血情况,尽早采取相应的治疗措施。

　　(3)胃肠道的管理:合理饮食,勿食用易导致便秘的食物;常规给予口服缓泻剂如酚酞、麻仁润肠丸,保持排便通畅,必要时给予低压缓慢灌肠。

　　(4)尿失禁的患者,应留置导尿管。

　　(5)患者避免用力打喷嚏或咳嗽,以免增加腹压,反射性的增加颅内压,引起脑动脉瘤破裂。

　　(6)伴发癫痫者,要注意安全,防止发作时受外伤;保持呼吸道通畅,同时给予吸氧,记录抽搐时间,遵医嘱给予抗癫痫药。

(二)术后护理

　　(1)监测患者生命体征,特别是意识、瞳孔的变化,尽量使血压维持在一个个体化的稳定水平,避免血压过高引起脑出血或血压过低致脑供血不足。

　　(2)持续低流量给氧,保持脑细胞的供氧。观察肢体活动及感觉情况,与术前对比有无改变。

　　(3)遵医嘱给予甘露醇及甲泼尼龙泵入,减轻脑水肿;或泵入尼莫地平,减轻脑血管痉挛。

　　(4)保持引流通畅,观察引流液的色、量及性质,如短时间内出血过多,应通知医师及时处理。

　　(5)保持呼吸道通畅,防止肺部感染及压力性损伤的发生。

　　(6)避免情绪激动及剧烈活动。

　　(7)手术恢复期应多进高蛋白食物,加强营养,增强机体的抵抗力。

　　(8)减少刺激,防止癫痫发作,尽量将癫痫发作时的损伤减到最小,装好床挡,备好抢救用品,防止意外发生。

　　(9)清醒患者床头抬高 30°,利于减轻脑水肿。

　　(10)准确记录出入量,保证出入量平衡。

　　(11)减轻患者心理负担,加强沟通。

（三）健康指导

（1）定期测量血压，复查病情，及时治疗可能并存的血管病变。

（2）保持大小便通畅。

（3）其他指导：①应规律生活，避免劳累、熬夜、暴饮暴食等不利因素，保持心情舒畅，注意劳逸结合。②坚持适当锻炼。康复训练过程艰苦而漫长（一般为1～3年，长者需终身训练），需要信心、耐心、恒心，在康复医师指导下，循序渐进、持之以恒。

二、主要护理问题

（1）脑出血：与手术创伤有关。

（2）脑组织灌注异常：与脑水肿有关。

（3）有感染的危险：与手术创伤有关。

（4）睡眠形态紊乱：与疾病创伤有关。

（5）便秘：与手术后卧床有关。

（6）疼痛：与手术损伤有关。

（7）有受伤的危险：与手术可能诱发癫痫有关。

（8）活动无耐力：与术后卧床时间长有关。

（张桂芝）

第十节　神经胶质瘤

神经胶质瘤是颅内最常见的恶性肿瘤，发生于神经外胚层。神经外胚层发生肿瘤包括两类，分别为神经间质细胞形成的胶质瘤和神经元形成的神经细胞瘤。神经胶质瘤占全部脑肿瘤的33.3％～58.6％，以男性较多见，特别在多形性胶质母细胞瘤、髓母细胞瘤中男性明显多于女性。各类型胶质瘤各有其好发年龄，如星形细胞瘤多见于壮年，多形性胶质母细胞瘤多见于中年，室管膜瘤多见于儿童及青年，髓母细胞瘤大多发生在儿童。

一、专科护理

（一）护理要点

在观察患者病情变化的同时，针对患者情绪状态的变化给予心理护理，对癫痫持续状态的患者给予安全护理，同时对长期卧床的患者应避免压疮的发生。

（二）主要护理问题

（1）有皮肤完整性受损的危险与患者意识障碍或肢体活动障碍长期卧床有关。

（2）慢性疼痛与肿瘤对身体的直接侵犯、压迫神经及心理因素有关。

（3）有受伤害的危险与术前或术后癫痫发作有关。

（4）有窒息的危险与癫痫发作有关。

（5）营养失调：低于机体需要量与患者频繁呕吐及术后患者无法自主进食有关。

（6）活动无耐力与偏瘫、偏身感觉障碍有关。

（7）无望感与身体状况衰退和肿瘤恶化有关。

（三）护理措施

1.一般护理

将患者安置到相应病床后,责任护士向患者进行自我介绍,并向患者介绍同病室的病友,以增强患者的安全感和对医护人员的信任感。进行入院护理评估,为患者制定个性化的护理方案。

2.对症护理

（1）有皮肤完整性受损的危险的护理:由于长期卧床,神经胶质瘤患者存在皮肤完整性受损的危险,易发生压疮。护士应使用压疮危险因素评估量表进行评估后,再采取相应的护理措施,从而避免压疮的产生。出现中枢性高热的患者应适时给予温水浴等物理降温干预;营养不良或水代谢紊乱的患者在病情允许的情况下给予高蛋白质和富含维生素的饮食;保持床铺清洁、平整、无褶皱。

（2）慢性疼痛的护理:对疼痛的时间、程度、部位、性质、持续性和间断性、疼痛治疗史等进行详细的评估,做好记录并报告医师。当疼痛位于远端或躯干的某些部位时,应遵医嘱给予止痛药物。注意观察药物的作用和变态反应并慎用止疼剂和镇静剂,以免掩盖病情。神经外科患者应慎用哌替啶,因其可导致焦虑、癫痫等。引起慢性疼痛的原因不仅包含患者的躯体因素,还有其心理方面的因素,护士应运用技巧分散患者的注意力以减轻疼痛,如放松疗法、想象疗法、音乐疗法等。

（3）有受伤害的危险的护理:术前对有精神症状的患者,适当应用镇静剂及抗精神疾病药物如地西泮、苯巴比妥、水合氯醛等,病床两侧加护栏以防止患者坠床;对躁动的患者要避免不良环境的刺激,保持病室安静,适当陪护,同时加强巡视,防止患者自伤及伤人;对皮质运动区及附近部位的手术及术前有癫痫发作的患者,术后要常规给予抗癫痫药物进行预防用药。

（4）有窒息危险的护理:胶质瘤患者在癫痫发作期间可对呼吸产生抑制,导致脑代谢需求增加,引起脑缺氧。若忽视对癫痫持续状态的处理,可产生窒息或永久性神经功能损害。在癫痫发作时,应迅速让患者仰卧,将压舌板垫在其上下牙齿间以防舌咬伤。将患者头偏向一侧,清理口腔分泌物,保持气道通畅。

（5）营养失调的护理:患者由于颅内压增高及频繁呕吐,可导致营养不良和水电解质失衡,从而降低患者对手术的耐受力,并影响组织的修复,增加手术的危险性。因此,术前应给予营养丰富、易消化的高蛋白、高热量饮食,或静脉补充营养液,以改善患者的全身营养状况。鼓励其多进食富含纤维素的食物,以保持大便通畅,对于术后进食困难或无法自主进食的患者应给予留置胃管,进行鼻饲饮食,合理搭配,制定饮食方案。

（6）活动无耐力的护理:胶质瘤术后患者可能产生偏瘫、偏身感觉障碍等症状,从而导致患者生活自理能力部分缺陷。护士应鼓励患者坚持自我照顾的行为,协助其入浴、如厕、起居、穿衣、饮食等生活护理,指导其进行肢体功能训练,提供良好的康复训练环境及必要的设施。

（7）无望感的护理:对于恶性胶质瘤的患者,随着病程的延长及放疗、化疗,病痛的折磨常让患者产生绝望。护士应对疾病为患者带来的痛苦表示同情和理解,并采用温和的态度和尊重患者的方式为其提供护理,帮助其正确应对。鼓励患者回想过去的成就,从而证明他的能力和价值,增强其战胜疾病的信心。

（四）护理评价

（1）患者未发生压疮。

（2）患者疼痛有所缓解，能够掌握缓解疼痛的方法。

（3）患者在住院期间安全得到保障。

（4）患者癫痫症状得到控制。

（5）患者营养的摄入能够满足机体的需要。

（6）患者肢体能够进行康复训练。

（7）患者情绪稳定，能够配合治疗与护理。

二、健康指导

（一）疾病知识指导

1.概念

神经胶质瘤又称胶质细胞瘤，简称胶质瘤，是来源于神经上皮的肿瘤。可分为髓母细胞瘤、多形性胶质母细胞瘤、星形细胞瘤、少突胶质瘤、室管膜瘤等。其中，多形性胶质母细胞瘤恶性程度最高，病情进展很快，对放疗、化疗均不敏感；髓母细胞瘤也为高度恶性，好发于 2～10 岁儿童，多位于颅后窝中线部位，常占据第四脑室、阻塞导水管而引发脑积水，对放疗较敏感；少突胶质细胞瘤占神经胶质瘤的 7%，生长速度较慢，分界较清，可手术切除，但术后往往复发，需要进行放疗及化疗；室管膜瘤约占 12%，术后需放疗及化疗；星形细胞瘤在胶质瘤当中最常见，占 40%，恶性程度比较低，生长速度缓慢，呈实质性者与周围组织分界不清，常不能彻底切除，术后容易复发。

2.临床表现

可表现为颅内占位性病变引起的颅内压增高症状，如头痛、呕吐、视盘水肿等，或者因为肿瘤生长部位不同而出现局灶性症状，如偏瘫、失语、感觉障碍等。部分肿瘤患者有精神及癫痫症状，表现为性格改变、注意力不集中、记忆力减退、癫痫大发作或局限性发作等。

3.神经胶质瘤的辅助诊断

主要为颅脑 CT、MRI、EEG 等。

4.神经胶质瘤的处理原则

由于颅内肿瘤浸润性生长，与脑组织间无明显边界，难以做到手术全部切除，一般给予综合疗法，即手术后配合以放疗、化疗、分子靶向治疗及免疫治疗等，通常可延缓肿瘤复发，延长患者生存期。对于复发恶性胶质瘤，局部复发推荐再次手术或者放疗、化疗；如果曾经接受过放疗不适合再放疗者，推荐化疗；化疗失败者，可改变化疗方案；对于弥漫或多灶复发的患者，推荐化疗和/或分子靶向治疗。

（1）手术治疗：胶质瘤患者以手术治疗为主，即在最大限度保存正常神经功能的前提下，最大范围安全切除肿瘤病灶。但对不能实施最大范围安全切除肿瘤的患者，酌情采用肿瘤部分切除术，活检术或立体定向穿刺活检术，以明确肿瘤的组织病理学诊断。胶质瘤手术治疗的目的在于：①明确诊断。②减少肿瘤负荷，改善辅助放疗和化疗的结果。③缓解症状，提高患者的生活质量。④延长患者的生存期。⑤为肿瘤的辅助治疗提供途径。⑥降低进一步发生耐药性突变的概率。

（2）放疗：放射线作用于细胞后会将细胞杀死。高级别胶质瘤属于早期反应组织，对放射敏感性相对较高，同时又由于肿瘤内存在部分乏氧细胞，较适合进行多次分割放疗使得乏氧细胞不断氧化并逐步被杀死。目前美国国立综合癌症网络发布的胶质瘤指南、欧洲恶性胶质瘤指南及国内共识均将恶性胶质瘤经手术切除后 4 周开始放疗作为恶性胶质瘤综合治疗的标准方法。

（3）化疗：利用化疗可以进一步杀死实体肿瘤的残留细胞，有助于提高患者的无进展生存时间及平均生存时间。

（4）分子靶向治疗：即在细胞分子水平上，针对已经明确的致癌位点（该位点可以是肿瘤细胞内部的一个蛋白分子，也可以是一个基因片段），来设计相应的治疗药物。药物进入体内会特异地选择致癌位点相结合发生作用，使肿瘤细胞特异性死亡，而不会波及肿瘤周围的正常组织细胞的一种治疗方法。

（5）免疫治疗：免疫疗法可以通过激发自身免疫系统来定位和杀灭胶质瘤细胞。目前在胶质瘤免疫治疗方面虽然取得了一些进展，但所有的免疫治疗方案在临床试验中均不能完全清除肿瘤。尽管这种治疗方法有各种不足，但由于免疫治疗可以调动人体自身的免疫系统，产生特异性抗肿瘤免疫反应，其理论上是较理想的胶质瘤治疗方法。

5.神经胶质瘤的预后

随着影像诊断技术的发展、手术理念和设备的进步、放疗技术的日益更新及化疗药物的不断推出，胶质瘤患者的预后得到了很大的改善。但神经胶质瘤侵袭性很强，目前仍无确切有效的治愈手段，特别是恶性胶质瘤，绝大多数患者预后很差，即使采取外科手术、放疗及化疗等综合疗法，五年生存率约 25%。

（二）饮食指导

（1）合理进食，保持良好的饮食习惯。注意低盐饮食，防止由于钠离子在机体潴留而引起血压升高，进而导致颅内压升高。

（2）增加纤维素类食物的摄入，如蔬菜、水果等，减少便秘发生，必要时可口服缓泻剂，促进排便。

（3）对胶质瘤术后的患者，除一般饮食外，可多食营养脑神经的食品，如酸枣仁、桑椹、白木耳、黑芝麻等。避免食用含有致癌因子的食物，如腌制品、发霉的食物、烧烤、烟熏类食品等。

（三）预防指导

（1）通过向患者提供有关疾病的康复知识，以提高患者自我保健的意识。

（2）为预防胶质瘤患者癫痫发作，应遵医嘱合理使用抗癫痫药物。口服药应按时服用，不可擅自减量、停药。若患者以往没有接受过化疗，可给予替莫唑胺口服，防止肿瘤复发。剂量为 200 mg/(m^2·d)，28 天为一个周期，连续服用 5 天；若患者以往接受过其他方案化疗，建议患者起始量为 150 mg/(m^2·d)，28 天为一个周期，连续服用 5 天。

（四）日常生活指导

（1）指导患者建立良好的生活习惯，鼓励患者日常活动自理，树立恢复健康的信心。

（2）指导患者要保持心情舒畅，避免不良情绪刺激。家属要关心体贴患者，给予生活照顾和精神支持，避免因精神因素引起病情变化。

三、循证护理

胶质瘤是常见的颅内肿瘤，流行病学调查结果显示，尽管世界各地胶质瘤发病率存在差异，但就整体而言，其发病率约占原发脑肿瘤的一半，且近年来有不断上升的趋势。目前以手术治疗为主，同时配合其他手段如放疗、化疗、免疫治疗等，因此对胶质瘤的围术期的观察与护理及术后并发症的护理显得尤为重要。研究结果显示对观察组 30 例脑胶质瘤患者进行中西医结合护理，包括鼓励患者饮用蜂蜜水，花生衣煮水，化疗次日饮用当归、何首乌、灵芝炖乌鸡汤，使用耳穴贴等，效果显著。有学者对 60 例脑胶质瘤患者间质内化疗的护理研究中提到化疗前要帮助患者增强战胜疾病的信心，并取得家属的配合，发挥社会支持系统的作用。在对免疫治疗脑胶质瘤患者的研究结果中显示，术后 4～5 天要警惕颅内感染的发生，护士需监测患者的体温变化；在疫苗稀释液回输时，可能发生过敏性休克，因此输注时要有10～15 分钟的观察期，同时要控制滴速，观察期的滴速应为每分钟 10～20 滴，观察期结束后如无不适可调至每分钟 30～40 滴，输注完毕后应观察 4～6 小时后方可离院；免疫治疗过程中要注意观察患者是否有肌无力及关节疼痛发生，如有则应及时停止治疗或调整治疗方案。

中枢神经系统损伤的患者基础营养需求原因如下：①代谢率增高。②蛋白质需要量增加。③脂肪需要量增加。

中枢神经系统损伤时，患者的代谢反应过度。多数研究者证明，昏迷患者在安静状态下的代谢消耗是正常基础代谢率的 120%～250%。此时的机体为满足高代谢的能量需求，葡萄糖异生和肝清蛋白的合成显著增加，蛋白、碳水化合物和脂肪的利用增加。增加蛋白质和脂肪的利用不仅导致营养供给困难，加速禁食患者的营养不良。对于神经系统受损的患者，需要营养成分的比例发生改变，对蛋白和脂肪热量的需要增多，而对碳水化合物的需要相对减少。

（张桂芝）

第十章 妇科护理

第一节 经前期综合征

经前期综合征是指妇女在月经来潮前出现的一系列异常现象,如头痛、乳房胀痛、失眠、情绪不稳定、抑郁、焦虑、全身水肿等。严重时影响正常的生活和社会活动。

一、护理评估

(一)病史
经前期综合征常发生于 30～40 岁的妇女,年轻女性很少出现。症状在排卵后即开始,月经来潮前几天达高峰,经血出现后消失。

(二)身心状况
主要表现为紧张、烦躁易怒、抑郁、焦虑、失眠、注意力不集中、疲乏无力、头痛等。有些妇女出现手足及面部水肿、乳房胀痛,少数妇女因肠黏膜水肿而出现腹泻现象。

(三)检查
盆腔检查及实验室检查均正常。

二、护理诊断

(一)焦虑
其与一系列精神症状及不被人理解有关。

(二)体液过多
其与水钠潴留有关。

三、护理目标

让患者正确认识经前期综合征,以减轻症状。

四、护理措施

(1)进行关于经前期综合征的有关知识的教育和指导,避免经前过度紧张,注意休息和充足的睡眠。

(2)帮助患者适当控制食盐和水的摄入。

(3)给患者服用适当的镇静药,也可服用谷维素来控制神经和精神症状,还可服用适当的利尿药减轻水肿,以改善头痛等不适。

(4)遵医嘱用孕激素或雄激素拮抗雌激素与醛固酮的作用。

五、评价

(1)患者能够了解经前期综合征的相关知识。

(2)患者症状减轻,自我控制能力增强。

(杨星梅)

第二节 围绝经期综合征

绝经是每一个妇女生命过程中必然发生的生理过程。绝经提示卵巢功能衰退、生殖功能终止。绝经过渡期是指围绕绝经前、后的一段时期,包括从绝经前出现与绝经有关的内分泌、生理学和临床特征起,至最后一次月经后一年的时间。

围绝经期综合征以往称为更年期综合征,是指妇女在绝经前、后由于卵巢功能衰退、雌激素水平波动或下降所致的以自主神经功能紊乱为主,伴有神经心理症状的一组综合征。多发生于45~55岁,约2/3的妇女出现不同程度的低雌激素血症引发的一系列症状。绝经分为自然绝经和人工绝经。自然绝经是指卵巢内卵泡生理性耗竭所致的绝经;人工绝经是指双侧卵巢经手术切除或受放射线损坏导致的绝经,后者更易发生围绝经期综合征。

一、护理评估

(一)健康史

了解患者的发病年龄、职业、文化水平及性格特征,询问月经情况及生育史,有无卵巢切除或盆腔肿瘤放疗史,有无心血管疾病及其他疾病病史。

(二)身体状况

1.月经紊乱

半数以上妇女出现2~8年无排卵性月经,表现为月经频发、不规则子宫出血、月经稀发(月经周期超过35天)甚至绝经,少数妇女可突然绝经。

2.雌激素下降相关征象

(1)血管舒缩症状:主要表现为潮热、出汗,是血管舒缩功能不稳定的表现,是围绝经期综合征最突出的特征性症状。潮热起自前胸,涌向头颈部,然后波及全身。在潮红的区域患者感到灼热、皮肤发红,紧接着大量出汗。持续数秒至数分钟。此种血管功能不稳定可历时1年,有时长达5年或更长。

(2)精神神经症状:常有焦虑、抑郁、激动、喜怒无常、脾气暴躁、记忆力下降、注意力不集中、失眠多梦等。

(3)泌尿生殖系统症状:出现阴道干燥、性交困难、老年性阴道炎及排尿困难、尿频、尿急、尿失禁,以及反复发作的尿路感染。

(4)心血管疾病:绝经后妇女冠心病、高血压和脑出血的发病率及死亡率逐渐增加。

(5)骨质疏松症:绝经后妇女约有25%患骨质疏松症、腰酸背痛、腿抽搐、肌肉关节疼痛等。

3.体格检查

全身检查注意血压、精神状态、皮肤、毛发、乳房改变及心脏功能,妇科检查注意生殖器官有无萎缩、炎症及张力性尿失禁。

(三)心理-社会状况

因家庭和社会环境的变化或绝经前曾有精神状态不稳定等,更易引起患者心情不畅、忧虑、多疑、孤独等。

(四)辅助检查

根据患者的具体情况不同,可选择血常规、尿常规、心电图、血脂检查、B超、宫颈刮片及诊断性刮宫等。

(五)处理要点

1.一般治疗

加强心理治疗及体育锻炼,补充钙剂,必要时选用镇静药、谷维素。

2.激素替代疗法

补充雌激素是关键,可改善症状、提高生活质量。

二、护理问题

(一)自我形象紊乱

自我形象紊乱与对疾病不正确认识及精神神经症状有关。

(二)知识缺乏

缺乏性激素治疗相关知识。

三、护理措施

(一)一般护理

改善饮食,摄入高蛋白质、高维生素、高钙饮食,必要时可补充钙剂,能延缓骨质疏松症的发生,达到抗衰老效果。

(二)病情观察

(1)观察月经改变情况,注意经量、周期、经期有无异常。

(2)观察面部潮红时间和程度。

(3)观察血压波动、心悸、胸闷及情绪变化。

(4)观察骨质疏松症的影响,如关节酸痛、行动不便等。

(5)观察情绪变化,如情绪不稳定、易怒、易激动、多言多语、记忆力降低。

(三)用药护理

指导应用性激素。

1.适应证

性激素主要用于治疗雌激素缺乏所致的潮热多汗、精神症状、老年性阴道炎、尿路感染,预防存在高危因素的心血管疾病、骨质疏松症等。

2.药物选择及用法

在医师指导下使用,尽量选用天然性激素,剂量个体化,以最小有效量为佳。

3.禁忌证

原因不明的子宫出血、肝胆疾病、血栓性静脉炎及乳腺癌等。

4.注意事项

(1)雌激素剂量过大可引起乳房胀痛、白带多、头痛、水肿、色素沉着、体重增加等,可酌情减量或改用雌三醇。

(2)用药期间可能发生异常子宫出血,多为突破性出血,但应排除子宫内膜癌。

(3)较长时间的口服用药可能影响肝功能,应定期复查肝功能。

(4)单一雌激素长期应用,可使子宫内膜癌危险性增加,雌、孕激素联合用药能够降低风险。坚持体育锻炼,多参加社会活动;定期健康体检,积极防治围绝经期妇女常见病。

(四)心理护理

使患者及其家属了解围绝经期是必然的生理过程,介绍减轻压力的方法,改变患者的认知、情绪和行为,使其正确评价自己。

(五)健康指导

(1)向围绝经期妇女及其家属介绍绝经是一个生理过程,绝经发生的原因及绝经前、后身体将发生的变化,帮助患者消除因绝经变化产生的恐惧心理,并对将发生的变化做好心理准备。

(2)介绍绝经前、后减轻症状的方法,适当的摄取钙质和维生素 D;坚持锻炼,如散步、骑自行车等。合理安排工作,注意劳逸结合。

(3)定期普查:更年期妇女最好半年至 1 年进行 1 次体格检查,包括妇科检查和防癌检查,有选择地做内分泌检查。

(4)绝经前行双侧卵巢切除术者,宜适时补充雌激素。

(杨星梅)

第三节　痛　　经

痛经是指在行经前、后或月经期出现下腹疼痛、坠胀伴腰酸及其他不适,严重影响生活和工作质量者。痛经分为原发性痛经与继发性痛经两类。前者指生殖器官无器质性病变的痛经,称功能性痛经;后者指盆腔器质性病变引起的痛经,如子宫内膜异位症等。本节仅叙述原发性痛经。

一、护理评估

(一)健康史

原发性痛经常见于青少年,多发生在有排卵的月经周期,精神紧张、恐惧、寒冷刺激及经期剧烈运动可加重疼痛。评估时需了解患者的年龄和月经史、疼痛特点及与月经的关系、伴随症状和缓解疼痛的方法等。

(二)身体状况

1.痛经

痛经是主要症状,多自月经来潮后开始,最早出现在月经来潮前 12 小时,月经第 1 天疼痛最剧烈,持续 2～3 天后逐渐缓解。疼痛呈痉挛性,多位于下腹正中,常放射至腰骶部、外阴与肛门,少数人的疼痛可放射至大腿内侧。可伴面色苍白、出冷汗、恶心、呕吐、腹泻、头晕、乏力等。痛经多于月经初潮后 1～2 年发病。

2.妇科检查

生殖器官无器质性病变。

(三)心理-社会状况

患者缺乏痛经的相关知识,担心痛经可能影响健康及婚后的生育能力,表现为情绪低落、烦躁、焦虑;伴随着月经的疼痛,常常使患者抱怨自己是女性。

(四)辅助检查

B 超检查生殖器官有无器质性病变。

(五)处理要点

以解痉、镇痛等对症治疗为主,并注意对患者的心理治疗。

二、护理问题

(一)急性疼痛

急性疼痛与经期宫缩有关。

(二)焦虑

焦虑与反复疼痛及缺乏相关知识有关。

三、护理措施

(一)一般护理

(1)下腹部局部可用热水袋热敷。

(2)鼓励患者多饮热茶、热汤。

(3)注意休息,避免紧张。

(二)病情观察

(1)观察疼痛的发生时间、性质、程度。

(2)观察疼痛时的伴随症状,如恶心、呕吐、腹泻。

(3)了解引起疼痛的精神因素。

(三)用药护理

遵医嘱给予解痉、镇痛药,常用药物有前列腺素合成酶抑制剂,如吲哚美辛(消炎痛)、布洛芬等,亦可选用避孕药或中药治疗。

(四)心理护理

讲解有关痛经的知识及缓解疼痛的方法,使患者了解经期下腹坠胀、腰酸、头痛等轻度不适是生理反应。原发性痛经不影响生育,生育后痛经可缓解或消失,从而消除患者紧张、焦虑的情绪。

（五）健康指导

进行经期保健的教育，包括注意经期清洁卫生、保持精神愉快、加强经期保护、避免剧烈运动及过度劳累、防寒保暖等。疼痛难忍时一般选择非麻醉性镇痛药治疗。

（杨星梅）

第四节　闭　　经

闭经是妇科常见症状，分为原发性闭经和继发性闭经两类。原发性闭经指年龄超过16岁，第二性征已发育，或年龄超过14岁，第二性征尚未发育，且无月经来潮者；继发性闭经指正常月经建立后，因病理性原因月经停止6个月，或按自身原来月经周期计算停经3个周期以上者。青春期以前、妊娠期、哺乳期及绝经后的无月经均属生理现象。

一、护理评估

（一）健康史

原发性闭经较少见，常由于遗传性因素或先天性发育缺陷所致，评估时应注意患者生殖器官和第二性征发育情况及家族史。继发性闭经发病率高，病因复杂，评估时应详细询问患者月经史，已婚者应注意有无产后大出血、不孕及流产史。根据控制正常月经周期的四个环节，按病变部位将闭经分为下丘脑性闭经、垂体性闭经、卵巢性闭经及子宫性闭经。

1.下丘脑性闭经

下丘脑性闭经最常见，以功能性原因为主。

（1）精神因素：精神创伤、紧张忧虑、环境改变、过度劳累、盼子心切或畏惧妊娠等可使内分泌调节功能紊乱而发生闭经。闭经多为一时性，可自行恢复。

（2）剧烈运动、体重下降和神经性厌食：均可诱发闭经。因初潮发生和月经维持有赖于一定比例（17%～20%）的机体脂肪，中枢神经对体重下降极为敏感。

（3）药物：一般在停药后3～6个月月经恢复。

2.垂体性闭经

垂体器质性病变或功能失调可影响卵巢功能而引起闭经。

（1）垂体梗死：常见于产后出血使垂体缺血坏死，出现闭经、性欲减退、毛发脱落、第二性征衰退等症状。

（2）垂体肿瘤：可引起闭经溢乳综合征。

3.卵巢性闭经

因性激素水平低落，子宫内膜不发生周期性变化而导致闭经。

（1）卵巢功能早衰：40岁前绝经者称卵巢功能早衰，常伴有围绝经期综合征的表现。

（2）卵巢功能性肿瘤、卵巢切除或组织破坏。

（3）多囊卵巢综合征：表现为闭经、不孕、多毛、肥胖、双侧卵巢增大。

4.子宫性闭经

月经调节功能及第二性征发育正常，但子宫内膜受到破坏或对卵巢激素不能产生正常的反应而引起闭经。

(1)先天性子宫发育不良或子宫切除术后者。

(2)子宫内膜损伤：子宫腔放疗后、结核性子宫内膜炎、子宫腔粘连综合征,后者因人工流产刮宫过度,使子宫内膜损伤粘连而无月经产生。

5.其他内分泌功能异常

甲状腺功能减退或亢进、肾上腺皮质功能亢进、糖尿病等可引起闭经。

(二)身体状况

了解患者的闭经类型、时间及伴随症状。注意观察患者精神状态、智力发育、营养与健康状况;检查全身发育状况,测量身高、体重、四肢与躯干比例;第二性征如音调、毛发分布、乳房发育状况,挤压乳腺有无乳汁分泌;妇科检查生殖器官有无发育异常和肿瘤等。

(三)心理-社会状况

患者担心闭经对自己的健康、性生活及生育能力有影响,病程过长及治疗效果不佳会加重患者及其家属的心理压力,产生低落、焦虑情绪,反过来又加重闭经。

(四)辅助检查

1.子宫功能检查

(1)诊断性刮宫:适用于已婚妇女,必要时可在宫腔镜直视下检查。

(2)子宫输卵管碘油造影:了解子宫腔及输卵管情况。

(3)药物撤退试验:①孕激素试验可评估内源性雌激素水平;②雌、孕激素序贯疗法。

2.卵巢功能检查

通过 B 超检查、基础体温测定、宫颈黏液结晶检查、阴道脱落细胞检查、血清激素测定、诊断性刮宫,了解排卵情况及体内性激素水平。

3.垂体功能检查

如垂体兴奋试验等。

4.其他检查

B 超检查、染色体检查及内分泌检查等。

(五)处理要点

(1)全身治疗:积极治疗全身性疾病,增强体质,加强营养,保持正常体重。

(2)心理治疗:精神因素所致闭经,应行心理疏导。

(3)病因治疗:子宫腔粘连、先天畸形、卵巢及垂体肿瘤等采取相应手术治疗。

(4)性激素替代疗法:根据病变部位及病因,给予相应激素治疗,常用雌激素替代疗法,雌、孕激素序贯疗法和雌、孕激素合并疗法。

(5)诱发排卵:常用氯米芬、人绒毛膜促性腺激素。

二、护理问题

(一)焦虑

焦虑与担心闭经对健康、性生活及生育的影响有关。

(二)功能障碍性悲哀

功能障碍性悲哀与长期闭经、治疗效果不佳及担心丧失女性形象有关。

三、护理措施

(一)一般护理

1.鼓励患者增加营养

营养不良引起闭经时,应供给患者足够的营养。

2.保证睡眠

工作紧张引起闭经时,鼓励患者加强锻炼,增强体质,注意劳逸结合。如为肥胖引起的闭经,指导患者进低热量饮食,但需要富有维生素和矿物质,嘱咐患者适当增加运动量。

(二)病情观察

(1)观察患者情绪变化,有无引起闭经的精神因素,如工作、家庭、生活等情况。

(2)对有人工流产、剖宫产史的闭经患者,应监测阴道流血情况及月经变化。

(3)注意患者体重增加或减少的数据和时间,与闭经前、后的关系。

(4)观察患者甲状腺有无肿大、有无糖尿病症状。

(三)用药护理

指导患者合理使用性激素,说明性激素的作用、不良反应、用药方法及注意事项。

(四)心理护理

讲解月经的生理知识,使患者了解闭经与女性特征、生育及健康的关系,减轻心理压力,避免闭经加重。对原发性闭经者,特别是生殖器官畸形者进行心理疏导,保持心情舒畅,正确对待疾病,提高对自我形象的认识。

(五)健康指导

(1)告知患者要耐心坚持规范治疗,在医师的指导下接受全身系统检查。

(2)短期治疗效果可能不明显,要有心理准备,不要放弃治疗,树立战胜疾病的信心。

(杨星梅)

第五节 功能失调性子宫出血

功能失调性子宫出血为妇科常见病。它是由于调节生殖系统的神经内分泌机制失常引起的异常子宫出血,而全身及内、外生殖器官无器质性病变存在。常表现为月经周期长短不一、经期延长、经量过多或不规则阴道出血。功能失调性子宫出血可分为排卵性功能失调性子宫出血和无排卵性功能失调性子宫出血两类,约85%的患者属无排卵性功能失调性子宫出血。功能失调性子宫出血可发生于月经初潮至绝经期间的任何年龄,约50%的患者发生于绝经前期,育龄期约占30%,青春期约占20%。

一、护理评估

(一)健康史

1.无排卵性功能失调性子宫出血

(1)青春期:与下丘脑-垂体-卵巢轴调节功能未健全有关,过度劳累、精神紧张、恐惧、忧伤、环境及气候改变等应激刺激,以及肥胖、营养不良等因素易导致下丘脑-垂体-卵巢轴调节功能紊乱,卵巢不能排卵。

(2)绝经过渡期:因卵巢功能衰退,卵巢对促性腺激素敏感性降低,卵泡在发育过程中因退行性变而不能排卵。

(3)生育期:可因内、外环境改变,如劳累、应激、流产、手术或疾病等引起短暂无排卵。亦可因肥胖、多囊卵巢综合征、高催乳素血症等因素长期存在,引起持续无排卵。

2.排卵性功能失调性子宫出血

黄体功能不足原因在于神经内分泌调节功能紊乱,导致卵泡期卵泡刺激素缺乏,卵泡发育缓慢,雌激素分泌减少,正反馈作用不足,黄体生成素峰值不高,使黄体发育不全、功能不足。子宫内膜不规则脱落者,由于下丘脑-垂体-卵巢轴调节功能紊乱或黄体机制异常,引起萎缩过程延长。

评估时注意了解患者的发病年龄、月经史、婚育史及发病诱因,以及有无性激素治疗不当及全身性出血性疾病史。

(二)身体状况

1.月经紊乱

(1)无排卵性功能失调性子宫出血:最常见的症状是子宫不规则性出血,特点是月经周期紊乱,经期长短不一,经量多少不定。可先有数周或数月停经,然后阴道流血,量较多,持续2～3周或更长时间,不易自止,无腹痛或其他不适。

(2)排卵性功能失调性子宫出血:黄体功能不足者月经周期缩短,月经频发(月经周期短于21天),不易受孕或怀孕早期易流产;子宫内膜不规则脱落者月经周期正常,但经期延长,长达9～10天,多发生于产后或流产后。

2.贫血

因出血多或时间长,患者出现头晕、乏力、面色苍白等贫血征象。

3.体格检查

体格检查包括全身检查和妇科检查,排除全身性疾病及生殖器官器质性病变。

(三)心理-社会状况

青春期患者常因害羞而影响及时诊治,生育期患者担心影响生育而焦虑,围绝经期患者因治疗效果不佳或怀疑为恶性肿瘤而焦虑、紧张、恐惧。

(四)辅助检查

1.诊断性刮宫

诊断性刮宫可了解子宫内膜反应、子宫内膜病变,达到止血的目的。不规则流血者可随时刮宫,用以止血。确定有无排卵或黄体功能不足,于月经前一天或者月经来潮6小时内做诊断性刮宫,无排卵性功能失调性子宫出血的子宫内膜呈增生期改变,黄体功能不足显示子宫内膜分泌不良。子宫内膜不规则脱落,于月经周期第5～6天进行诊断性刮宫,增生期与分泌期子宫内膜共存。

2.B超检查

了解子宫内膜厚度及生殖器官有无器质性改变。

3.血常规及凝血功能检查

了解有无贫血、感染及凝血功能障碍。

4.宫腔镜检查

直接观察子宫内膜,选择病变区进行活检。

5.卵巢功能检查

判断卵巢有无排卵或黄体功能。

(五)处理要点

1.无排卵性功能失调性子宫出血

青春期和生育期患者以止血、调整周期、促排卵为原则。围绝经期患者以止血、防止子宫内膜癌变为原则。

2.排卵性功能失调性子宫出血

黄体功能不足的治疗原则是促进卵泡发育、刺激黄体功能及黄体功能替代疗法,分别应用氯米芬、人绒毛膜促性腺激素和黄体酮;子宫内膜不规则脱落的治疗原则是促使黄体及时萎缩,子宫内膜及时、完整脱落,常用药物有孕激素和人绒毛膜促性腺激素。

二、护理问题

(一)潜在并发症

贫血。

(二)知识缺乏

缺乏性激素治疗的知识。

(三)有感染的危险

有感染的危险与经期延长、机体抵抗力下降有关。

(四)焦虑

焦虑与性激素使用及药物不良反应有关。

三、护理措施

(一)一般护理

患者体质往往较差,应加强营养,改善全身情况,可补充铁剂、维生素 C 和蛋白质。成人体内大约每 100 mL 血中含 50 mg 铁,行经期妇女,每天从食物中吸收铁 0.7～2.0 mg,经量多者应额外补充铁。向患者推荐含铁较多的食物,如猪肝、胡萝卜、葡萄干等。按照患者的饮食习惯,为患者制订适合于个人的饮食计划,保证患者获得足够的营养。

(二)病情观察

观察并记录患者的生命体征、出量及入量,嘱患者保留出血期间使用的会阴垫及内裤,以便更准确地估计出血量,出血较多者,督促其卧床休息,避免过度疲劳和剧烈活动;贫血严重者,遵医嘱做好配血、输血、止血措施,执行治疗方案,维持患者正常血容量。

(三)对症护理

1.无排卵性功能失调性子宫出血

(1)止血:对大量出血患者,要求在性激素治疗 8 小时内见效,24～48 小时出血基本停止,若 96 小时以上仍不止血者,应考虑有器质性病变存在。

1)性激素止血:①应用大剂量雌激素可迅速提高血内雌激素浓度,促使子宫内膜生长,短期内修复创面而止血,主要用于青春期功能失调性子宫出血。目前多选用妊马雌酮 2.5 mg 或己烯雌酚 1～2 mg。②孕激素适用于体内已有一定水平雌激素的患者。常用药物如甲羟孕酮或炔诺酮，用药原则同雌激素。③雄激素拮抗雌激素、增加子宫平滑肌及子宫血管张力而减少出血，主要用于围绝经期功能失调性子宫出血患者的辅助治疗，可随时停用。④联合用药，止血效果优于单一药物，可用三合激素或口服短效避孕药，止血后逐渐减量。

2)刮宫术：止血及排除子宫内膜癌变，适用于年龄＞35 岁、药物治疗无效或存在子宫内膜癌高危因素的患者。

3)其他止血药：卡巴克洛和酚磺乙胺可减少微血管的通透性，氨基己酸、氨甲苯酸、氨甲环酸等可抑制纤维蛋白溶酶，有减少出血量的辅助作用，但不能赖以止血。

(2)调整月经周期：一般连续用药 3 个周期。在此过程中务必积极纠正贫血、加强营养，以改善体质。①雌、孕激素序贯疗法：人工周期，通过模拟自然月经周期中卵巢的内分泌变化，将雌、孕激素序贯应用，使子宫内膜发生相应变化，引起周期性脱落。适用于青春期功能失调性子宫出血或生育期功能失调性子宫出血者，可诱发卵巢自然排卵。雌激素自月经来潮第 5 天开始用药，妊马雌酮 1.25 mg 或己烯雌酚 1 mg，每晚 1 次，连服 20 天，于服雌激素最后 10 天加用甲羟孕酮每天 10 mg，两药同时用完，停药后 3～7 天出血。于出血第 5 天重复用药，一般连续使用 3 个周期。用药 2～3 个周期后，患者常能自发排卵。②雌、孕激素联合疗法：可周期性口服短效避孕药，适用于生育期功能失调性子宫出血、内源性雌激素水平较高或绝经过渡期功能失调性子宫出血者。③后半周期疗法：于月经周期的后半周期开始(撤药性出血的第 16 天)服用甲羟孕酮，每天 10 mg，连服 10 天为 1 个周期，共 3 个周期为 1 个疗程。适用于青春期或绝经过渡期功能失调性子宫出血者。

(3)促排卵：适用于育龄期功能失调性子宫出血者。常用药物如氯米芬、人绒毛膜促性腺激素等。于月经第 5 天开始每天口服氯米芬 50 mg，连续 5 天，以促进卵泡发育。B 超监测卵泡发育接近成熟时，可大剂量肌内注射人绒毛膜促性腺激素 5 000 U 以诱发排卵。青春期不提倡使用。

(4)手术治疗：以刮宫术最常用，既能明确诊断，又能迅速止血。绝经过渡期出血患者激素治疗前宜常规刮宫，最好在子宫镜下行分段诊断性刮宫，以排除子宫内细微器质性病变。对青春期功能失调性子宫出血者，刮宫应持慎重态度。必要时行子宫次全切除或子宫切除术。

2.排卵性功能失调性子宫出血

(1)黄体功能不足：药物治疗如下。①黄体功能替代疗法：自排卵后开始每天肌内注射黄体酮 10 mg，共 10～14 天，用以补充黄体分泌孕酮的不足。②黄体功能刺激疗法：通常应用人绒毛膜促性腺激素以促进及支持黄体功能。于基础体温上升后开始，隔天肌内注射人绒毛膜促性腺激素 1 000～2 000 U，共 5 次，可使血浆孕酮明显上升，随之正常月经周期恢复。③促进卵泡发育：于月经第 5 天开始，每晚口服氯米芬 50 mg，共 5 天。

(2)子宫内膜不规则脱落：药物治疗如下。①孕激素：自排卵后第 1～2 天或下次月经前 10～14 天开始，每天口服甲羟孕酮 10 mg，连续 10 天；有生育要求者，可肌内注射黄体酮。②人绒毛膜促性腺激素：用法同黄体功能不足。

3.性激素治疗的注意事项

(1)严格遵医嘱正确用药，不得随意停服或漏服，以免使用不当引起子宫出血。

(2)药物减量必须按规定在止血后开始，每 3 天减量 1 次，每次减量不超过原剂量的 1/3，直至维持量，持续用至止血后 20 天停药。

(3)雌激素口服可能引起恶心、呕吐等胃肠道反应，可饭后或睡前服用；对存在血液高凝倾向或血栓性疾病史者禁忌使用。

(4)雄激素用量过大可能出现男性化不良反应。

(四)预防感染

(1)测体温、脉搏。

(2)指导患者保持会阴部清洁,出血期间禁止盆浴及性生活。

(3)注意有无腹痛等生殖器官感染征象。

(4)按医嘱使用抗生素。

(五)心理护理

注意情绪调节,避免过度紧张与精神刺激。特别是青春期少女,父母们不仅要关注女孩的学习状况与膳食状况,还要重视女孩的情绪变化,与其多沟通,了解其内心世界的变化,帮助其释放不良情绪,以使其保持相对稳定的精神-心理状态,避免情绪上的大起大落。

(六)健康指导

(1)宜清淡饮食,多食富含维生素 C 的新鲜瓜果、蔬菜。注意休息,保持心情舒畅。

(2)强调严格掌握雌激素的适应证,并合理使用,对更年期及绝经后妇女更应慎用,应用时间不宜过长,量不宜大,并应严密观察其反应。

(3)月经期避免剧烈运动,禁止盆浴及性生活,保持会阴部清洁。

(赵　媛)

第六节　子　宫　颈　炎

子宫颈炎是指子宫颈发生的急性或慢性炎症。子宫颈炎是妇科常见疾病之一,包括宫颈阴道部炎症及宫颈管黏膜炎症。临床上分为急性子宫颈炎和慢性子宫颈炎。临床多见的子宫颈炎是急性子宫颈管黏膜炎,若急性子宫颈炎未经及时诊治或病原体持续存在,可导致慢性子宫颈炎症。

由于宫颈管黏膜上皮为单层柱状上皮,抗感染能力较差,当遇到多种病原体侵袭、物理化学因素刺激、机械性子宫颈损伤、子宫颈异物等,引起子宫颈局部充血、水肿,上皮变性、坏死,黏膜、黏膜下组织、腺体周围大量中性粒细胞浸润,或子宫颈间质内有大量淋巴细胞、浆细胞等慢性炎细胞浸润,可伴有子宫颈腺上皮及间质增生和鳞状上皮化生。因子宫颈阴道部鳞状上皮与阴道鳞状上皮相延续,亦可由阴道炎症引起宫颈阴道部炎症。

病原体种类:①性传播疾病的病原体主要是淋病奈瑟菌及沙眼衣原体。②内源性病原体与细菌性阴道病病原体、生殖道支原体感染有关。

一、护理评估

(一)健康史

1.一般资料

年龄、月经史、婚育史,是否处在妊娠期。

2.既往疾病史

详细了解有无阴道炎、性传播疾病及子宫颈炎症的病史,包括发病时间、病程经过、治疗方法及效果。

3.既往手术史

详细询问分娩手术史,了解阴道分娩时有无宫颈裂伤;是否做过妇科阴道手术操作及有无宫颈损伤、感染史。

4.个人生活史

了解个人卫生习惯,分析可能的感染途径。

(二)生理状况

1.症状

(1)急性子宫颈炎:阴道分泌物增多,呈黏液脓性,阴道分泌物的刺激可引起外阴瘙痒及灼热感;可出现月经间期出血、性交后出血等症状;常伴有尿道症状,如尿急、尿频、尿痛。

(2)慢性子宫颈炎:患者多无症状,少数患者可有阴道分泌物增多,呈淡黄色或脓性,偶有接触性出血、月经间期出血,偶有分泌物刺激引起外阴瘙痒或不适。

2.体征

(1)急性子宫颈炎:检查见脓性或黏液性分泌物从子宫颈管流出;用棉拭子擦拭子宫颈管时,容易诱发子宫颈管内出血。

(2)慢性子宫颈炎:检查可见宫颈呈糜烂样改变,或有黄色分泌物覆盖子宫颈口或从宫颈管流出,也可见子宫颈息肉或子宫颈肥大。

3.辅助检查

(1)实验室检查:分泌物涂片做革兰染色,中性粒细胞每高倍视野>30 个;阴道分泌物湿片检查白细胞每高倍视野>10 个;做淋菌奈瑟菌及沙眼衣原体检测,以明确病原体。

(2)宫腔镜检查:镜下可见血管充血,宫颈黏膜及黏膜下组织、腺体周围大量中性粒细胞浸润,腺腔内可见脓性分泌物。

(3)宫颈细胞学检查:行宫颈刮片、宫颈管吸片检查,与宫颈上皮瘤样病变或早期宫颈癌相鉴别。

(4)阴道镜及活检:必要时进行该检查,以明确诊断。

(三)高危因素

(1)性传播疾病,年龄<25 岁,多位性伴侣或新性伴侣且为无保护性交。

(2)细菌性阴道病。

(3)分娩、流产或手术致子宫颈损伤。

(4)卫生不良或雌激素缺乏,局部抗感染能力差。

(四)心理-社会因素

1.对健康问题的感受

是否存在因无明显症状而不重视或延误治疗。

2.对疾病的反应

是否因病变在宫颈,又涉及生殖器官与性,而不愿及时就诊;或因阴道分泌物增多引起不适;或治疗效果不明显而烦躁不安;或遇有白带带血或接触性出血时,担心疾病的严重程度,怀疑有癌变而恐惧、焦虑。

3.家庭、社会及经济状况

家人对患者是否关心,家庭经济状况及是否有医疗保险。

二、护理诊断

(一)皮肤完整性受损

其与宫颈上皮糜烂及炎性刺激有关。

(二)舒适的改变

其与白带增多有关。

(三)焦虑

其与害怕宫颈癌有关。

三、护理措施

(一)症状护理

1.阴道分泌物增多

观察阴道分泌物颜色、性状、气味及量,选择合适的药液进行阴道冲洗。在不清楚种类时,不可滥用冲洗液,指导患者勤换会阴垫及内裤,保持外阴清洁干燥。

2.外阴瘙痒与灼痛

嘱患者尽量避免搔抓,防止外阴部皮肤破损,减少活动,避免摩擦外阴。

(二)用药护理

药物治疗主要用于急性子宫颈炎患者的治疗。

1.遵医嘱用药

(1)经验性抗生素治疗:在未获得病原体检测结果前,采用针对衣原体的经验性抗生素治疗,阿奇霉素 1 g,单次顿服,或多西环素 100 mg,每天 2 次,连服 7 天。

(2)针对病原体的抗生素治疗:临床上除选用抗淋病奈瑟菌的药物外,同时应用抗衣原体感染的药物。对于单纯急性淋病奈瑟菌性子宫颈炎患者,常用药物有头孢菌素,如头孢曲松钠 250 mg,单次肌内注射,或头孢克肟 400 mg,单次口服等;对沙眼衣原体所致子宫颈炎患者,治疗药物有四环素类,如多西环素 100 mg,每天 2 次,连服 7 天。

2.用药观察

注意观察药物的不良反应,若出现不良反应,立即停药并通知医师。

3.用药注意事项

注意药物的半衰期及有效作用时间;注意药物的配伍禁忌;抗生素应现配现用。

4.用药指导

若病原体为沙眼衣原体及淋病奈瑟菌,应对性伴侣进行相应的检查和治疗。

(三)物理治疗及手术治疗的护理

1.宫颈糜烂样改变

若为无症状的生理性柱状上皮异位,无须处理;对伴有分泌物增多、乳头状增生或接触性出血,可给予局部物理治疗,包括激光、冷冻、微波等,也可以给予中药作为物理治疗前、后的辅助治疗。

2.慢性子宫颈黏膜炎

针对病因给予治疗,若病原体不清,可试用物理治疗,方法同上。

3.子宫颈息肉

配合医师行息肉摘除术。

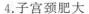

4.子宫颈肥大

一般无须治疗。

(四)心理护理

(1)加强疾病知识宣传,引导患者正确认识疾病,及时就诊,接受规范治疗。

(2)向患者解释疾病与健康的问题,鼓励患者表达自己的想法。对病程长、迁延不愈的患者,给予关心和耐心解说,告知疾病的过程及防治措施;对病理检查发现宫颈上皮有异常增生的患者,告知其通过密切监测、坚持治疗,可阻断癌变途径,以缓解焦虑心理,增加治疗的信心。

(3)与家属沟通,让其多关心患者、支持患者,让患者坚持治疗,促进其康复。

四、健康指导

(一)讲解疾病知识

向患者讲解子宫颈炎的疾病知识,告知及时就诊和规范治疗的重要性。

(二)个人卫生指导

嘱患者保持外阴清洁,每天清洗外阴 2 次,养成良好的卫生习惯,尤其是经期、孕产期及产褥期卫生,避免感染发生。

(三)随访指导

告知患者物理治疗后有分泌物增多,甚至有多量水样排液,在术后 1～2 周脱痂时可有少量出血,是创面愈合的过程,不必应诊;如出血量多于月经量则需到医院就诊处理;在物理治疗后 2 个月内禁止性生活、盆浴和阴道冲洗;治疗后经过 2 个月经周期,于月经干净后 3～7 天来院复查,评价治疗效果,效果欠佳者可进行第二次治疗。

(四)体检指导

坚持每 1～2 年做 1 次体检,及早发现异常,及早治疗。

五、注意事项

(1)治疗前应常规做宫颈刮片行细胞学检查。

(2)在急性生殖器炎症期不做物理治疗。

(3)治疗时间应选在月经干净后 3～7 天进行。

(4)物理治疗后可出现阴道分泌物增多,甚至有大量水样排液,在术后 1～2 周脱痂时可有少许出血。

(5)应告知患者,创面完全愈合时间为 4～8 周,期间禁盆浴、性交和阴道冲洗。

(6)物理治疗有引起术后出血、宫颈管狭窄、感染的可能,应定期复查,观察创面愈合情况直到痊愈,同时检查有无宫颈管狭窄。

(赵　媛)

第七节　子宫内膜异位症

子宫内膜异位症是指具有生长功能的子宫内膜生长在子宫腔内壁以外引起的症状和体征。异位的子宫内膜绝大多数局限在盆腔内的生殖器官和邻近器官的腹膜面,故临床上称为盆腔子宫内膜异位症。当子宫内膜生长在子宫肌层内称子宫腺肌病,部分患者两者可合并存在。

子宫内膜异位症的发病率近年来明显增高,是目前常见的妇科病之一。多见于 30～40 岁的妇女。本病为良性病变,但有远距离转移和种植能力。初潮前无发病者,绝经后异位的子宫内膜组织可逐渐萎缩吸收,妊娠或使用性激素抑制卵巢功能可暂时阻止本病的发展,因此,子宫内膜的发病与卵巢的周期性变化有关。也可发生周期性出血,引起周围组织纤维化、粘连,病变局部形成紫蓝色硬结或包块。卵巢的子宫内膜异位症最为常见,卵巢内的异位内膜因反复出血而形成多个囊肿,但以单个多见,故又称为卵巢子宫内膜异位囊肿。囊肿内含暗褐色黏稠的陈旧血,状似巧克力液体,故又称为卵巢巧克力囊肿。

一、护理评估

(一)病史

1.月经史

初潮年龄,月经周期、经期、经量是否正常,有无痛经或其他伴随症状。痛经的性质,是否为进行性加重。

2.婚育史

结婚年龄,婚次,夫妻性生活情况,有无经期性交,生育情况,足月产、早产、流产次数,现有子女数等。

3.既往病史

有无先天性生殖道畸形、子宫手术或经期盆腔检查等情况。

(二)身心状态

1.身体状态

(1)痛经:痛经是子宫内膜异位症的典型症状,其特点为继发性和进行性加重。疼痛多位于下腹部和腰骶部,可放射至阴道、会阴、肛门或大腿,常于月经来潮前 1～2 天开始,经期第一天最为剧烈,以后逐渐减轻,至月经干净时消失。

(2)月经失调:部分患者有经量增多和经期延长,少数出现经前期点滴出血。月经失调可能与卵巢无排卵、黄体功能不足等有关。

(3)性交痛:由于异位的内膜出现在子宫直肠陷凹处或病变导致子宫后倾固定,性交时子宫颈受到碰撞及子宫收缩和向上提升,可引起疼痛。

(4)不孕:占 40% 左右,其不孕的原因可能与盆腔内器官和组织广泛粘连和输卵管的蠕动减弱,影响卵子的排出、摄取和受精卵的运行有关。

2.心理状态

由于疼痛、不孕造成患者顾虑重重、心理压力大,需要手术的患者会有紧张、恐惧等心理问题。

(三)诊断性检查

1.妇科检查

典型者子宫后倾固定,盆腔检查可扪及盆腔内有触痛性结节或子宫旁有不活动的囊性包块。

2.辅助检查

(1)B超检查:可确定卵巢子宫内膜异位囊肿的位置、大小和形状。

(2)腹腔镜检查:可发现盆腔内器官或子宫直肠陷凹、子宫骶骨韧带等处有紫蓝色结节。

二、护理诊断

(一)焦虑

其与不孕和需要手术有关。

(二)知识缺乏

其与缺乏自我照顾及与手术相关的知识有关。

(三)舒适改变

其与痛经及手术后伤口有关。

三、护理目标

(1)患者能正确认识疾病的性质及发生原因,解除紧张、恐惧的心理,坚定治疗信心。

(2)患者自觉疼痛症状缓解。

四、护理措施

(1)心理护理:许多年轻患者因顽固的痛经、不孕等情况而焦虑。护理人员应多关心和理解患者,说明该病只要坚持用药或采取必要的手术便可改善症状,鼓励患者树立信心,积极配合治疗。对尚未生育的患者应给予指导和帮助,促使其尽早受孕。

(2)做好卫生宣传教育工作,防止经血逆流,如有先天性生殖道畸形或后天性炎性阴道狭窄、宫颈粘连等应及时手术。凡进入宫腔内的经腹手术,应保护腹壁切口和子宫切口,防止子宫内膜种植到腹壁切口或子宫切口。经期应避免盆腔检查和性交。

(3)使用激素治疗的患者,应介绍服药的注意事项及用后可能出现的反应(恶心、食欲缺乏、闭经、乏力或体重增加等),使其解除思想顾虑,提高治疗效果。

(4)用药期间注意有无卵巢子宫内膜异位囊肿破裂的征象,如出现急性腹痛,应及时通知医师,并做好剖腹探查的各项准备。

(5)对需要手术者,应按腹部手术做好术前准备和术后护理。

(6)出院健康教育,加强患者对病程及治疗的认识,指导伤口处理和康复教育,术后6周避免盆浴和性生活,6周后来院复查。

五、评价

(1)患者无焦虑的表现并对治疗充满信心。

(2)患者能按时服药并了解药物的反应。

(3)自觉症状缓解和消失。

(杨星梅)

第八节　子宫腺肌病

子宫腺肌病是指当子宫内膜腺体和间质侵入子宫肌层时,形成弥漫或局限性的病变,是妇科常见病。多发生于 30～50 岁经产妇;约 15％的患者同时合并子宫内膜异位症;约 50％的患者合并子宫肌瘤;临床病理切片检查,发现患者中有 10％～47％子宫肌层中有子宫内膜组织,但 35％无临床症状。

多次妊娠及分娩、人工流产、慢性子宫内膜炎等造成子宫内膜基底层损伤,子宫内膜自基底层侵入子宫肌层内生长,可能是主要原因。此外,由于内膜基底层缺乏黏膜下层的保护,在解剖结构上子宫内膜易于侵入肌层。腺肌病常合并子宫肌瘤和子宫内膜增生,提示高水平雌、孕激素刺激也可能是促进内膜向肌层生长的原因之一。

应视患者症状、年龄、生育要求而定。药物治疗适用于症状较轻、有生育要求和接近绝经期的患者;年轻或希望生育的子宫腺肌瘤患者,可试行病灶挖除术;症状严重、无生育要求或药物治疗无效者,应行全子宫切除术。

一、护理评估

(一)健康史

了解患者年龄、婚姻、月经史、婚育史、生育史、出现典型症状的情况及对患者身心的影响,了解患者既往患病史。子宫腺肌病多发生于生育年龄的经产妇,常合并子宫内膜异位症和子宫肌瘤,有多次妊娠及分娩或过度刮宫史。生殖道阻塞,如单角子宫、宫颈阴道不通畅患者等常同时合并腺肌病。

(二)生理状况

1.症状

询问患者是否有经量过多、经期延长和逐渐加重的进行性痛经。

2.体征

妇科检查时子宫均匀性增大或局限性隆起、质硬且有压痛。

3.辅助检查

阴道 B 超提示子宫增大,肌层中不规则回声增强;盆腔 MRI 可协助诊断;宫腔镜下取子宫肌层活检,可确诊。

(三)高危因素

1.年龄

40 岁以上的经产妇。

2.子宫损伤

多次妊娠、人工流产、慢性子宫内膜炎等造成子宫内膜基底层损伤。

3.先天不足

生殖道阻塞,如单角子宫、宫颈阴道不通、有子宫无阴道的先天畸形等。

4.卵巢功能失调

高水平雌、孕激素刺激者,如子宫肌瘤、子宫内膜增生患者。

(四)心理-社会因素

了解患者对疾病的认知,是否存在焦虑、恐惧等表现;了解患者家庭关系,是否因不孕或继发不孕影响夫妻、家庭关系;了解患者的经济水平等。

二、护理诊断

(一)焦虑
其与月经改变和痛经有关。

(二)知识缺乏
其与缺乏自我照顾及与手术相关的知识有关。

(三)舒适改变
其与痛经有关。

三、护理目标

(1)患者能正确认识疾病的性质及发生原因,解除紧张、恐惧的心理,坚定治疗信心。
(2)患者自觉疼痛症状缓解。

四、护理措施

(一)症状护理
1.月经改变

经量增多者,指导患者使用透气棉质卫生巾,保留卫生巾称重,以评估月经量;经期延长者,早晚用温开水清洗外阴各 1 次,以防逆行感染。若合并贫血,需指导患者遵医嘱服用药物,观察贫血的改善情况。

2.痛经

询问患者疼痛部位、性质、疼痛开始时间及持续时间。疼痛轻者,指导患者腹部热敷、卧床休息;疼痛重者,遵医嘱给予前列腺素合成酶抑制剂。

(二)用药护理
1.口服避孕药

其适用于轻度子宫内膜异位症患者,常用低剂量高效孕激素和炔雌醇复合制剂,用法为每天1 片,连续用 6～9 个月,护士需观察药物疗效,观察有无恶心、呕吐等不良反应。

2.促性腺激素释放激素激动剂

常用药物:亮丙瑞林 3.75 mg,月经第 1 天皮下注射后,每隔28 天注射 1 次,共 3～6 次。需观察有无潮热、阴道干燥、性欲减退和骨质丢失等不良反应,停药后可消失。连续用药 3 个月以上者,需添加小剂量雌激素和孕激素,以防止骨质丢失。

3.左炔诺孕酮宫内节育器

治疗初期部分患者会出现淋漓出血、下移甚至脱落等,需加强随访。

(三)手术护理
1.保守手术

如小病灶挖除术或子宫肌壁楔形切除术,可明显减轻症状并增加妊娠概率。指导其术后6 个月再受孕。

2.子宫切除术

年轻或未绝经的患者可保留卵巢;绝经后或合并严重子宫内膜异位症者,可行双卵巢切除术。

（四）心理护理

（1）痛经、月经改变及贫血影响生活质量时，患者常焦虑烦躁，向患者说明月经时轻度疼痛不适是生理反应，给予舒缓的音乐、舒适的环境，保证足够的休息和睡眠，患者及家属、护士共同制订规律而适度的锻炼计划，家属督促患者适度锻炼，可缓解患者的心理压力。

（2）手术患者担心预后和性生活，向患者说明子宫切除术后症状可基本消失，生活质量会得到改善。此外，子宫是月经来潮和孕育胎儿的器官，切除子宫不会男性化，增加对治疗的信心。

（五）健康指导

（1）指导患者随访：手术患者出院后 3 个月到门诊复查，了解术后康复情况。

（2）保守手术和子宫切除患者，术后休息 1～3 个月，3 个月之内避免性生活及阴道冲洗，避免提举重物，防止正在愈合的腹部肌肉用力，并应逐渐加强腹部肌肉的力量。未经医护人员许可，避免从事可增加盆腔充血的活动，如跳舞、久站等。

（3）有生殖道阻塞疾病时，嘱患者积极治疗，实施整形手术。

（4）对实施保守手术治疗的患者，指导其术后 6 个月受孕。

（5）注意高危因素与妇科疾病的相关性，定期做好妇科病普查。

五、评估

（1）医护人员避免过度刮宫，减少内膜碎片进入肌层的机会。

（2）药物治疗过程中如出现严重的绝经期症状，可酌情进行药物治疗以提高雌激素水平，降低相关血管症状和骨质疏松的发生，也可提高患者的顺应性。

（杨星梅）

第九节　子宫脱垂

子宫脱垂是指子宫从正常位置沿阴道下降，子宫颈外口达到坐骨棘水平以下，甚至子宫部分或全部脱出阴道口外，常伴有阴道前后壁膨出。

一、护理评估

（一）健康史

1.病因与发病机制

（1）分娩损伤：分娩损伤是最主要的原因。在分娩过程中，产妇过早屏气，第二产程延长或经阴道手术助产，盆底肌肉、筋膜以及子宫韧带过度伸展，甚至撕裂，分娩后未及时修补或修补不佳。产褥期产妇过早体力劳动，过高的腹压会压迫子宫向下移位发生脱垂。

（2）长期腹压增加：如长期慢性咳嗽、习惯性便秘、久站、久蹲等使腹压增高，迫使子宫向下移位，导致脱出，产褥期腹压增加更容易导致子宫脱垂。

（3）盆底组织发育不良或退行性变：子宫脱垂偶见于未产妇女，主要为先天性盆底组织发育不良所致。老年妇女盆底组织萎缩退化或支持组织削弱，也可发生子宫脱垂。

2.病史评估

了解患者分娩史,评估其有无第二产程延长、阴道助产等难产史,产后恢复情况;了解患者有无慢性病病史,如长期慢性咳嗽等;是否存在先天性盆底组织发育不良。

(二)身心状况

1.症状

子宫脱垂轻度时(Ⅰ度)可无自觉症状,加重后(Ⅱ、Ⅲ度)出现以下症状。

(1)下坠感及腰背酸痛:常在久站、走路与重体力劳动时加重,卧床休息后症状减轻。

(2)肿物自阴道脱出:走路、蹲或排便等腹压增加时,阴道口有一肿物脱出。轻者平卧休息后可自行恢复,重者不能自行恢复,需用手还纳,甚至用手也难以还纳,行走不便。

(3)阴道分泌物增多:脱出的子宫及阴道壁由于反复摩擦而发生感染,有脓血性分泌物渗出。

(4)大小便异常:由于膀胱、尿道膨出,患者常伴有尿频、尿急甚至尿潴留或压力性尿失禁。直肠膨出的患者可伴有便秘和排便困难等。

2.体征

患者取膀胱截石位,根据患者向下用力屏气时子宫下降的程度,将子宫脱垂分为三度。

(1)Ⅰ度:轻型为子宫颈外口距处女膜处小于 4 cm,但未达处女膜缘;重型为宫颈外口已达处女膜缘,检查时在阴道口可见子宫颈。

(2)Ⅱ度:轻型为宫颈已脱出阴道口,但宫体仍在阴道内;重型为宫颈或部分宫体脱出阴道口外。

(3)Ⅲ度:子宫颈及宫体全部脱出至阴道口外。脱出的子宫及阴道壁由于长期暴露摩擦,导致宫颈及阴道壁可见溃疡,有少量阴道出血或脓性分泌物。

3.心理-社会状况

由于长期的子宫脱垂使患者行动不便,不能从事体力劳动,使工作和生活受到影响,患者感到烦恼、痛苦;严重会影响性生活,患者常出现烦躁、焦虑、情绪低落等。

二、辅助检查

注意检查血常规,注意张力性尿失禁及妇科检查情况。

三、护理诊断及合作性问题

(1)焦虑:与长期的子宫脱出影响日常生活和工作有关。

(2)舒适的改变:与子宫脱出影响行动有关。

(3)组织完整性受损:与外露子宫、阴道前后壁长期摩擦有关。

四、护理目标

(1)患者情绪稳定,能配合治疗、护理活动。

(2)患者病情缓解,舒适感增加。

(3)患者组织完整,无受损。

五、护理措施

（一）一般护理

（1）指导患者保持外阴干燥、清洁，每天用流水冲洗外阴，禁止使用刺激性强的药液。有溃疡者每天用 0.02% 高锰酸钾液坐浴 1～2 次，每次 20～30 分钟，勤换内衣裤。

（2）有肿块脱出者及早就医，及时回纳脱出物并教会患者正确的回纳手法，病情重不能回纳者，应卧床休息，减少下地活动次数和时间。

（3）教给患者做盆底肌肉锻炼，如做提肛运动；指导患者避免增加腹压的因素，如咳嗽、久站及久蹲等；保持大便通畅，每天进食蔬菜应保持 500 g。

（4）每天为患者提供酸性果汁，可保持尿液呈酸性，不利于细菌生长；指导患者练习卧床排尿；若有肿块脱出影响排尿，指导患者排尿前先将脱出物还纳；尿潴留留置尿管者，应间歇放尿以训练膀胱功能。排尿功能恢复正常后，鼓励患者每天饮水 2 000 mL 以上。

（5）嘱患者加强营养，进食高蛋白、高维生素食物，增强体质。

（二）心理护理

帮助患者树立战胜疾病的信心，耐心讲解子宫脱垂的知识和预后，鼓励病友间交流沟通，促进积极因素。

（三）病情监护

观察患者有无外阴异物感，子宫脱垂的程度；注意阴道分泌物的颜色、气味、性状。

（四）治疗护理

1.治疗原则

治疗以安全、简单、有效为原则。

（1）非手术治疗：用于Ⅰ度轻型子宫脱垂，年老不能耐受手术或需要生育者。①支持疗法：注意休息，增加营养，保持大便通畅，避免重体力劳动，治疗增加腹压的疾病，加强盆底肌的锻炼。②子宫托：子宫托是一种支持子宫和阴道壁使其维持在阴道内不脱出的工具，适用于各度子宫脱垂及阴道前后壁膨出的患者。重度子宫脱垂伴盆底肌明显萎缩以及宫颈或阴道壁有炎症或有溃疡者均不宜使用，经期和妊娠期停用。

（2）手术治疗：适用于非手术治疗无效或Ⅱ度、Ⅲ度子宫脱垂者。手术方式主要包括：阴道前后壁修补术；阴道前后壁修补加主韧带缩短及宫颈部分切除术，也叫曼彻斯特（Manchester）手术；经阴道子宫全切除及阴道前后壁修补术；阴道纵隔成形术等。

2.治疗配合及特殊专科护理

（1）支持治疗的护理：教会患者做盆底肌肉锻炼增强盆底肌肉张力。做缩肛运动，用力收缩 3～10 秒，放松 5～10 秒，每次连续 5～10 分钟，每天 3～4 次，持续 3 个月。

（2）教会患者使用子宫托。①放托，患者排空直肠、膀胱，洗净双手，取半卧位或蹲位，双腿分开，一手持子宫托盘呈倾斜位进入阴道内，将托柄向内、向上旋转，直至托盘达子宫颈，向下屏气，使托盘吸附于宫颈，托柄弯曲度朝前，对正耻骨弓后面。②取托，手指捏住托柄轻轻摇晃，待负压消失后向后外方牵拉取出。③注意事项，放置子宫托之前阴道应有一定水平的雌激素作用，绝经后的妇女可用阴道雌激素霜剂，4～6 周后再使用子宫托；经期和妊娠期停用；选择大小合适的子宫托，以放置后不脱出又无不适为宜；每晚取出洗净，次晨放入，切忌久置不取，以免过久压迫导致生殖道糜烂、溃疡甚至瘘；放托后，分别于第 1、3、6 个月时到医院检查 1 次，以后每 3～6 个月

到医院复查。(图 10-1)

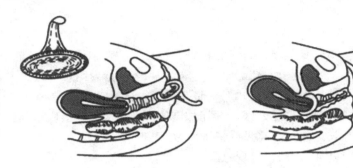

图 10-1　喇叭形子宫托及放置

(3)做好术前、术后护理。术前护理同外阴、阴道手术护理。术后除按外阴、阴道手术患者的护理外,应卧床休息 7～10 天,留导尿管 10～14 天。避免增加腹压,坚持肛提肌锻炼。

六、健康指导

休息 3 个月,3 个月内禁止性生活、盆浴,半年内避免重体力劳动;术后 2 个月、3 个月分别门诊复查;宣传产后护理保健知识,进行产后体操锻炼和盆底肌锻炼,增强体质;积极治疗便秘、慢性咳嗽等长期性疾病;实行计划生育。

七、护理评价

评价护理目标是否达到,护理措施的实施情况,健康指导是否落实到位,有无新的护理问题出现。

（赵　媛）

第十节　葡　萄　胎

葡萄胎是因妊娠后胎盘滋养细胞增生,间质高度水肿,出现大小不一的水泡,水泡间借蒂相连成串,形如葡萄而得名,也称水泡状胎块。葡萄胎分为完全性葡萄胎和部分性葡萄胎两类,其中大多数为完全性葡萄胎。其主要病理变化:完全性葡萄胎表现为水泡状胎块占满整个子宫腔,无胎儿及其附属物。镜下见绒毛体积增大,滋养细胞增生,间质高度水肿和间质内胎源性血管消失。部分性葡萄胎表现为仅部分绒毛变为水泡,常合并胚胎组织,胎儿多已死亡。镜下见部分绒毛水肿,滋养细胞轻度增生,间质内可见有核红细胞的胎源性血管,还可见胚胎和胎膜的组织结构。

一、护理评估

(一)健康史

了解患者有无导致葡萄胎的高危因素,如妊娠年龄、社会经济地位、营养状况等。了解患者及其家族的既往疾病史,包括滋养细胞疾病史、月经史、生育史等。

(二)身体状况

1.症状

(1)停经后阴道流血:最常见症状,多在停经 8 周后出现不规则阴道流血,量多少不定,呈反复性,有时血中可发现水泡状物排出。葡萄胎反复出血如不及时治疗,可导致贫血及继发感染。

(2)妊娠呕吐:较正常妊娠发生早,症状严重而持续时间长。

(3)妊娠期高血压疾病征象:可在妊娠 20 周前出现高血压、水肿和蛋白尿且症状严重。

(4)腹痛:由葡萄胎生长迅速使子宫过度扩张所致,表现为阵发性下腹痛,一般不剧烈,能忍受。若发生黄素化囊肿扭转或破裂,可出现急腹症。

2.体征

(1)子宫异常增大、变软:大多数葡萄胎患者的子宫大于相应的停经月份的妊娠子宫,质地变软,并伴有血清 HCG 水平异常升高。

(2)卵巢黄素化囊肿:由于大量 HCG 刺激卵巢,卵泡内膜细胞发生黄素化而形成囊肿,称为卵巢黄素化囊肿。常为双侧,葡萄胎清除后 2～4 个月可自行消退。

(三)心理-社会状况

患者知情后会出现极大的情绪不安,担心疾病会恶变或对今后生育有影响,并表现出对清宫手术的恐惧和担心。

(四)辅助检查

1.人绒毛膜促性腺激素(HCG)测定

葡萄胎因滋养细胞高度增生,产生大量 HCG,患者血清、尿中的 HCG 均增高,且持续不降。如血清中的 β-HCG 在 100 kU/L 以上。

2.B 超检查

B 超检查可见子宫大于相应孕周大小的子宫,无妊娠囊或胎心搏动,子宫腔内充满不均质密集状或短条状回声,呈"落雪状",若水泡较大而形成大小不等的回声区,则呈"蜂窝状"。

(五)处理要点

1.清宫术

葡萄胎一经确诊,应及时清除子宫腔内容物。术后选取水泡小、贴近子宫壁的组织送病理检查。子宫大一次刮净有困难时,可于 1 周后行第二次刮宫。

2.预防性化疗

下列情况可考虑采用预防性化疗:①清宫后 HCG 持续不降或下降缓慢者;②子宫明显大于相应孕周大小的子宫者;③黄素化囊肿直径大于 6 cm 者;④年龄大于 40 岁者;⑤无条件随访者。常选用甲氨蝶呤、氟尿嘧啶或放线菌素 D 单一药物化疗 1 个疗程。

3.子宫切除术

对于年龄大于 40 岁、无生育要求者,可行全子宫切除术,保留双侧卵巢。但子宫切除不能防止转移,不能替代化疗。手术后仍需定期随访。

二、护理问题

(一)焦虑/恐惧

焦虑/恐惧与担心疾病预后有关。

(二)有感染的危险

有感染的危险与反复阴道流血及清宫术有关。

(三)知识缺乏

知识缺乏与缺乏疾病的信息和随访的有关知识有关。

三、护理措施

(一)一般护理

保持病房内空气清新、安静舒适,告知患者卧床休息。鼓励患者进高热量、高蛋白质、高维生素、易消化的食物,以增强机体的抵抗力。

(二)病情观察

1.严密观察

阴道流血情况排出物中有无水泡样组织,并嘱患者保留会阴垫,以便准确估计出血量。

2.监测生命体征

发现患者阴道大量流血及清宫术中大出血时,应立即报告医师,并严密观察患者面色、血压、脉搏、呼吸等征象。

(三)对症护理

(1)术前应建立静脉通路,补充血容量,吸氧,备好缩宫素、抢救药品及物品。

(2)保持外阴部清洁,每天擦洗。

(3)遵医嘱使用抗生素,复查血常规。

(四)心理护理

引导患者说出心理感受,评估患者对疾病的心理承受能力、接受清官术的心理准备及目前存在的主要心理问题。多与患者沟通,解答患者疑问,解除不必要的思想顾虑。

(五)健康指导

葡萄胎患者作为高危人群,其随访有重要意义。通过定期随访,可早期发现妊娠滋养细胞肿瘤并及时治疗。随访应包括:①HCG 定量测定,葡萄胎清宫术后每周测定 1 次,直至降低到正常水平。随后 3 个月内仍每周 1 次,此后 3 个月每 2 周 1 次,然后每月检查 1 次持续半年,此后每半年 1 次,共随访 2 年。②在随访 HCG 的同时,应注意月经是否规则,有无异常阴道流血、咳嗽、咯血及其他转移灶症状,定时做妇科检查、盆腔 B 超检查及胸部 X 线检查。

葡萄胎随访期间必须严格避孕 1 年。首选避孕套,一般不选用宫内节育器或药物避孕,以免穿孔或混淆子宫出血的原因。

（杨星梅）

第十一节　侵蚀性葡萄胎与绒毛膜癌

侵蚀性葡萄胎是指葡萄胎组织侵入子宫肌层引起组织破坏或转移至子宫以外,是继发于葡萄胎之后,具有恶性肿瘤行为,但恶性程度不高,多发生在葡萄胎清除后 6 个月内。绒毛膜癌(choriocarcinoma,CC)是一种高度恶性肿瘤,可继发于正常或异常妊娠之后,早期即可通过血行转移至全身,破坏组织及器官,引起出血坏死。

侵蚀性葡萄胎病理特点为大体可见子宫肌层内有大小不等、深浅不一的水泡状组织。病灶接近子宫浆膜层时,表面可见紫蓝色结节。镜下可见侵入子宫肌层的水泡状组织的形态和葡萄胎相似,绒毛结构及滋养细胞增生和分化不良。绒毛膜癌原发于子宫,肿瘤常位于子宫肌层内,也可突向子宫腔或穿破浆膜,病灶为单个或多个,与周围组织分界清,质地软而脆,暗红色,伴出血坏死。镜下表现为滋养细胞极度不规则增生,肿瘤中不含间质和自身血管,无绒毛或水泡状结构。

一、护理评估

(一)健康史

详细询问患者月经史、生育史及避孕情况,有无妊娠史;如果是葡萄胎清宫术后患者,应详细了解第一次刮宫情况,包括刮宫时间、水泡大小、刮宫量及病理检查结果;了解葡萄胎排空后的随访情况,流产、足月产、异位妊娠后的恢复情况。

(二)身体状况

1.症状

(1)不规则阴道流血:在葡萄胎清宫术、流产或分娩后,出现持续不规则的阴道流血,量多少不定,可继发贫血。

(2)假孕症状:由于肿瘤分泌的 HCG 及雌、孕激素的作用,表现为乳房增大,乳头及乳晕着色,甚至有初乳样分泌,外阴、阴道、子宫颈着色,生殖道质地变软。

(3)腹痛:一般无腹痛。若病灶穿破子宫浆膜层时,可引起急性腹痛。

(4)转移灶症状:侵蚀性葡萄胎及绒毛膜癌主要转移途径是血行播散,出现肺转移、阴道转移、肝转移、脑转移。

2.体征

子宫增大,质地软,形态不规则,有时可触及两侧或一侧卵巢黄素化囊肿。如肿瘤穿破子宫导致腹腔内出血,可有腹部压痛及反跳痛。

(三)心理-社会状况

患者对疾病的预后产生无助感,恐惧化疗和手术。常因子宫切除造成生育无望而绝望,迫切希望得到其亲人的理解和帮助。

(四)辅助检查

1.血 β-HCG 测定

在葡萄胎排空后 9 周或流产、足月产、异位妊娠后 4 周持续阳性。

2.B 超检查

子宫肌层内可见无包膜的强回声团块等。

3.胸部 X 线检查

最初 X 线征象为肺纹理增粗,典型表现为棉絮状或团块状阴影。

4.MRI 检查

可发现肺、脑、肝等部位的转移病灶。

5.组织病理学检查

观察侵犯范围、有无绒毛结构,可区别葡萄胎、侵蚀性葡萄胎及绒毛膜癌。(表 10-1)

表 10-1 葡萄胎、侵蚀性葡萄胎、绒毛膜癌的鉴别

项目	葡萄胎	侵蚀性葡萄胎	绒毛膜癌
病史	无	多发生在葡萄胎清宫术后 6 个月以内	常发生在各种妊娠后 12 个月以上
绒毛结构	有	有	无
浸润深度	蜕膜层	肌层	肌层
组织坏死	无	有	有
肺转移	无	有	有
肝、脑转移	无	少	较易
HCG 测定	＋	＋	＋

(五)处理要点

以化疗为主,手术和放疗为辅。年轻未生育者尽可能不切除子宫,以保留生育能力。

如不得已切除子宫者仍可保留正常的卵巢。需手术治疗者一般主张先化疗,待病情基本控制后再行手术,对肝、脑有转移的重症患者,除以上治疗外,可加用放疗治疗。

二、护理问题

(一)有感染的危险

有感染的危险与阴道流血、化疗导致机体抵抗力降低,晚期患者长期卧床有关。

(二)预感性悲哀

预感性悲哀与担心疾病预后有关。

(三)潜在并发症

阴道转移、肺转移、脑转移。

三、护理措施

(一)一般护理

保持病室空气清新,温度适宜,定期进行病房消毒。嘱患者卧床休息,鼓励患者进高蛋白质、高维生素、易消化的饮食。

(二)病情观察

除观察患者阴道流血及腹痛情况外,还应注意有无咯血、呼吸困难等肺转移症状,以及有无头痛、呕吐、视力障碍、偏瘫等脑转移征象。发现异常情况,立即报告医师并配合抢救工作。

(三)对症护理

1.预防感染

(1)监测体温、血常规的变化,对全血细胞减少或白细胞计数减少的患者遵医嘱少量多次输新鲜血或行成分输血,并进行保护性隔离。

(2)限制探陪人员,嘱患者少去公共场所,以防感染。

(3)遵医嘱应用抗生素。

2.有转移病灶患者的护理

(1)阴道转移患者的护理:①禁止做不必要的阴道检查,密切观察阴道出血情况;②备血并准备好各种抢救器械和物品;③如破溃大出血,应立即通知医师并配合抢救。

（2）肺转移患者的护理：①卧床休息，有呼吸困难者给予半卧位，并吸氧；②对大咯血患者，应严密观察有无窒息及休克，如发现异常应立即通知医师，给予头低侧卧位，轻叩背部，排出积血，保持呼吸道通畅。

（3）脑转移患者的护理：①采取相应的护理措施，预防跌倒、吸入性肺炎、压疮等情况；②积极配合医师治疗，按医嘱补液，给予止血剂、脱水剂、吸氧、化疗等；③配合医师做好 HCG 测定、腰椎穿刺、CT 等检查。

（四）心理护理

主动与患者交谈，鼓励其宣泄内心的痛苦。耐心讲解疾病有关知识、治疗方法与治疗效果，列举治疗成功的病例，帮助患者树立战胜疾病的信心。

（五）健康指导

指导患者严密随访。第 1 年每月随访 1 次，1 年后每 3 个月随访 1 次共 3 年，以后每年 1 次共 5 年。随访内容及避孕指导同葡萄胎的相关内容。

（杨星梅）

第十二节　子宫肉瘤

子宫肉瘤是来源于子宫肌层或肌层内结缔组织和子宫内膜间质的恶性程度较高的女性生殖器官肿瘤。

一、护理评估

（一）临床表现

早期症状不明显，随着病情发展，可出现下列表现。

（1）阴道不规则出血。

（2）阴道分泌物增多或排液。

（3）原有子宫肌瘤短期内增大，腹痛、腹部包块。

（4）可有膀胱或直肠压迫症状。

（5）体征：子宫增大外形不规则，可见脱出宫颈口及阴道内赘生物，晚期可呈冰冻骨盆，腹水，贫血及恶病质。

（二）治疗

治疗以手术为主，术后加用放疗或化疗。

（三）康复

（1）做好心理护理，鼓励患者表达自己的感受。

（2）遵医嘱用药。

（3）定期随访，及时发现异常。

二、护理诊断

(一)绝望

其与疾病的诊断有关。

(二)疼痛

其与疾病及手术有关。

(三)睡眠形态紊乱

其与疾病的诊断及环境改变有关。

(四)知识缺乏

其与对疾病知识及术前术后注意事项不了解有关。

三、护理目标

(1)患者能提高对本病的认识,消除绝望心理,增强治疗信心。

(2)减轻或缓解疼痛。

(3)改善睡眠质量,适应术前术后环境。

(4)了解疾病知识及术前术后注意事项。

四、护理措施

(一)术前护理

(1)向患者介绍有关子宫肉瘤的医学常识,介绍诊治过程中出现的各种情况及应对措施。

(2)遵医嘱做好术前护理,饮食以高蛋白易消化为主。

(二)协助术后康复

(1)连续心电监护,每小时观察并记录一次生命体征及血氧饱和度。

(2)注意输液速度,记录出入量。

(3)保持尿管、盆腔引流管通畅,认真观察引流物性状及量。

(4)观察伤口有无渗出,腹带松紧适宜,减轻伤口张力。

(5)遵医嘱给予止痛剂。

(6)指导患者进行床上肢体活动,防止静脉血栓及压疮发生。

(三)健康指导

(1)保持外阴清洁干燥。

(2)术后禁止性生活3个月。

(3)遵医嘱每个月入院化疗。

(4)应定期进行肺部检查。

五、评价

(1)患者能列举常用的缓解心理应激的措施,心情平稳,积极配合治疗。

(2)患者术后疼痛逐渐缓解或消失。

(3)患者能叙述影响睡眠的因素及应对技巧。

(4)患者出院时,能列举康复期随访事宜。

(杨星梅)

第十一章 产科护理

第一节 早　产

妊娠满 28 周至不满 37 足周(196～258 天)间分娩者称早产。此时娩出的新生儿称早产儿，出生体重为 1 000～2 499 g，各器官发育尚不够成熟。早产占分娩总数的 5％～15％。常见的原因有母体、胎儿和胎盘 3 个方面的因素。孕妇合并子宫畸形、子宫颈内口松弛、子宫肌瘤、急慢性疾病及妊娠并发症时，易诱发早产；前置胎盘、胎盘早剥、胎儿畸形、胎膜早破、羊水过多、多胎等，也可致早产。

临床表现主要是子宫收缩，最初为不规律宫缩，并常伴有少许阴道流血或血性分泌物，以后可发展为规律宫缩，与足月临产相似。胎膜早破的发生较足月临产多。以往有流产、早产史或本次妊娠期有阴道流血史的孕妇，容易发生早产。诊断并不困难，若子宫收缩较规律，间隔 5～6 分钟，持续 30 秒钟以上，伴以进行性子宫口扩张 2 cm 以上时，可诊断为早产临产。处理原则主要是通过休息和药物治疗控制宫缩，尽量维持妊娠至足月。如早产已不可避免时，则应尽可能地预防新生儿合并症，以提高早产儿的存活率。

一、护理评估

(一)病史
详细评估孕妇的健康史及孕产史，注意孕妇有无可致早产的病因存在，并详细询问、记录孕妇既往出现的症状及接受治疗的经过。

(二)身心状况
妊娠晚期出现子宫收缩，5～10 分钟 1 次，持续 30 秒以上并伴有阴道血性分泌物，子宫颈管缩短及宫口进行性扩张，即可诊断为先兆早产。如子宫口≥4 cm 或胎膜早破，则早产已不可避免。

有的孕妇因不了解先兆早产的临床表现及早产的危害性，即使出现先兆早产征象，也不能及时到医院接受检查和治疗，只是到了早产不可避免时，才匆匆来医院就诊。

由于事发突然，孕妇尚未做好迎接新生命到来的准备，且担心胎儿提早娩出能否存活，往往感到恐惧、焦虑或愧疚,怀疑是否因为自己的过失而造成早产。

(三)诊断检查

通过全身检查及产科检查,核实孕周,评估胎儿体重、胎方位等,监测宫缩的强度及频率,监测胎心音变化,观察产程进展,确定早产的进程。

二、护理诊断

(一)知识缺乏

其与不了解先兆早产的征象和早产对新生儿的危害性有关。

(二)焦虑

其与担心早产儿的预后有关。

(三)有新生儿受伤的危险

其与早产儿发育不成熟有关。

三、护理目标

(1)孕妇能陈述先兆早产的临床表现及早产对新生儿的危害性,出现早产征象能及时就诊。

(2)孕妇自诉焦虑、恐惧感减轻。

(3)早产儿不存在因护理不当而发生的并发症。

四、护理措施

(一)一般护理

取左侧卧位卧床休息,以减少自发性宫缩,提高子宫血流量,改善胎盘功能,增加胎儿营养。多食用粗纤维食物,防止便秘,以免腹压增加而导致早产。同时避免吃不洁或刺激性强的食物,以防发生腹泻,诱发早产。

(二)病情观察

孕妇良好的身心状况可减少早产的发生,突然的精神创伤也可诱发早产。故应随时观察、了解孕妇的精神状态和心理障碍,以便及早对症护理。此外,应注意孕妇有无腹痛或腹痛加重、阴道流血增多或出现阴道流水等,如有异常应及时通知医师,并协助处理。

(三)对症护理

若胎膜早破早产已不可避免,应尽快采用合理的治疗方案,充分估计胎儿的成熟度,避免发生呼吸窘迫综合征,估计短时间内不能分娩者,可选用剖宫产结束分娩。经阴分娩者,应考虑使用产钳和会阴切开术助产,以缩短产程,减少分娩过程中对胎头的压迫,以防早产儿颅内出血。同时充分做好早产儿保暖和复苏的准备,临产后慎用镇静剂,避免发生新生儿呼吸抑制。产程中孕妇应吸氧,新生儿出生后立即结扎脐带,防止过多母血进入新生儿血液循环,造成循环负荷过重。

(四)治疗护理

先兆早产的治疗主要是抑制宫缩,故应熟悉药物的用法、作用及不良反应。常用的抑制宫缩药物有以下几类。

1.β 肾上腺素受体激动剂

其作用为激动子宫平滑肌中的 β_2 受体,抑制子宫平滑肌收缩,减少子宫的活动而延长妊娠期。但其不良反应较多,常使母儿双方的心率增快、孕妇血压下降、恶心、呕吐、血糖增高等,应予以注意。常用药物有利托君、沙丁胺醇等。

2.硫酸镁

其镁离子直接作用于子宫肌细胞,拮抗钙离子对子宫的活性,从而抑制子宫收缩。用药过程中应注意孕妇呼吸(不少于 16 次/分)、膝反射(存在)及尿量(不少于 25 mL/h)等。

3.其他

为避免早产儿发生呼吸窘迫综合征,在分娩前给予孕妇糖皮质激素如地塞米松等。可促进胎肺成熟。

五、评价

为减轻孕妇精神紧张,可安排时间与孕妇进行交谈、聊天,分散孕妇的注意力,也可指导孕妇采用放松疗法,如缓慢的深呼吸、全身肌肉放松,以增加睡意,保证充足的睡眠。加强营养,以增强体质。嘱孕妇避免诱发宫缩的活动,如保持平静的心情,勿抬举重物、性生活等。宫颈内口松弛者应于孕 14~16 周行子宫内口缝合术,防止早产的发生。

(赵　燕)

第二节　流　产

流产是指妊娠在 28 周前终止。分自然流产和人工流产,前者是胚胎或胎儿因某种原因不能健康发育,自然脱离母体而排出体外;后者是因某种原因应用人工方法终止妊娠,本节仅叙述自然流产。自然流产分为早期及晚期,妊娠 12 周以前为早期流产,12~28 周为晚期流产,自然流产的发生率为 10%~18%。是由多种原因造成的,大致分为以下几种原因。①遗传因素:基因异常是自然流产最常见的原因,早期流产因染色体异常者占 50%~60%。②免疫因素:妊娠后由于母儿双方免疫不适应,导致母体排斥胎儿而流产,近年来发现多种与流产有关的抗原、抗体。③母儿血型不合常是引起晚期流产的原因,如 ABO、Rh 血型不合。④外界因素:影响妊娠的外界因素很多,如孕妇接触有毒物质、放射线、创伤、机械性刺激等。⑤母体方面的因素:多为全身性疾病,如急、慢性传染病,内分泌疾病,生殖器官疾病等。

一、护理评估

(一)病史

采集有无停经、早孕反应、阴道流血、阴道水样排液、组织物排出和腹痛史等,此为判断流产及识别流产类型的重要依据之一。

(二)身心状况

1.主要评估患者的生命体征

其包括体温、脉搏、呼吸、血压。

2.阴道流血的量及性状

阴道流血是否有血块、组织、量、味道、开始的时间及状况。

3.患者的一般情况

如面色、腹痛的程度、开始出现的时间及患者的心理状态。

(三)诊断检查

1.妇科检查

重点注意宫颈口有无扩张,有无组织物堵塞,子宫大小是否与停经月份相符,子宫质地、有无压痛,双侧附件有无压痛等。

2.实验室检查

(1)尿妊娠试验,血人绒毛膜促性腺激素测定,注意流产后血中人绒毛膜促性腺激素的消失约需1个月。

(2)抽血查血常规,以了解红细胞、白细胞、血小板、血细胞比容、血红蛋白。

3.B超

其用来确定诊断并指导正确处理。

二、护理诊断

(一)有组织灌注量改变的危险

其与流产出血有关。

(二)有感染的危险

其与反复出血、抵抗力下降、宫腔内组织物残留、宫口扩张长时间不闭合、刮宫无菌操作技术不严等有关。

(三)自理能力缺陷

其与先兆流产保胎需绝对卧床休息、静脉输液有关。

(四)焦虑

其与腹痛、流血、担心保胎能否有效或胎儿健康是否受影响有关。

(五)预感性悲伤

其与即将失去胎儿有关。

三、护理目标

(1)经过恰当的医护处理后,患者能维持正常的生命体征。

(2)不出现感染的征象。

(3)患者在卧床期间的生活需要得到满足。

(4)患者情绪稳定,能积极配合治疗和护理。

四、护理措施

(一)一般护理

由于流产的类型不同,所采用的护理措施也不同。但均应卧床休息,禁止性生活,以减少刺激、避免宫缩。给予高蛋白、富含维生素、矿物质的食物,以保证母儿的营养需要。

(二)病情观察

对先兆流产和习惯性流产,要严密观察阴道流血量及腹痛变化,经休息与治疗后阴道流血减少、腹痛消失,经辅助检查证实胎儿存活,说明保胎成功。反之,阴道流血增多、腹痛加重或有组织排出,提示已由先兆流产发展为难免流产。如果阴道流血量很多,应立即阴道检查,以明确诊断,如出现休克,应遵医嘱输血、输液进行抢救,并立即行清宫术、止血,同时要检查有无胎盘、胚胎组织排出。

对稽留流产、感染性流产要注意观察全身症状,如体温升高、脉搏加快、白细胞增高、子宫压痛、阴道分泌物增多且有臭味,应通知医师给予抗感染治疗,防止引起盆腔炎、腹膜炎、败血症等。

(三)对症护理

各种类型的流产孕妇往往情绪紧张,尤其对期盼妊娠和习惯性流产的孕妇,一旦发现有流产先兆,情绪非常紧张、烦躁,甚至伤心。对这类孕妇,护士应关心、同情、给予安慰,使孕妇了解情绪紧张是促使流产的重要因素,调整宽松心情,保持稳定情绪,安心休养,是保胎的重要条件,使其主动配合治疗。

(四)治疗护理

先兆流产除注意休息外,要按医嘱给予药物治疗,对黄体功能不足者可给黄体酮 20 mg 肌内注射,也可给人绒毛膜促性腺激素 1 000 U 肌内注射,以促进黄体的分泌,以及口服维生素 E、叶酸等。对习惯性流产,应根据流产的原因进行治疗。宫颈功能不全者应在妊娠 12～20 周行子宫颈缝合术,术后要注意观察流产先兆,进行保胎治疗。若治疗失败,应及时拆除缝合线,以免造成宫颈裂伤;若手术成功,应提前入院,待分娩发动前拆除缝线。

流产感染,应先用抗生素治疗控制感染后再行清宫术;如阴道流血量多,则应与医师配合,在抗生素治疗的同时用卵圆钳将宫腔内容物夹出止血,但不宜用刮匙搔刮宫腔,以免感染扩散,待感染控制后再行清宫术。

五、评价

流产经治疗成功后要做好孕妇保健,注意适当的休息和营养,定期进行检查,在医师的指导下进行孕期自我监护,以期待胎儿正常发育。经治疗失败者,因失血、身体虚弱,除注意休息与营养外,要注意会阴部清洁,每天以消毒剂洗外阴,在子宫没有复旧前禁止性生活。

(赵　燕)

第三节　异位妊娠

孕卵在子宫腔外着床、生长发育,称异位妊娠,也称宫外孕。异位妊娠包括输卵管妊娠、卵巢妊娠、宫颈妊娠、子宫残角妊娠。其中以输卵管妊娠最为多见,约占异位妊娠的 95%,是妇女常见的急腹症之一。可因输卵管妊娠流产或破裂引起腹腔内急性大出血,导致腹痛甚至休克,处理不及时可危及生命。

一、护理评估

(一)病史

仔细询问月经史以准确推断停经时间,并对不孕、安置宫内节育器、绝育术、输卵管再通术、盆腔炎等与宫外孕妇科病相关的高危因素予以高度重视。

(二)身心状况

详细询问患者出现腹痛的时间、性质、程度及有无伴随症状；阴道流血出现的时间、量的多少、有无流出物等，仔细评估患者的面色、表情、生命体征，详细进行腹部检查和盆腔检查，注意其阳性体征。

评估患者的心理状况。宫外孕破裂或不全流产者病情发展迅速，患者在较短的时间内经历剧烈腹痛、晕厥、休克等，患者和家属对这突如其来的变化难以接受，往往处于极度恐慌之中。患者不仅要面临死亡的威胁，还要面临此次怀孕失败的结局，以及再次妊娠的挫折，自责、悲观、气愤是最常见的情绪反应。

(三)辅助检查

1.后穹隆穿刺

后穹隆穿刺是一种经济、简单、可靠的诊断方法，适用于疑有腹腔内出血的患者。常规消毒后以10 mL或 20 mL 一次性注射器自后穹隆穿入直肠子宫陷凹，若抽出暗红色不凝固血液则为阳性结果，陈旧性宫外孕时可以抽出小血块或不凝固的陈旧血液。若穿刺针头误入静脉，则血较红，将标本放置 10 分钟左右，则血凝固。无内出血、内出血量少、血肿位置较高或直肠子宫陷凹有粘连时，可抽不出血液，因而穿刺阴性不能否认存在输卵管妊娠。

2.妊娠试验

异位妊娠患者体内的人绒毛膜促性腺激素水平较正常妊娠时低，正常宫内妊娠时，每48 小时定量测定血清 β-HCG 值，呈成倍增长，而异位妊娠或宫内妊娠自然流产时，人绒毛膜促性腺激素显著低于此值。尿 β-HCG 定性测定是一种简便、快速的方法，适用于急诊患者。β-HCG 阴性一般可以排除异位妊娠，β-HCG 阳性则需鉴别是宫内妊娠还是异位妊娠。

3.超声诊断

超声检查时如发生下列征象，可怀疑为异位妊娠。

(1)子宫增大而宫腔内空虚无妊娠物。

(2)子宫外见到妊娠囊或胚胎。

(3)附件呈囊性块物，边界不规则。

(4)后陷凹内有囊性突出的块物。

(5)腹腔内存在无回声暗区或直肠子宫陷凹处积液暗区像。

4.腹腔镜检查

在直视下观察腹腔和盆腔内脏器可协助明确诊断，并可经腹腔镜切除未破裂的病灶。腹腔内大量出血或伴有休克者禁作腹腔镜检查。

5.血常规检查

可发现血红蛋白、红细胞、血比容下降，白细胞计数上升。

二、护理诊断

(一)体液不足

其与宫外孕破裂或流产所致的大出血有关。

(二)疼痛

其与宫外孕流产或破裂所致的腹腔内出血、手术创伤有关。

(三)悲伤

其与此次怀孕失败有关。

(四)恐惧

其与生命受到威胁及今后再次妊娠的可能受到阻碍有关。

(五)有感染的危险

其与大出血机体抵抗力降低、术后留置导尿管、皮肤完整性受损等有关。

三、护理目标

(1)患者体液能得到及时补充。

(2)患者能尽早接受手术,尽快解除疼痛。

(3)患者和家属能正确面对现实,尽快渡过悲伤期。

(4)患者心态平稳,能主动、积极配合医疗和护理工作。

(5)患者术后不出现感染征象。

四、护理措施

(一)一般护理

异位妊娠在确定手术治疗以前应绝对卧床休息,避免突然变动体位或增加腹压的动作,以预防继发性出血。应食用高蛋白、维生素丰富和铁质多的食物,以辅助纠正贫血。如为大量出血应禁食,防止急症手术麻醉后呕吐。

(二)病情观察

异位妊娠的主要症状是腹痛,因妊娠的部位不同、出血量不同,临床表现各异,故应严密观察腹痛的部位和严重程度,如有昏厥、休克的表现,应注意生命体征变化。早期输卵管妊娠或胚胎已死亡者,常有不规则、点滴状阴道流血,呈深褐色,不超过月经量,可伴有蜕膜管型或蜕膜碎片从阴道排出,应保留送病理检查,切片中如见绒毛可诊断为宫内妊娠,仅见蜕膜、未见绒毛有助于异位妊娠的诊断。在保守治疗期间,应严密观察腹痛及内出血,如突然腹痛加重、血压下降、脉搏加快,为继发内出血的表现,应立即通知医师,及时输液并作手术前准备,严密观察生命体征变化。

(三)对症护理

异位妊娠多为急腹症,因严重腹痛或休克导致患者心情恐惧,迫切要求手术治疗,故应亲切冷静地安慰患者,讲明本病虽然发病急、症状重,但手术不复杂、效果好,鼓励患者配合医师积极治疗,即可康复。

(四)治疗护理

异位妊娠的治疗分为保守治疗和手术治疗。没有明确诊断以前需行后穹隆穿刺者应配合医师行妇科检查,备阴道检查器械、空针、穿刺针头。已明确诊断确定手术治疗者,应立即做手术前准备。有休克者同时进行抢救,输液、输血、给氧气吸入。保守治疗如用中药,以活血化瘀为主。如采用局部或全身化学药物治疗,常用甲氨蝶呤,可杀死胚芽,经治疗后若血或尿妊娠试验仍为阳性,提示胚胎继续存活,应严密观察是否转为阴性,若病情无改善应确定手术,立即作术前准备。

五、评价

术后应早期活动,6小时后即可于床上翻身,48小时后可起床,以预防内出血及手术刺激而造成肠粘连。注意生活要有规律,可经常散步、增加营养以促进机体康复。嘱1个月后复查,以了解恢复情况。有生育要求者,嘱其在身体完全恢复后到医院检查输卵管通畅情况,以利于再孕或继续治疗。

（赵　燕）

第四节　前　置　胎　盘

胎盘正常时附着于子宫体部前壁、后壁或侧壁。当胎盘部分或全部覆盖在子宫下段或子宫颈内口处时,其位置低于胎儿的先露部,称为前置胎盘。根据胎盘边缘与宫颈内口的关系,又分为完全性前置胎盘或中央性前置胎盘、部分性前置胎盘和边缘性前置胎盘。该病是妊娠晚期出血的主要原因之一。发病原因虽尚不明确,但与产褥感染、多产、多次剖宫产等子宫内膜病变有关,主要表现是妊娠晚期无痛性阴道出血,大量流血可导致孕妇贫血、休克、胎儿缺氧、窘迫甚至死亡;诊断除详细询问病史外,主要根据超声检查。

一、护理评估

(一)病史

仔细询问孕妇的健康史、孕产史及此次怀孕的情况;孕妇的年龄、产次;有无剖宫产史、人工流产史、子宫内膜炎及前置胎盘等病史;妊娠周数,胎位是否正常;孕期,特别是孕28周以后,是否出现无痛性、无诱因、反复阴道流血的情况,并充分估计出血量。

(二)身心状况

评估患者的一般情况及生命体征。反复多次或大量出血时,患者出现贫血貌,严重者出现休克表现。孕妇及其家属可因突然阴道流血而感到恐惧或担忧,既担心孕妇的健康,更担心胎儿的安危,可能表现为恐慌、紧张、失眠、手足无措等。

(三)诊断检查

1.产科检查

子宫大小与停经月份一致,胎方位清楚,先露高浮,胎心可以正常,也可因孕妇失血过多致胎心异常或消失。前置胎盘位于子宫下段前壁时,可于耻骨联合上方听到胎盘血管杂音。临产后检查宫缩为阵发性,间歇期子宫肌肉可以完全放松。

2.超声波检查

B超断层像可清楚地看到子宫壁、胎头、宫颈和胎盘的位置,胎盘定位准确率达95%。

3.阴道检查

阴道检查主要用于终止妊娠前为明确诊断、决定分娩方式的患者。阴道检查有扩大前置胎盘剥离面致大出血、危及生命的危险,如能确诊或流血过多则没有必要进行。个别确有必要,必须在输血、输液和做好手术准备的情况下方可进行。怀疑前置胎盘的患者切忌肛查。

4.实验室检查

查血常规,了解血红蛋白、红细胞数目、血细胞比容以评估有无贫血及贫血的程度;了解白细胞计数及分类以评估有无感染征象。测定凝血因子以估计机体的凝血功能。

5.胎儿状况评估

使用外监护仪测胎儿宫内情况、测羊水 L/S 比值等了解胎儿的成熟度,为处理做参考。

6.产后检查胎盘及胎膜

胎盘的前置部分可见陈旧性血块附着,呈黑紫色或暗红色,如这些改变位于胎盘的边缘,而且胎膜破口距胎盘边缘的距离少于 7 cm,则为部分性前置胎盘。

(四)产后评估

重点评估子宫复旧、阴道流血的情况及有无感染征象,如体温、脉搏、呼吸、白细胞计数及分类、宫底高度、子宫收缩、恶露量、性状、气味、伤口愈合情况等。同时评估产妇对手术及分娩经历的生理、心理反应。

二、护理诊断

(一)组织灌注量改变

其与前置胎盘所致的大出血有关。

(二)有感染的危险

其与出血量多、机体抵抗力下降及胎盘剥离面距子宫口近等有关。

(三)恐惧

其与担心本人及胎儿的安危有关。

(四)气体交换受损

其与低血容量及低血氧、胎盘剥离有关。

(五)自理能力缺陷

其与前置胎盘需绝对卧床休息有关。

三、护理目标

(1)患者血压、脉搏稳定,血流动力学指标恢复正常。

(2)住院期间患者未发生感染,体温、白细胞计数及分类正常。

(3)患者情绪稳定,恐惧症状减轻。

(4)尽可能维持胎儿的血氧供应,不发生因护理不当而造成的胎儿缺氧甚至死亡。

(5)患者卧床期间的基本生活需要能得到及时满足。

四、护理措施

(一)一般护理

根据不同的治疗方案采用不同的护理措施,如孕妇出血量少、妊娠周数<37 周、胎儿发育尚未成熟,需采取期待疗法,在保证孕妇安全的前提下,期待胎儿能达到或接近足月,提高胎儿成活率。此类孕妇应住院休息,以避免因活动牵拉子宫颈引起出血,待出血停止后可适当下地活动,给予高蛋白、富含铁剂的食物,以纠正贫血。急性大量出血者应禁食,做好终止妊娠的准备。

（二）病情观察

前置胎盘的主要表现是反复发生无痛性出血，初次出血量较少，随着子宫下段不断伸展，出血量也越来越多，偶尔有第一次出血量很多，尤其夜间孕妇在睡眠中也可能发生大量出血。根据出血的特点，在病情观察中应予以重视，尤其夜间要经常注意观察出血量，发现出血量多时应立即通知医师进行抢救，监护胎心、胎动及产兆。

（三）对症护理

前置胎盘的主要症状是阴道出血，往往因反复阴道流血尤其流血量较多者，表现为情绪紧张，担心母儿的生命安全。针对这种情况应向孕妇介绍病情，消除其顾虑，说明目前的医疗水平完全可以保证母婴安全，但要接受医护人员的指导，与其密切合作才能达到预期目的。

（四）治疗护理

前置胎盘随时可能发生大量阴道出血，如发生大量出血应立即输液、输血，纠正休克。完全性和部分性前置胎盘有 70%～90% 采用剖宫产，应做剖宫产的术前准备。禁做肛诊，避免因刺激引起更多的出血，如果需阴道检查进一步明确诊断，应首先输液再进行检查。若孕妇阴道大量流血而当地无条件处理，应先输液、输血，常规消毒进行阴道填纱布条、腹部加压、包扎，以暂时压迫止血，迅速转院。

五、评价

部分性或边缘性前置胎盘经阴道分娩者，产后护理与正常分娩的产后保健相同；如是经剖宫产分娩且出血较多者，要注意产后营养、纠正贫血，定期到医院检查，注意是否月经来潮，如长期闭经要认真检查，排除希恩综合征。

（赵　燕）

第五节　胎　盘　早　剥

妊娠 20 周后或分娩期，正常位置的胎盘在胎儿娩出前部分或全部从子宫壁剥离，称胎盘早期剥离，简称胎盘早剥。其原因尚不明，与以下因素有关：血管病变、妊娠高血压综合征、慢性高血压、机械性因素如外伤、脐带过短、羊水过多、破膜时宫内压骤减、双胎第一胎娩出后或子宫静脉压突然升高等。

一、护理评估

（一）病史

详细询问患者的健康史及孕产史，注意收集与胎盘早剥有关的诱发因素，了解本次妊娠的经过，尤其是阴道出血、腹痛等情况。

（二）身心状况

重点评估阴道流血出现的时间、量、性质，患者目前的情况，是否有少尿、无尿、休克、凝血功能障碍的表现，腹痛的性质、有无伴随症状，子宫的张力、有无压痛、子宫大小与妊娠月份是否相符，宫底有无上升的征象，胎心、胎动情况，并通过详细的全身及腹部检查判断母儿目前的状况。

随着出血的增多、腹痛的加剧和周围医护人员为此所进行的一系列抢救措施,无时不在提示孕妇:其自身特别是腹中胎儿存在生命的威胁,因此,孕妇除表现出紧张、焦虑、烦躁不安、恐慌、哭泣外,更盼望自己及胎儿能通过医护人员的抢救和自身的配合而得到良好的结局。

(三)诊断检查

(1)B超检查:可确定有无胎盘早剥及估计剥离面的大小及胎儿的状况(有无胎动及胎心搏动)。B超可显示胎盘和子宫壁之间出现液性暗区,界限不太清楚;绒毛膜板向羊膜腔凸出;暗区内有时出现光点反射(积血机化)。

(2)除血、尿常规外,还应查血小板计数、出凝血时间、纤维蛋白原等与凝血功能有关的项目。血常规可帮助了解患者的贫血程度及有无感染征象;尿常规可了解肾功能及有无妊娠高血压症;凝血功能检查可了解患者的凝血功能。

二、护理诊断

(一)腹痛

其与胎盘剥离面积有关。若剥离面积>1/3,孕妇突然发生持续性腹痛、腰酸背痛,疼痛程度与胎盘后积血量成正比。

(二)出血性休克

如果剥离面>1/2,无论内出血或外出血都多,可致出血性休克,甚至发生凝血机制障碍,出血不止。

(三)有胎儿受伤的危险

其与胎盘功能障碍有关。

(四)焦虑

其与预感到个体健康受到威胁有关,与已经或预感到将要失去胎儿有关。

(五)知识缺乏

其与对胎盘早剥的认识有限有关。

三、护理目标

(1)纠正休克:输新鲜血,输液。

(2)及时终止妊娠:一旦确诊,必须即时终止妊娠。

(3)减轻孕妇的焦虑、恐惧感。

四、护理措施

(一)一般护理

轻型者的护理原则与正常分娩基本相同;重型者应根据孕妇的具体情况,如子宫内出血量较多、有休克表现,应采用平卧位,以利于纠正休克,暂禁食。

(二)病情观察

应严密观察阴道流血量与产程进展,测量子宫底高度,从孕妇入院开始应在子宫底处作一标记,观察子宫底是否升高,如有升高提示内出血量增多,同时要经常听胎心音,有条件的应持续胎心音监护。重型孕妇子宫内隐性出血多见,应严密观察生命体征变化,详细记录,观察阴道出血量,注意有无出血不凝或仅有较软的凝血块,预防弥散性血管内凝血的发生,观察尿量,预防急性肾衰竭。重型孕妇因发病急、症状重,孕妇及家属情绪紧张、恐惧,故应沉着有序地工作,安慰患者,但对其家属应说明危险性及可能发生的并发症。

(三)治疗护理

轻型经阴道分娩者要采取尽量缩短产程的措施,可先行人工破膜,缩减子宫容积,压迫胎盘,使之不继续剥离;破膜后腹部加压沙袋,以腹带包扎腹部,以减少出血,必要时静脉滴注催产素,要注意点滴的速度,开始15滴/分,以后根据宫缩强度调节,如需要阴道检查,应准备检查物品、备血、输液后检查。重型者阴道流血量与孕妇贫血不成比例。血液多积聚于胎盘与子宫壁之间,孕妇处于休克状态,应立即抢救休克,输液、输血、氧气吸入,同时做剖宫产的术前准备。

五、评价

再次妊娠要做好孕期保健及宣教,积极防治妊娠高血压症,对合并慢性高血压和慢性肾炎等高危妊娠者应加强管理,妊娠期避免腹部外伤。

(杨星梅)

第六节　胎 膜 早 破

临产前胎膜自然破裂称为胎膜早破。为常见的分娩并发症,其发病率占分娩总数的2.7%~17%。常发生于宫颈内口松弛、胎膜发育不良、头盆不称、胎位异常致使羊膜腔内压力不均;羊水过多或多胎妊娠使羊膜腔内压力过高;妊娠后期性生活或机械性刺激易致绒毛-羊膜感染。

一、护理评估

(一)健康史

详细询问病史,了解诱发胎膜早破的原因,确定胎膜破裂的时间、妊娠周数,是否有宫缩及感染的征象。

(二)生理状况

1.症状和体征

孕妇主诉突然出现阴道流液或无控制的"漏尿",少数孕妇仅感觉到外阴较平时湿润,窥阴器检查见混有胎脂的羊水自子宫颈口流出,即可做出诊断。

2.辅助检查

(1)阴道酸碱度测定:正常阴道液 pH 为 4.5~5.5,羊水 pH 为 7.0~7.5。胎膜破裂后,阴道液 pH 升高(pH≥6.5)。pH 诊断胎膜早破的敏感度为 90%,血液、尿液、子宫颈黏液、精液及细菌污染可出现假阳性。

(2)阴道液涂片:取阴道液涂于玻片上,干燥后显微镜下观察,出现羊齿状结晶,用 0.5%硫酸尼罗蓝染色,显微镜下见橘黄色胎儿上皮细胞,用苏丹Ⅲ染色见黄色脂肪小粒,均可确定为羊水,准确率达 95%。

(3)胎儿纤连蛋白(fFN)测定:胎儿纤连蛋白是胎膜分泌的细胞外基质蛋白。当子宫颈及阴道分泌物内胎儿纤连蛋白含量>0.05 mg/L 时,胎膜抗张能力下降,易发生胎膜早破。

(4)胰岛素样生长因子结合蛋白-1(IGFBP-1):检测人羊水中胰岛素样生长因子结合蛋白-1,特异性强,不受血液、精液、尿液和宫颈黏液的影响。

(5)羊膜腔感染检测:①羊水细菌培养。②羊水涂片革兰染色检查细菌。③羊水白细胞介素-6≥7.9 ng/mL,提示羊膜腔感染。④血C反应蛋白>8 mg/L,提示羊膜腔感染。⑤降钙素原轻度升高表示感染存在。

(6)羊膜镜检查:可直视胎儿先露部,看见头发或其他胎儿部分,看不到前羊膜囊即可诊断为胎膜早破。

(7)B超检查羊水量减少可协助诊断。

(三)高危因素

1.母体因素

反复阴道流血、阴道炎、长期应用糖皮质激素、腹部创伤、腹腔内压力突然增加(剧烈咳嗽、排便困难)、吸烟、药物滥用、营养不良、前次妊娠发生早产胎膜早破史、妊娠晚期性生活频繁等。

2.子宫及胎盘因素

子宫畸形、胎盘早剥、子宫颈功能不全、子宫颈环扎术后、子宫颈锥切术后、子宫颈缩短、先兆早产、子宫过度膨胀(羊水过多、多胎妊娠)、头盆不称、胎位异常(臀位、横位)、绒毛膜羊膜炎、亚临床宫内感染等。

(四)心理-社会因素

孕妇突然发生不可自控的阴道流液,可能惊惶失措,担心会影响胎儿及自身的健康,有些孕妇可能开始设想胎膜早破会带来的种种后果,甚至会产生恐惧心理。

二、护理诊断

(一)焦虑、恐惧

其与不了解早破水的原因与治疗、担心胎儿的安危有关。

(二)有胎儿受伤的危险

其与可能发生的早产、脐带脱垂、胎儿宫内感染有关。

(三)有感染的危险

其与胎膜早破、细菌上行进入宫腔有关。

(四)潜在并发症

胎膜早破的潜在并发症为早产和脐带脱垂。

三、护理目标

(1)减轻孕妇的焦虑、恐惧感。

(2)胎儿的危险性降低。

(3)产妇不发生感染。

(4)不因护理不当而发生早产和脐带脱垂。

四、护理措施

(一)一般护理

胎膜破裂后孕妇应立即住院,绝对卧床休息。及时听胎心,有条件的单位应行胎心率电子监护。若先露部尚未接触,应抬高床尾,以免脐带脱垂;若先露部已入盆,则可取半卧位,禁止灌肠。

鼓励孕妇进高蛋白、高热量、富含维生素、易消化的饮食,以增加体力及机体抵抗力。破膜后孕妇一般精神较为紧张,恐惧羊水流出不利于胎儿顺利娩出,尤其不足月孕妇担心能否成活,往往多虑、心绪不佳,鉴于此应消除孕妇的种种顾虑,增加信心,使其积极配合各项治疗,达到顺利分娩的目的。

(二)对症护理

密切监护胎心变化及阴道排液情况,如发现胎心异常、阴道排液浑浊且混有胎粪,应立即给氧,每分钟氧流量为 5 L,50%葡萄糖液 60 mL 加维生素 C 500 mg 静脉注射,并协助医师行阴道检查有无脐带脱垂。若脐带脱垂、宫口未开全,孕妇应立即取膝胸卧位,用脐带还纳器或用纱布包裹脐带缓缓送回宫腔,在阴道内填塞纱布条防止脐带再脱出,应将情况通知家属,待胎心好转后即行剖宫产术。

(三)治疗护理

应保持外阴清洁,每天用 0.1%新洁尔灭擦洗外阴,并用消毒会阴垫。尽量减少肛诊或阴道检查。若胎膜早破发生于妊娠 36 周以上者,超过 24 小时尚未临产,应予针刺引产或静脉滴注催产素引产;若胎膜早破发生于妊娠 36 周以下者,应力争给予保守治疗。胎膜早破常可引起子宫收缩,可应用子宫收缩抑制剂,如 β-肾上腺素能受体兴奋剂,如利托君、硫酸沙丁胺醇或静脉滴注硫酸镁,以抑制子宫收缩。预防和控制感染,对破膜后 12～24 小时内是否加用抗生素有争论,即使加用抗生素也应注意不宜使用过久,以免产生耐药性。每天测体温,如体温升高,白细胞计数 $\geq 15 \times 10^9$/L,流出的羊水有臭味或子宫有压痛;监测胎心率加快 ≥ 160 次/分,羊水细菌培养 $\geq 10^8$/mL;胎膜早破伴有感染,且有胎儿宫内感染可能,无论足月或不足月均应立即终止妊娠。

五、评价

分娩结束后除进行产褥期护理外,应给予抗生素预防和控制感染。应重视并加强孕期卫生指导,及时矫正异常胎位,孕期避免负重及腹部撞击。妊娠后期禁止性交。骨盆狭窄、胎位不正的孕妇,在预产期前住院待产。

(杨星梅)

第七节　过　期　妊　娠

平时月经周期规则,妊娠达到或超过 42 周(＞294 天)尚未分娩者,称为过期妊娠。其发生率占妊娠总数的 3%～15%。过期妊娠使胎儿窘迫、胎粪吸入综合征、过熟综合征、新生儿窒息、围生儿死亡、巨大儿,以及难产等不良结局发生率增高,并随妊娠期延长而增加。

一、病因

过期妊娠可能与下列因素有关。

(一)雌、孕激素比例失调

内源性前列腺素和雌二醇分泌不足而孕酮水平增高,导致孕激素优势。抑制前列腺素和缩宫素的作用,延迟分娩发动。导致过期妊娠。

(二)头盆不称

部分过期妊娠胎儿较大,导致头盆不称和胎位异常,使胎先露部不能紧贴子宫下段及子宫颈内口,反射性子宫收缩减少,容易发生过期妊娠。

(三)胎儿畸形

如无脑儿,由于无下丘脑,垂体肾上腺轴发育不良或缺如,促肾上腺皮质激素产生不足,胎儿肾上腺皮质萎缩,使雌激素的前身物质 16α-羟基硫酸脱氢表雄酮不足,从而雌激素分泌减少;小而不规则的胎儿不能紧贴子宫下段及宫颈内口诱发宫缩,导致过期妊娠。

(四)遗传因素

某家族、某个体常反复发生过期妊娠,提示过期妊娠可能与遗传因素有关。胎盘硫酸酯酶缺乏症是一种罕见的伴性隐性遗传病,可导致过期妊娠。其发生机制是因胎盘缺乏硫酸酯酶,胎儿肾上腺与肝脏产生的 16α-羟基硫酸脱氢表雄酮不能脱去硫酸根转变为雌二醇及雌三醇,从而使血雌二醇及雌三醇明显减少,降低子宫对缩宫素的敏感性,使分娩难以启动。

二、临床表现

(一)胎盘

过期妊娠的胎盘病理有两种类型:一种是胎盘功能正常,除重量略有增加外。胎盘外观和镜检均与妊娠足月胎盘相似;另一种是胎盘功能减退,肉眼观察胎盘母体面呈片状或多灶性梗死及钙化,胎儿面及胎膜常被胎粪污染,呈黄绿色。

(二)羊水

正常妊娠38周后,羊水量随妊娠推延逐渐减少,妊娠42周后羊水减少迅速,约30%减至300 mL以下;羊水粪染率明显增高,是足月妊娠的2~3倍,若同时伴有羊水过少,羊水粪染率达71%。

(三)胎儿

过期妊娠胎儿生长模式与胎盘功能有关,可分以下3种。

1.正常生长及巨大儿

胎盘功能正常者,能维持胎儿继续生长,约25%成为巨大儿,其中1.4%胎儿出生体重>4 500 g。

2.胎儿成熟障碍

10%~20%过期妊娠并发胎儿成熟障碍。胎盘功能减退与胎盘血流灌注不足、胎儿缺氧及营养缺乏等有关。由于胎盘合成、代谢、运输及交换等功能障碍,胎儿不易再继续生长发育。临床分为三期:①第Ⅰ期为过度成熟期,表现为胎脂消失、皮下脂肪减少、皮肤干燥松弛多皱褶,头发浓密,指(趾)甲长,身体瘦长,容貌似"小老人"。②第Ⅱ期为胎儿缺氧期,肛门括约肌松弛,有胎粪排出,羊水及胎儿皮肤黄染,羊膜和脐带绿染,同胎儿患病率及围生儿死亡率最高。③第Ⅲ期为胎儿全身因粪染历时较长广泛黄染,指(趾)甲和皮肤呈黄色,脐带和胎膜呈黄绿色,此期胎儿已经历和渡过第Ⅱ期危险阶段,其预后反较第Ⅱ期好。

3.胎儿生长受限

小样儿可与过期妊娠共存,后者更增加胎儿的危险性,约1/3过期妊娠死产儿为生长受限小样儿。

三、处理原则

应根据胎盘功能、胎儿大小、宫颈成熟度综合分析,以确诊过期妊娠,并选择恰当的分娩方式终止妊娠,在产程中密切观察羊水情况、胎心监护,出现胎儿窘迫征象,行剖宫产尽快结束分娩。

四、护理

(一)护理评估

1.病史

准确核实孕周,确定胎盘功能是否正常是关键。诊断过期妊娠之前必须准确核实孕周。

2.身心诊断

平时月经周期规则,妊娠达到或超过42周(>294天)未分娩者,可诊断为过期妊娠。由于孕妇结果的不可预知、恐惧、焦虑、猜测是过期妊娠孕妇常见的情绪反应。

3.诊断检查

实验室检查:①根据B超检查确定孕周,妊娠20周内,B超检查对确定孕周有重要意义。妊娠5~12周以胎儿顶臀径推算孕周较准确,妊娠12~20周以胎儿双顶径、股骨长度推算预产期较好。②根据妊娠初期血、尿人绒毛膜促性腺激素增高的时间推算孕周。

(二)可能的护理诊断

1.有新生儿受伤的危险

与过期胎儿生长受限有关。

2.焦虑

与担心分娩方式、过期胎儿预后有关。

(三)预期目标

(1)新生儿不存在因护理不当而产生的并发症。

(2)患者能平静地面对事实,接受治疗和护理。

(四)护理措施

1.预防过期妊娠

(1)加强孕期宣教,使孕妇及家属认识过期妊娠的危害性。

(2)定期进行产前检查,适时结束妊娠。

2.加强监测,判断胎儿在宫内情况

(1)教会孕妇进行胎动计数:妊娠超过40周的孕妇,通过计数胎动进行自我监测尤为重要。胎动计数>30次/12小时为正常,<10次/12小时或逐天下降,超过50%,应视为胎盘功能减退,提示胎儿宫内缺氧。

(2)胎儿电子监护仪检测:无应激试验(NST)每周2次,胎动减少时应增加检测次数;住院后需每天1次监测胎心变化。NST无反应型需进一步做缩宫素激惹试验(OCT),若多次反复出现胎心晚期减速,提示胎盘功能减退、胎儿明显缺氧。因NST存在较高假阳性率,需结合B超检查,估计胎儿安危。

3.终止妊娠应根据胎盘功能、胎儿大小、宫颈成熟度综合分析,选择恰当的分娩方式

(1)终止妊娠的指征:已确诊过期妊娠,严格掌握终止妊娠的指征。①子宫颈条件成熟;②胎儿体重>4 000 g或胎儿生长受限;③12小时内胎动<10次或NST为无反应型,OCT可疑;

④尿 E/C 比值持续低值;⑤羊水过少(羊水暗区<3 cm)和/或羊水粪染;⑥并发重度子痫前期或子痫。终止妊娠的方法应酌情而定。

(2)引产:宫颈条件成熟、Bishop 评分>7 分者,应予引产;胎头已衔接者,通常采用人工破膜,破膜时羊水多而清者,可静脉滴注缩宫素。在严密监视下经阴道分娩。对羊水Ⅱ度污染者,若阴道分娩,要求在胎肩娩出前用负压吸管或吸痰管吸净胎儿鼻咽部黏液。

(3)剖宫产:出现胎盘功能减退或胎儿窘迫征象,不论宫颈条件成熟与否,均应行剖宫产尽快结束分娩。过期妊娠时,胎儿虽有足够储备力,但临产后宫缩应激力的显著增加超过其储备力,出现隐性胎儿窘迫,对此应有足够认识。最好应用胎儿监护仪,及时发现问题,采取应急措施,适时选择剖宫产挽救胎儿。进入产程后,应鼓励产妇左侧卧位、吸氧。产程中最好连续监测胎心,注意羊水性状,必要时取胎儿头皮血测 pH,及早发现胎儿窘迫,并及时处理。过期妊娠时,常伴有胎儿窘迫、羊水粪染,分娩时应做相应准备。胎儿娩出后立即在直接喉镜指引下行气管插管吸出气管内容物,以减少胎粪吸入综合征的发生。过期儿患病率和死亡率均增高,应及时发现和处理新生儿窒息、脱水、低血容量及代谢性酸中毒等并发症。

(五)护理评价

(1)患者能积极配合医护措施。

(2)新生儿未发生窒息。

(杨星梅)

第八节 妊娠剧吐

妊娠剧吐是指妊娠期恶心,频繁呕吐,不能进食,导致脱水,酸、碱平衡失调及水、电解质紊乱,甚至肝肾功能损害,严重可危及孕妇生命。其发生率为 0.3%~1%。

一、病因

尚未明确,可能与下列因素有关。

(一)人绒毛膜促性腺激素水平增高

因早孕反应的出现和消失的时间与孕妇血清人绒毛膜促性腺激素值上升、下降的时间一致;另外多胎妊娠、葡萄胎患者人绒毛膜促性腺激素值,显著增高,发生妊娠剧吐的比率也增高;而终止妊娠后,呕吐消失。但症状的轻重与血人绒毛膜促性腺激素水平并不一定呈正相关。

(二)精神及社会因素

恐惧妊娠、精神紧张、情绪不稳、经济条件差的孕妇易患妊娠剧吐。

(三)幽门螺杆菌感染

近年来研究发现妊娠剧吐的患者与同孕周无症状孕妇相比,血清抗幽门螺杆菌的 IgG 浓度升高。

(四)其他因素

维生素缺乏,尤其是维生素 B_6 缺乏可导致妊娠剧吐;变态反应;研究发现几种组织胺受体亚型与呕吐有关,临床上抗组胺治疗呕吐有效。

二、病理生理

（1）频繁呕吐导致失水、血容量不足、血液浓缩、细胞外液减少，钾、钠等离子丢失使电解质平衡失调。

（2）不能进食，热量摄入不足，发生负氮平衡，使血浆尿素氮及尿酸升高；由于机体动用脂肪组织供给热量，脂肪氧化不全，导致丙酮、乙酰乙酸及 β-羟丁酸聚集，产生代谢性酸中毒。

（3）由于脱水、缺氧血转氨酶值升高，严重时血胆红素升高。机体血液浓缩及血管通透性增加，另外，钠盐丢失，不仅尿量减少，尿中可出现蛋白及管型。肾脏继发性损害，肾小管有退行性变，部分细胞坏死，肾小管的正常排泌功能减退，终致血浆中非蛋白氮、肌酐、尿酸的浓度迅速增加。肾功能受损和酸中毒使细胞内钾离子较多地移到细胞外，出现高钾血症，严重时心脏停搏。

（4）病程长达数周者，可致严重营养缺乏，由于维生素 C 缺乏，血管脆性增加，可致视网膜出血。

三、临床表现

（一）恶心、呕吐

多见于年轻初孕妇，一般停经 6 周左右出现恶心、呕吐，逐渐加重直至频繁呕吐不能进食。

（二）水电解质紊乱

严重呕吐、不能进食导致失水、电解质紊乱，使氢、钠、钾离子大量丢失，出现低钾血症。营养摄入不足可致负氮平衡，使血浆尿素氮及尿素增高。

（三）酸、碱平衡失调

机体动用脂肪组织供给能量，使脂肪代谢中间产物酮体增多，引起代谢性酸中毒。病情发展，可出现意识模糊。

（四）维生素缺乏

频繁呕吐、不能进食可引起维生素 B_1 缺乏，导致 Wernicke-Korsakoff 综合征。维生素 K 缺乏，可致凝血功能障碍，常伴血浆蛋白及纤维蛋白原减少，增加孕妇出血倾向。

四、辅助检查

（1）尿液检查：患者尿比重增加，尿酮体阳性，肾功能受损时，尿中可出现蛋白和管型。

（2）血液检查：血液浓缩，红细胞计数增多，血细胞比容上升，血红蛋白值增高；血酮体可为阳性，二氧化碳结合力降低；肝、肾功能受损害时胆红素、转氨酶、肌酐和尿素氮升高。

（3）眼底检查：严重者出现眼底出血。

五、诊断及鉴别诊断

根据病史、临床表现及妇科检查，诊断并不困难。可用 B 超检查排除滋养叶细胞疾病，此外尚需与可引起呕吐的疾病，如急性病毒性肝炎、胃肠炎、胰腺炎、胆管疾病、脑膜炎、脑血管意外及脑肿瘤等鉴别。

六、并发症

（一）Wernicke-Korsakoff 综合征

发病率为妊娠剧吐患者的 10%，是由于妊娠剧吐长期不能进食，导致维生素 B_1 缺乏引起的中枢系统疾病,Wernicke 脑病和 Korsakoff 综合征是一个病程中的先后阶段。

维生素 B_1 是糖代谢的重要辅酶,参与糖代谢的氧化脱羧代谢,维生素 B_1 缺乏时,体内丙酮酸及乳酸堆积,发生糖代谢的三羧酸循环障碍,使得主要靠糖代谢供给能量的神经组织、骨骼肌和心肌代谢出现严重障碍。病理变化主要发生在丘脑、下丘脑的脑室旁区域、中脑导水管的周围区灰质、乳头体、第四脑室底部,迷走神经运动背核,可出现不同程度的神经细胞和神经纤维轴索或髓鞘的丧失,伴有星形细胞和小胶质细胞的增生。毛细血管扩张,血管的外膜和内皮细胞明显增生,有散在小出血灶。

Wernicke 脑病表现为眼球震颤、眼肌麻痹等眼部症状,躯干性共济失调及精神障碍,可同时出现,但大多数患者精神症状迟发。Korsakoff 综合征表现为严重的近事记忆障碍,表情呆滞、缺乏主动性,产生虚构与错构。部分伴有周围神经病变。严重时发展为永久性的精神、神经功能障碍,出现神经错乱、昏迷,甚至死亡。

(二)Mallory-Weis 综合征

胃-食管连接处的纵向黏膜撕裂出血,引起呕血和黑粪。严重时,可使食管穿孔,表现为胸痛、剧吐、呕血,需急症手术治疗。

七、护理措施

(一)病情观察

观察患者生命体征、全身营养状况及病情变化。严密观察病情变化,若发现孕妇呕吐物为胆汁,血性或咖啡色样,应通知医师。根据医嘱每天监测生命体征 2～3 次,每天观察孕妇的精神状态、皮肤弹性、巩膜颜色、尿量(每天尿量应在 1 000 mL 以上),准确记录液体出入量,发现异常及时通知医师。通过 B 超检查了解胎儿的发育情况。

(二)心理护理

反复发生孕吐的孕妇,会产生不同的压力及焦虑情绪,应关注其心理状态,关心、体贴孕妇,避免其情绪激动。使其了解妊娠呕吐是一种常见的生理现象,经过治疗和护理是可以缓解的,消除其不必要的思想顾虑,树立妊娠的信心,提高心理舒适度。

(三)生活护理

保持室内整洁、安静,避免异味、异物刺激,每天通风 2 次,每次 30 分钟。保证充足休息睡眠(7～8 h/d),待病情稳定后鼓励孕妇下床活动,促进胃肠蠕动,增加食欲。注意口腔卫生,除早晚刷牙外要经常漱口。

(四)饮食护理

呕吐剧烈时遵医嘱先禁食 2～3 天,给予补液治疗,每天 2 000～3 000 mL,待病情好转后少量进流食,给予清淡、易消化、适合口味、营养丰富的饮食,少量多餐。

(五)健康指导

(1)保持心情舒畅,有充分的休息和睡眠,进餐前有良好的口腔卫生。

(2)饮食宜清淡,易消化,少量多餐,禁食过甜、油炸及味道过浓食物。

(3)指导孕妇起床前,吃一些干食物(饼干),可吃一些咸的食物,或尝试一些冷饮如酸奶、清凉果汁等。

(4)指导孕妇掌握自测脉搏,如活动后脉搏＞100 次/分,应停止活动立即休息,活动后如有头晕,应立即蹲下或坐下以防摔伤。

八、预后

绝大多数妊娠剧吐患者预后良好,仅少数患者因病情严重而需终止妊娠。然而对胎儿方面,曾有报道妊娠剧吐发生酮症者,所生后代的智商较低。

(杨星梅)

第九节 胎 儿 窘 迫

胎儿窘迫是指孕妇、胎儿、胎盘等各种原因引起的胎儿宫内缺氧,影响胎儿健康甚至危及生命。胎儿窘迫是一种综合征,主要发生在临产过程,也可发生在妊娠后期。发生在临产过程者,可以是妊娠后期的延续和加重。

一、病因

胎儿窘迫的病因涉及多方面,可归纳为三大类。

(一)母体因素

妊娠妇女患有高血压疾病、慢性肾炎、妊娠高血压综合征、重度贫血、心脏病、肺源性心脏病、高热、吸烟、产前出血性疾病和创伤、急产或子宫不协调性收缩、缩宫素使用不当、产程延长、子宫过度膨胀、胎膜早破等;或者产妇长期仰卧位,镇静药、麻醉药使用不当等。

(二)胎儿因素

胎儿心血管系统功能障碍、胎儿畸形,如严重的先天性心血管疾病、母婴血型不合引起的胎儿溶血、胎儿贫血、胎儿宫内感染等。

(三)脐带、胎盘因素

脐带因素有长度异常、缠绕、打结、扭转、狭窄、血肿、帆状附着;胎盘因素有植入异常、形状异常、发育障碍、循环障碍等。

二、病理生理

胎儿窘迫的基本病理生理变化是缺血、缺氧引起的一系列变化。缺氧早期或者一过性缺氧时。机体主要通过减少胎盘和自身耗氧量代偿,胎儿则通过减少对肾与下肢血供等方式来保证心脑血流量,不产生严重的代偿障碍及器官损害。缺氧严重则可引起严重的并发症。缺氧初期通过自主神经反射兴奋交感神经,使肾上腺儿茶酚胺及皮质醇分泌增多,引起血压上升及心率加快。此时胎儿的大脑、肾上腺、心脏及胎盘血流增加,而肾、肺、消化系统等血流减少,出现羊水减少、胎儿发育迟缓等。若缺氧继续加重,则转为兴奋迷走神经,血管扩张,有效循环血量减少,主要器官的功能由于血流不能保证而受损,于是胎心率减慢。缺氧继续发展下去可引起严重的器官功能损害,尤其可以引起缺血缺氧性脑病甚至胎死宫内。此过程基本是低氧血症至缺氧,然后至代谢性酸中毒,主要表现为胎动减少、羊水少、胎心监护基线变异差、出现晚期减速甚至呼吸抑制。由于缺氧时肠蠕动加快,肛门括约肌松弛引起胎粪排出。此过程可以形成恶性循环,更加重母体及胎儿的危险。不同原因引起的胎儿窘迫表现过程可以不完全一致,所以应加强监护、积极评价、及时发现高危征象并积极处理。

三、临床表现

胎儿窘迫的主要表现为胎心音改变、胎动异常及羊水胎粪污染或羊水过少,严重者胎动消失。根据其临床表现,胎儿窘迫可以分为急性胎儿窘迫和慢性胎儿窘迫。急性胎儿窘迫多发生在分娩期,主要表现为胎心率加快或减慢;CST 或者 OCT 等出现频繁的晚期减速或变异减速;羊水胎粪污染和胎儿头皮血 pH 下降,出现酸中毒。羊水胎粪污染可以分为三度:①Ⅰ度羊水呈浅绿色;②Ⅱ度羊水呈黄绿色,浑浊;③Ⅲ度羊水呈棕黄色,稠厚。慢性胎儿窘迫发生在妊娠末期,常延续至临产并加重,主要表现为胎动减少或消失、NST 基线平直、胎儿发育受限、胎盘功能减退、羊水胎粪污染等。

四、处理原则

急性胎儿窘迫者,应积极寻找原因并给予及时纠正。若宫颈未完全扩张、胎儿窘迫情况不严重者,给予吸氧,嘱产妇左侧卧位,若胎心率变为正常,可继续观察;若宫口开全、胎先露部已达坐骨棘平面以下3 cm者,应尽快助产经阴道娩出胎儿;若因缩宫素使宫缩过强造成胎心率减慢者。应立即停止使用,继续观察,病情紧迫或经上述处理无效者立即剖宫产结束分娩。慢性胎儿窘迫者,应根据妊娠周数、胎儿成熟度和窘迫程度决定处理方案。首先应指导妊娠妇女采取左侧卧位,间断吸氧,积极治疗各种并发症,密切监护病情变化。若无法改善,则应在促使胎儿成熟后迅速终止妊娠。

五、护理评估

(一)健康史

了解妊娠妇女的年龄、生育史、内科疾病史如高血压疾病、慢性肾炎、心脏病等;本次妊娠经过,如妊娠高血压综合征、胎膜早破、子宫过度膨胀(如羊水过多和多胎妊娠);分娩经过,如产程延长(特别是第二产程延长)、缩宫素使用不当。了解有无胎儿畸形、胎盘功能的情况。

(二)身心状况

胎儿窘迫时,妊娠妇女自感胎动增加或停止。在窘迫的早期可表现为胎动过频(每 24 小时＞20 次);若缺氧未纠正或加重,则胎动转弱且次数减少,进而消失。胎儿轻微或慢性缺氧时,胎心率加快(＞160 次/分);若长时间或严重缺氧。则会使胎心率减慢。若胎心率＜100 次/分则提示胎儿危险。胎儿窘迫时主要评估羊水量和性状。

孕产妇夫妇因为胎儿的生命遭遇危险而产生焦虑,对需要手术结束分娩产生犹豫、无助感。对于胎儿不幸死亡的孕产妇夫妇,其感情上受到强烈的创伤,通常会经历否认、愤怒、抑郁、接受的过程。

(三)辅助检查

1.胎盘功能检查

出现胎儿窘迫的妊娠妇女一般 24 小时尿 E_3 值急骤减少 30%～40%,或于妊娠末期连续多次测定在每 24 小时 10 mg 以下。

2.胎心监测

胎动时胎心率加速不明显,基线变异率＜3 次/分,出现晚期减速、变异减速等。

3.胎儿头皮血血气分析

胎儿头皮血 pH<7.20。

六、护理诊断/诊断问题

(一)气体交换受损(胎儿)

与胎盘子宫的血流改变、血流中断(脐带受压)或血流速度减慢(子宫-胎盘功能不良)有关。

(二)焦虑

与胎儿宫内窘迫有关。

(三)预期性悲哀

与胎儿可能死亡有关。

七、预期目标

(1)胎儿情况改善,胎心率在 120～160 次/分。

(2)妊娠妇女能运用有效的应对机制控制焦虑。

(3)产妇能够接受胎儿死亡的现实。

八、护理措施

(1)妊娠妇女左侧卧位,间断吸氧。严密监测胎心变化,一般每15分钟听1次胎心或进行胎心监护,注意胎心变化。

(2)为手术者做好术前准备,如子宫口开全、胎先露部已达坐骨棘平面以下 3 cm 者,应尽快阴道助产娩出胎儿。

(3)做好新生儿抢救和复苏的准备。

(4)心理护理:①向孕产妇提供相关信息,包括医疗措施的目的、操作过程、预期结果及孕产妇需做的配合;将真实情况告知孕产妇,有助于其减轻焦虑,也可帮助产妇面对现实。必要时陪伴产妇,对产妇的疑虑给予适当的解释。②对于胎儿不幸死亡的父母亲,护理人员可安排一个远离其他婴儿和产妇的单人房间,陪伴他们或安排家人陪伴他们,勿让其独处;鼓励其诉说悲伤,接纳其哭泣及抑郁的情绪,陪伴在旁提供支持及关怀;若他们愿意,护理人员可让他们看看死婴并同意他们为死产婴儿做一些事情,包括沐浴、更衣、命名、拍照或举行丧礼,但事先应向他们描述死婴的情况,使之有心理准备。解除"否认"的态度而进入下一个阶段,提供足印卡、床头卡等作为纪念,帮助他们使用适合自己的压力应对技巧和方法。

九、结果评价

(1)胎儿情况改善,胎心率在 120～160 次/分。

(2)妊娠妇女能运用有效的应对机制来控制焦虑,叙述心理和生理上的感受。

(3)产妇能够接受胎儿死亡的现实。

(杨星梅)

第十二章　儿　科　护　理

第一节　上呼吸道感染

上呼吸道感染(简称上感)主要指上部呼吸道的鼻、鼻咽和咽部的黏膜炎症,是儿科最常见的疾病,在气候骤变时尤易发生。约 90％由病毒引起,支原体和细菌较少见,细菌感染往往继发于病毒感染之后。过敏性鼻炎和多种小儿急性传染病早期也有上感症状,必须予以区别,避免误诊。

一、临床特点

(一)症状

1.鼻咽部症状

可出现流清鼻涕、鼻塞、打喷嚏,也可有流泪、咽部不适、干咳或不同程度的发热。

2.婴幼儿

可骤然起病,高热、咳嗽或呕吐、腹泻,甚至发生热性惊厥。

3.年长儿

症状较轻,有低热、咽痛、咽不适等咽部症状或有头痛、腹痛及全身乏力等表现。

(二)体征

可见咽部充血,有时还可见疱疹,或扁桃体肿大伴渗出,颌下淋巴结肿大、触痛。肠道病毒引起的可伴有不同形态皮疹,肺部体征阴性。

(三)两种特殊类型的上感

1.疱疹性咽峡炎

由柯萨奇 A、B 组病毒引起,好发于夏秋季。急起高热、咽痛、咽充血、咽腭弓、悬雍垂、软腭等处有疱疹,周围有红晕,疱疹破溃后形成小溃疡。病程 1 周左右。

2.咽-结合膜热

病原体为腺病毒,常发生于夏季,常在泳池中传播。表现为高热、咽痛、眼刺痛、一侧或双侧眼结膜炎(无分泌物)及颈部或耳后淋巴结肿大。病程 1～2 周。

(四)血常规检查

病毒感染时血白细胞计数正常或偏低,淋巴细胞升高。细菌感染时白细胞计数增高,中性粒细胞增多,有核左移现象。

二、护理评估

(一)健康史

询问发病情况,既往有无反复上呼吸道感染现象;了解患儿生长发育情况及发病前有无流感、麻疹、百日咳等接触史。

(二)症状、体征

检查患儿有无鼻塞、流涕、打喷嚏、咽痛、发热、咳嗽等症状。

(三)社会-心理

评估患儿及家长的心理状态,对疾病的了解程度,家庭环境及经济情况。

(四)辅助检查

了解血常规检查结果。

三、常见护理问题

(一)舒适的改变

与咽痛、鼻塞等有关。

(二)体温过高

与上呼吸道炎症有关。

(三)潜在并发症

惊厥。

四、护理措施

(一)提高患儿的舒适度

(1)各种治疗护理操作尽量集中完成,保证患儿有足够的休息时间。

(2)及时清除鼻腔及咽喉部分泌物,保证呼吸道通畅,如鼻咽分泌物过多,可取侧卧位。

(3)保持室内空气清新,每天定时通风但避免对流,提高病室湿度,以减轻呼吸道症状。

(4)鼻塞的护理:鼻塞严重时用 0.5%麻黄素液滴鼻,每天 2~3 次,每次 1~2 滴,对因鼻塞而妨碍吸吮的婴儿,可在哺乳前 15 分钟滴鼻以保证吸吮。不宜长期使用,鼻塞缓解即应停用。

(5)咽部护理:注意观察咽部充血、水肿、化脓情况,及时发现病情变化。咽部不适时可给予润喉含片,声音嘶哑可用雾化吸入治疗。

(二)高热的护理

(1)密切监测体温变化,体温 38.5 ℃以上时应采用正确、合理的降温措施,按医嘱口服退热剂。

(2)保证患儿摄入充足的水分。

(三)观察病情

(1)注意全身症状,如精神、食欲等。若小儿精神萎靡、多睡或烦躁不安、面色苍白,提示病情加重,应警惕。

(2)观察体温变化,警惕高热抽搐的发生。

(3)经常检查口腔黏膜及皮肤有无皮疹出现,注意咳嗽的性质及神经系统症状,甄别麻疹、猩红热、百日咳、流行性脑脊髓膜炎等急性传染病。

（四）饮食护理

鼓励患儿多饮水，给予易消化、多维生素的清淡饮食，少量多餐，必要时静脉补给，保证充足的营养和水分。

（五）健康教育

（1）向家长讲解小儿易患上呼吸道感染的原因和诱因。

（2）向家长讲解小儿上呼吸道感染常会引发其他的疾病，因此应早期诊治，避免贻误病情。

（3）发热时给易消化的流质或软食，经常变换食物种类以增进食欲，婴儿可适当减少奶量，以免吐泻或消化不良。

（4）告知家长疾病从出现到好转有一个过程，高热也同样，不能太焦急。同时做到及时更换汗湿衣裤，避免对流风。

（5）休息和多饮水是对患儿最好的帮助，多喂温开水，保持口腔及皮肤清洁。

（6）告知家长体温测量的方法及一些发热时的表现，以帮助发现病情变化。

（7）教育患儿咳嗽、打喷嚏时用手帕或纸捂住，不要随地吐痰，以减少病原体感染他人的概率。

五、出院指导

（1）指导家长掌握上呼吸道感染的预防知识，懂得相应的应对技巧，防止交叉感染；气候骤变时适当保护鼻部，以逐渐适应气温的变化；穿衣要适当，避免过热或过冷。

（2）创造良好的生活环境，养成良好的卫生习惯，如住处拥挤、阳光不足、通风不良、家长吸烟等会使呼吸道局部防御能力降低，应避免。经常给小儿洗手漱口，防止"病从口入"。

（3）在集体儿童机构中，应早期隔离患儿，接触患儿后要洗手，如有流行趋势，可用食醋熏蒸法消毒居室，加强房间通风。

（4）反复发生上呼吸道感染的患儿要注意锻炼身体，合理安排户外活动，避免去人多拥挤的场所，对免疫功能低下的小儿可服用免疫增强制剂。

（5）提倡母乳喂养，婴儿饮食以奶制品为主，合理添加辅食。鼓励多饮水，少喝饮料。

（王福平）

第二节　急性感染性喉炎

急性感染性喉炎是由病毒或细菌等引起的喉部黏膜的急性炎症，多见于5岁以下的儿童，冬、春季发病较多。由于小儿喉腔狭小、黏膜下血管淋巴组织丰富，声门下组织疏松等解剖特点，患儿易出现犬吠样咳嗽、声音嘶哑、吸气性喉鸣伴呼吸困难，严重时出现喉梗阻症状，若处理不及时，可危及生命。

一、临床特点

（一）症状

1.发热

患儿可有不同程度的发热，严重时体温可高达40℃并伴有中毒症状。

2.咳嗽

轻者为刺激性咳嗽,伴有声音嘶哑,较重的有犬吠样咳嗽。

3.喉梗阻症状

呈吸气性喉鸣、三凹征,重者迅速出现烦躁不安、吸气性呼吸困难、青紫、心率加快等缺氧症状。临床将喉梗阻分为四度。

(1)Ⅰ度喉梗阻:安静时如常人,但活动(或受刺激)后可出现喉鸣及吸气性呼吸困难。胸部听诊呼吸音清晰,心率无改变。

(2)Ⅱ度喉梗阻:即使在安静状态下也有喉鸣和吸气性呼吸困难。听诊可闻喉鸣传导或气管呼吸音,呼吸音强度大致正常。心率稍快,一般状况尚好。

(3)Ⅲ度喉梗阻:吸气性呼吸困难严重,除上述表现外,还因缺氧严重而出现明显发绀,患儿常极度不安、躁动、恐惧、大汗,胸廓塌陷,呼吸音明显减低。心率增快,常>140 次/分,心音低钝。

(4)Ⅳ度喉梗阻:由于呼吸衰竭及逐渐体力耗竭,患儿极度衰竭,呈昏睡状或进入昏迷,三凹征反而不明显,呼吸微弱,呼吸音几乎消失,胸廓塌陷明显,心率或慢或快,心律不齐,心音微弱,面色由发绀变成苍白或灰白。

(二)体征

咽部充血,肺部无湿啰音。直达喉镜检查可见黏膜充血肿胀,声门下黏膜呈梭状肿胀,黏膜表面有时附有黏稠性分泌物。

二、护理评估

(一)健康史

询问发病情况,病前有无上呼吸道感染现象。

(二)症状、体征

检查患儿有无发热、声音嘶哑、咳嗽、气促、三凹征。

(三)社会-心理

评估患儿及家长的心理状态,对疾病的了解程度,家庭环境及经济情况,了解患儿有无住院的经历。

(四)辅助检查

了解病原学及血常规检查结果。

三、常见护理问题

(一)低效性呼吸形态

与喉头水肿有关。

(二)舒适的改变

与咳嗽、呼吸困难有关。

(三)有窒息的危险

与喉梗阻有关。

(四)体温过高

与感染有关。

四、护理措施

（一）改善呼吸功能，保持呼吸道通畅

（1）保持室内空气清新，每天定时通风2次，保持室内湿度在60％左右，以缓解喉肌痉挛，湿化气道。

（2）适当抬高患儿颈肩部，怀抱小儿使头部稍后仰以保持气道通畅，体位舒适。

（3）Ⅱ度以上喉梗阻患儿应给予吸氧。

（4）吸入用布地奈德混悬液＋肾上腺素用生理盐水稀释后雾化吸入，每天3～4次。以消除喉水肿，恢复气道通畅。

（5）指导较大患儿进行有效的咳嗽，当患儿剧烈咳嗽时，可嘱患儿深呼吸以抑制咳嗽。

（二）密切观察病情变化

根据患儿三凹征、喉鸣、青紫及烦躁的表现来判断缺氧的程度，及时发现喉梗阻，积极处理，避免窒息。如有喉梗阻先兆，立即通知医师，备好抢救物品，积极配合抢救。

（三）发热护理

监测体温变化，发热时用温水擦浴，解热贴敷前额，必要时按医嘱给予药物降温。

（四）提高患儿的舒适度

卧床休息，减少活动，各种护理操作尽量集中进行，避免哭闹。一般情况下不用镇静剂，若患儿过度烦躁不安，可遵医嘱用地西泮、苯巴比妥肌内注射或10％水合氯醛灌肠。因氯丙嗪及吗啡有抑制呼吸的作用，不宜应用。

五、健康教育

（1）向患儿家长讲解疾病的有关知识和护理要点，指导家长耐心细致地喂养，进食易消化的流质或半流质，多饮水，不吃有刺激性的食物，避免患儿进食时发生呛咳。

（2）向家长说明雾化吸入的重要性，鼓励患儿配合治疗。

（3）避免哭闹时间过长，吸入有害气体或进食辛辣食物，刺激损伤喉部。

六、出院指导

（1）注意锻炼身体，合理喂养，增强机体抵抗力。

（2）养成良好卫生生活习惯，饭后漱口，多饮水，保持口腔清洁。

（3）一旦发生痉挛性喉炎（出现呼吸紧促，如犬吠、喉鸣、吸气困难、胸廓塌陷、唇色青紫）应立即送医院治疗，并保持气道通畅（患儿头向后仰，解开衣领）。

（王福平）

第三节　先天性心脏病

先天性心脏病简称"先心病"，是胎儿时期心脏血管发育异常而致的畸形，是小儿时期最常见的心脏病。根据左右心腔或大血管间有无直接分流和临床有无青紫，可将先心病分为三大类：

①左向右分流型（潜伏青紫型），常见有室间隔缺损、房间隔缺损、动脉导管未闭。②右向左分流型（青紫型），常见有法洛四联症和大动脉错位。③无分流型（无青紫型），常见有主动脉缩窄和肺动脉狭窄。

小儿先天性心脏病中最常见的是室间隔缺损、房间隔缺损、动脉导管未闭、肺动脉狭窄、法洛四联症和大动脉错位。

一、临床特点

（一）室间隔缺损

室间隔缺损（ventricular septal defect，VSD）为小儿最常见的先天性心脏病，缺损可单独存在，也可为其他畸形的一部分。按缺损部位可分为室上嵴上方、室上嵴下方、三尖瓣后方、室间隔肌部四种类型。临床症状与缺损大小及肺血管阻力有关。大型 VSD（缺损 1～3 cm 者）可继发肺动脉高压，当肺动脉压超过主动脉压时，造成右向左分流而产生发绀，称为艾森曼格综合征。

1.症状

小型室间隔缺损可无症状；中型室间隔缺损易患呼吸道感染，或在剧烈运动时发生呼吸急促，生长发育多为正常，偶有心力衰竭；大型室间隔缺损在婴幼儿时期由于缺损较大，左向右分流量多超过肺循环量的 50%，使体循环内血量显著减少，而肺循环内明显充血，可于出生后 1～3 个月即发生充血性心力衰竭，平时反复呼吸道感染、肺炎、哭声嘶哑、喂养困难、乏力、多汗等，并有生长发育迟缓。

2.体征

心前区隆起；胸骨左缘 3～4 肋间可闻及 Ⅲ～Ⅳ/6 级全收缩期杂音，在心前区广泛传导；肺动脉第二心音显著增强或亢进。

3.辅助检查

（1）X 线检查：肺充血，心脏左心室或左右心室大；肺动脉段突出，主动脉结缩小。

（2）心电图检查：小型室间隔缺损，心电图多数正常；中等大小室间隔缺损示左心室增大或左右心室增大；大型室间隔缺损或有肺动脉高压时，心电图示左右心室增大。

（3）超声心动图检查：室间隔回声中断征象，左右心室增大。

（二）房间隔缺损

房间隔缺损（atrial septal defect，ASD）按病理解剖分为继发孔（第二孔）缺损和原发孔（第一孔）缺损，以继发孔缺损为多见。继发孔缺损为较常见的先天性心脏病之一，以女性较多见，缺损位于房间隔中部卵圆窝处，血流动力学特点为右心室舒张期负荷过重。原发孔缺损位于房间隔下端，是心内膜垫发育障碍未能与第一房间隔融合，常合并二尖瓣裂缺。

1.症状

在初生后及婴儿期大多无症状，偶有暂时性青紫。年龄稍大，症状渐渐明显，患儿发育迟缓，体格瘦小，易反复呼吸道感染，活动耐力减低，有劳累后气促、咳嗽等症状。左胸部常隆起，一般无青紫或杵状指（趾）。

2.体征

胸骨左缘第 2～3 肋间闻及柔和的喷射性收缩期杂音，肺动脉瓣区第二心音可增强或亢进、固定分裂。

3.辅助检查

(1)X线检查:右心房、右心室扩大,主动脉结缩小,肺动脉段突出,肺血管纹理增多,肺门舞蹈。

(2)心电图检查:电轴右偏,完全性或不完全性右束支传导阻滞,右心房、右心室增大;原发孔ASD常见电轴左偏及心室肥大。

(3)超声心动图检查:右心房右心室增大,右心室流出道增宽,室间隔与左心室后壁呈同向运动。二维切面可显示房间隔缺损的位置及大小。

(三)动脉导管未闭

动脉导管未闭(patent ductus arteriosus,PDA)是临床较常见的先天性心脏病,女性多于男性。开放的动脉导管位于肺总动脉分叉与主动脉之间,有管型、漏斗型和窗型,以漏斗型为多见。

1.症状

导管较细时,临床无症状。导管较粗时临床表现为反复呼吸道感染、肺炎,发育迟缓,早期即可发生心力衰竭。重症患者常有呼吸急促、心悸。临床无青紫,但若合并肺动脉高压,即出现青紫。

2.体征

胸骨左缘第2肋间可闻及粗糙、响亮、机器样的连续性杂音,向心前区、颈部及左肩部传导,肺动脉第二音亢进。脉压增宽,出现股动脉枪击音、毛细血管搏动和水冲脉。

3.辅助检查

(1)X线检查:分流量小者,心影正常;分流量大者,多见左心房、左心室增大,主动脉结增宽,可有漏斗征,肺动脉段突出,肺血增多,重症患者左右心室均肥大。

(2)心电图检查:左心房、左心室增大或双心室肥大。

(3)超声心动图检查:左心房、左心室大,肺动脉与降主动脉之间有交通。

(四)法洛四联症

法洛四联症(tetralogy of Fallot,TOF)是临床上最常见的发绀型先天性心脏病,病变包括肺动脉狭窄、室间隔缺损、主动脉骑跨及右心室肥大,其中肺动脉狭窄程度是决定病情严重程度的主要因素。主动脉骑跨及室间隔缺损存在使体循环血液中混有静脉血,临床上出现发绀与缺氧,并代偿性引起红细胞计数增多现象。

1.症状

发绀是主要症状,它出现的时间早、晚和程度与肺动脉狭窄程度有关,多见于毛细血管丰富的浅表部位,如唇、指(趾)甲床、球结膜等。患儿活动后有气促、易疲劳、蹲踞等;并常有缺氧发作,表现为呼吸加快、加深,烦躁不安,发绀加重,持续数分钟至数小时,严重者可表现为神志不清,惊厥或偏瘫,死亡。发作多在清晨、哭闹、吸乳或用力后诱发,发绀严重者常有鼻出血和咯血。

2.体征

生长发育落后,全身发绀,眼结膜充血,杵状指(趾);多有行走不远自动蹲踞姿势或膝胸位。胸骨左缘第2~4肋间闻及粗糙收缩期杂音;肺动脉第二心音减弱。

3.辅助检查

(1)X线检查:心影呈靴形,上纵隔增宽,肺动脉段凹陷,心尖上翘,肺纹理减少,右心房、右心室肥厚。

(2)心电图检查:电轴右偏,右心房、右心室肥大。

（3）超声心动图检查：显示主动脉骑跨及室间隔缺损，右心室流出道、肺动脉狭窄，右心室内径增大，左心室内径缩小。

（4）血常规检查：血红细胞增多，一般在$(5.0\sim9.0)\times10^{12}/L$，血红蛋白$170\sim200$ g/L，血细胞比容$60\%\sim80\%$。当有相对性贫血时，血红蛋白低于150 g/L。

二、护理评估

（一）健康史

了解母亲妊娠史，在孕期最初3个月内有无病毒感染、放射线接触和服用过影响胎儿发育的药物，孕母是否有代谢性疾病。患儿出生有无缺氧、心脏杂音，出生后各阶段的生长发育状况。是否有下列常见表现如下：喂养困难，哭声嘶哑，易气促、咳嗽，青紫，蹲踞现象，突发性晕厥。

（二）症状、体征

评估患儿的一般情况，生长发育是否正常，皮肤发绀程度，有无气急、缺氧、杵状指（趾），有无哭声嘶哑，有无蹲踞现象，胸廓有无畸形。听诊心脏杂音位置、性质、程度，尤其要注意肺动脉第二心音的变化。评估有无肺部啰音及心力衰竭的表现。

（三）社会、心理

评估家长对疾病的认知程度和对治疗的信心。

（四）辅助检查

了解并分析X线、心电图、超声心动图、血液等检查结果。较复杂的畸形者还应了解心导管检查和心血管造影的结果。

三、常见护理问题

（一）活动无耐力

与氧的供需失调有关。

（二）有感染的危险

与机体免疫力低下有关。

（三）营养失调

低于机体需要量，与缺氧使胃肠功能障碍、喂养困难有关。

（四）焦虑

与疾病严重，花费大，预后难以估计有关。

（五）合作性问题

脑血栓、脑脓肿、心力衰竭、感染性心内膜炎、晕厥。

四、护理措施

（1）休息：制订适合患儿活动的生活制度，轻症无症状者与正常儿童一样生活，但要避免剧烈活动；有症状患儿应限制活动，避免情绪激动和剧烈哭闹；重症患儿应卧床休息，给予妥善的生活照顾。

（2）饮食护理：给予高蛋白、高热量、高维生素饮食，适当限制食盐摄入，并给予适量的蔬菜类粗纤维食品，以保证大便通畅。重症患儿喂养困难，应有耐心，少量多餐，以免导致呛咳、气促、呼吸困难等，必要时从静脉补充营养。

(3)预防感染：病室空气清新，穿着衣服冷热要适中，防止受凉，应避免与感染性疾病患儿接触。

(4)注意心率、心律、呼吸、血压变化，必要时使用监护仪监测。

(5)防止法洛四联症患儿因哭闹、进食、活动、排便等引起缺氧发作，一旦发生可立即置于胸膝卧位，吸氧，遵医嘱应用普萘洛尔、吗啡和纠正酸中毒。

(6)青紫型先天性心脏病患儿由于血液黏稠度高，暑天、发热、吐泻时体液量减少，加重血液浓缩，易形成血栓，有造成重要器官栓塞的危险，因此应注意多饮水，必要时静脉输液。

(7)合并贫血者可加重缺氧，导致心力衰竭，须及时纠正。

(8)合并心力衰竭者按心力衰竭护理。

(9)做好心理护理关心患儿，建立良好护患关系，充分理解家长及患儿对检查、治疗、预后的期望心理，介绍疾病的有关知识、诊疗计划、检查过程、病室环境，消除恐惧心理。

(10)健康教育：①向家长讲述疾病的相关护理知识和各种检查的必要性，以取得配合。②指导患儿及家长掌握活动种类和强度。③告知家长如何观察病情变化，一旦发现异常（婴儿哭声无力，呕吐，不肯进食，手脚发软，皮肤出现花纹，较大患儿自诉头晕等），应立即呼叫。④向患儿及家长讲述重要药物如地高辛的作用及注意事项。

五、出院指导

(1)饮食宜高营养、易消化，少量多餐。人工喂养儿用奶头孔稍大的奶嘴，每次喂奶时间不宜过长。

(2)休息根据耐受力确立适宜的活动，以不出现乏力、气短为度，重者应卧床休息。

(3)避免感染居室空气新鲜，经常通风，不去公共场所、人群集中的地方。注意气候变化及时添减衣服，预防感冒。按时进行预防接种。

(4)发热、出汗时要给足水分，呕吐、腹泻时应到医院就诊补液，以免血液黏稠而发生脑血栓。

(5)保证休息，避免哭闹，减少外界刺激以预防晕厥的发生。当患儿在吃奶、哭闹或活动后出现气急、青紫加重或年长儿诉头痛、头晕时应立即将患儿取胸膝卧位并送医院。

（王福平）

第四节　原发性心肌病

原发性心肌病是指病因不明，病变局限于心肌的一组疾病。依据临床和病理改变可分为扩张型心肌病、肥厚型心肌病、限制型心肌病，以前两类常见。临床上以缓慢进展的心脏增大、心律失常及心功能不全为主要表现，病因尚不清楚，可能与遗传因素、免疫因素及感染因素有关，个别柯萨奇病毒所致心肌炎可转化为心肌病。本病预后不良，常并发心力衰竭而死亡。

一、临床特点

(一)扩张型心肌病

扩张型心肌病(dilated cardiomyopathy，DCM)又称充血型心肌病(congestive cardio myopathy,CCM),主要表现为慢性充血性心力衰竭。

1.症状与体征

较大儿童表现为乏力、食欲减退、不爱活动、腹痛,活动后呼吸困难及心动过速,尿少、水肿。婴儿出现喂养困难、体重不增、吮奶时呼吸困难、多汗、烦躁不安、食量减少。约10%患儿会发生晕厥。体检时心率、呼吸加快,脉搏细弱,血压正常或偏低,有的可有奔马律,可闻及Ⅱ～Ⅲ/6级收缩期杂音,肝脏增大,下肢水肿。

2.辅助检查

(1)X线检查:心脏增大,并以左心室为主或普遍性增大,呈球形。心搏减弱,肺淤血明显。

(2)心电图检查:左心肥厚,各种心律失常及非特异性ST-T改变。

(3)超声心电图检查:左心房、左心室明显扩大,左心室流出道增宽,心室壁活动减弱。

(二)肥厚型心肌病

肥厚型心肌病(hypertrophic cardiomyopathy,HCM)是一种遗传性疾病,其特征为心室肥厚,心腔无扩大。临床表现具有多变性。

1.症状与体征

婴儿常见症状有呼吸困难,心动过速,喂养困难。较重者发生心力衰竭,伴随青紫。儿童多无明显症状,常因心脏杂音而首次就诊。少数儿童有呼吸加快、乏力、心绞痛、晕厥,并可于活动后发生猝死。体检有的可听到奔马律,有的在胸骨左缘下端及心尖部可听到Ⅰ～Ⅲ/6级收缩期杂音。

2.辅助检查

(1)X线检查:左心室轻到中度增大。

(2)心电图检查:左心室肥厚伴劳损,可有ST-T改变及病理性Q波及各种心律失常。

(3)超声心动图检查:室间隔非对称性肥厚,室间隔厚度与左心室后壁厚度之比≥1.3。左心室流出道狭窄。

(三)限制型心肌病

限制型心肌病(restrictive cardiomyopathy,RCM)又称闭塞性心肌病,常见于儿童及青少年,预后不良。

1.症状与体征

起病缓慢,表现为原因不明的心力衰竭。右心病变主要表现为静脉压升高、颈静脉曲张、肝大、腹水及下肢水肿,很像缩窄性心包炎。左心病变有呼吸困难、咳嗽、咯血、胸痛,有时伴有肺动脉高压的表现。

2.辅助检查

(1)X线检查:心影扩大,肺血减少。

(2)心电图检查:心房肥大、房性期前收缩、心房颤动、ST-T改变、P-R间期延长及低电压。

(3)超声心动图检查:左右心房明显扩大(左心房尤为明显)、左右心室腔正常或变小。

二、护理评估

(一)健康史

询问患儿发病前有无感染的病史及其家族史。

（二）症状、体征

测量生命体征,评估心率、心律、呼吸、血压、心功能。

（三）社会、心理

了解患儿及其家长对疾病的性质、预后的认识程度和心理需求。

（四）辅助检查

了解分析 X 线、心电图、超声等各种检查结果。

三、常见护理问题

（一）心排血量减少

与心室扩大、肥厚致心肌收缩力减弱有关。

（二）体液过多

与肾灌注量减少、水钠潴留、尿量排出减少有关。

（三）有感染的危险

与机体抵抗力降低有关。

（四）合作性问题

猝死。

四、护理措施

（一）限制活动

卧床休息,让患儿保持稳定、愉悦的心情。

（二）饮食护理

低盐饮食,增加维生素、蛋白质、微量元素的摄入,对服用利尿剂者应鼓励多进食含钾丰富的食物,如香蕉、橘子等。

（三）供氧

根据缺氧程度可给予鼻导管或面罩吸氧。

（四）密切观察病情

监测患儿血压、脉搏、呼吸、心律、尿量及意识状态。注意观察心力衰竭的早期表现,有无心律失常及栓塞症状。

（五）用药护理

应用强心药、利尿剂、扩血管药物时要观察其疗效及不良反应,尤其是扩张型心肌病因其对洋地黄耐受性差,故应警惕发生中毒。

（六）预防诱因

心力衰竭者应避免过度劳累。饮食清淡,忌暴饮暴食,预防便秘,以免用力大便诱发心力衰竭。控制输液速度,保持病室安静、整洁、舒适,保证充足睡眠,保持室内空气新鲜和温度适宜,防止呼吸道感染。

（七）健康教育

(1)向家长解释该病病程长及本病预后等情况,需要长期调整生活及精神状况。

(2)合理安排活动与休息时间。

(3)当患儿出现心悸、呼吸困难时应立即停止活动,并取平卧位,必要时予以吸氧。

五、出院指导

（1）调整情绪，促进身心健康。

（2）饮食要易消化、低盐、高维生素、少量多餐。

（3）扩张型心肌病患儿应避免劳累，宜长期卧床休息，减轻与延缓心脏扩大，促进心功能的恢复；肥厚型心肌病患儿要避免剧烈运动，情绪激动，突然用力或提取重物致猝死。

（4）本病进展缓慢，应定期复查及指导合理用药。

（5）避免感染居室空气清新，经常通风，不去人群集中的公共场所，注意气候变化，及时增减衣服，避免受凉而引发感冒。

（王福平）

第五节　病毒性心肌炎

一、概述

病毒性心肌炎是由多种病毒侵犯心脏，引起局灶性或弥漫性心肌间质炎性渗出和心肌纤维变性、坏死或溶解的疾病，有的可伴有心包或心内膜炎症改变。可导致心肌损伤、心功能障碍、心律失常和周身症状。可发生于任何年龄，近年来发生率有增多的趋势，是儿科常见的心脏疾病之一。

（一）病因

近年来由于病毒学及免疫病理学的迅速发展，通过大量动物实验及临床观察，证明多种病毒皆可引起心肌炎。其中柯萨奇病毒 B6（1～6 型）最常见，其他（如柯萨奇病毒 A、ECHO 病毒、脊髓灰质炎病毒、流感及副流感病毒、腮腺炎病毒、水痘病毒、单纯疱疹病毒、带状疱疹病毒及肝炎病毒等）也可能致病。由于柯萨奇病毒具有高度亲心肌性和流行性，据报道在很多原因不明的心肌炎和心包炎中，约 39％是由柯萨奇病毒 B 所致。

尽管罹患病毒感染的机会很多，但多数不发生心肌炎，在一定条件下才发病。例如，当机体由于继发细菌感染（特别是链球菌感染）、发热、缺氧、营养不良、接受类固醇或放疗等，而抵抗力低下时，可诱发发病。

病毒性心肌炎的发病原理至今未完全了解，目前提出病毒学说、免疫学说、生化机制等几种学说。

（二）病理

病毒性心肌炎病理改变轻重不等。轻者常以局灶性病变为主，而重者则多呈弥漫性病变。局灶性病变的心肌外观正常，而弥漫性者则心肌苍白、松软，心脏呈不同程度的扩大、增重。镜检可见病变部位的心肌纤维变性或断裂，心肌细胞溶解、水肿、坏死。间质有不同程度水肿及淋巴细胞、单核细胞和少数多核细胞浸润。病变以左心室及室间隔最显著，可波及心包、心内膜及传导系统。

慢性患者心脏扩大，心肌间质炎症浸润及心肌纤维化并有瘢痕组织形成，心内膜呈弥漫性或局限性增厚,血管内皮肿胀等变化。

二、临床表现

病情轻重悬殊。轻症可无明显自觉症状,仅有心电图改变。重型可出现严重的心律失常、充血性心力衰竭、心源性休克,甚至个别患者因此而死亡。有 1/3 以上患者在发病前 1～3 周或发病同时呼吸道或消化道病毒感染,同时伴有发热、咳嗽、咽痛、周身不适、腹泻、皮疹等症状,继而出现心脏症状如年长儿常诉心悸、气短、胸部及心前区不适或疼痛、疲乏感等。发病初期常有腹痛、食欲缺乏、恶心、呕吐、头晕、头痛等表现。3 个月以内婴儿有拒乳、苍白、发绀、四肢凉、两眼凝视等症状。心力衰竭者,呼吸急促、突然腹痛、发绀、水肿等;心源性休克者,烦躁不安,面色苍白、皮肤发花、四肢厥冷或末梢发绀等;发生窦性停搏或心室纤颤时可突然死亡;高度房室传导阻滞在心室自身节律未建立前,由于脑缺氧而引起抽搐、昏迷称心脑综合征。如病情拖延至慢性期。常表现为进行性充血心力衰竭、全心扩大,可伴有各种心律失常。

体格检查:多数心尖区第一音低钝。一般无器质性杂音,仅在胸前或心尖区闻及Ⅰ～Ⅱ级吹风样收缩期杂音。有时可闻及奔马律或心包摩擦音。心律失常多见如阵发性心动过速、异位搏动、心房纤颤、心室扑动、停搏等。严重者心脏扩大,脉细数,颈静脉曲张,肝大和压痛,肺部啰音等;或面色苍白、四肢厥冷、皮肤发花、指(趾)发绀、血压下降等。

三、辅助检查

(一)实验室检查

(1)白细胞计数(10.0～20.0)×10^9/L,中性粒细胞偏高。血沉、抗链"O"大多数正常。

(2)血清肌酸磷酸激酶、乳酸脱氢酶及其同工酶、谷草转氨酶在病程早期可增高。超氧化歧化酶急性期降低。

(3)若从心包、心肌或心内膜分离到病毒,或用免疫荧光抗体检查找到心肌中有特异的病毒抗原,电镜检查心肌发现有病毒颗粒,可以确定诊断;咽洗液、粪便、血液、心包液中分离出病毒,同时结合恢复期血清中同型病毒中和抗体滴度较第 1 份血清升高或下降 4 倍以上,则有助于病原诊断。

(4)补体结合抗体的测定及用分子杂交法或聚合酶链反应检测心肌细胞内的病毒核酸也有助于病原诊断。部分病毒性心肌炎患者可有抗心肌抗体出现,一般于短期内恢复,如持续提高,表示心肌炎病变处于活动期。

(二)心电图检查

心电图在急性期有多变与易变的特点,对可疑患者应反复检查,以助诊断。其主要变化为ST-T 改变,各种心律失常和传导阻滞。恢复期以各种类型的期前收缩为多见。少数为慢性期病儿可有房室肥厚的改变。

(三)X 线检查

心影正常或不同程度的增大,多数为轻度增大。若反复迁延不愈或合并心力衰竭,心脏扩大明显。后者可见心搏动减弱,伴肺淤血、肺水肿或胸腔少量积液。有心包炎时,有积液征。

(四)心内膜心肌活检

心导管法心内膜心肌活检,在成人患者中早已开展,小儿患者仅是近年才有报道,为心肌炎诊断提供了病理学依据。据报道:原因不明的心律失常、充血性心力衰竭患者,经心内膜心肌活检证明约40％为心肌炎;临床表现和组织学相关性较差。原因是EMB取材很小且局限,以及取材时不一定是最佳机会;心内膜心肌活检本身可导致心肌细胞收缩,而出现一些病理性伪迹。因此,对于心内膜心肌活检病理无心肌炎表现者不一定代表心脏无心肌炎,此时临床医师不能忽视临床诊断。此项检查一般医院尚难开展,不作为常规检查项目。

四、诊断要点

(一)病原学诊断依据

1.确诊指标

患儿进行心内膜、心肌、心包(活检、病理)或心包穿刺液检查,发现以下之一者可确诊心肌炎由病毒引起:①分离到病毒。②用病毒核酸探针查到病毒核酸。③特异性病毒抗体阳性。

2.参考依据

有以下之一者结合临床表现可考虑心肌炎是因病毒引起:①自患儿粪便、咽拭子或血液中分离到病毒,且恢复期血清同抗体滴度较第一份血清升高或降低4倍以上。②病程早期患儿血中特异性IgM抗体阳性。③用病毒核酸探针自患儿血中查到病毒核酸。

(二)临床诊断依据

(1)心功能不全、心源性休克或心脑综合征。

(2)心脏扩大(X线、超声心动图检查具有表现之一)。

(3)心电图改变以R波为主的2个或2个以上主要导联(Ⅰ、Ⅱ、aVF、V_5)的ST-T改变持续4天以上伴动态变化,窦房传导阻滞,房室传导阻滞,完全性右或左束支阻滞,成联律、多形、多源、成对或并行性期前收缩,非房室结及房室折返引起的异位性心动过速,低电压(新生儿除外)及异常Q波。

(4)CK-MB升高或心肌肌钙蛋白(cTnI或cTnT)阳性。

(三)确诊依据

(1)具备临床诊断依据2项,可临床诊断为心肌炎。发病同时或发病前1～3周有病毒感染的证据支持诊断者。

(2)同时具备病原学确诊依据之一,可确诊为病毒性心肌炎,具备病原学参考依据之一,可临床诊断为病毒性心肌炎。

(3)凡不具备确诊依据,应给予必要的治疗或随诊,根据病情变化,确诊或排除心肌炎。

(4)应除外风湿性心肌炎、中毒性心肌炎、先天性心脏病、结缔组织病及代谢性疾病的心肌损害、甲状腺功能亢进症、原发性心肌病、原发性心内膜弹力纤维增生症、先天性房室传导阻滞、心脏自主神经功能异常、β受体功能亢进及药物引起的心电图改变。

(四)临床分期

1.急性期

新发病,症状及检查阳性发现明显且多变,一般病程在半年以内。

2.迁延期

临床症状反复出现,客观检查指标迁延不愈,病程多在半年以上。

3.慢性期

进行性心脏增大,反复心力衰竭或心律失常,病情时轻时重,病程在1年以上。

五、治疗

本症尚无特殊治疗。应结合患儿病情采取有效的综合措施,可使大部患儿痊愈或好转。

(一)一般治疗

1.休息

急性期应卧床休息至热退 3～4 周,有心功能不全或心脏扩大者,更应强调绝对卧床休息,以减轻心脏负荷及减少心肌耗氧量。

2.抗生素

虽对引起心肌炎的病毒无直接作用,但因细菌感染是病毒性心肌炎的重要条件因子,故在开始治疗时,均主张适当使用抗生素。一般应用青霉素肌内注射 1～2 周,以清除链球菌和其他敏感细菌。

3.保护心肌

大剂量维生素 C,具有增加冠状血管血流量、心肌糖原、心肌收缩力、改善心功能、清除自由基、修复心肌损伤的作用。剂量为 $100～200$ mg/(kg·d),溶于 10%～25% 葡萄糖液 $10～30$ mL 内静脉注射,每天1次,15～30 天为 1 个疗程;抢救心源性休克时,第一天可用 3～4 次。

至于极化液、能量合剂及 ATP 等均因难进入心肌细胞内,故疗效差,近年来多推荐:①辅酶 Q_{10} 1 mg/(kg·d),口服,可连用 1～3 个月。②1,6-二磷酸果糖 $0.7～1.6$ mL/kg 静脉注射,最大量不超过2.5 mL/kg(75 mg/mL),静脉注射速度 10 mL/min,每天 1 次,10～15 天为 1 个疗程。

(二)激素治疗

肾上腺皮质激素可用于抢救危重患者及其他治疗无效的患者。口服泼尼松 $1～1.5$ mg/(kg·d),用3～4 周,症状缓解后逐渐减量停药。对反复发作或病情迁延者,依据近年来对本病发病机制研究的进展,可考虑较长期的激素治疗,疗程不少于半年,对于危重抢救的患者可采用大剂量,如地塞米松0.3～0.6 mg/(kg·d),或氢化可的松 15～20 mg/(kg·d),静脉滴注。

(三)免疫治疗

动物及临床研究均发现丙种球蛋白对心肌有保护作用。从 1990 年开始,在美国波士顿及洛杉矶儿童医院已将静脉注射丙种球蛋白作为病毒性心肌炎治疗的常规用药。

(四)抗病毒治疗

动物试验中联合应用利巴韦林和干扰素可提高生存率,目前欧洲正在进行干扰素治疗心肌炎的临床试验,其疗效尚待确定。环孢霉素 A、环磷酰胺目前尚无确切疗效。

(五)控制心力衰竭

心肌炎患者对洋地黄耐受性差,易出现中毒而发生心律失常,故应选用快速作用的洋地黄制剂,如毛花苷 C(西地兰)或地高辛。病重者用地高辛静脉滴注,一般患者用地高辛口服,饱和量用常规的 1/2～2/3 量,心力衰竭不重,发展不快者,可用每天口服维持量法。利尿剂应早用和少用,同时注意补钾,否则易导致心律失常。注意供氧,保持安静。若烦躁不安,可给镇静剂。发生急性左心功能不全时,除短期内并用毛花苷 C(西地兰)、利尿剂、镇静剂、氧气吸入外,应给予血管扩张剂,如酚妥拉明 0.5～1 mg/kg 加到 10% 葡萄糖液 50～100 mL 内快速静脉滴注。紧急情况下,可先用半量以 10% 葡萄糖液稀释静脉缓慢注射,然后将其余半量静脉滴注。

(六)抢救心源性休克

镇静、吸氧、大剂量维生素 C、扩容、激素、升压药、改善心功能及心肌代谢等。

近年来,应用血管扩张剂硝普钠取得良好疗效,常用剂量 5～10 mg,溶于 5% 葡萄糖 100 mL 中,开始 $0.2\ \mu g/(kg \cdot min)$ 滴注,以后每隔 5 分钟增加 $0.1\ \mu g/kg$,直到获得疗效或血压降低,最大剂量不超过每分钟 4～5 $\mu g/kg$。

(七)纠正严重心律失常

心律失常的纠正在于心肌病变的吸收或修复。一般轻度心律失常,如期前收缩、一度房室传导阻滞等,多不用药物纠正,而主要是针对心肌炎本身进行综合治疗。若发生严重心律失常,如快速心律失常、严重传导阻滞都应迅速及时纠正,否则威胁生命。

六、护理

(一)护理诊断

1.活动无耐力

与心肌功能受损,组织器官供血不足有关。

2.舒适的改变

胸闷,与心肌炎症有关。

3.潜在并发症

心力衰竭、心律失常、心源性休克。

(二)护理目标

(1)患儿活动量得到适当控制休息得到保证。

(2)患儿胸闷缓解或消失。

(3)患儿无并发症发生或有并发症时能被及时发现和适当处理。

(三)护理措施

1.休息

(1)急性期卧床休息至热退后 3～4 周,以后根据心功能恢复情况逐渐增加活动量。

(2)有心功能不全者或心脏扩大者应绝对卧床休息。

(3)总的休息时间 3～6 个月。

(4)创造良好的休息环境,合理安排患儿的休息时间。保证患儿的睡眠时间。

(5)主动提供服务,满足患儿的生活需要。

2.胸闷的观察与护理

(1)观察患儿的胸闷情况,注意诱发和缓解因素,必要时给予吸氧。

(2)遵医嘱给予心肌营养药,促进心肌恢复正常。

(3)保证休息,减少活动。

(4)控制输液速度和输液总量,减轻心肌负担。

3.并发症的观察与护理

(1)密切注意心率、心律、呼吸、血压和面色改变,有心力衰竭时给予吸氧、镇静、强心等处理,应用洋地黄制剂时要密切观察患儿有无洋地黄中毒表现,如出现新的心律失常、心动过缓等。

(2)注意有无心律失常的发生,警惕危险性心律失常的发生,如频发室早、多源室早、二度以上房室传导阻滞房颤、室颤等。一旦发生,需及时通知医师并给予相应处理。如高度房室传导阻滞者给异丙肾上腺素和阿托品提升心率。

（3）警惕心源性休克，注意血压、脉搏、尿量、面色等变化，一旦出现心源性休克，立即取平卧位，配合医师给予大剂量维生素 C 或肾上腺皮质激素治疗。

（四）康复与健康指导

（1）讲解病毒性心肌炎的病因、病理、发病机制、临床特点及诊断、治疗措施。

（2）强调休息的重要性，指导患儿控制活动量，建立合理的休息制度。

（3）讲解本病的预防知识，如预防上呼吸道感染和肠道感染等。

（4）有高度房室传导阻滞者讲解安装心脏起搏器的必要性。

七、展望

近年来，由于对心肌炎的病原学进一步了解和诊断方法的改进，心肌炎已成为常见心脏病之一，对人类健康构成了不同程度的威胁，因而对此病的诊治研究也正日益受到重视。其中，胸闷、心悸常可提示心脏波及，心脏扩大、心律失常或心力衰竭为心脏明显受损的表现，心电图 ST-T 改变与异位心律或传导阻滞反映心肌病变的存在。但对于怀疑为病毒性心肌炎的患者，提倡进行心脏活检以行病理学检查。

但分离病毒检查或特异性荧光抗体检查存在以下几个问题。①患者不宜接受。②炎性组织在心肌中呈灶状分布，由于活检标本小而致病灶标本不一定取到。③提取 RNA 的质量和检测方法的敏感性不同。④心脏上有病毒存在，而血液中不一定有抗原或抗体检出；心脏上无病毒存在，而心脏中有抗原或抗体检出；即使二者构成阳性反应也不足以证实有病毒性心肌炎存在；只有当感染某种病毒并引起相应的心脏损害时，心脏和血液检查呈阳性反应才有意义。在检查血液中抗原或抗体时，也会因检测试剂、检查方法、操作技术的不同而使结果迥异。

因此，病毒性心肌炎的确诊相当困难。由于抗病毒药物的疗效不显著，目前建议采用中西医结合疗法。有人用黄芪、牛磺酸及一般抗心律失常等药物为主的中西医结合方法治疗病毒感染性心肌炎，取得了比较满意的效果，如中药黄芪除具有抗病毒、调节免疫、保护心肌的作用外，还可拮抗病毒感染心肌细胞对 L 型钙通道的增加，抑制内向钠钙交换电流，改善部分心电活动，清除氧自由基，而广泛应用于临床。牛磺酸是心肌游离氨基酸的重要成分，也可通过抑制病毒复制，抑制病毒感染心肌细胞引起的钙电流增加，使受感染而降低的最大钙电流膜电压及外向钾电流趋于正常，使心肌细胞钙内流减少，在病毒性心肌炎动物模型及临床病毒性心肌炎患者中，具有保护心肌、改善临床症状等作用。

（王福平）

第六节　胃食管反流病

胃食管反流病（gastroesophageal reflux disease，GERD）是指胃、十二指肠胃内容物反流进入食管并引起临床表现和病理变化的一种疾病。分生理性和病理性两种，后者主要是由于食管下端括约肌本身功能障碍和/或与其功能有关的组织结构异常而导致压力低下出现的反流。本病可引起一系列症状和严重并发症。

一、临床特点

(一)消化道症状

1.呕吐

呕吐是小婴儿 GERD 的主要临床表现。可为溢乳或呈喷射状,多发生在进食后及夜间。并发食管炎时呕吐物可为血性或咖啡样物。

2.反胃

反胃是年长儿 GERD 的主要症状。空腹时反胃为酸性胃液反流,称为"反酸"。发生在睡眠时反胃,常不被患儿察觉,醒来可见枕上遗有胃液或胆汁痕迹。

3.胃灼热

胃灼热是年长儿最常见的症状。多为上腹部或胸骨后的一种温热感或烧灼感,多出现于饭后 1～2 小时。

4.胸痛

见于年长儿。疼痛位于胸骨后、剑突下或上腹部。

5.吞咽困难

早期间歇性发作,情绪波动可致症状加重。婴儿可表现为烦躁、拒食。

(二)消化道外症状

1.呼吸系统的症状

GERD 可引起反复呼吸道感染,慢性咳嗽,吸入性肺炎,哮喘,窒息,早产儿呼吸暂停,喉喘鸣等呼吸系统疾病。

2.咽喉部症状

反流物损伤咽喉部,产生咽部异物感、咽痛、咳嗽、发声困难、声音嘶哑等。

3.口腔症状

反复口腔溃疡、龋齿、多涎。

4.全身症状

多为贫血、营养不良。

(三)辅助检查

(1)食管钡餐造影:能观察到钡剂自胃反流入食管。

(2)食管动态 pH 监测:综合评分＞11.99,定义为异常胃酸反流。

(3)食管动力功能检查:食管下端括约肌压力低下,食管蠕动波压力过高。

(4)食管内镜检查及黏膜活检:引起食管炎者可有相应的病理改变及其病变程度。

二、护理评估

(一)健康史

询问患儿的喂养史、饮食习惯及生长发育情况。发病以来呕吐的次数、量、呕吐物的性质及伴随症状。

(二)症状、体征

评估患儿有无消化道及消化道以外的症状,黏膜、皮肤弹性,精神状态,测量体重、身长及皮下脂肪的厚度。

（三）社会-心理

了解家长及较大患儿对疾病的认识和焦虑程度。

（四）辅助检查

了解血气分析结果,评估有无水、电解质、酸碱失衡情况。了解食管钡餐造影,食管动态 pH 监测等检查结果。

三、常见护理问题

（一）体液不足

与呕吐、摄入不足有关。

（二）营养失调:低于机体需要量

与呕吐、喂养困难有关。

（三）有窒息的危险

与呕吐物吸入有关。

（四）合作性问题

上消化道出血。

四、护理措施

(1)饮食管理:婴儿用稠厚饮食喂养,儿童给予低脂、高碳水化合物饮食。少量多餐。小婴儿喂奶后予侧卧位或头偏向一侧,必要时给予半卧位以免反流物吸入。年长儿睡前 2 小时不宜进食。

(2)喂养困难或呕吐频繁者按医嘱正确给予静脉营养。

(3)注意观察呕吐的次数、性状、量、颜色并做记录,评估有无脱水症状。严密监测血压、心率、尿量、末梢循环情况,及时发现消化道出血。

(4)保持口腔清洁,呕吐后及时清洁口腔、更换衣物。

(5)24 小时食管 pH 检查时妥善固定导管,受检时照常进食,忌酸性食物和饮料。指导家长正确记录,多安抚患儿,分散其注意力,减少因插管引起的不适感。

(6)健康教育:①向家长介绍本病的基本知识,如疾病的病因、相关检查、一般护理知识等,减轻家长及年长儿的紧张情绪,增加对医护人员的信任,积极配合治疗。②各项辅助检查前,认真介绍检查前的准备以得到家长的配合。③解释各种用药的目的和注意事项。④对小婴儿家长要告知本病可能引起窒息、呼吸暂停,故喂奶后患儿应侧卧或头偏向一侧或半卧位,以免反流物吸入。

五、出院指导

(1)饮食指导:以稠厚饮食为主,少量多餐。婴儿可增加喂奶次数,缩短喂奶时间,人工喂养儿可在牛奶中加入米粉。避免食用增加胃酸分泌的食物,如酸性饮料、咖啡、巧克力、辛辣食品和高脂饮食。睡前2 小时不予进食,保持胃处于非充盈状态,以防反流。

(2)体位:小婴儿喂奶后排出胃内空气,给予前倾俯卧位即上身抬高 30°。年长儿在清醒状态下可采取直立位或坐位,睡眠时可予右侧卧位,将床头抬高 15°～20°,以促进胃排空,减少反流频率及反流物吸入。

（3）按时服用药物,注意药物服用方法,如奥美拉唑宜清晨空腹服用,雷尼替丁宜在餐后及睡前服用。

（4）鼓励患儿进行适当的户外活动,避免情绪过度紧张。

（5）如患儿呕吐物有血性或咖啡色样物及时就诊。

（王福平）

第七节　肠　套　叠

肠套叠是指肠管的一部分及其相邻的肠系膜套入邻近肠腔内的一种肠梗阻。以 4 月龄至 2 岁以内小儿多见,冬春季发病率较高。

一、临床特点

（一）腹痛

表现为阵发性哭闹,20～30 分钟发作 1 次,发作时脸色发白、拒奶、手足乱动、呈异常痛苦的表情。

（二）呕吐

在阵发性哭闹开始不久,即出现呕吐,开始时呕吐物为奶汁或其他食物,呕吐次数增多后可含有胆汁。

（三）血便

血便是肠套叠的重要症状,一般多在套叠后 8～12 小时排血便,多为果酱色黏液血便。

（四）腹部肿块

在右侧腹或右上腹季肋下可触及一腊肠样肿块,但腹胀明显时肿块不明显。

（五）右下腹空虚感

右下腹空虚感是因回盲部套叠使结肠上移,故右下腹较左侧空虚,不饱满。

（六）肛门指诊

指套上染有果酱样血便,若套叠在直肠,可触到子宫颈样套叠头部。

（七）其他

晚期患儿一般情况差,精神萎靡,反应迟钝,嗜睡甚至休克。若伴有肠穿孔则情况更差,腹胀明显,有压痛、肠鸣音减弱,腹壁水肿,发红。

（八）辅助检查

(1)空气灌肠:对高度怀疑肠套者,可选此检查,确诊后,可直接行空气灌肠整复。

(2)腹部 B 超:套叠肠管肿块的横切面似靶心样同心圆。

(3)腹部立位片:腹部见多个液平面的肠梗阻征象。

二、护理评估

（一）健康史

了解患儿发病前有无感冒、突然饮食改变及腹泻、高热等症状。询问以前有无肠套史。

第十二章 儿科护理

（二）症状、体征

询问腹痛性质、程度、时间、发作规律和伴随症状及诱发因素，有无腹部肿块及血便。评估呕吐情况，有无发热及脱水症状。

（三）社会-心理

评估家长对小儿喂养的认知水平和对疾病的了解程度，以及对预后是否担心。

（四）辅助检查

分析辅助检查结果，了解腹部B超、腹部X线立位片等结果。

三、常见护理问题

（一）体温过高

与肠道内毒素吸收有关。

（二）体液不足

与呕吐、禁食、胃肠减压、高热、术中失血失液有关。

（三）舒适的改变

与腹痛、腹胀有关。

（四）合作性问题

肠坏死、切口感染、粘连性肠梗阻。

四、护理措施

（一）术前

（1）监测生命体征，严密观察患儿精神、意识状态、有无脱水症状及腹痛性质、部位、程度，观察呕吐次数、量及性质。呕吐时头侧向一边，防止窒息，及时清除呕吐物。

（2）开放静脉通路，遵医嘱使用抗生素，纠正水、电解质紊乱。

（3）术前做好禁食、备皮、皮试等准备，禁用止痛剂，以免掩盖病情。

（二）术后

（1）术后患儿回病房，去枕平卧4~6小时，头侧向一边，保持呼吸道通畅，麻醉清醒后可取平卧位或半卧位。

（2）监测血压、心率、尿量，评估皮肤弹性和黏膜湿润情况。

（3）监测体温变化，由于肠套整复后毒素的吸收，应特别注意高热的发生，观察热型及伴随症状，及早控制体温，防止高热惊厥。出汗过多时，及时更换衣服，以免受凉。发热患儿每4小时1次监测体温，给予物理降温或药物降温，并观察降温效果，保持室内通风。

（4）观察肠套整复术后有无阵发性哭闹、呕吐、便血，以防再次肠套。

（5）禁食期间，做好口腔护理，根据医嘱补充水分和电解质溶液。

（6）密切观察腹部症状，有无呕吐、腹胀、肛门排气，观察排便情况并记录、保持胃肠减压引流通畅，观察引流液量、颜色、性质。

（7）肠蠕动恢复后，饮食以少量多餐为宜，逐步过渡，避免进食产气、胀气的食物，并观察进食后有无恶心、呕吐、腹胀情况。

（8）观察伤口有无渗血、渗液、红肿，保持伤口敷料清洁、干燥，防止大小便污染伤口。

（9）指导家长多安抚患儿、分散注意力，避免哭闹。

337

（三）健康教育

（1）陌生的环境，对疾病相关知识的缺乏及担心手术预后，患儿及家长易产生恐惧、焦虑，护理人员应热情、耐心介绍疾病的发生、发展过程及主要的治疗方法、手术目的及必要性，排除顾虑，给予心理支持，使其积极配合治疗。

（2）认真做好各项术前准备，向患儿及家长讲解备皮、禁食、皮试、术前用药的目的及注意事项，取得家长的理解和配合。

（3）术后康复过程中，指导家长加强饮食管理，防止再次发生肠套叠。

五、出院指导

（1）饮食：合理喂养，添加辅食应由稀到稠，从少量到多量，从一种到多种，循序渐进。注意饮食卫生，预防腹泻，以免再次发生肠套叠。

（2）伤口护理：保持伤口清洁、干燥，勤换内衣，伤口未愈合前禁止沐浴，忌用手抓伤口。

（3）适当活动，避免上下举逗孩子。

（4）如患儿出现阵发性哭闹、呕吐、便血或腹痛、腹胀，伤口红肿等情况及时去医院就诊。

（王福平）

第八节　先天性巨结肠

先天性巨结肠又称赫希施普龙病，是一种较为多见的肠道发育畸形。主要是因结肠的肌层、黏膜下层神经丛内神经节细胞缺如，引起该肠段平滑肌持续收缩，呈痉挛状态，形成功能性肠梗阻。而近端正常肠段因粪便滞积，剧烈蠕动而逐渐代偿性扩张、肥厚形成巨大的扩张段。

一、临床特点

（1）新生儿首次排胎粪时间延迟，一般于出生后 48～72 小时才开始排便，或需扩肛、开塞露通便后才能排便。

（2）顽固性便秘：大便几天一次，甚至每次都需开塞露塞肛或灌肠后才能排便。

（3）呕吐、腹胀：由于是低位性、不全性、功能性肠梗阻，故呕吐、腹胀出现较迟，腹部逐渐膨隆呈蛙腹状，一般为中度腹胀，可见肠型、肠鸣音亢进，儿童巨结肠左下腹有时可触及粪石块。

（4）全身营养状况：病程长者可见消瘦、贫血貌。

（5）直肠指检：直肠壶腹部空虚感，在新生儿期，拔出手指后有暴发性肛门排气、排便。

（6）辅助检查：①钡剂灌肠造影显示狭窄的直肠、乙状结肠、扩张的近端结肠、若肠腔内呈鱼刺或边缘呈锯齿状，表明伴有小肠结肠炎。②腹部 X 线立位平片：结肠低位肠梗阻征象，近端结肠扩张。③直肠黏膜活检：切取一小块直肠黏膜及肌层做活检，先天性巨结肠者神经节细胞缺如，异常增生的胆碱能神经纤维增多、增粗。④肛管直肠测压法或下消化道动力测定：当直肠壶腹内括约肌处受压后正常小儿和功能性便秘小儿，其内括约肌会立即出现松弛反应。但巨结肠患儿未见松弛反应，甚至可见压力增高，但对两周内的新生儿此法可出现假阴性结果。

二、护理评估

(一)健康史

了解患儿出现便秘腹胀的时间、进展情况及家长对患儿排便异常的应对措施。评估患儿生长发育有无落后,询问家族中有无类似疾病发生。

(二)症状、体征

询问有无胎便延迟排出,顽固性便秘时间;有无呕吐及呕吐的时间、性质、量;腹胀程度,有无消瘦、贫血貌。

(三)社会、心理

评估较大患儿是否有自卑心理、有无因住院和手术而感到恐惧,了解家长对疾病知识的认识程度和经济支持能力,了解家长对患儿的关爱程度和对手术效果的认知水平。

(四)辅助检查

直肠黏膜活检神经节细胞缺如支持本病诊断。了解钡剂灌肠造影、腹部立位 X 线平片、肛管直肠测压、下消化道动力测定结果。

三、常见护理问题

(1)舒适的改变:与腹胀、便秘有关。

(2)营养失调:低于机体需要量,与食欲缺乏、肠道吸收功能障碍有关。

(3)有感染的危险:与手术切口、机体抵抗力下降有关。

(4)体液不足:与术中失血失液、禁食、胃肠减压有关。

(5)合作性问题:巨结肠危象。

四、护理措施

(一)术前

(1)给予高热量、高蛋白质、高维生素和易消化的无渣饮食,禁食有渣的水果及食物,以利于灌肠。

(2)巨结肠灌肠的护理:彻底灌净肠道积聚的粪便,为手术做好准备。在灌肠过程中,操作应轻柔、肛管应插过痉挛段,同时注意观察患儿的反应,洗出液的颜色,保持出入液量平衡,灌流量每次 100 mL/kg 左右。

(3)肠道准备:术晨灌肠排出液必须无粪渣。术前天、术晨予甲硝唑口服或保留灌肠。

(4)做好术前禁食、备皮、皮试、用药等术前准备。

(二)术后

(1)患儿回病房后,去枕平卧 4~6 小时,头侧向一边,保持呼吸道通畅,防止术后呕吐或舌后坠引起窒息。

(2)监测心率、血压、尿量,评估黏膜和皮肤弹性,根据医嘱补充水分和电解质溶液。

(3)让患儿取仰卧位,两大腿分开略外展,向家长讲明肛门夹钳固定的重要性,必要时用约束带约束四肢,使之基本制动,防止肛门夹钳戳伤肠管或过早脱落。

(4)术后需禁食 3~5 天和胃肠减压,禁食期间,做好口腔护理,每天 2 次,并保持胃肠减压引流通畅,观察引流液的量、颜色和性质,待肠蠕动恢复后可进流质并逐步过渡为半流质饮食,限制粗糙食物,饮食宜少量多餐。

(5)观察腹部体征变化,注意有无腹胀、呕吐、伤口有无渗出,肛周有无渗血、渗液,随时用无菌生理盐水棉球清洁肛周及肛门夹钳,动作应轻柔。清洁用具需每天更换。

(6)指导家长如何保持患儿肛门夹钳的正确位置,使夹钳位置悬空、平衡。更换尿布时要轻抬臀部,避免牵拉夹钳。

(7)肛门夹钳常在术后7～10天自然脱落,脱落时观察钳子上夹带的坏死组织是否完整,局部有无出血。

(8)对留置肛管者,及时清除从肛管内流出的粪便,保护好臀部皮肤,防止破损。

(9)观察患儿排便情况,肛门狭窄时指导家长定时扩肛。

(10)观察有无夹钳提早或延迟脱落、有无结肠小肠炎,闸门综合征等并发症的发生。

(三)健康教育

(1)耐心介绍疾病的发生、发展过程,手术的必要性及预后等,以排除患儿及家长的顾虑。

(2)向患儿及家长讲解各项术前准备(备皮、禁食、皮试、术前用药)的目的和注意事项,以取得患儿及家长的配合。

(3)向患儿及家长讲解巨结肠灌肠的目的,灌肠时间及注意事项,以及进食无渣饮食的目的。

(4)解释术后注意保持肛管和肛门夹钳位置固定的重要性,随时清除粪便,保持肛门区清洁及各引流管引流通畅,以促使患儿早日康复。

(四)出院指导

(1)饮食适当增加营养,3～6个月给予高蛋白、高热量、低脂、低纤维、易消化的饮食,以促进患儿的康复。限制粗糙食物。

(2)伤口护理保持伤口清洁,敷料干燥。小婴儿忌用手抓伤口。如发现伤口红肿及时就诊。

(3)出院后密切观察排便情况,若出现果酱样伴恶臭大便,则提示可能发生小肠结肠炎,应及时去医院诊治。

(4)肛门狭窄者要定时扩肛,教会家长正确的扩肛方法,并定期到医院复查。

(王福平)

第九节　溃疡性结肠炎

溃疡性结肠炎(ulcerative colitis,UC)是一种病因不明的,与自身免疫有关的直肠和结肠慢性疾病,属非特异性炎性肠病,病变主要限于结肠的黏膜和黏膜下层,且以溃疡为主。临床主要表现为腹泻、黏液脓血便、腹痛等。溃疡性结肠炎是儿童和青少年主要的慢性肠道病变。

一、临床特点

(一)消化道症状

腹泻、黏液脓血便,病变局限于直肠,则其鲜血附于粪便表面,伴里急后重;病变范围广泛,则血、黏液与粪便混合。轻型者,稀便、黏液便<10次/天;重型者,大便次数达20～30次/天,呈血水样便,伴脱水、电解质紊乱及酸碱失衡。年长儿腹部体征较明显,左下腹有触痛,肌紧张,可触

及管状结肠。

（二）全身症状

发热、厌食、乏力、贫血、低蛋白血症,体重不增或减轻,生长发育迟缓。也可见有关节痛、关节炎、结节性红斑、慢性活动性肝炎等。

（三）辅助检查

1.粪检

镜下大量红细胞,白细胞,但多次大便细菌培养阴性。

2.血常规

外周血白细胞计数增高,血红蛋白降低,血沉加快。

3.X线征象

气钡双重造影显示肠黏膜细小病变,肠管边缘模糊。典型患者黏膜毛刷状,呈锯齿状改变,溃疡大小不一,呈小龛影。慢性持续型,结肠袋消失,肠管僵硬,缩短呈管状,肠腔狭窄。

4.肠镜检查

急性期黏膜充血水肿,粗糙呈细颗粒状,脆性增高,易出血,溃疡浅,大小不一,肠腔内有脓性分泌物。晚期见到肠壁纤维组织增生、僵硬及假性息肉等。

二、护理评估

（一）健康史

详细询问患儿既往史及其他家庭成员的健康史,有无患同类疾病的病史;了解患儿的饮食习惯,有无饮食过敏史。

（二）症状、体征

了解大便的性质、量、次数、颜色;评估患儿的生长发育情况。

（三）社会-心理

评估患儿与家长的心理状况和情绪反应,评估家长对疾病相关知识的了解程度。

（四）辅助检查

了解大便常规、培养、隐血试验、血生化、X线钡灌肠及肠镜检查结果。

三、常见护理问题

（一）排便异常

与结肠、直肠黏膜非特异性炎症有关。

（二）营养失调:低于机体需要量

与长期腹泻、便血、食欲缺乏有关。

（三）焦虑

与疾病病因不明、病程长、易复发等有关。

（四）皮肤完整性受损危险

与大便对臀部皮肤反复刺激有关。

（五）潜在并发症

中毒性巨结肠、肠穿孔、大出血、肠梗阻、恶变。

四、护理措施

(一)观察病情

观察大便的次数、量、性状、颜色并做记录,便血者要监测 T、P、R、BP 的变化,观察患儿的意识、面色及肢端皮肤温湿度,及时发现早期休克。

(二)药物治疗

根据医嘱给予正确的药物治疗,密切观察药物不良反应。

(1)柳氮磺胺嘧啶(SASP):SASP 是减少 UC 复发唯一有效药物,用药期间注意观察药物的疗效与不良反应,常见的不良反应有恶心、呕吐、皮疹、血小板计数减少、叶酸吸收降低,可适当补充叶酸制剂。

(2)肾上腺糖皮质激素:做到送药到口,避免漏服,服药期间注意有无消化道出血、水肿、眼压升高、血压升高等情况发生,及时补钙,防止骨质疏松。

(3)免疫抑制剂:较少应用,适用于对激素治疗无效或激素依赖型患儿。观察有无继发性高血压和高血压脑病发生,定期监测肝肾功能和免疫抑制剂的血药浓度。

(三)药物保留灌肠

药物保留灌肠是治疗 UC 常用的护理措施之一,利用肠黏膜直接吸收药物来达到治疗目的,常用的灌肠药物有:蒙脱石散、琥珀氢化可的松、甲硝唑等。

(1)灌肠前药物完全碾碎、混匀、加热至合适温度 34～36 ℃,灌肠前嘱患儿排空大便,选择在睡眠前保留灌肠,利于延长保留时间。

(2)患儿取左侧卧位或平卧位,抬高臀部 10 cm 左右,肛管要用液状石蜡润滑,插管时动作轻柔,插入深度为 15～20 cm(也可根据肠镜检查结果确定插入深度)。缓慢灌入药物,尽可能减少对肠黏膜的损伤。在灌肠过程中随时注意观察病情,发现脉速、面色苍白、出冷汗、剧烈腹痛、心慌气急,应立即停止灌肠,并与医师联系,及时处理。

(3)灌肠后嘱患儿卧床 2 小时以上,尽量延长药物保留时间。

(四)饮食指导

发作期给予无渣流质、半流质饮食,必要时禁食。发作期过后给予易消化、质软、低脂肪、高蛋白质、高热量、低纤维素食物。

(五)评估患儿的营养状况

评估患儿的营养状况,给予支持疗法,必要时予以静脉营养以维持儿童正常的生长发育。

(六)心理护理

由于此病病因未明,病程长,预后欠佳,患儿及家长大多较敏感,顾虑重重。护士多与患儿沟通,向家长介绍治疗的进展,帮助家长和患儿树立战胜疾病的信心,促进患儿主动配合治疗。

(七)基础护理

保护肛门及周围皮肤清洁干燥,每次便后用温水冲洗干净,减少排泄物与皮肤的接触,减少局部刺激与不适。

(八)健康教育

(1)向患儿及家长通俗易懂地介绍本病的基础知识,如疾病的病因、一般护理知识,向家长做好各种治疗、用药的宣教及可以采取的应对措施等。

(2)向患儿讲解肠镜、钡灌肠检查的基本过程,注意事项,取得患儿及家长配合。

五、出院指导

（一）饮食指导

少量多餐,避免食用刺激性食物,禁食生冷食物。给予易消化的切成丝状或肉末的纯瘦肉,蔬菜宜选用含纤维素较少的瓜果、茄类。

（二）养成有规律的生活习惯

指导家长合理安排患儿休息,避免参加剧烈体育运动,避免责骂孩子,以减轻小儿心理压力。

（三）指导患儿正确用药

由于病程长,用药疗程长,须把药物的性能,每天服用剂量、用法、药物的不良反应等向患儿及家长讲解清楚,确保出院后用药正确。

（四）定期复查

每年至少做一次肠镜检查以监测疾病进展情况,及早发现恶变。

（王福平）

第十节　腹股沟斜疝

腹股沟疝均是斜疝,几乎没有直疝,在腹股沟或阴囊有一可复性肿块,它与腹膜鞘状突未完全闭合或腹股沟解剖结构薄弱有关,而腹压增高是其诱发因素,如剧烈哭闹、长期咳嗽、便秘和排尿困难。可发生在任何年龄,右侧多于左侧。

一、临床特点

（1）腹股沟部有弹性的可复性不肿痛物,哭闹或用力排便时明显,安静平卧或轻轻挤压肿块能消失,随着腹压的增大,肿块增大并逐渐坠入阴囊。

（2）斜疝嵌顿时,肿块变硬、疼痛,伴呕吐、哭闹不安,无肛门排气排便。晚期则有发热、肿块表皮红肿、便血及触痛加剧。

（3）局部无肿块时指检可感皮下环宽松,可触到增粗的精索,咳嗽时手指可在内环感到冲动感。

（4）辅助检查:①B超可鉴别腹股沟肿块为肠管或液体。②骨盆部立位 X 线片显示阴囊部肿块有气体或液平面可诊断为斜疝,在鉴别嵌顿疝时有诊断价值。

二、护理评估

（一）健康史

了解腹股沟部第一次出现肿块的时间、肿块的性状及与腹压增高的关系,询问出现肿块的频率,有无疝嵌顿史。

（二）症状、体征

评估腹股沟部有无肿块,肿的大小及导致肿块改变的相关因素。观察肿块表皮有无红肿、触痛。评估有否疝嵌顿的表现。

(三)社会-心理

评估较大患儿是否因手术而感到情绪紧张,评估家长对此疾病知识和治疗的了解程度和心理反应。

(四)辅助检查

了解 B 超和骨盆部 X 线立位片的检查结果。

三、常见护理问题

(一)焦虑

与环境改变、害怕手术有关。

(二)疼痛

与疝嵌顿、腹部切口有关。

(三)合作性问题

阴囊血肿或水肿。

(四)知识缺乏

缺乏本病相关知识。

四、护理措施

(一)术前

(1)避免哭闹和剧烈咳嗽,哭闹或剧烈咳嗽时可抬高臀部。保持大便通畅,防止斜疝嵌顿。

(2)注意冷暖及饮食卫生,防止感冒及腹泻。

(3)做好禁食、备皮、皮试等术前准备。

(二)术后

(1)术后去枕平卧 4~6 小时,头侧向一边,防止呕吐引起窒息。

(2)监测生命体征,保持呼吸道通畅。

(3)给予高蛋白、高热量、高维生素、适当纤维素、易消化饮食,保持大便通畅。

(4)观察切口有无渗血、渗液、红肿、保持切口敷料清洁干燥,防止婴儿大小便污染。注意观察腹股沟、阴囊有无血肿、水肿及其消退情况。

(5)指导家长多安抚小患儿,分散其注意力,避免哭闹。

(三)健康教育

(1)对陌生的环境,疾病相关知识的缺乏及担心,患儿及家长易产生恐惧、焦虑心理,护理人员应耐心介绍疾病的发展过程、治疗方法和手术的目的及重要性,以排除顾虑,给予心理支持,使其积极配合。

(2)认真做好各项术前准备,向患儿及家长讲解备皮、禁食、皮试、术前用药的目的及注意事项,以取得理解和配合。

(3)避免哭闹和剧烈咳嗽,保持大便通畅,避免增加腹压,防止术侧斜疝复发嵌顿。单侧斜疝术后需注意另一侧腹股沟有无斜疝发生。

五、出院指导

(1)饮食:适当增加营养,给易消化的饮食,多吃新鲜水果蔬菜。

(2)伤口护理:保持伤口的清洁、干燥,小婴儿的双手用干净的手套套住或予以约束,伤口痒时切忌用手抓伤口,以防伤口发炎,伤口未愈合前忌过早浸水洗浴。

(3)注意观察腹股沟、阴囊红肿消退情况,观察腹股沟有无肿物突出。

(王福平)

第十一节　先天性肥厚性幽门狭窄

先天性肥厚性幽门狭窄是由于幽门环肌增生肥厚使幽门管腔狭窄从而引起的不全梗阻,一般在出生后2~4周发病。

一、临床特点

(一)呕吐

呕吐是该病早期的主要症状,每次喂奶后数分钟即有喷射性呕吐,呈进行性加重。呕吐物常有奶凝块,不含有胆汁,少数患儿因呕吐频繁致胃黏膜渗血而使呕吐物呈咖啡色。呕吐后即有饥饿感。

(二)进行性消瘦

因呕吐、摄入量少和脱水,患儿消瘦,出现老人貌、皮肤松弛、体重下降。

(三)上腹部膨隆

偶可见上腹部膨隆,有自左向右移动的胃蠕动波,右上腹可触及橄榄样肿块,是幽门狭窄的特有体征。

(四)辅助检查

(1)X线钡餐检查:透视下可见胃扩张,胃蠕动波亢进,钡剂经过幽门排出时间延长,胃排空时间也延长,幽门前区呈鸟嘴状。

(2)B超检查:幽门环肌增厚,>4 mm。

(3)血气分析及电解质测定:可表现为低氯、低钾性碱中毒。晚期脱水加重,可表现代谢性酸中毒。

二、护理评估

(一)健康史

了解患儿呕吐出现时间、呕吐的程度及进展情况。评估患儿的营养状况及生长发育情况,了解家族中有无类似疾病发生。

(二)症状、体征

了解呕吐的次数、性质、量,大小便次数、量。评估营养状况,有无脱水及其程度。

(三)社会-心理

了解家长对患儿手术的认识水平及对治疗护理的需求。

(四)辅助检查

了解 X 线钡餐检查及 B 超检查结果,了解血气分析及电解质测定结果。

三、常见的护理问题

(1)有窒息的危险：与呕吐有关。

(2)营养失调：低于机体需要量：与频繁呕吐，摄入量少有关。

(3)体液不足：与呕吐、禁食、术中失血失液、胃肠减压有关。

(4)组织完整性受损：与手术切口、营养状态差有关。

(5)合作性问题：切口感染、裂开或延期愈合。

四、护理措施

(一)术前

(1)监测生命体征变化，观察呕吐的情况，了解呕吐方式、呕吐物性质和量，并及时清除呕吐物。

(2)喂奶应少量多餐，喂奶后应竖抱并轻拍婴儿背部，促使胃内的空气排出，待打嗝后再平抱，以预防和减少呕吐的发生。睡眠时应尽量右侧卧，防止呕吐物误吸引起窒息。

(3)做好禁食、备皮、皮试等术前准备。

(二)术后

(1)术后应去枕平卧位，头偏向一侧，保持呼吸道通畅，监测血氧饱和度，清醒后可取侧卧位。

(2)监测体温变化，如体温不升，需采取保暖措施。

(3)监测血压、心率、尿量，评估黏膜和皮肤弹性。

(4)术后大多数患儿呕吐还可持续数天才能逐渐好转，评估呕吐的量、性质、颜色，及时清除呕吐物，防止误吸。

(5)进腹的幽门环肌切开术一般需禁食 24～48 小时、胃肠减压、做好口腔护理，并保持胃管引流通畅，观察引流液的量、颜色及性质。腹腔镜下幽门环肌切开术 6 小时后即可进食。奶量应由少到多，耐心喂养。

(6)保持伤口敷料清洁干燥，观察伤口有无红肿、渗血、渗液，避免剧烈哭闹，防止切口裂开。

(三)健康教育

(1)应该热情接待，耐心向家长介绍疾病发生、发展过程和手术治疗的必要性等。讲解该疾病的近、远期治疗效果是良好的，不会影响孩子的生长发育。

(2)向患儿家长仔细讲解术前准备的主要内容、注意事项、用药目的，充分与其沟通，取得家长积极配合。

(3)对家长进行喂奶的技术指导，注意喂乳方法，预防和减少呕吐的发生，防止窒息。

五、出院指导

(1)饮食指导：少量多餐，合理喂养。介绍母乳喂养的优点，提倡母乳喂养。4 个月后可逐渐添加辅食。

(2)伤口护理：保持伤口敷料清洁，切口未愈合时禁止浸水沐浴，小婴儿的双手要套上干净的手套，避免用手抓伤口导致发炎。如发现伤口红肿及时去医院诊治。

(3)按医嘱定期复查。

（王福平）

第十三章 肿瘤科护理

第一节 喉 癌

一、概述

喉的恶性肿瘤较良性肿瘤多见。恶性肿瘤中以上皮组织变来源的恶性肿瘤多见,90%～95%为鳞状细胞癌。喉癌为仅次于肺癌的呼吸道第二高发癌。在头颈部恶性肿瘤中其发病率仅次于鼻咽癌。喉癌早期病例的 5 年生存率可达 80%;晚期采取综合治疗,5 年生存率可达 50%。

(一)病因

喉癌的致病原因至今尚不明,可能与以下因素有关。

1.烟、酒刺激

烟、酒刺激与喉癌发生有密切关系。临床上可见 90%以上的喉癌患者有长期吸烟或饮酒史。吸烟可产生烟草焦油,其中苯并芘可致癌。酒精长期刺激黏膜可使其变性而致癌。

2.空气污染

空气污染严重的城市,喉癌发病率高。长期吸入有害气体如二氧化硫和生产性工业粉尘、二氧化硫铬、砷等吸入呼吸道易致喉癌。

3.癌前病变

慢性喉或呼吸道炎症刺激、喉部角化症如白斑病和喉厚皮病、喉部良性肿瘤如喉乳头状瘤反复发作可发生癌变。

4.病毒感染

可能与人类乳头状瘤病毒(human papilloma virus,HPV)感染有关。

5.其他因素

如职业因素,有报道喉癌和接触石棉、芥子气、镍等可能有关。遗传因素,芳烃羟化酶的诱导力受遗传因素控制,故喉癌致癌和遗传因素有关。性激素及其受体,喉癌患者雄激素相对升高,雌激素降低,男性显著高于女性。

（二）病理分类

1.组织学分型

喉癌中鳞状细胞癌最为常见,约占喉癌的90%,根据组织学分级标准分为高、中、低分化三级,以高、中分化多见。少见肿瘤包括小涎腺来源的肿瘤,其他少见肿瘤包括软组织肉瘤、淋巴瘤、小细胞内分泌癌、浆细胞瘤等。

2.根据肿瘤形态分型

根据肿瘤形态分型分为浸润型、菜花型、包块型、结节型。

3.按原发部位分型

声门上型约占30%,一般分化较差,早期易发生淋巴结转移,预后亦差。声门型最为多见,约占60%,一般分化较好,转移较少,晚期声门癌可发生淋巴结转移。声门下型最少见,约占6%,易发生淋巴结转移,预后较差。

（三）临床表现

1.症状

(1)声音嘶哑:最常见症状,为声门癌的首发症状,声嘶呈持续性且进行性加重。声门上型癌晚期因肿瘤增大压迫声带或肿瘤侵入声门时也会出现声音嘶哑的症状。

(2)咽喉疼痛:多是声门上型癌的症状。肿瘤合并炎症或溃疡时,可有疼痛感及痰中带血。起初仅在吞咽时,特别是在进食初期时有一种"刮"的感觉,多吃几口以后症状消失。肿瘤进展,喉痛可变为持续性,且可向同侧耳部扩散。

(3)咽喉异物感:咽喉部常有吞咽不适及紧迫感,是声门上型癌的首发症状,但常被忽视,而不及时就医容易延误诊断。如出现吞咽障碍时,则为肿瘤的晚期症状。

(4)呼吸困难:为恶性肿瘤晚期症状,表现为吸气性呼吸困难,并呈进行性加重。声门下型癌因病变部位比较隐蔽,早期症状不明显,直至肿瘤发展到相当程度或阻塞声门下腔而出现呼吸困难,声门下型癌患者较常以呼吸困难为首发症状而来诊。

(5)颈部肿块:多为同侧或双侧颈部淋巴结转移,肿块长在喉结的两旁,无痛感,且呈进行性增大。

2.体征

(1)喉镜检查见喉新生物。

(2)声带运动受限或固定:肿瘤增大,导致声带固定或堵塞声门,可引起吞咽障碍和呼吸困难,为肿瘤的晚期症状。

(3)颈部淋巴结肿大:声门上型癌的区域淋巴结转移率高,可因颈部淋巴结肿大来就诊。

（四）辅助检查

1.颈部检查

颈部检查包括对喉外形和颈淋巴结的视诊和触诊。了解喉外形有无增宽,甲状软骨切迹有无破坏,喉摩擦音是否消失,颈部有无肿大淋巴结,有无呼吸困难及三凹征现象。

2.喉镜检查

间接喉镜检查为临床最常用的检查方法,可见喉部清晰的影像及观察声带的运动,了解喉部病变的外观、深度和范围,且操作方便,患者无痛苦。间接喉镜、直接喉镜、纤维喉镜可以看清肿瘤部位、大小、声带活动度及肿瘤侵犯范围。

3.活检

喉癌确诊需病理活检证实,可在间接喉镜、直接喉镜或纤维喉镜下钳取肿瘤组织送检。

4.影像学检查

了解肿瘤范围、有无颈部淋巴结肿大及喉支架软骨破坏。

(1)X线检查:咽喉正侧位片可以明确病变的大体部位、大小、形状及软骨、气管或颈椎前软组织变化情况。晚期可有远处转移,应行常规的胸部X线片和腹部B超检查。

(2)CT、MRI检查:有助于明确肿瘤在喉内生长范围、有无外侵及侵袭程度,以及颈部肿大淋巴结与大血管的关系等。

(五)治疗

手术和放疗在喉癌的治疗中起着重要作用。早期喉癌单独使用放疗和手术切除,都可以获得较好的效果。晚期则以综合治疗——在手术后辅以放疗为佳。

1.手术治疗

手术方式主要分为喉部分切除术及喉全切术。原则是在彻底切除癌肿的前提下,尽可能保留或重建喉功能。

2.放疗

(1)单纯放疗:T_1、T_2早期喉癌都应以放疗为首选。放疗可以取得和手术治疗同样的效果,而且最大优点是能保持说话功能。单纯放疗可获得80%～100%的5年生存期。放疗剂量为60～70 Gy。早期单纯放疗即使效果不佳,还可行手术补救。单纯放疗主要用于早期声带癌及因全身情况不宜手术治疗的患者。

(2)术前放疗:放射剂量一般为每4～5周40～50 Gy。放疗结束后2～4周内行手术治疗。主要适用于较晚期、肿瘤范围较大的患者。放疗的目的是为了使肿瘤缩小,提高手术切除率,提高肿瘤局部控制率,可以预防或减少因手术而促使肿瘤的转移或扩散。对声门下癌先行放疗后再行喉切除术,可以减少气管造瘘处的肿瘤复发。

(3)术后放疗:目的是提高局部控制率,放射剂量需给予60 Gy以上。喉部分切除术或全喉切除术后2～4周可行放疗。

3.化疗

喉癌95%以上为鳞状细胞癌,对化疗不敏感,多作为综合治疗的一部分。

4.生物治疗

疗效尚不肯定,处于试验阶段。主要方法包括重组细胞因子如干扰素等、免疫细胞疗法、肿瘤疫苗和单克隆抗体及其耦联物。

二、护理

(一)心理支持

由于喉部手术后,患者不能进行正常的语言交流,给患者的心理和形象上造成了双重的恶性刺激。应做好解释工作,多关心和体贴患者,鼓励家属多陪伴,给予情感支持。治疗期间注意加强沟通工作,和患者使用纸笔进行交流,及时了解患者的需要,给予帮助,并告知其成功病例,树立战胜疾病的信心。

(二)饮食护理

注意饮食,进食高蛋白质、高维生素、清淡、易消化的流质或半流质食,禁烟、酒,多喝水。鼓励患者取坐位或半坐位进食,进食后休息 15～30 分钟再活动,应少食多餐。放疗期间患者感觉精神倦怠、喉干口燥,饮食则以清热解毒、生津润肺为主,出现咽喉疼痛、吞咽疼痛、胸骨后疼痛时进食温凉容易吞咽的流质或半流质饮食,如鱼肉、梨汁、萝卜汁、绿豆汤、西瓜等。汤水宜以清热利咽、润肺生津为原则,如胡萝卜马蹄汤、冬瓜老鸭汤、银耳莲子百合汤等。放疗期间忌食热性食物和热性水果,如羊肉、狗肉、兔肉及橘子、荔枝、龙眼等。特别是放化疗期间,由于口腔黏膜反应及喉头水肿严重导致进食困难时,可给予静脉营养支持。

(三)口腔护理

嘱患者多饮水,常含话梅或维生素 C,促进唾液分泌。

(四)放疗的护理

(1)喉癌患者术后如身体恢复良好,2 周内可行放疗。放疗前必须将金属气管套管更换为塑料套管,佩带金属气管套管不能进行放疗,防止金属套管影响疗效及可能发生次波射线对局部造成损伤。

(2)气管套管护理:根据患者咳痰量每天清洗内套管 1～3 次。方法为套管取出后用温开水或生理盐水浸泡(塑料制品的套管如用开水或热水浸泡清洗,可发生变形),清除痰痂后用 75% 乙醇浸泡消毒 15 分钟后再用温开水或生理盐水冲洗干净。定期更换固定的纱带及气管套纱块,保持气管造口周围皮肤清洁、干燥,气管造口最好用大纱块遮挡,预防感染,污染时及时更换。放疗期间注意观察套管内的痰量、颜色、性质,痰中带血时应多饮水并加强气道湿化。

(3)放疗处皮肤的护理:气管造口处皮肤受射线损伤,易被痰液污染感染,可每天给予生理盐水清洗造口周围皮肤,避免使用酒精及活力碘。

(4)放疗并发症的防护:主要表现为声音嘶哑、咽下疼痛、吞咽困难、口干、味觉改变、体重减轻等症状,喉癌晚期放疗最常见的并发症是喉头水肿、喉软骨炎和喉软骨坏死。护士应密切观察病情变化,指导患者多饮水,禁烟酒,进食清淡温凉饮食。避免用声,尽量减少与患者的语言交流,改用纸笔交流。并注意观察呼吸情况,指导患者有效咳痰,保持呼吸道通畅,床边备好吸痰装置。放疗期间易引起咽部疼痛充血、喉头水肿或痰液黏稠时,可用生理盐水 3～5 mL 加庆大霉素 1 支、α-糜蛋白酶或沐舒坦 1 支行雾化吸入,每天 1 次,严重时可行 2～3 次。必要时可加用抗感染、消肿和激素药物。喉头水肿多于放疗后 3 个月内消退,对超过半年仍不消退或逐渐加重者应注意有无局部残存、复发或早期喉软骨坏死的发生。

(五)语言康复护理

语言康复护理是全喉切除术后患者的重要康复内容。由于喉部手术后失去发音器官,又因呼吸气道的改变,使患者难以适应。可帮助患者进行食管语言训练、安装人工发音装置和进行发声重建手术,帮助患者重建发音功能。第一食管语言训练,全喉切除术后的患者由于解剖部位的差异,可出现口腔音、咽音、和食管音三种语言声音类型。而食管音则是全喉切除术后患者能发出的最好声音,发食管音的生理过程为两个阶段,一是空气进入食管阶段。二是食管壁肌肉收缩,使空气振动形成排气发生。训练食管音是全喉切除术后患者最方便、最自然、最好的语言康复方法,经济适用,但并不是每个患者都能训练成功。第二安装人工发音装置,即人工喉是一种人造的发音装置,代替声带的振动发出声音,再通过构语器官形成语言。根据声音传送形式分为经口传声和颈部传声两种。经口人工喉已经由气动人工喉发展为电子人工喉,可获得 3 m 以上距离的清晰的发音效果。第三发声重建手术,近年来国内外进行了多种气管食管造瘘发声重建术和气管食管造瘘口安装单向阀门发音管。既可与全喉切除术一期完成,也可施行二期手术,使语言功能得以康复,提高生活质量。对全喉切除术后的患者应及时进行鼓励、诱导,使他们树立信心和勇气,将心理治疗和语言康复相结合,使患者积极配合治疗和训练,可指导患者去专业机构加强语言康复功能训练。

三、健康教育

(1)指导患者注意保护喉咙,避免说话过多,产生疲劳,多采用其他方式进行交流。

(2)指导患者或家属学会清洗、消毒和更换气管内套管的方法。保持造瘘口清洁干燥,及时清理分泌物。外出或淋浴时注意保护造瘘口,防止异物吸入。室内保持一定的湿度。

(3)由于长期戴有气管套管者喉反射功能降低,应嘱患者将痰液及脱落坏死组织及时吐出,以防止吸入性肺炎发生。

(4)湿化气道,预防痂皮:根据情况定时向气道内滴入抗生素湿化液,嘱多饮水,以稀释痰液防止痰液干燥结痂。

(5)帮助患者适应自己的形象改变,鼓励其面对现实,照镜子观察自己的造口。教患者一些遮盖缺陷的技巧如自制围巾、饰品,保持自我形象整洁等。为了保持呼吸道通畅,勿穿高领毛衫。

(6)加强锻炼,增强抵抗力,注意保暖,避免到公共场所,防止上呼吸道感染。禁止游泳、淋浴,防止污物进入气管造口,引起吸入性肺炎。

(7)禁烟酒和刺激性食物,保持大便通畅,气管切开后患者不能屏气,影响肠蠕动,应多吃新鲜蔬菜水果等预防便秘。

(8)发现出血、呼吸困难、造瘘口有新生物或颈部扪及肿块,应及时到医院就诊。定期随诊,治疗结束后第1～2年内每3个月复查一次。

喉癌的预后与原发肿瘤的部位、肿瘤的大小、有无淋巴结转移、病理类型等相关。声门上型与声门下型分化较差,发展较快,预后较差;声门型分化较好,发展较慢,预后较好。早期喉癌单独使用放疗和手术切除,可以获得80%以上的5年生存率。

(熊永祥)

第二节 肺 癌

一、概述

肺癌大多数起源于支气管黏膜上皮,因此也称支气管肺癌,是肺部最常见的恶性肿瘤。肺癌的发生与环境的污染及吸烟密切相关,肺部慢性疾病、人体免疫功能低下、遗传因素等对肺癌的发生也有一定影响。根据肺癌的生物学行为及治疗特点,将肺癌分为小细胞肺癌、鳞癌、腺癌、大细胞癌。根据肿瘤的位置分为中心型肺癌及周边型肺癌。肺癌转移途径有直接蔓延、淋巴结转移、血行转移及种植性转移。

二、诊断

(一)症状

肺癌的临床症状根据病变的部位、肿瘤侵犯的范围、是否有转移及肺癌副癌综合征全身表现不同而异,最常见的症状是咳嗽、咯血、气短、胸痛和消瘦,其中以咳嗽和咯血最常见,咳嗽的特征往往为刺激性咳嗽、无痰;咯血以痰中夹血丝或混有粉红色的血性痰液为特征,少数患者咯血可出现整口的鲜血,肺癌在胸腔内扩散侵犯周围结构可引起声音嘶哑、Hornet综合征、吞咽困难和肩部疼痛。当肺癌侵犯胸膜和心包时可能表现为胸腔积液和心包积液,肿瘤阻塞支气管可引起阻塞性肺炎而发热,上腔静脉综合征往往是肿瘤或转移的淋巴结压迫上腔静脉所致。小细胞肺癌常见的副癌综合征主要表现恶病质、高血钙和肺性骨关节病或非恶病质患者清/球蛋白倒置、高血糖和肌肉分解代谢增加等。

(二)体征

1.一般情况

以消瘦和低热为常见。

2.专科检查

如前所述,肺癌的体征根据其病变的部位、肿瘤侵犯的范围、是否有转移及副癌综合征全身表现不同而异。肿瘤阻塞支气管可致一侧或叶肺不张而使该侧肺呼吸音消失或减弱,肿瘤阻塞支气管可继发肺炎出现发热和肺部啰音,肿瘤侵犯胸膜或心包造成胸腔或心包积液出现相应的体征,肿瘤淋巴转移可出现锁骨上、腋下淋巴结增大。

(三)检查

1.实验室检查

痰涂片检查找癌细胞是肺癌诊断最简单、最经济、最安全的检查,由于肺癌细胞的检出阳性率较低,因此往往需要反复多次的检查,并且标本最好是清晨首次痰液立即检查。肺癌的其他实验室检查往往是非特异性的。

2.特殊检查

(1)X线摄片:可见肺内球形灶,有分叶征、边缘毛刺状,密度不均匀,部分患者见胸膜凹陷征(兔耳征),厚壁偏心空洞,肺内感染、肺不张等。

(2)CT检查:已成为常规诊断手段,特别是对位于肺尖部、心后区、脊柱旁、纵隔后等隐蔽部位的肿瘤的发现有益。

(3)MRI检查:在于分辨纵隔及肺门血管,显示隐蔽部的淋巴结,但不作为首选。

(4)痰细胞学:痰细胞学检查阳性率可达80%,一般早晨血性痰涂片阳性率高,至少需连查3次。

(5)支气管镜检查:可直接观察气管、主支气管、各叶、段管壁及开口处病变,可活检或刷检取分泌物进行病理学诊断,对手术范围及术式的确定有帮助。

(6)其他:①经皮肺穿刺活检,适用于周围型肺内占位性病变的诊断,可引起血胸、气胸等并发症;②对于有胸腔积液者,可经胸穿刺抽液离心检查,寻找癌细胞;③PET对于肺癌鉴别诊断及有无远处转移的判断准确率可达90%,但目前价格昂贵。

其他诊断方法如放射性核素扫描、淋巴结活检、胸腔镜下活检术等,可根据病情及条件酌情采用。

(四)诊断要点

(1)有咳嗽、咯血、低热和消瘦的病史和长期吸烟史;晚期患者可出现声音嘶哑、胸腔积液及锁骨淋巴结肿大。

(2)影像学检查有肺部肿块并具有恶性肿瘤的影像学特征。

(3)病理学检查发现癌细胞。

(五)鉴别诊断

1.肺结核

(1)肺结核球:易与周围型肺癌混淆。肺结核球多见于青年,一般病程较长,发展缓慢。病变常位于上叶尖后段或下叶背段。在X线片上肿块影密度不均匀,可见到稀疏透光区和钙化点,肺内常另有散在性结核病灶。

(2)粟粒型肺结核:易与弥漫型细支气管肺泡癌混淆。粟粒型肺结核常见于青年,全身毒性症状明显,抗结核药物治疗可改善症状,病灶逐渐吸收。

(3)肺门淋巴结结核:在X线片上肺门肿块影可能误诊为中心型肺癌。肺门淋巴结结核多见于青少年,常有结核感染症状,很少有咯血。

2.肺部炎症

(1)支气管肺炎:早期肺癌产生的阻塞性肺炎,易被误诊为支气管肺炎。支气管肺炎发病较急,感染症状比较明显。X线片上表现为边界模糊的片状或斑点状阴影,密度不均匀,且不局限于一个肺段或肺叶。经抗菌药物治疗后,症状迅速消失。肺部病变吸收也较快。

(2)肺脓肿:肺癌中央部分坏死液化形成癌性空洞时,X线片上表现易与肺脓肿混淆。肺脓肿在急性期有明显感染症状,痰量多,呈脓性,X线片上空洞壁较薄,内壁光滑,常有液平面,脓肿周围的肺组织或胸膜常有炎性变。支气管造影空洞多可充盈,并常伴有支气管扩张。

3.肺部其他肿瘤

(1)肺部良性肿瘤:如错构瘤、纤维瘤、软骨瘤等有时需与周围型肺癌鉴别。一般良性肿瘤病程较长,生长缓慢,临床上大多没有症状。X线片上呈现接近圆形的块影,密度均匀,可以有钙化点,轮廓整齐,多无分叶状。

(2)支气管腺瘤:是一种低度恶性肿瘤。发病年龄比肺癌轻,女性发病率较高。临床表现与肺癌相似,常反复咯血。X线片表现有时也与肺癌相似。经支气管镜检查,诊断未能明确者宜尽早做剖胸探查术。

4.纵隔淋巴肉瘤

纵隔淋巴肉瘤可与中心型肺癌混淆。纵隔淋巴肉瘤生长迅速,临床上常有发热和其他部位浅表淋巴结肿大。在X线片上表现为两侧气管旁和肺门淋巴结肿大。对放射疗法高度敏感,小剂量照射后即可见到肿块影缩小。纵隔镜检查亦有助于明确诊断。

三、治疗

治疗肺癌的方法主要有外科手术治疗、放疗、化疗、中医中药治疗以及免疫治疗等。尽管80%的肺癌患者在明确诊断时已失去手术机会,但手术治疗仍然是肺癌最重要和最有效的治疗手段。然而,目前所有的各种治疗肺癌的方法效果均不能令人满意,必须适当地联合应用,进行综合治疗以提高肺癌的治疗效果。具体的治疗方案应根据肺癌的分级和TNM分期、病理细胞学类型、患者的心肺功能和全身情况以及其他有关因素等,进行认真详细地综合分析后再做决定。

(一)手术治疗

手术治疗的目的是彻底切除肺部原发癌肿病灶和局部及纵隔淋巴结,并尽可能保留健康的肺组织。

肺切除术的范围决定于病变的部位和大小。对周围型肺癌,一般施行肺叶切除术;对中心型肺癌,一般施行肺叶或一侧全肺切除术。有的病例,癌变位于一个肺叶内,但已侵及局部主支气管或中间支气管,为了保留正常的邻近肺叶,避免行一侧全肺切除术,可以切除病变的肺叶及一段受累的支气管,再吻合支气管上下切端,临床上称为支气管袖状肺叶切除术。如果相伴的肺动脉局部受侵,也可同时做部分切除,端-端吻合,此手术称为支气管袖状肺动脉袖状肺叶切除术。

手术治疗效果:非小细胞肺癌、T_1 或 $T_2N_0M_0$ 病例经手术治疗后,约有半数的患者能获得长期生存,有的报道其 5 年生存率可达 70%。Ⅱ期及Ⅲ期病例生存率则较低。据统计,我国目前肺癌手术的切除率为 85%~97%,术后 30 天病死率在 2% 以下,总的 5 年生存率为 30%~40%。

手术禁忌证:①远处转移,如脑、骨、肝等器官转移(即 M_1 患者);②心、肺、肝、肾功能不全,全身情况差的患者;③广泛肺门、纵隔淋巴结转移,无法清除者;④严重侵犯周围器官及组织,估计切除困难者;⑤胸外淋巴结转移,如锁骨上(N_3)等,肺切除术应慎重考虑。

(二)放疗

放疗是局部消灭肺癌病灶的一种手段。临床上使用的主要放疗设备有 ^{60}Co 治疗机和加速器等。

在各种类型的肺癌中,小细胞癌对放射疗法敏感性较高,鳞癌次之,腺癌和细支气管肺泡癌最低。通常是将放射疗法、手术与药物疗法综合应用,以提高治愈率。临床上常采用的是手术后放射疗法。对癌肿或肺门转移病灶未能彻底切除的患者,于手术中在残留癌灶区放置小的金属环或金属夹做标记,便于术后放疗时准确定位。一般在术后 1 个月左右患者健康状况改善后开始放射疗法,剂量为 40~60 Gy,疗程约 6 周。为了提高肺癌病灶的切除率,有的病例可手术前进行放疗。

晚期肺癌病例,并有阻塞性肺炎、肺不张、上腔静脉阻塞综合征或骨转移引起剧烈疼痛者以及癌肿复发的患者,也可进行姑息性放射疗法,以减轻症状。

放射疗法可引起倦乏、胃纳减退、低热、骨髓造血功能抑制、放射性肺炎、肺纤维化和癌肿坏死液化空洞形成等放射反应和并发症,应给予相应处理。

下列情况一般不宜施行放疗:①健康状况不佳,呈现恶病质者;②高度肺气肿放疗后将引起呼吸功能代偿不全者;③全身或胸膜、肺广泛转移者;④癌变范围广泛,放疗后将引起广泛肺纤维化和呼吸功能代偿不全者;⑤癌性空洞或巨大肿瘤,后者放疗将促进空洞形成。

对于肺癌脑转移患者,若颅内病灶较局限,可采用 γ 刀放疗,有一定的缓解率。

(三)化疗

有些分化程度低的肺癌,特别是小细胞癌,疗效较好。化学疗法作用遍及全身,临床上可以单独应用于晚期肺癌病例,以缓解症状,或与手术、放射等疗法综合应用,以防止癌肿转移复发,提高治愈率。

常用于治疗肺癌的化学药物有环磷酰胺、氟尿嘧啶、丝裂霉素、多柔比星、表柔比星、丙卡巴肼(甲基苄肼)、长春碱、甲氨蝶呤、洛莫司汀(环己亚硝脲)、顺铂、卡铂、紫杉醇等。应根据肺癌的类型和患者的全身情况合理选用药物,并根据单纯化疗还是辅助化疗选择给药方法、决定疗程的长短以及哪几种药物联合应用、间歇给药等,以提高化疗的疗效。

需要注意的是,目前化学药物对肺癌疗效仍然较低,症状缓解期较短,不良反应较多。临床应用时,要掌握药物的性能和剂量,并密切观察不良反应。出现骨髓造血功能抑制、严重胃肠道反应等情况时要及时调整药物剂量或暂缓给药。

(四)中医中药治疗

按患者临床症状、脉象、舌苔等表现,应用辨证论治法则治疗肺癌,一部分患者的症状得到改善,生存期延长。

(五)免疫治疗

近年来,通过实验研究和临床观察,发现人体的免疫功能状态与癌肿的生长发展有一定关系,从而促使免疫治疗的应用。免疫治疗的具体措施如下。

1.特异性免疫疗法

用经过处理的自体肿瘤细胞或加用佐剂后,皮下接种进行治疗。此外尚可应用各种白细胞介素、肿瘤坏死因子、肿瘤核糖核酸等生物制品。

2.非特异性免疫疗法

用卡介苗、短小棒状杆菌、转移因子、干扰素、胸腺素等生物制品,或左旋咪唑等药物以激发和增强人体免疫功能。

当前肺癌的治疗效果仍不能令人满意。由于治疗对象多属晚期,其远期生存率低,预后较差。因此,必须研究和开展以下几方面的工作,以提高肺癌治疗的总体效果:①积极宣传,普及肺癌知识,提高肺癌诊断的警惕性,研究和探索早期诊断方法,提高早期发现率和诊断率;②进一步研究和开发新的有效药物,改进综合治疗方法;③改进手术技术,进一步提高根治性切除的程度和同时最大范围地保存正常肺组织的技术;④研究和开发分子生物学技术,探索肺癌的基因治疗技术,使之能有效地为临床服务。

四、护理措施

(一)做好心理支持,克服恐惧绝望心理

当患者得知自己患肺癌时,会面临巨大的身心应激,而心理应对结果会对疾病产生明显的积极或消极影响,护士通过多种途径给患者及家属提供心理与社会支持。根据患者的性别、年龄、职业、文化程度、性格等,多与其交谈,耐心倾听患者诉说,尽量解答患者提出的问题和提供有益的信息,帮助患者正确估计所面临的情况,让其了解肺癌的有关知识及将接受的治疗、患者和家属应如何配合、在治疗过程中的注意事项,请治愈患者现身说法,增强对治疗的信心,积极应对癌症的挑战,与疾病做斗争。

(二)保持呼吸道通畅,做好咳嗽、咳痰的护理

分析患者病情,判断引起呼吸困难的原因,根据不同病因,采取不同的护理措施。

(1)如肿瘤转移至胸膜,可产生大量胸腔积液,导致气体交换面积减少,引起呼吸困难,要配合医师及时行胸腔穿刺置管引流术。

(2)若患者肺部感染痰液过多、纤毛功能受损、机体活动减少,或放疗、化疗导致肺纤维化,痰液黏稠,无力咳出而出现呼吸困难,应密切观察咳嗽、咳痰情况,详细记录痰液的色、量、质,正确收集痰标本,及时送检,为诊断和治疗提供可靠的依据,并采取以下护理措施。①提供整洁、舒适

的环境,减少不良刺激,病室内维持适宜的温度(18～20 ℃)和相对湿度(50%～60%),以充分发挥呼吸道的自然防御功能;避免尘埃与烟雾等刺激,对吸烟的患者与其共同制订有效的戒烟计划;注意患者的饮食习惯,保持口腔清洁,避免油腻、辛辣等刺激性食物,一般每天饮水 1 500 mL 以上,可保证呼吸道黏膜的湿润和病变黏膜的修复,利于痰液稀释和排除。②促进有效排痰:指导患者掌握有效咳嗽的正确方法,患者坐位,双脚着地,身体稍前倾,双手环抱一个枕头。进行数次深而缓慢的腹式呼吸,深吸气末屏气,然后缩唇,缓慢地通过口腔尽可能呼气(降低肋弓、使腹部往下沉)。在深吸一口气后屏气 3～5 秒,身体前倾,从胸腔进行 2～3 次短促有力的咳嗽,张口咳出痰液,咳嗽时收缩腹肌,或用自己的手按压上腹部,帮助咳嗽,有效咳出痰液。湿化和雾化疗法,湿化疗法可达到湿化气道、稀释痰液的目的,适用于痰液黏稠和排痰困难者。常用湿化液有蒸馏水、生理盐水、低渗盐水。临床上常在湿化的同时加入药物以雾化方式吸入。可在雾化液中加入痰溶解剂、抗生素、平喘药等,达到祛痰、消炎、止咳、平喘的作用。胸部叩击与胸壁震荡,适用于肺癌晚期长期卧床、体弱、排痰无力者,禁用于肺癌伴肋骨转移、咯血、低血压、肺水肿等患者。操作前让患者了解操作的意义、过程、注意事项,以配合治疗,肺部听诊,明确病变部位。叩击时避开乳房、心脏和骨突出部位及拉链、纽扣部位。患者侧卧,叩击者两手手指并拢,使掌侧呈杯状,以手腕力量,从肺底自下而上、由外向内、迅速而有节律地叩击胸壁,震动气道,每一肺叶叩击 1～3 分钟,120～180 次/分,叩击时发出一种空而深的拍击音则表明手法正确。胸壁震荡法时,操作者双手掌重叠置于欲引流的胸壁部位,吸气时手掌随胸廓扩张慢慢抬起,不施加压力,从吸气最高点开始,在整个呼气期手掌紧贴胸壁,施加一定的压力并做轻柔的上下抖动,即快速收缩和松弛手臂和肩膀,震荡胸壁 5～7 次,每一部位重复 6～7 个呼吸周期,震荡法在呼气期进行,且紧跟叩击后进行。叩击力量以患者不感到疼痛为宜,每次操作时间 5～15 分钟,应在餐后 2 小时至餐前 30 分钟完成,避免治疗中呕吐。操作后做好口腔护理,除去痰液气味,观察痰液情况,复查肺部呼吸音及啰音变化。③机械吸痰:适用于意识不清、痰液黏稠无力咳出、排痰困难者。可经患者的口、鼻腔、气管插管或气管切开处进行负压吸痰,也可配合医师用纤维支气管镜吸出痰液。

(三)咯血或痰中带血患者的护理

应予以耐心解释,消除其紧张情绪,嘱患者轻轻将气管内存留的积血咯出,以保持呼吸道通畅,咯血时不能屏气,以免诱发喉头痉挛,血液引流不畅导致窒息。小量咯血者宜进少量凉或温的流质饮食,多饮水,多食富含纤维素食物,以保持大便通畅,避免排便时腹压增加而咯血加重;密切观察咯血的量、色,大咯血时,护理方法见应急措施。大量咯血不止者,可采用丝线固定双腔球囊漂浮导管经纤支镜气道内置入治疗大咯血的方法;同时做好应用垂体后叶素的护理,静脉滴注速度勿过快,以免引起恶心、便意、心悸、面色苍白等不良反应,监测血压、血氧饱和度;冠心病患者、高血压病患者及孕妇忌用;配血备用,可酌情适量输血。

(四)疼痛的护理

(1)采取各种护理措施减轻疼痛。提供安静的环境,调整舒适的体位,小心搬动患者,避免拖、拉、拽动作,滚动式平缓地给患者变换体位,必要时支撑患者各肢体,指导、协助胸痛患者用手或枕头护住胸部,以减轻深呼吸、咳嗽或变换体位所引起的胸痛;胸腔积液引起的疼痛,可嘱患者患侧卧位,必要时用宽胶布固定胸壁,以减少胸部活动幅度,减轻疼痛;采用按摩、针灸、经皮肤电刺激止痛穴位或局部冷敷等,以降低疼痛的敏感性。

(2)药物止痛,按医嘱用药,根据患者疼痛再发时间,提前按时用药,在应用镇痛药期间,注意预防药物的不良反应,如便秘、恶心、呕吐、镇静和精神紊乱等,嘱患者多进食富含纤维素的蔬菜和水果,缓解和预防便秘。

(3)患者自控镇痛,可自行间歇性给药,做到个体化给药,增加了患者自我照顾和对疼痛的自主控制能力。

(五)饮食支持护理

根据患者的饮食习惯,给予高蛋白、高热量、高维生素、易消化饮食,调配好食物的色、香、味,以刺激食欲,创造清洁舒适、愉快的进餐环境,促进食欲。病情危重者应采取喂食、鼻饲或静脉输入脂肪乳、复方氨基酸和含电解质的液体。对于有大量胸腔积液的患者,应酌情输血、血浆或清蛋白,以减少胸腔积液的产生,补充癌肿或大量抽取胸腔积液等因素所引起的蛋白丢失,增强机体抗病能力。有吞咽困难者应给予流质饮食,进食宜慢,取半卧位以免发生吸入性肺炎或呛咳,甚至窒息。

(六)做好口腔护理

向患者讲解放疗、化疗后口腔唾液腺分泌减少,pH下降,易发生口腔真菌感染和牙周病,使其理解保持口腔卫生的重要性,以便主动配合。患者睡前及三餐后进行口腔护理;戒烟酒,以防刺激黏膜;忌食辛辣及可能引起黏膜创伤的食物,如带刺或碎骨头的食物,用软牙刷刷牙,勿用牙签剔牙,并延期牙科治疗,防止黏膜受损;进食后,用盐水或复方硼砂溶液漱口,控制真菌感染;口唇涂润滑剂,保持黏膜湿润,黏膜口腔溃疡,按医嘱应用表面麻醉剂止痛。

(七)化疗药物毒性反应的护理

1.骨髓抑制反应的护理

化疗后机体免疫力下降,发生感染、出血。护士接触患者之前要认真洗手,严格执行无菌操作,避免留置尿管或肛门指检,预防感染;告知患者不可到公共场所或接触感冒患者;在做全身卫生处置时,要特别注意易感染部位,如鼻腔、口腔、肛门、会阴等,各部位使用毛巾要分开,以免交叉感染;监测体温,观察皮肤温度、色泽、气味,早期发现感染征象;当白细胞总数降至 $1 \times 10^9/L$ 时,做好保护性隔离。对血小板计数 $<50 \times 10^9/L$ 时,密切观察有无出血倾向,采取预防出血的措施,避免患者外出活动,防止身体受挤压或外伤,保持口腔、鼻腔清洁湿润,勿用手抠鼻痂、牙签剔牙,尽量减少穿刺次数,穿刺后应实施局部较长时间按压,必要时,遵医嘱输血小板控制出血。

2.恶心呕吐的护理

化疗期间如患者出现恶心呕吐,按医嘱给予止吐药,嘱患者深呼吸,勿大动作转动身体,给予高营养清淡易消化的饮食,少食多餐,不催促患者进食,忌食辛辣等刺激性食物,戒烟酒,不要摄入加香料、肉汁和油腻的食物,建议平时咀嚼口香糖或含糖果,加强口腔护理去除口腔异味。对已有呕吐患者灵活掌握进食时间,可在其间歇期进食,多饮清水,多食薄荷类食物及冷食等。

3.静脉血管的保护

在给化疗药时,要选择合适的静脉,给化疗药前,先观察是否有回血,强刺激性药物护士应在床旁监护,或采用静脉留置针及中小静脉插管;观察药物外渗的早期征象,如穿刺部位疼痛、烧灼感、输液速度减慢、无回血、药液外渗,应立即停止输注,应用地塞米松加利多卡因局部封闭,24小时内给予冷敷,50%硫酸镁湿敷,24小时后可给予热敷。

4.应用化疗药后的护理

应用化疗药后常出现脱发,影响患者形象,增加其心理压力,护士要告诉患者脱发是暂时的,停药后头发会再生,鼓励其诉说自己的感受,帮助其调整外观的变化,让患者戴假发或帽子、头巾遮挡,改善自我形象,夜间睡眠可佩戴发帽,减轻头发掉在床上而至的心理不适;指导患者头发的护理,如动作轻柔减少头发梳、刷、洗、烫、梳辫子等,可用中性洗发护发素。

五、健康教育

(1)宣传吸烟对健康的危害,提倡不吸烟或戒烟,并注意避免被动吸烟。

(2)对肺癌高危人群要定期进行体检,早期发现肿瘤,早期治疗。

(3)改善工作和生活环境,防止空气污染。

(4)给予患者和家属心理上的支持,使之正确认识肺癌,增强治疗信心,维持生命质量。

(5)督促患者坚持化疗或放疗,告诉患者出现呼吸困难、咯血或疼痛加重时应立即到医院就诊。

(6)指导患者加强营养支持,合理安排休息,适当活动,保持良好精神状态,避免呼吸道感染以调整机体免疫力,增强抗病能力。

(7)对晚期癌肿转移患者,要指导家属对患者临终前的护理,告知患者及家属对症处理的措施,使患者平静地走完人生最后一程。

(熊永祥)

第三节 大 肠 癌

大肠癌是常见的恶性肿瘤,包括结肠癌和直肠癌。

一、病因及发病机制

大肠癌和其他恶性肿瘤一样,病因尚未明确,可能与下列因素有关。

(一)环境因素

经研究证明,在各种环境因素中,以饮食因素最重要,大肠癌的发病率与食物中的高脂肪消耗量有正相关关系。另外,也可能与微量元素缺乏、生活习惯改变有关。

(二)遗传因素

国内外均有"大肠癌家庭性"的报道。有些大肠腺瘤,如多发性家庭性腺瘤病,是一种常染色体显性遗传性疾病,家族中患病率可达 50%,如不治疗,10 岁以后均有患大肠癌的可能。最近有学者对肿瘤抑制基因与大肠癌发生关系进行研究发现:大肠癌的易感性与发病机制均与遗传因素有关。

(三)大肠腺瘤

根据各地的尸检材料研究发现,大肠腺瘤的发病情况与大肠癌颇为一致。有人统计,具有 1 个腺瘤的患者其大肠癌的发生率比无腺瘤者高 5 倍,多个腺瘤者比单个腺瘤患者高 1 倍。

(四)慢性大肠炎症

据报道,肠癌流行与血吸虫病的流行区域呈正相关关系,一般认为,血吸虫可导致肠道炎性改变,其中一部分会发生癌变。肠道的其他慢性炎症也有癌变的可能,如溃疡性结肠炎,3%～5%发生癌变。

二、临床表现

(一)早期大肠癌

早期多无症状。随着肿瘤的增大和病情的继续进展,才显露出症状。实际在临床上已出现症状的患者,其局部病变已往往很严重,甚至到了晚期。

(二)晚期大肠癌

大肠癌一旦进入晚期,可出现较明显的症状,但有些症状并非特异,且与癌肿所在的部位有关。

1.右侧结肠癌

主要表现为消化不良,乏力,食欲缺乏,腹泻,便秘,或便秘、腹泻交替出现,腹胀,腹痛,腹部压痛,腹部包块,进行性贫血。包块位置随病变位置而异。盲肠癌包块位于右下腹,升结肠包块位于右侧腹部,结肠肝曲包块位于右上腹,横结肠包块位于脐部附近。此外,可有发热、消瘦,并有穿孔及局限性脓肿等并发症,此时病变已进入最晚期。

2.左侧结肠癌

由于乙状结肠肠腔狭小,且与直肠形成锐角,因而易发生狭窄和进行性肠梗阻,多有顽固性便秘,也可间以排便次数增多。由于梗阻多在乙状结肠下段,所以呕吐较轻或缺如,而腹胀、腹痛、肠鸣及其肠型明显。癌肿破溃时,可使粪便外染有鲜血或黏液。梗阻近端肠管可因持久性膨胀、缺血、缺氧而形成溃疡,甚至引起穿孔,也可发生大出血及腹腔脓肿。

3.直肠癌

主要表现为大便次数增多,粪便变细,带有血液或黏液,伴有里急后重。由于癌肿可侵犯骶丛神经,可出现剧痛。如果累及膀胱可出现尿频、尿痛、尿急、尿血等症状。癌肿侵犯膀胱,可形成膀胱直肠瘘。直肠癌也可引起肠梗阻。

4.肛管癌

主要表现为便血及疼痛。疼痛于排便时加剧。当癌肿侵犯肛门括约肌时,可有大便失禁。肛管癌可转移至腹股沟淋巴结,故可于腹股沟触及肿大而坚硬的淋巴结。

三、实验室检查

(一)粪便检查

粪便隐血试验对本病的诊断虽无特异性,但方法简便易行,可作为普查筛选手段,或可提供早期诊断的线索。

(二)直肠指诊

我国下段直肠癌远比国外多见,占直肠癌的77.5%,因此绝大部分直肠癌可在直肠指诊时触及。

(三)乙状结肠镜检查

国内77.7%的大肠癌发生在直肠和乙状结肠,常用的乙状结肠镜管长30 cm,可直接发现肛管、直肠和乙状结肠中段以下的肿瘤。

(四)钡灌肠 X 射线检查

病变在乙状结肠上段或更高位置者,须进行 X 射线钡剂灌肠检查。气钡双重造影,可提高放射学诊断的正确率,并显示癌肿的部位与范围。

（五）纤维结肠镜检查

可清晰地观察全部结肠，并可在直视下钳取可疑病变进行病理学检查，有利于早期及微小结肠癌的发现与癌的确诊，进一步提高了本病的诊断正确率，是大肠癌最重要的检查手段。

（六）血清癌胚抗原（CEA）测定

在大肠癌患者血清中，可以检测到癌胚抗原（CEA），血清 CEA 测定对本病的诊断不具有特异性。但用放射免疫法检测 CEA，作定量动态观察，对判断大肠癌的手术效果与监测术后复发有一定意义。如大肠癌经手术将肿瘤完全切除后，血清 CEA 则逐渐下降；若复发，又可再度升高。

（七）其他检查

直肠内超声扫描可清晰显示直肠肿块范围、大小、深度及周围组织情况，并可分辨直肠壁各层的微细结构，检查方法简单，可迅速提供图像，对手术方式选择、术后随访有一定帮助。CT 检查对了解肿瘤肠管外浸润程度以及有无淋巴结或肝脏转移有重要意义，对直肠癌复发的诊断较为准确。

四、诊断和鉴别诊断

（一）诊断

（1）凡近期出现原因不明的排便习惯改变，如腹泻、大便性状改变、便秘、或腹泻与便秘交替出现、腹部不适、便血，均应怀疑肠癌，并及时行直肠指检或内镜检查。

（2）对原因不明的缺铁性贫血、消瘦、乏力等患者，要考虑大肠癌慢性失血的可能，应作大便隐血检查证实，必要时行 X 射线钡灌肠及纤维结肠镜检查。

（3）成人出现不明原因的肠梗阻、腹部肿块、腹痛等，也应怀疑大肠癌。

（4）对有慢性结肠炎、结肠腺瘤性息肉，特别是家族性结肠息肉病患者，应重点进行癌前普查。有息肉者尽快切除并明确诊断。

（5）凡疑及本病者，均应借助内镜或指检等行病理涂片检查，以进一步明确诊断。

（二）鉴别诊断

结肠癌需与结肠炎性疾病，如肠结核、血吸虫病、肉芽肿、阿米巴肉芽肿、溃疡性结肠炎以及结肠息肉病等进行鉴别诊断。其鉴别要点是病期的长短、粪便检查寄生虫、钡灌肠检查所见病变形态和范围等，最可靠的鉴别是通过结肠镜取活组织检查。

1.阑尾周围脓肿

本病血常规中白细胞及中性粒细胞增高，无贫血、消瘦等恶病质，作钡灌肠检查可明确诊断。

2.结肠其他肿瘤

如结肠直肠类癌，瘤体小时无症状，瘤体长大时可破溃，出现极似结肠腺癌的症状；原发于结肠的恶性淋巴瘤，病变形态呈多样性，与结肠癌常不易区别，均应作组织涂片活检来鉴别。

五、治疗

（一）手术治疗

广泛性根治手术（包括癌肿、足够的两端肠段及该区域的肠系膜和淋巴结切除）是根治结肠及直肠癌最有效的方法。手术方法和范围的选择取决于癌肿部位。

(二)化疗

对大肠癌有效的化疗药物首选氟尿嘧啶(5-FU),此外尚可用丝裂霉素或表柔比星、顺铂等,联合用药可增加疗效,减低药物毒性,减缓耐药性出现,现已有不少联合方案用于大肠癌的化疗。

(三)放疗

大肠癌手术后局部复发率较高,欲提高大肠癌治疗效果必须考虑综合治疗,对晚期直肠癌,尤其是局部肿瘤浸润到附近组织以及有外科禁忌证患者,应用姑息性放疗,亦可取得较满意的效果。

(四)镜下治疗

限于黏膜层的早期大肠癌基本上均见于腺瘤癌变病例,可采用内镜下癌变腺瘤完整切除;不能进行手术治疗的晚期病例,可通过内镜放置金属支架预防肠腔狭窄和梗阻,镜下激光治疗亦有一定疗效。

(五)其他治疗

目前对结直肠癌的治疗研究较多,如基因治疗、导向治疗、免疫治疗、树突样细胞以及中医中药治疗,均可作为辅助疗法。

六、放疗护理

放疗是乳腺癌患者手术前后重要的辅助治疗手段之一,可有效提高治愈率,预防术后局部复发,提高患者的生存质量。但在放疗的过程中,患者很可能会出现一些心理、生理等反应,因此,护士要针对不同时期可能出现的问题,及时进行护理干预,避免或减轻一些不良反应的发生,并使患者积极配合,顺利完成治疗。

(一)放疗前护理

1.一般护理

患者入院后,在做好常规入院宣教及检查的同时,根据患者术后恢复情况,生活自理能力的程度,给予相应的协助;了解患侧肢体有无肿胀、疼痛,活动程度,患肢功能锻炼情况,告知继续功能锻炼的必要性与方法;了解患者对形体改变的认知程度,给予知识宣教及心理支持;观察保乳患者乳头有无溢液,腋下区域淋巴结及锁骨上淋巴结有无肿大情况,教会乳腺自检方法,观察家属对患者的支持程度及维持健康的知识水平,告知家属,尤其配偶的理解与支持,对患者的康复将起到不可估量的作用。

2.心理护理

患者对将进行的放疗可能会产生焦虑甚至恐惧心理,她们会担心是否病情较重、病程较晚;经过手术和/或化疗后,身体能否耐受放疗等。护士应耐心讲解放疗在乳腺癌治疗中的作用与意义,告知保持开朗乐观情绪与疾病治愈的相关性,帮助疏导不良心理,树立战胜疾病的信心。

3.放疗知识的宣教

放疗前向患者讲解放疗的基本原理,可能出现的反应及预防与处理方法。协助做好放疗前的准备,告知定位与放疗时的配合要点,如定位、照射时充分暴露照射野部位;记住定位时的体位,尽可能做到每次照射时头、手、身体保持同样的位置;每次治疗过程中不可随意变动体位。

(二)放疗中护理

1.一般护理

首次放疗时告知患者每天要照射的部位与每个野的配合要点,特别是用乳腺切线托架的正确卧位,在照内、外切线野打机架时,不必紧张;如有不适挥手即有技术员协助处理。在整个放疗过程中,护士要随时观察患者的心理活动,对治疗的适应状况,全身营养情况,出现反应的时间与程度,对产生反应的认知情况等。及时给予相应的护理与指导,并做好详细的护理记录。

2.放疗反应护理

(1)全身反应的护理:全身反应多在放疗初期和末期发生,有头晕、目眩、失眠、疲乏、烦躁不安、食欲缺乏、血细胞减少等骨髓抑制反应。护士应及时做好解释工作。予以适当的心理疏导,消除患者紧张情绪,指导其合理饮食,加强营养,充分休息,适当活动。轻微者可不予以特别处理,重者应配合医师及时治疗。①疲乏:患者常最先感觉到的不良反应是疲乏。应增加患者睡眠时间,夜间睡眠时间不少于 8 小时,日间适当午睡,轻度活动与锻炼。②骨髓抑制:尤其在放疗前接受不同剂量化疗的患者,出现骨髓抑制的概率更高。通常表现为白细胞、血小板计数的减少。每周检查血常规,动态观察白细胞、血小板的变化,白细胞<$3×10^9/L$ 时要给予适当治疗,严重时遵医嘱停止放疗;病室每天紫外线消毒,定时开窗通风;减少探视与陪客,尽可能少去或不去公共场所;注意个人卫生,加强营养,提高抵抗力;严格无菌操作,预防感染。血小板减少时密切观察出血倾向,减少或避免创伤性操作。③食欲减退:因放射线的电离辐射作用及机体抵抗力的下降,患者会食欲减退,应适时宣教营养的重要性,宜进食高维生素、高蛋白、高热量、低脂肪饮食,少吃多餐。注意美化就餐环境。鼓励家人或朋友陪同进餐,进餐时可放一些愉快、轻松的音乐,以增加食欲。

(2)照射野皮肤护理:放疗后皮肤反应比较常见,尤其乳腺癌根治术后放疗的患者,因胸壁皮瓣薄,局部血供和淋巴回流都较差,照射野内皮肤的耐受性差,极易产生不同程度的皮肤反应。放射性皮肤反应如下。①Ⅰ度:皮肤红斑,色素沉着。②Ⅱ度:干性脱皮。当皮肤剂量达30 Gy时,皮肤发黑呈片状脱屑。③Ⅲ度:皮肤湿性脱皮。当皮肤剂量达 40 Gy,局部皮肤水肿,水疱形成,继之糜烂、渗液,表皮脱落。④Ⅳ度:皮肤溃疡。所以照射野皮肤的保护与预防反应很重要,要避免机械、理化因素刺激,如忌搔抓,洗澡禁用粗毛巾搓擦,局部用软毛巾吸干;不穿胸罩,内衣要纯棉、宽松而柔软;保持乳房腋窝处皮肤干燥、注意通风;照射野内不贴胶布、不涂碘酊、酒精等刺激性药物。当出现干性皮肤反应时,忌撕掉脱皮,一般不做特别处理,若伴明显瘙痒可用比亚芬、维斯克、金因肽等涂患处。湿性皮肤反应时,可采用暴露疗法,局部涂喜疗妥乳膏或冰蚌油或用比亚芬、维斯克、康复新、金因肽等。出现溃疡坏死,应暂停放疗,局部换药,行抗感染治疗并外涂上述药物,减轻疼痛并控制感染,若溃疡经久不愈且较深,可考虑手术治疗,也可试用高压氧治疗。

(3)放射性肺损伤的预防与护理:胸部放疗均可能造成不同程度的肺损伤,应加强预防。指导患者戒烟、戒酒。避免过度疲劳,少去公共场所;为其提供安静舒适的休养环境,减少不良刺激;指导患者注意保暖,保持病室内空气新鲜,防止上呼吸道感染。出现上呼吸道感染后,强调遵医嘱按时、按量用药,告知各种药物治疗的重要性。

(4)放射性食管黏膜炎护理:患者可因照射内乳野、锁骨上野而引起轻度食管黏膜炎。表现为自觉黏液增多,进食时有不同程度的疼痛,胸骨后烧灼感,应给患者做好解释,不必担心是否有其他疾病的发生,消除其紧张与顾虑。指导进食温热半流质或软食,进食前后用淡盐水漱口及冲洗食管,必要时餐前用黏膜麻醉剂。

3.上肢运动障碍护理

尤其术后放疗的患者,因局部疼痛,上肢运动功能尚未完全恢复。鼓励患者坚持徒手功能锻炼,运动范围不能低于手术后最大功能位,以避免或减轻放疗引起淋巴回流受阻,导致肢体肿胀、放射性肩关节活动障碍,同时可促进局部血液循环。

(三)放疗后护理

1.出院指导

指导患者继续做好照射野皮肤护理为 1~3 个月,避免抓伤、划伤。放疗后 3 个月,照射野皮肤若无特殊,可根据需要选择合适的义胸。患者需定期复查,每月行健侧乳房自检及观察患侧胸壁情况,观察有无出现刺激性干咳、胸痛,如有不适,及时就诊。继续做好患肢功能锻炼,避免或减少患肢负重;告知患侧上肢不可输液、测血压。因乳腺癌与雌激素水平及脂肪摄入量正相关,因此手术后 5 年避免妊娠,坚持低脂饮食,控制体重。遵医嘱按时服药,告知药物不良反应与注意事项。

2.康复指导

以患侧上肢功能锻炼为中心,辐射到胸、背、腰、各肢体的康复锻炼。患侧上肢锻炼的重点是上举、外展,锻炼方法有爬墙运动、拉绳运动、展肘运动、钟摆运动;锻炼动作由简单到复杂,由局部到全身;运动的范围与量根据患者的自身状况,以不觉劳累为宜;康复锻炼要持之以恒,以加强效果、巩固疗效。

3.心理指导

大部分乳腺癌患者切除乳房后会担心失去女性美丽,产生焦虑及自信心减弱心理,因此,我们需要帮助患者接受身体局部缺失的事实,告知患者外表的缺陷是可以通过佩戴义乳、专用文胸、乳房整形等乳房重建术来弥补。重要的是自身正确对待。身体康复后,尽早回归社会,积极参加有益健康的活动。

（熊永祥）

第十四章 门诊护理

第一节 门诊预检分诊

近年来随着 JCI 标准的不断普及应用,医院门诊护理经验的不断累积,标准所涉及的范围更加完善。就诊管理是门诊管理的重要环节,护理部针对医疗及护理过程的各个重要环节,依据连贯的患者医疗服务给予患者连贯性的优质护理及医疗服务,针对来院就诊的门诊患者进行信息的搜集及处理,确保患者得到及时有效的医疗服务,以保证患者的就诊安全,提高患者就诊满意度;同时规定相同诊断的患者在医疗机构内得到相同质量的优质服务,不因为患者经济、性别、职业的不同,而有区别对待。护理管理者在门诊护理工作中要重视护士资质及培训工作、门诊服务质量、公共设施及其安全性管理、信息管理等多个方面。

一、门诊预检分诊原则

门诊不仅能反映医院的医疗水平,还能体现医院的先进服务理念。门诊是医护人员和患者接触的第一环节,也是日常工作中易发生纠纷的一个窗口。伴随着门诊就医量的剧增,门诊护士面临的问题也日益突出,为提高患者的就医体验和满意度,缩短患者的等待时间,提高就医效率。门诊护士既需要不断优化门诊就医流程,又要高效、耐心、细致、精准的帮助每位患者。

(一)分科就诊

根据连贯的患者医疗服务标准,进一步建立健全了医院的诊疗门诊分诊制度,对分诊目标、标准、流程和护士的职责都做了新的调整;对于初次就诊的患者,护士在接诊的过程中应该根据所属的病种指引患者分科就诊,帮助患者选择合适的科室;为病情急或变化快的患者提供绿色通道以积极争取治疗时机,挽救患者的生命;告知患者就诊地点,辅助检查的作用和注意事项等。

(二)预检评估

护士预检分诊增加了几个重要的环节,包括对安全性评估,对生命指征的一般测评和对跌倒的评估。门诊的预检人员可根据患者的基本情况(如面色、呼吸是否急促、有无疼痛及疼痛的剧烈程度等)决定患者的就诊科室。每一个来院就诊的患者都必须通过生理、心理等全方面评估后方可就诊。通过分诊护士的动态分诊,根据患者的个体化病情调整就诊顺序,体现了高效、快捷的分诊模式,减少了患者和家属与医护人员的纠纷,明显提高了患者的满意度。

护理工作从门诊分诊流程上加大改进力度,做到了及时、准确分诊,提高了护士的分诊效率,减少了患者的就诊时间,保证了就诊的有序性,确保了急危重症患者的及时有效抢救,增加患者就医安全性。

二、实施实名制就诊

门诊工作包含患者在医疗机构内通过预约、预检分诊、挂号、候诊、就诊流程,得到适合的门诊医疗服务的过程。按照连贯的患者医疗服务标准,规范门诊就诊流程,使就诊患者获得安全、规范、高效、满意的医疗服务。

(一)核对确认注册

为使患者就诊安全,医院采用门诊实名制就诊。完成预约挂号的患者,应于就诊当天,持就诊卡到自助机或窗口进行确认注册。如无就诊卡的患者可凭有效身份证明到自助机或窗口办理就诊。就诊前,导诊台护士须核对患者信息,使患者按挂号的序号进行候诊和评估。就诊时,医师再次核对患者信息,核对无误方可就诊。

(二)患者隐私保护

按照患者的权利与义务 PFR 标准,整个就诊过程中要对患者的隐私进行保护。保护患者的隐私不会被其他无关的医护人员及患者的家属所知,医院需保证医患之间的诊疗活动在相对独立的环境中进行,使者的信息受到保护。门诊医护人员真正落实一医一患一诊室,保证患者信息不被其他人"旁听""旁观";科室所有计算机设置为自动屏保状态;病例系统使用医护人员个人用户名、密码登录;对涉及患者隐私的废弃病历文书资料不能当废纸复用,全部使用粉碎机处理,保证患者隐私的资料不外泄;门诊候诊呼叫系统改装为不能显示患者的全名,名字为三个字的患者隐去中间的一字,名字为两个字的患者隐去后面的一字,以保证门诊患者姓名隐私不泄露;患者的化验单等检查资料也只能是患者本人或者是患者授权的人才能查看;在所有自助机前设置 1 m 等候线,切实保护患者的就医隐私的权利。

三、门诊患者身份识别

身份识别是指确认某个个体是否符合指定对象身份的过程,以保证指定对象的合法权益及群体系统的安全和秩序。目的是为防止因识别错误而导致患者受到损害的事件发生。患者身份识别制度,要求在实施任何医疗措施之前必须同时核对至少 2 种个体独有的、能标识患者的特征信息。应规范患者身份识别方法和程序,并提供更安全的治疗,以确保患者医疗安全。

(一)门诊患者身份识别的标识

医院根据本院实际情况选择能识别门诊患者身份的 2 个首要标识符,分别是患者姓名、门诊患者病案号或患者姓名和患者出生年月日。如选择患者姓名和门诊病案号,门诊患者应实行唯一的门诊病案号,即无论患者第几次来院就诊,统一使用第一次来院就诊时建立的门诊病案号。因此患者在第一次就诊时需到收费窗口打印带有病案号的条码贴在病历本上。对于预约的患者,医院可通过短信发送病案号到患者手机上。

(二)门诊患者身份识别的方法

面对可交流沟通的患者,工作人员以主动问答的方式,与患者或其家属共同进行患者身份识别的核对,同时用识别工具辅助核对。就诊时医师询问患者:"请问你叫什么名字?"患者报自己的姓名,医师插医保卡或就诊卡查看信息系统,核对患者姓名、病案号等患者身份信息。

(三)患者的交流沟通

面对无法交流沟通的患者,有患者代理人在场时,请代理人陈述患者姓名等患者身份信息,并用患者病历卡上的条码核对病案号。无患者代理人在场时,医护人员至少用 2 种识别工具核对以确保患者姓名、病案号的一致性。

四、门诊患者评估

在门诊护理工作中按照患者评估标准实施护理服务并进行评估,对门诊工作的护理质量提升有着重要的价值。门诊患者评估是由具有资质的护士通过病史询问、体格检查、辅助检查等途径,对患者的生理、心理-社会状况、健康史、经济因素及疾病严重程度等情况作出综合评价,以指导诊断和治疗。

(一)门诊患者评估目的

门诊患者评估的目的在于规范医护人员采集、分析患者在生理、心理-社会状况、经济因素及其健康史等方面信息和数据的行为,确保及时、准确、全面地了解患者病情的基本现状和其对诊疗服务的需求,为制订适合于患者的诊疗护理方案及后续的医疗和护理提供依据和支持。

(二)门诊患者评估内容

护士在患者就诊前需对每一个门诊就诊的患者进行护理评估,评估内容包括生理、心理、社会、经济等方面。评估患者体温、脉搏、呼吸、血压等生命体征,身高、体重等指标,是否为特殊人群(如孕产妇、65 岁以上的老人、长期疼痛或疾病患者、儿童、青少年、吸毒人员、受虐待者等),有无生理、心理康复需求,疾病严重程度及跌倒风险、营养风险等,患者评估标准要求对每一个患者,包括门诊就诊的患者都要进行主动的疼痛评估,通过疼痛评估,可及早发现患者潜在的疾病风险。

(三)门诊患者评估方法

接诊护理工作者需对每一位患者都按照医院规定的评估流程进行评估,以确定其医疗需求并记录在相关记录单上。同时,护士需提供初步的评估资料,该评估资料将伴随整个诊疗过程。医师评估患者的自理功能、营养状态等指标,并在整合其基本情况、护理评估、体格检查、辅助检查结果的基础上做出初步诊断,制订诊疗方案。门诊患者每次就诊都要进行评估,一天内多科室就诊可只评估一次。

(四)护士的资质

为了能够正确地对门诊患者进行预检分诊,门诊预检分诊的护士要具有一定的资质。因此就需要对门诊护士进行严格筛选,使其在接受正规考核后上岗,以确保患者的诊疗安全。要求门诊的护士具有护士执业证书,熟悉医院的工作流程和医院可提供的医疗服务范围,并对突发事件具有良好的应变能力。每一个在护理专业进行的评估,应在其执业、执照、法律法规范围内进行。不仅要求门诊的分诊护士具有过硬的临床护理知识,能够快速地识别出患者的疾病严重程度并给予及时分诊,而且要求护士也具有良好的心理素质,对于形形色色的患者进行观察,能够正确判断出患者的心理需求。

五、门诊患者危急值报告程序

国际患者安全目标危急值管理 IPSG.2 是六大患者安全目标管理之一,规范了临床检验危急值的流程,根据上报的危急值采取重要的安全措施,将危急值报告及时传达给临床医师,使其对患者病情做出正确判断并给予适当的医疗处置,是提高医疗质量和确保医疗安全的关键因素之一。因此,构建一个完善、及时的危急值通报机制,将信息系统整合应用,使其成为医护人员沟通的重要途径,也是医院通过 JCI 评审的重点项目。危急值是指某项或某类检验或检查结果显著超出正常范围,而当这种异常结果出现时,表明患者可能正处于高风险或存在生命危险状态。临床医师需要及时得到这种异常结果信息,迅速给予患者有效的干预治疗措施或治疗,否则患者就有可能出现严重后果。

(一)确定危急值的项目和范围

医院根据规模、专科特色、患者的人群特点、标本量等实际情况,征求专家意见后,制定符合实验室和临床要求的危急值项目和范围,包括各类临床检验危急值项目。

(二)制定危急值通报标准程序

构建启用危急值通报和应答信息系统,制定危急值通报标准操作程序。一旦出现危急值,检验者在确认检测系统正常情况下,立即复核,确认结果属于危急值后,在 10 分钟内电话通知医师,并在《危急值报告登记本》中做好已通知的记录。报告者在通知时,按《危急值接受登记本》中记录的项目逐一读报。医师做好记录并向报告者逐一回读然后确认。医师接到通知后 30 分钟内联系患者并做出对患者处置的诊疗意见。医师及护士在门诊病历中详细记录报告结果、分析处理情况、处理时间。

明确医护人员间危急值传达方式及信息的记录方式,促进临床、医技科室之间的有效沟通与合作,可以更好地为患者提供安全、及时、有效的诊疗服务。

(高智爱)

第二节 门诊给药护理

一、口服给药法

口服给药法是指药物经口服后,被胃肠道吸收和利用,起到局部治疗或全身治疗的作用。

(一)摆药

1.用物

药柜(内有各种药品)、药盘(发药车)、小药卡、药杯、量杯(10～20 mL)、滴管、药匙、纱布或小毛巾、小水壶内盛温开水、服药单。

2.操作方法

(1)准备:洗净双手,戴口罩,备齐用物,依床号顺序将小药卡插于药盘上,并放好药杯。

(2)按服药单摆药:一个患者的药摆好后,再摆第二个患者的药,先摆固体药再摆水剂药。①固体药:左手持药瓶(标签在外)、右手掌心及小指夹住瓶盖,拇指、示指和中指持药匙取药,不可用手取药。②水剂:先将药水摇匀,左手持量杯,拇指指在所需刻度,使与视线处于同一水平,右手持药瓶,标签向上,然后缓缓倒出所需药液。应以药液低面的刻度为准。同时有几种水剂时,应分别倒入另一药杯内。更换药液时,应用温开水冲洗量杯。倒毕,瓶口用湿纱布擦净,然后放回原处。

(3)其他:①药液不足 1 mL 需用滴管吸取计量。1 mL＝15 滴,滴管需稍倾斜。为使药量准确,应滴入已盛好少许冷开水的药杯内,或直接滴于面包上或饼干上服用。②患者的个人专用药,应注明姓名、床号、药名、剂量,以防差错。专用药不可借给他人用。③摆完药后,应根据服药单查对一次,再由第二人核对无误后,方可发药。如需磨碎的药,可用乳钵研碎。用清洁巾盖好药盘待发。清洗滴管、乳钵等,清理药柜。

(二)发药

1.用物

温度适宜的开水、服药单、发药车。

2.操作方法

(1)准备:发药前先了解患者情况,暂不能服药者,应做好交班记录。

(2)发药查对,督促服药:按规定时间,携服药单送药到患者处,核对服药单及床头牌的床号、姓名,并呼唤患者姓名,准确听到回答后再发药,待患者服下后方可离开。

(3)合理掌握给药时间:①抗生素、磺胺类药物应准时给药,以保持在血液中的有效浓度。②健胃、助消化药物宜在饭前或饭间服。对胃黏膜有刺激的药宜在饭后服。③对呼吸道黏膜有安抚作用的保护性止咳剂,服后不宜立即饮水,以免稀释药液降低药效。④某些由肾脏排出的药物,如磺胺类,尿少时可析出结晶,引起肾小管堵塞,故应鼓励多饮水。⑤对牙齿有腐蚀作用和使牙齿染色的药物,如铁剂,可用饮水管吸取,服后漱口。⑥服用强心苷类药物应先测脉率、心率及节律,若脉率低于 60 次/分或节律不齐时不可服用。⑦有配伍禁忌的药物,不宜在短时间内先后服用,如呋喃妥因与碳酸氢钠溶液等碱性药液。⑧安眠药应就寝前服用。

发药完毕,再次与服药单核对一遍,看有无遗漏或差错。药杯集中处理。清洁药盘放回原处。需要时做好记录。

3.注意事项

(1)严格遵守三查七对制度(操作前、中、后查,对床号、姓名、药名、剂量、浓度、时间、方法),防止发生差错。

(2)老、弱、小儿及危重患者应协助服药,鼻饲者应先注入少量温开水,后将研碎溶解的药物由胃管注入,再注入少量温开水冲胃管。更换或停止药物时,应及时告诉患者,若患者提出疑问,应重新核对清楚后再给患者服下。

(3)发药后,要密切观察服药后效果及有无不良反应,若有反应应及时与医师联系,给予必要的处理。

(三)中心药站

有些医院设有中心药站,一般设在距各病房中心的位置,以便全院各病区领取住院患者用药。

病区护士每天上午于查房后把药盘、长期医嘱单送至中心药站,由药站专人处理医嘱、摆药、核对。口服药摆 3 次/天量,注射药物按一天总量备齐。然后由病区护士当面核对无误后,取回病区,按规定时间发药,发药前须经另一人核对。

各病区另设一药柜,备有少量常用药、贵重药、针剂等,作为临时应急用。所备之药须有固定基数,用后及时补充,交接班时按数点清。

二、滴入给药法

(一)眼滴药法

1.目的

(1)防治眼病。

(2)眼部检查:如散瞳验光或查眼底。

(3)用于诊断性染色,如滴荧光素检查结膜、角膜上皮有无缺损或泪道通畅试验。

2.用物

治疗盘内按医嘱备眼药水或眼药膏,消毒干棉球罐,弯盘,治疗碗内置浸有消毒液的小毛巾。

3.操作方法

(1)洗净双手,戴口罩。备齐用物携至患者处,核对无误后向患者解释,以取得合作。

(2)帮助患者取仰卧位或坐位,头略后仰,用干棉球拭去眼内分泌物、眼泪。

(3)嘱患者眼向上视,左手取一干棉球置于下眼睑处,并轻轻拉下,以露出下穹隆部,右手滴一滴眼药于下穹隆部结膜囊内后,轻提上眼睑覆盖眼球,使药液充满整个结膜囊内。

(4)以干棉球拭去溢出的眼药水,嘱患者闭眼1~2分钟。

4.注意事项

(1)用药前严格遵守查对制度,尤其对散瞳、缩瞳及腐蚀性药物更要谨慎。每次为每位患者用药前,均须用消毒液消毒手指,以免交叉感染。

(2)药液不可直接滴在角膜上,并嘱患者滴药后勿用力闭眼,以防药液外溢。

(3)若用滴管吸药,每次吸入不可太多,也不可倒置,滴药时不可距眼太近,应距眼睑2~3 cm。勿使滴管口碰及眼睑或睫毛,以免污染。

(4)若滴阿托品、毒扁豆碱、呋索碘铵等有一定毒性的药液,滴药后应用棉球压迫泪囊区2~3分钟,以免药液经泪道流入泪囊和鼻腔,被吸收后引起中毒反应,对儿童用药时应特别注意。

(5)易沉淀的混悬液,如氢化可的松眼药水,滴药前要充分摇匀后再用,以免影响药效。

(6)正常结膜囊容量为0.02 mL,滴眼药每次一滴即够用,不宜太多,以免药液外溢。

(7)一般先右眼后左眼,以免用错药,如左眼病较轻,应先左后右,以免交叉感染。角膜有溃疡或眼部有外伤或眼球手术后,滴药后不可压迫眼球,也不可拉高上眼睑。

(8)数种药物同时用,前后两种药之间必须稍有间歇,不可同时滴入,如滴眼药水与涂眼膏同时用,应先滴药水,后涂眼膏。

(二)鼻滴药法

1.目的

治疗鼻部疾病或术前用药。

2.用物

治疗盘内按医嘱备滴鼻药水或药膏、无菌干棉球罐、弯盘。

3.操作方法

(1)备齐用物至患者处,说明情况,以取得合作。嘱患者先排出鼻腔内分泌物,或先行洗鼻。

(2)仰头位:适用于后组鼻窦炎或鼻炎患者。助患者仰卧,肩下垫枕头垂直后仰或将头垂直后仰悬于床缘,前鼻孔向上,手持一棉球以手指轻轻拉开鼻尖,使鼻孔扩张。一手持药液向鼻孔滴入,每侧2~3滴,将棉球轻轻塞于前鼻孔。

(3)侧头位:适用于前组鼻炎患者。卧向患侧,肩下垫枕,使头偏患侧并下垂,将药液滴入下方鼻孔处 2～3 滴,将棉球轻轻塞入前鼻孔。

4.注意事项

(1)滴药时,滴瓶或滴管应置于鼻孔上方,勿触及鼻孔,以免污染药液。

(2)为使药液分布均匀和到达鼻窦的窦口,滴药后可将头部略向两侧轻轻转动,保持仰卧或侧卧 3～5 分钟,然后捏鼻起立。

(三)耳滴药法

1.目的

(1)治疗中耳炎、外耳道炎或软化耵聍。

(2)麻醉或杀死耳内昆虫类异物。

2.用物

治疗盘内按医嘱备滴耳药、无菌干棉球罐、弯盘、小棉签。

3.操作方法

(1)备齐用物至患者处,说明情况,以取得合作。

(2)帮助患者侧卧,患耳向上或坐位偏向一侧肩部,使患耳向上。先用小棉签清洁耳道。

(3)手持棉球,然后轻提患者耳郭(成人向上方,小儿则向下方)以拉直外耳道。

(4)顺外耳道后壁缓缓滴入 3～5 滴药液,并轻提耳郭或在耳屏上加压,使气体排出,药液易流入。然后用棉球塞入外耳道口。

(5)滴药后保持原位片刻再起身,以免药液外流。

4.注意事项

(1)若是软化耵聍,每次滴药量可稍多些,以不溢出外耳道为度。滴药前也不必清洁耳道。每天滴5～6 次,3 天后予以洗出或取出。并向患者说明滴药后耵聍软化,可能引起耳部发胀不适。若两侧均有耵聍,不宜两侧同时进行。

(2)若是昆虫类异物,滴药目的在于使之麻醉或窒息死亡便于取出,可滴乙醚(有鼓膜穿孔者忌用,因为可引起眩晕)或乙醇。也可用各种油类如 2％酚甘油、各种植物油、甘油等,使其翅或足粘着以限制活动,并因空气隔绝使之窒息死亡。滴后 2～3 分钟便可取出。

三、吸入给药法

(一)氧气雾化吸入法

氧气雾化吸入法是利用氧气或压缩空气的压力,使药液成雾状,使患者吸入呼吸道,以达到治疗目的。

1.目的

(1)治疗呼吸道感染,消除炎症和水肿。

(2)解除支气管痉挛。

(3)稀释痰液,帮助祛痰。

2.用物

(1)氧气雾化吸入器。

(2)氧气吸入装置一套(不用湿化瓶)或压缩空气机一套。

(3)药物根据病情而定。要求药液为水溶性、黏稠度低、对黏膜无刺激性、pH 呈中性、对患者无变态反应时方可作雾化吸入用。

3.氧气雾化吸入器的原理

雾化吸入器为一特制的玻璃装置,共有 5 个口,球形管内盛药液,A 管口接上氧气或压缩空气,当手按住 B 管口时,迫使高速气流从 C 管口冲出,则 D 管口附近空气压力突然降低,形成负压,而球内药液面大气压强比 D 管口压强大。因此,球管内药液经 D 管被吸出上升至 D 管口时,又被 C 管口的急速气流吹散成为雾状微粒,从 E 管口冲出,被吸入患者呼吸道。(图 14-1)

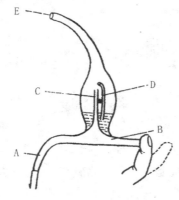

图 14-1　雾化吸入器

4.操作方法

(1)按医嘱抽取药液,并用生理盐水或蒸馏水稀释至 3～5 mL 后注入雾化器内。

(2)能起床的患者可在治疗室内进行。不能下床的患者工作人员则将用物携至患者处,核对无误后向患者解释,以取得合作。

(3)帮助患者取舒适卧位,半卧位或坐位;帮助患者漱口,以清洁口腔。

(4)将雾化器 A 管口与氧气胶管相连接,调节氧流量达 6～10 L/min,使药液喷成雾状,即可使用。

(5)帮助患者持雾化器,将喷气 E 管口放入口中,并嘱患者紧闭口唇,吸气时以手指按住 B 管口,呼气时松开 B 管口。如此反复进行,若患者感到疲劳,可松开手指,休息片刻再进行吸入,直到药液全部雾化为止。一般 10～15 分钟即可将 5 mL 药液雾化完。

(6)治疗结束,取下雾化器,关闭氧气管口,帮助患者漱口,询问患者有无需要,整理床单。

(7)清理用物,按要求消毒、清洁雾化器,待干后备用。

5.注意事项

(1)对初次治疗者,应教给其使用氧气雾化器的方法。嘱患者吸入时,应做深吸气,以使药液到达支气管;呼气时,须将手指离开 B 管口,以防药液丢失。

(2)氧气雾化器的药液必须浸没 D 管底部,否则药液不能喷出。

(3)氧气装置上的湿化瓶要取下,否则湿润的氧气将使雾化器的药液被稀释。

(二)超声波雾化吸入法

超声波雾化吸入是应用超声波声能,将药液变成细微的气雾,随患者的吸气而进入呼吸道及肺泡。超声波雾化的特点是雾量大小可以调节、雾滴小而均匀,直径在 5 μm 以下。药液随患者深而慢的呼吸可到达终末支气管及肺泡。

1.目的

(1)消炎、镇咳、祛痰。

(2)解除支气管痉挛,使气道通畅,从而改善通气功能。

(3)呼吸道烧伤或胸部手术者,可预防和控制呼吸道感染。

(4)配合人工呼吸器,湿化呼吸道或间歇雾化吸入药液。

(5)应用抗癌药物治疗肺癌。

2.用物

治疗车上放超声波雾化器一套,药液,蒸馏水。

3.超声波雾化的原理

超声波雾化器通电后超声波发生器输出高频电能,使水槽底部晶体换能器发生超声波声能,声能振动雾化罐底部的透声膜,作用于雾化罐内的液体,破坏了药液表面的张力和惯性,成为微细的雾粒,通过管道随患者吸气而进入呼吸道,吸入肺泡。

4.操作方法

(1)水槽内放冷蒸馏水。蒸馏水要浸没雾化罐底部的透声膜。

(2)按医嘱将 30~50 mL 药液放入雾化罐内,检查无漏水后,放入水槽内,将水槽盖盖紧。

(3)备齐用物携至患者处,核对无误后说明情况,以取得合作。

(4)接通电源,先开电源开关,指示灯亮,预热 3 分钟,定时 15~20 分钟再开雾化开关,指示灯亮,根据需要调节雾量(高档为 3 mL/min、中档为 2 mL/min、低档为 1 mL/min),一般用中档。

(5)患者吸气时,将面罩置于口鼻上,呼气时启开,或将口含嘴放口中,闭口做深吸气,呼气时张口。

(6)治疗毕,先关雾化开关,再关电源开关,否则电子管易损坏。若有定时装置则到"OFF"位雾化自动停止,这时要关上电源开关。帮助患者取舒适卧位,整理床单。

(7)放掉水槽内水,按要求消毒、清洗雾化罐、送风管、面罩或吸气管等,并擦干备用。

5.注意事项

(1)水槽内无水切勿开机,否则会烧毁机心。

(2)若需连续使用时,须间隔 30 分钟,并更换水槽内蒸馏水,保证水温不超过 50 ℃。

(3)水槽底部的压电晶体片和雾化罐的透声膜,质脆且薄易破损,操作中不可用力按压,操作结束只能用纱布轻轻吸水。

(4)每次用毕切断电源开关,雾量调节应旋至"0"位。

(高智爱)

第三节 眼科门诊手术护理

一、备皮(剪睫毛)技术

(一)操作目的

此操作的目的是手术前剪除睫毛,降低细菌存留的可能性,便于清洁和消毒手术野;防止术中睫毛脱落进入眼内,污染手术野而引起感染。

（二）操作技术流程

1.评估：①患者眼部一般情况的评估，眼睑及结膜有无充血、水肿、疼痛，有无创口，有无近期手术史，有无角膜溃疡、穿孔或眼球穿通伤。②检查眼睑、皮肤、结膜有无感染灶。③评估患者配合程度。

2.操作前准备

（1）操作人员仪表要求：操作人员着手术室专用刷手衣，手术室专用拖鞋；头戴一次性帽子（头发全部遮挡），面部戴一次性口罩（口、鼻全部遮挡）；双手不能佩戴任何首饰及手表，指甲不能过长，不能涂指甲油。

（2）患者准备：进手术室脱掉外衣，穿一次性鞋套和一次性手术衣；携带病历手册、手术条及就诊卡。

（3）物品准备：表面麻醉剂、抗生素滴眼液、眼膏、甲紫溶液（用于区别术眼和非术眼）、消毒棉签、消毒眼用弯剪、弯盘、医用垃圾桶、快速手消毒液。

3.操作过程

（1）向患者讲解操作的目的、方法、注意事项以取得配合。

（2）核对眼别，用棉签蘸甲紫溶液标记术眼，滴爱尔卡因表面麻醉剂1～2滴。

（3）在已消毒的眼用弯剪上涂适量抗生素眼膏，用棉签将其涂匀。

（4）嘱患者平躺于诊床，双眼看自己脚尖，操作者左手拇指及示指将患者上眼睑扒开，右手持弯剪沿睫毛根部剪断上睑睫毛，弯剪尖端朝上，用棉签擦拭弯剪及患者皮肤上掉落的睫毛，尽量避免其掉入结膜囊。

（5）嘱患者双眼看自己头顶方向，操作者左手拇指及示指将患者下眼睑扒开，右手持弯剪沿睫毛根部剪断眼睑睫毛，弯剪尖端朝上，用棉签擦拭弯剪及患者皮肤上掉落的睫毛，尽量避免其掉入结膜囊。

（6）滴抗生素滴眼液1～2滴。

4.操作后处理

（1）操作人员：洗手或使用快速手消毒液消毒手部。

（2）用物处理：患者使用过的眼用弯剪清洗干净，高压消毒备用。

（三）操作关键环节提示

眼科门诊手术虽然多为较简单的手术，但每天手术量大，手术种类多，因此严谨的查对制度和熟练的操作技能尤为重要，操作时重点注意以下问题。①严格查对制度，如患者因意识不清或沟通障碍等因素不能清楚表达手术眼别时，应查看病历手册，并与手术医师及家属进行核对。②操作时动作应轻柔，切忌损伤患者眼部皮肤，以免影响手术。③剪掉睫毛后，眼部会有不适感，应向患者做好解释工作。④操作过程中，应尽量避免睫毛掉进结膜囊内，如不慎掉入，嘱患者不要揉眼并立即冲洗结膜囊。⑤不合作的患儿可全麻后备皮（剪睫毛）。

二、清洁术眼技术

（一）操作目的

术前清洁手术野，去除结膜囊内的细菌，减少细菌数量，破坏细菌生存环境，进而达到抑菌作用，预防眼内感染的发生。

（二）操作技术流程

1.评估

（1）患者眼部一般情况的评估，眼睑及结膜有无充血、水肿、疼痛，有无创口，有无近期手术史，有无角膜溃疡、穿孔或眼球穿通伤，有无翻眼皮禁忌证。

（2）化学伤的性质，眼内异物存留情况。

（3）术前眼部常规冲洗，要检查眼睑及周围皮肤有无感染灶。

（4）室内温度要适宜。

2.操作前准备

（1）操作人员仪表要求：操作人员着手术室专用刷手衣，手术室专用拖鞋；头戴一次性帽子（头发全部遮挡），面部戴一次性口罩（口、鼻全部遮挡）；双手不能佩戴任何首饰及手表，指甲不能过长，不能涂指甲油。

（2）患者准备：进手术室脱掉外衣，穿一次性鞋套和一次性手术衣；携带病历手册、手术条及就诊卡。

（3）物品准备：表面麻醉剂、抗生素滴眼液、生理盐水、10％肥皂水、75％乙醇、甲紫溶液（用于区别术眼和非术眼）、输血器、受水器、消毒棉签、一次性垫巾、浸泡桶、医用垃圾桶、快速手消毒液。

3.操作过程

（1）向患者讲解操作的目的、方法、注意事项以取得配合。

（2）核对眼别，用棉签蘸甲紫溶液标记术眼，滴表面麻醉剂1～2滴。

（3）协助患者取仰卧位或坐位，洗眼侧颈部铺一次性垫巾，头向冲洗侧倾斜，将受水器紧贴待洗眼一侧的面颊部，由患者自持。

（4）嘱患者闭眼用消毒棉签蘸10％肥皂水擦洗术眼，擦洗范围是上至眉弓，下至鼻唇沟，内至鼻中线，外至耳前线。

（5）操作者左手分患者上、下眼睑，右手持冲洗器，距眼球3～5cm处进行冲洗。顺序为先皮肤面，后角、结膜，先上穹隆，后下穹隆，再嘱患者转动眼球以便全面冲洗，最后再次冲洗手术备皮区。内眼手术冲洗2个受水器水量，外眼手术冲洗1个受水器水量。

（6）冲洗后用消毒棉签擦净眼睑及面部的残余冲洗液，滴抗生素滴眼液1～2滴，用75％乙醇消毒备皮区。

4.操作后处理

（1）操作人员：洗手或使用快速手消毒液消毒手部。

（2）用物处理：患者使用过的受水器冲洗干净，用浓度为500 mg/L的"84"消毒液浸泡消毒10分钟。污染手术患者使用过的受水器，单独用浓度为2 000～5 000 mg/L的"84"消毒液浸泡30分钟。

（三）操作关键环节提示

眼内感染作为手术并发症，其发生率为0.3％～1.2％，一旦发生，如不能控制，最终会致盲，甚至摘除眼球。术前眼部的清洁消毒是预防眼内感染发生的最重要步骤。操作时重点注意以下问题。①严格查对制度，如患者因意识不清或沟通障碍等因素不能清楚表达手术眼别时，应查看病历手册，并与手术医师及家属进行核对。②天气寒冷时，冲洗液要加温。一般液温与体温接近，以37 ℃为宜。加温方法：将冲洗液置于盛有温水的器皿中（可用手背试液体的温度）。③眼部有分泌物或眼膏的患者:操作前应先用消毒棉签轻轻擦去。④眼球壁不完整的外伤患者冲洗时不要用力压迫眼球,冲洗压力不宜太大,动作宜轻柔,以免眼内容物涌出。⑤角膜的感觉极为敏感,冲洗液不可直射角膜。冲洗器前段不能触及眼部,以防污染冲洗器或碰伤眼部。⑥洗眼完毕,嘱患者保持眼部清洁。不能用手触摸术眼、揉眼,如有眼部不适及时告知医护人员。对于不能马上进行手术的患者,洗眼后眼部加盖无菌消毒纱布,以保证手术野清洁。⑦不合作的患儿需全麻后清洁术眼。⑧浸泡消毒液应现配现用,及时更换。

三、睑板腺囊肿(霰粒肿)切除手术的护理配合

睑板腺囊肿(霰粒肿)是因睑板腺出口阻塞,腺体分泌物潴留在睑板内,并对其周围组织慢性刺激所产生的炎性肉芽组织。如经 3～4 周适当治疗后睑板腺囊肿仍未消失,并且患者要求去除睑板腺囊肿,可行睑板腺囊肿切除术,目的在于去除炎性肉芽组织。对于中老年患者,若出现复发性睑板腺囊肿,应高度怀疑睑板腺癌的可能,在切除后送病理检查以进一步明确诊断。

(一)手术流程及配合要点

1.术前准备

(1)医护人员仪表要求:①着手术室专用刷手衣,手术室专用拖鞋。②头戴一次性帽子(头发全部遮挡),面部戴一次性口罩(口、鼻全部遮挡)。③双手不能佩戴任何首饰及手表,指甲不能过长,不能涂指甲油。

(2)患者准备:①进手术室脱掉外衣,穿一次性鞋套和一次性手术衣。②对于意识清楚的患者,洗眼护士可以询问的方式,核对患者的资料(姓名、性别、眼别、手术名称),根据其叙述的情况与手术条核对是否相符。对于智力不足、意识不清的患者,应查看病历手册,并与手术医师及家属进行核对,为患者佩戴具有身份识别功能的腕带标记。③查看术前各项常规检查结果是否正常,患者或家属是否已签字同意手术。④询问患者有无药物过敏史,如有在病历手册首页注明。询问患者有无不适及前三天是否滴用抗生素眼药水,女性患者询问是否月经期。⑤查看患者术眼有无炎症,滴爱尔卡因表面麻醉剂 1～2 滴,清洁术眼后,用棉签蘸甲紫溶液标记术眼。⑥评估患者心理状态,对手术的了解及耐受情况、配合程度,对患者进行心理疏导,做好宣教工作,指导患者放松的方法。

(3)器械、敷料与物品准备:①外眼无菌手术台、弯剪、尖刀、有齿镊、睑板腺囊肿夹、刮匙、弯止血钳、2 mL 注射器、适量棉球、棉签、纱布,如需缝合给予持针器、5-0 丝线。②表面麻醉剂、0.9%生理盐水、2%利多卡因、盐酸肾上腺素、红霉素眼膏。③全麻手术同小儿全麻手术的护理配合。

(4)手术间及设备的准备:①做好手术间的清洁卫生,空气消毒后待用。②检查手术灯是否处于正常运转状态,备好灯光照明。③全麻手术同小儿全麻手术的护理配合。

2.手术过程及配合要点

(1)巡回护士根据手术条与患者或腕带标记核对姓名、性别、眼别和手术名称,协助患者摆好手术体位,用治疗巾包好头部,术眼滴表面麻醉剂 1～2 滴,调节手术床头部,以患者感到舒适为宜。

(2)协助手术医师穿手术衣、戴手套,给生理盐水,抽取麻醉药,调节手术灯光。手术开始前,巡回护士再次与手术医师一起核对患者姓名、性别、眼别和手术名称。

(3)手术进行时,密切注意手术程序和所需用物,及时供给术中需要的物品。

(4)注意观察患者呼吸、脉搏等全身情况。

(5)手术完毕,协助手术医师涂红霉素眼膏,术眼覆盖双层无菌敷料,指导患者立即用手掌根

部按压手术部位,防止术眼出血。协助患者到观察室。

(6)对于需要进行病理检查的标本,巡回护士协助手术医师,将标本放入装有10%甲醛溶液的标本袋内固定保存,核对医师填写的病理单、登记本。

(7)全麻手术同小儿全麻手术的护理配合。

3.术后观察与护理

(1)患者到观察室进行观察,无出血或其他不适,更换无菌敷料后方可离院。

(2)术眼无缝线患者无需换药及再检查,次日将敷料去除,自用抗生素滴眼液3~5天,每天4次,护士要指导点眼药方法及注意事项。以预防感染和促进创口愈合。术眼有缝线患者隔天到医院进行外眼换药处理,皮肤缝线于手术后7天拆除,在此期间滴用抗生素眼药水,每天4次。

(3)嘱患者生活要规律,禁偏食、饮食单调,多吃蔬菜、水果及蛋白质丰富的饮食,多饮水,少吃辛辣刺激性食物。

(4)注意保持眼周清洁,前两天每天用干净、潮湿的毛巾擦拭面部,洗脸、洗澡时勿使洗发剂、洗面奶及污水进入眼内。

(5)告知患者如再次出现局部红、肿、胀、疼痛或术眼仍有渗血,应尽早就医进行治疗,使疾病在早期得到根治。

(6)全麻手术同小儿全麻手术的护理配合。

(二)护士配合关键环节提示

(1)睑板腺囊肿属外眼手术,不可与内眼手术同时进行,以避免交叉感染。

(2)在手术的各个环节,严格执行三方安全核查制度。除特殊情况外,巡回护士不得擅离手术间,必须离开时应另有护士代替,并做好交接工作。

(3)严格执行无菌操作原则,并监督手术人员无菌操作,如有违反者及时指出并改正。

(4)巡回护士告知协助患者摆好手术体位后,指导患者思想放松,尽量不要紧张,如有不适或任何要求及时告知医护人员但不得用手触摸眼部和手术台。

(5)器械护士应备齐不同型号的睑板腺囊肿夹和刮匙,以适应手术的需要。

(6)需要送病理检查时,严格按照标本留取、送检制度进行。

(7)全麻手术同小儿全麻手术的护理配合。

四、睑内翻矫正手术的护理配合

睑内翻指眼睑、特别是睑缘向眼球方向卷曲的位置异常。当睑内翻达一定程度时,睫毛倒向眼球。需行睑内翻矫正术,目的在于矫正内翻眼睑避免睫毛长期刺激眼球。

(一)手术流程及配合要点

1.术前准备

(1)医护人员仪表要求:①着手术室专用刷手衣,手术室专用拖鞋。②头戴一次性帽子(头发全部遮挡),面部戴一次性口罩(口、鼻全部遮挡)。③双手不能佩戴任何首饰及手表,指甲不能过长,不能涂指甲油。

(2)患者准备:①进手术室脱掉外衣,穿一次性鞋套和一次性手术衣。②洗眼护士与病历医嘱核对患者的姓名、性别、眼别、手术名称。③检查术前各项常规检查是否正常;术眼结膜、角膜有无炎症;家属或患者是否已签字同意手术。④询问患者有无不适及前三天是否滴用抗生素眼药水。⑤为患者进行眼部准备工作即清洗术眼。⑥评估患者的心理状态,对手术的了解及耐受情况、配合程度,为患者做好心理疏导,做好宣教工作,指导患者放松的方法。

(3)器械准备:外眼无菌手术台、2 mL 注射器和 TB 针头、棉球、棉签、眼垫、眼用弯剪、尖刀、有齿直镊、针持、Hozz 板、成型夹、弯止血钳,5-0 丝线。

(4)手术间的准备:做好手术间的清洁卫生及消毒,备好手术照明灯。

2.手术过程

(1)巡回护士协助患者摆好手术体位,由手术医师主持核对三方核对单,术前及麻醉前内容并记录,以治疗巾包好头部,术眼滴表面麻醉剂 1～2 滴。

(2)协助手术医师穿手术衣、戴手套;给生理盐水,抽取麻醉药;调节手术灯光。手术开始前,巡回护士再次与手术医师一起核对患者姓名、性别、眼别和手术名称。

(3)手术进行时,密切注意手术程序和所需用物,及时供给术中需要的物品。

(4)随时巡视患者精神及全身情况。

(5)手术完毕前由手术医师主持核对三方核对单术后内容并记录,协助手术医师涂红霉素眼膏,术眼用无菌敷料覆盖,协助患者到准备间。

3.术后护理

(1)已有缝线患者,嘱其隔天到医院进行外眼换药处理,7 天拆除缝线,在此期间患者或家属自己滴用抗生素眼药水,每天 4 次,护士要指导点眼药方法及注意事项。

(2)嘱患者生活要规律,禁偏食、饮食单调,多吃蔬菜、水果及蛋白质丰富的饮食,多饮水,少吃辛辣刺激性食物。

(3)注意保持眼周清洁,前两天每天用干净、潮湿的毛巾擦拭面部,洗脸、洗澡时勿使洗发剂、洗面奶及污水进入眼内。

(4)如再次出现局部红、肿、胀、疼痛,应尽早就医进行治疗,使疾病在早期得到根治。

(二)护士配合关键环节提示

(1)睑内翻属于外眼手术,不可与内眼手术同时进行,避免交叉感染。

(2)巡回护士协助患者摆好手术体位后,告知患者思想放松,尽量不要紧张,双手放于身体两侧有任何不适及时告知医护人员但不得用手触摸眼部和手术台。

(3)器械护士准备手术台时应多备眼垫,以应手术需要。

五、翼状胬肉切除手术的护理配合

它是一种很常见的结膜变性疾病。为睑裂部球结膜与角膜上一种赘生组织,侵犯角膜后日渐增大,甚至可覆盖至瞳孔区而严重影响视力,需行翼状胬肉切除术。

(一)手术流程及配合要点

1.术前准备

(1)医护人员仪表要求:①着手术室专用刷手衣,手术室专用拖鞋。②头戴一次性帽子(头发全部遮挡),面部戴一次性口罩(口、鼻全部遮挡)。③双手不能佩戴任何首饰及手表,指甲不能过长,不能涂指甲油。

(2)患者准备:①进手术室脱掉外衣,穿一次性鞋套和一次性手术衣。②洗眼护士与病历医嘱核对患者的姓名、性别、眼别、手术名称。③检查术前各项常规检查是否正常;术眼结膜、角膜有无炎症;家属或患者是否已签字同意手术。④询问患者有无不适及前三天是否滴用抗生素眼药水。⑤为患者进行眼部准备工作即清洗术眼。⑥评估患者的心理状态,对手术的了解及耐受情况、配合程度,为患者做好心理疏导,做好宣教工作,指导患者放松的方法。

(3)器械准备:外眼无菌手术台、2 mL 注射器和 TB 针头、棉球、棉签、眼垫、尖刀、针持、显微牙镊、显微虹膜复位器、显微弯剪、开睑器、烧灼器、备圆刀、显微针持、10-0 线和酒精灯。

(4)手术间的准备:做好手术间的清洁卫生及消毒,备好显微镜。

2.手术过程

(1)巡回护士协助患者摆好手术体位,由手术医师主持核对三方核对单术前及麻醉前内容并记录,以治疗巾包好头部,术眼滴爱尔卡因表面麻醉剂 1～2 滴。

(2)协助手术医师穿手术衣、戴手套;给生理盐水,抽取麻醉药;调试显微镜。手术开始前,巡回护士再次与手术医师一起核对患者姓名、性别、眼别和手术名称。

(3)手术进行时,密切注意手术程序和所需用物,及时供给术中需要的物品。

(4)随时巡视患者精神及全身情况。

(5)手术完毕前由手术医师主持核对三方核对单术后内容并记录,协助手术医师涂红霉素眼膏,术眼用无菌敷料覆盖,协助患者到准备间。

3.术后护理

(1)观察有无出血 10 分钟,如无出血方可离院。

(2)如患者术眼无缝线则次日换药后将敷料去除,继续滴抗生素眼药水 3～5 天,每天 4 次,护士要指导点眼药方法及注意事项,以预防感染和促进创口愈合。有缝线患者次日到医院进行内眼换药处理,10 天拆除缝线,在此期间滴用抗生素眼药水,每天 4 次。

(3)嘱患者生活要规律,禁偏食、饮食单调,多吃蔬菜、水果及蛋白质丰富的饮食,多饮水,少吃辛辣刺激性食物。

(4)注意保持眼周清洁,前两天每天用干净、潮湿的毛巾擦拭面部,洗脸、洗澡时勿使洗发剂、洗面奶及污水进入眼内。

(5)如再次出现局部红、肿、胀、疼痛及出血渗血等不适,应尽早就医进行治疗,使疾病在早期得到根治。

(二)护士配合关键环节提示

(1)翼状胬肉切除属于外眼手术,不可与内眼手术同时进行,避免交叉感染。

(2)巡回护士协助患者摆好手术体位后,告知患者思想放松,尽量不要紧张,双手放于身体两侧有任何不适及时告知医护人员,但不得用手触摸眼部和手术台。

(3)器械护士准备好转位所用的器械以备术中使用。

六、泪囊摘除手术的护理配合

泪囊摘除术的指征为患慢性泪囊炎后已发生角膜感染,或患者年老体弱、泪囊萎缩,或鼻腔疾病不适合用泪囊鼻腔吻合的患者。

(一)手术流程及配合要点

1.术前准备

(1)医护人员仪表要求:①着手术室专用刷手衣,手术室专用拖鞋。②头戴一次性帽子(头发全部遮挡),面部戴一次性口罩(口、鼻全部遮挡)。③双手不能佩戴任何首饰及手表,指甲不能过长,不能涂指甲油。

(2)患者准备:①进手术室脱掉外衣,穿一次性鞋套和一次性手术衣。②洗眼护士与病历医嘱核对患者的姓名、性别、眼别、手术名称。③检查术前各项常规检查是否正常;术眼结膜、角膜有无炎症;家属或患者是否已签字同意手术。④询问患者有无不适及前三天是否滴用抗生素眼药水。⑤为患者进行眼部准备工作即清洗术眼,冲洗泪道。⑥评估患者的心理状态,对手术的了解及耐受情况、配合程度,为患者做好心理疏导,做好宣教工作,指导患者放松的方法。

(3)器械准备:内眼包、尖刀、圆刀、弯剪、直剪、泪囊扩张器、泪小点扩张器、靶子、剥离子、牙镊、针持、弯针头、小碗、探针、烧灼球、直血管钳、弯血管钳、2 mL、5 mL、5-0线、酒精灯。

(4)手术间的准备:做好手术间的清洁卫生及消毒,备好手术照明灯。

2.手术过程

(1)巡回护士协助患者摆好手术体位,由手术医师主持核对三方核对单术前及麻醉前内容并记录,以治疗巾包好头部,术眼滴爱尔卡因表面麻醉剂1～2滴。鼻内喷麻药。

(2)协助手术医师穿手术衣、戴手套;给生理盐水,抽取麻醉药;调节手术灯光。手术开始前,巡回护士再次与手术医师一起核对患者姓名、性别、眼别和手术名称。

(3)手术进行时,密切注意手术程序和所需用物,及时供给术中需要的物品。

(4)随时巡视患者精神及全身情况。

(5)手术完毕前由手术医师主持核对三方核对单术后内容并记录,协助手术医师涂红霉素眼膏,术眼用无菌敷料覆盖,协助患者到准备间。

3.术后护理

(1)术眼已有缝线嘱患者隔天到医院进行外眼换药处理,7天拆除缝线。

(2)嘱患者生活要规律,禁偏食、饮食单调,多吃蔬菜、水果及蛋白质丰富的饮食,多饮水,少吃辛辣刺激性食物。

(3)注意保持伤口清洁。

(4)如再次出现局部红、肿、胀、疼痛以及出血渗血等情况,应尽早就医进行治疗,使疾病在早期得到根治。

(二)护士配合关键环节提示

(1)泪囊摘除属于外眼手术,不可与内眼手术同时进行,避免交叉感染。

(2)巡回护士协助患者摆好手术体位后,告知患者思想放松,尽量不要紧张,双手放于身体两侧有任何不适及时告知医护人员但不得用手触摸眼部和手术台。

(3)巡回护士随时调节光线的方向,以便术者操作。

七、睫状体光凝手术的护理配合

晚期青光眼丧失视功能,有严重疼痛,大泡性角膜病变时,可选择睫状体光凝术。

(一)手术流程及配合要点

1.术前准备

(1)医护人员仪表要求:①着手术室专用刷手衣,手术室专用拖鞋。②头戴一次性帽子(头发全部遮挡),面部戴一次性口罩(口、鼻全部遮挡)。③双手不能佩戴任何首饰及手表,指甲不能过长,不能涂指甲油。

(2)患者准备:①进手术室脱掉外衣,穿一次性鞋套和一次性手术衣。②洗眼护士与病历医嘱核对患者的姓名、性别、眼别、手术名称。③检查术前各项常规检查是否正常;术眼结膜、角膜有无炎症;家属或患者是否已签字同意手术。④询问患者有无不适及前三天是否滴用抗生素眼

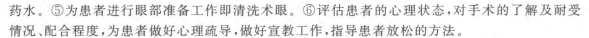

药水。⑤为患者进行眼部准备工作即清洗术眼。⑥评估患者的心理状态、对手术的了解及耐受情况、配合程度,为患者做好心理疏导,做好宣教工作,指导患者放松的方法。

(3)器械准备:外眼包、固定镊、开睑器、弯血管钳、5 mL 球后针、G 探头。

(4)手术间的准备:做好手术间的清洁卫生及消毒,备好手术照明灯及半导体激光治疗仪。

2.手术过程

(1)巡回护士协助患者摆好手术体位,由手术医师主持核对三方核对单术前及麻醉前内容并记录,以治疗巾包好头部,术眼滴爱尔卡因表面麻醉剂1～2滴。

(2)协助手术医师穿手术衣、戴手套;抽取麻醉药;调节手术灯光。手术开始前,巡回护士再次与手术医师一起核对患者姓名、性别、眼别和手术名称。

(3)手术进行时,密切注意手术程序和所需用物,及时供给术中需要的物品。随时根据医嘱调试半导体激光治疗仪能量。

(4)随时巡视患者精神及全身情况。

(5)手术完毕前由手术医师主持核对三方核对单术后内容并记录,协助手术医师涂红霉素眼膏,术眼用无菌敷料覆盖,协助患者到准备间。

3.术后护理

(1)滴用抗生素眼药水,每天 4 次并指导用药的方法及注意事项。

(2)嘱患者生活要规律,禁偏食、饮食单调,多吃蔬菜、水果及蛋白质丰富的饮食,多饮水,少吃辛辣刺激性食物。

(3)注意保持眼周清洁,前两天每天用干净、潮湿的毛巾擦拭面部,洗脸、洗澡时勿使洗发剂、洗面奶及污水进入眼内。

(4)如出现局部红、疼痛等不适,应尽早就医进行治疗,使疾病在早期得到根治。

(二)护士配合关键环节提示

(1)睫状体光凝术属于外眼手术,不可与内眼手术同时进行,避免交叉感染。

(2)巡回护士协助患者摆好手术体位,告知患者思想放松,尽量不要紧张,双手放于身体两侧有任何不适及时与医护人员沟通但不得用手触摸眼部和手术台。必要时给予患者氧气吸入。

(3)巡回护士聚精会神根据医嘱迅速调试能量。

八、小儿全麻手术的护理配合

全身麻醉简称全麻,即通过吸入、静脉、肌内或直肠给予麻醉药物,使患者产生可逆性的意识消失,同时全身失去疼痛感觉。对手术时间短、麻醉药用量小的小儿全麻手术安排在门诊进行,均采用以氯胺酮为主的静脉麻醉方式。特点是作用快,苏醒迅速,对呼吸道无刺激,患儿舒适,不燃烧,不爆炸,无污染,无需复杂麻醉设备,操作简单。

(一)手术流程及配合要点

1.术前准备

(1)医护人员仪表要求:①着手术室专用刷手衣,手术室专用拖鞋。②头戴一次性帽子(头发全部遮挡),面部戴一次性口罩(口、鼻全部遮挡)。③双手不能佩戴任何首饰及手表,指甲不能过长,不能涂指甲油。

(2)患儿准备:①由一名家长陪同患儿进入手术室,脱掉外衣,穿一次性鞋套。②洗眼护士与家长核对患儿的资料(姓名、性别、眼别、手术名称),根据其叙述的情况与手术条核对是否相符,为患儿佩戴具有身份识别功能的腕带标记。③查看术前各项常规检查结果是否正常,家长是否已签字同意手术,患儿术眼有无炎症。④询问家长患儿有无药物过敏史,如有在病历手册首页注明。询问家长患儿有无上呼吸道感染、腹泻等其他小儿常见病,是否按要求已经禁食禁水6小时,前三天是否滴用抗生素眼药水。⑤为患儿测量体重,以便准确给予麻醉药量。⑥主动热情接近患儿,做好安抚工作,最大限度地减轻患儿心理伤害,避免因哭闹引起缺氧、发绀。同时耐心向家长解释相关情况,缓解家长紧张焦虑情绪,使之主动配合治疗。

(3)器械、敷料与物品准备:①按手术条准备相应的手术台及器械。②表面麻醉剂、0.9%生理盐水、2%利多卡因、盐酸肾上腺素、红霉素眼膏、氯胺酮、1%阿托品注射液及常用抢救药品。

4.手术间及设备的准备

(1)做好手术间的清洁卫生,空气消毒后待用。

(2)检查手术灯是否处于正常运转状态,备好灯光照明。如果是显微手术,调试准备好显微镜。

(3)连接墙壁氧气、吸引器,准备麻醉呼吸机、血氧饱和度监测仪、开口器、气管插管、喉镜、吸痰管等各种急救设备。

2.手术过程及配合要点

(1)巡回护士根据手术条、腕带标记与家长核对患儿姓名、性别、眼别和手术名称,抱患儿上手术床,解开领扣。

(2)巡回护士与麻醉医师、手术医师一起核对患儿姓名、性别、眼别和手术名称。配合麻醉医师进行静脉穿刺,麻醉成功后,给予患儿低流量氧气吸入、肩下垫软枕,保持呼吸道通畅。

(3)用治疗巾包好患儿头部,术眼滴表面麻醉剂1~2滴,清洁术眼,用棉签蘸甲紫溶液标记术眼。

(4)协助手术医师穿手术衣、戴手套,给生理盐水,抽取麻醉药,调节显微镜、手术灯光。

(5)手术进行时,密切注意手术程序和所需用物,及时供给术中需要的物品。

(6)随时注意观察患儿呼吸、心率情况。

(7)手术完毕,协助手术医师涂红霉素眼膏,术眼覆盖无菌敷料。协助麻醉医师将患儿移至推床,护送至麻醉后恢复室,并与恢复室工作人员进行交接。

3.术后观察与护理

(1)患儿去枕平卧,头偏向健侧,口中如有分泌物及时清理,防止压迫术眼及呕吐物进入气管引起窒息。

(2)注意给患儿保暖,密切观察患儿意识、呼吸、面色、口唇、四肢皮温、口腔分泌物等情况,出现异常及时通知医师并协助处理。

(3)在保证患儿生命安全及不影响手术疗效与护理的前提下,尽量减少对患儿的束缚,并安排1名家长在恢复室陪护患儿,使患儿苏醒后能够第一眼看到自己的亲人,减少由于手术给患儿内心造成的恐惧与不安。

(4)加强对患儿的看护,防止患儿苏醒后哭闹,撕拽眼部敷料。

(5)患儿术后4小时可进水,6小时可进食,过早进食水可引起恶心呕吐。指导家长让患儿多进食蔬菜、水果和富含蛋白质的食物,保持大便通畅。

(6)麻醉作用可持续24小时,患儿离院后仍可能出现嗜睡或协调能力减弱,在此期间家长应让患儿尽量避免精细操作和需集中注意力的操作。

(7)注意保持眼周清洁,术后不要马上给患儿洗澡,以免引起眼部感染。

(8)遵医嘱正确、按时使用滴眼液及口服药,按规定时间换药、门诊复查,一旦出现剧烈疼痛、出血不止、恶性呕吐等症状应尽快到医院就诊。

(二)护士配合关键环节提示

(1)由于门诊手术室设备相对简单,患儿术前、术后没有住院,为手术意外抢救和病情观察增加了一定的困难,因此,2岁以下的患儿严禁在门诊手术室实施全麻手术。

(2)在手术的各个环节,严格执行三方安全核查制度。除特殊情况外,巡回护士不得擅离手术间,必须离开时应另有护士代替,并做好交接工作。

(3)严格执行无菌操作原则,并监督手术人员无菌操作,如有违反者及时指出并改正。

(4)为了缩短患儿与母亲分离时间,避免增加患儿心理伤害,预防患儿因哭闹而引起缺氧、发绀,应尽量在各项准备完成后再接患儿进入手术间。

(5)麻醉恢复期患儿可能出现幻觉与噩梦,表现为哭闹、躁动、精神激动,因此环境要安静,避免外界刺激。同时注意保护患儿,防止坠落、外伤,给予患儿爱抚及言语上的安慰。

九、白内障超声乳化摘除联合人工晶状体植入手术的护理配合

白内障是发生在眼球里面晶状体上的一种疾病,任何晶状体的浑浊都可称为白内障。需行白内障超声乳化摘除人工晶状体植入手术。

(一)手术流程及配合要点

1.术前准备

(1)医护人员仪表要求:①着手术室专用刷手衣,手术室专用拖鞋。②头戴一次性帽子(头发全部遮挡),面部戴一次性口罩(口、鼻全部遮挡)。③双手不能佩戴任何首饰及手表,指甲不能过长,不能涂指甲油。

(2)患者准备:①进手术室脱掉外衣,穿一次性鞋套和一次性手术衣。②洗眼护士与病历医嘱核对患者的姓名、性别、眼别、手术名称。③检查术前各项常规检查是否正常;术眼结膜、角膜有无炎症;家属或患者是否已签字同意手术。④询问患者有无不适及前三天是否滴用抗生素眼药水。⑤为患者进行眼部准备工作:清洗术眼并点散瞳药三遍。⑥评估患者的心理状态,对手术的了解及耐受情况、配合程度,为患者做好心理疏导,做好宣教工作,指导患者放松的方法。

(3)器械准备:内眼包、白内障盒(穿刺刀15°、裂隙刀3.2、晶状体调位钩、劈核钩、显微牙镊、撕囊镊、晶状体植入镊、显微开睑器备显微针持、显微剪、囊膜剪、水助吸针、弯头叉)白内障器械(大剪刀、直弯止血钳、超声乳化手柄、超声乳化手柄配套头、扳子、IA、推助器)、10 mL注射器。

(4)手术间的准备:做好手术间的清洁卫生及消毒,备好显微镜、白内障超声乳化机及一次性集液盒和平衡盐灌注液,连接好仪器电源,备氧气及心电监护仪,有全麻则做好全麻配合及准备。

2.手术过程

(1)巡回护士协助患者摆好手术体位,由手术医师主持核对三方核对单术前及麻醉前内容并记录,以治疗巾包好头部,术眼滴表面麻醉剂1~2滴共点三遍。

(2)协助手术医师穿手术衣、戴手套;给生理盐水;调试显微镜及白内障机。手术开始前巡回护士再次与手术医师一起核对患者姓名、性别、眼别、晶状体度数和手术名称。

(3)手术进行时,密切注意手术程序和所需用物,及时供给术中需要的物品,注意医嘱调节白内障机程序及参数。

（4）随时巡视患者精神及全身情况。

（5）手术完毕前由手术医师主持核对三方核对单术后内容并记录，术眼用无菌敷料覆盖，及屈光专用塑料眼罩；协助患者到准备间。

3.术后护理

（1）观察患者 10 分钟，如无异常后方可离院。

（2）术眼次日换药后将敷料去除，继续滴抗生素眼药水 3～5 天，每天 4 次，以预防感染和促进创口愈合。

（3）嘱患者生活要规律，禁偏食、饮食单调，多吃蔬菜、水果及蛋白质丰富的饮食，多饮水，少吃辛辣刺激性食物。不吃坚硬的食物，保持大便通畅。

（4）注意保持眼周清洁，前两天每天用干净、潮湿的毛巾擦拭面部，洗脸、洗澡时勿使洗发剂、洗面奶及污水进入眼内。避免剧烈活动。

（5）如出现眼胀痛伴头痛、局部红、肿及严重畏光、流泪，应尽早就医进行治疗。

（二）护士配合关键环节提示

（1）白内障手术属于内眼手术，不可与外眼手术同时进行，避免交叉感染。

（2）巡回护士告知患者上手术床后，思想放松，尽量不要紧张，双手放于身体两侧有任何不适可以说话，不得用手触摸眼部和手术台。张开嘴呼吸勿憋气。

（3）术前散瞳、点表面麻醉药很关键，要点够次数，表面麻醉药要求术前 5 分钟开始点药，不可过早，以免损伤角膜上皮。如瞳孔散大不够理想及时查找原因并告知手术医师。

（4）护士应熟知常用晶状体 A 常数，与患者 A 超结果及医嘱认真核对无误后方可将人工晶状体打开在手术台上。

（5）手术进行中巡回护士负责灌注液的及时供给，灌注液不可走空，以确保手术连续顺利完成。

十、小梁切除手术的护理配合

药物和激光治疗不能阻止进行性视神经损伤和视野缺损的各类青光眼。由于手术技术的改进和抗代谢药物的应用，小梁切除术后的眼压水平可与全层巩膜穿通滤过术后的眼压水平相近，因此现在小梁切除术几乎可以适用于所有需要做眼外滤过术的青光眼。

（一）手术流程及配合要点

1.术前准备

（1）医护人员仪表要求：①着手术室专用刷手衣，手术室专用拖鞋。②头戴一次性帽子（头发全部遮挡），面部戴一次性口罩（口、鼻全部遮挡）。③双手不能佩戴任何首饰及手表，指甲不能过长，不能涂指甲油。

（2）患者准备：①进手术室脱掉外衣，穿一次性鞋套和一次性手术衣。②洗眼护士与病历医嘱核对患者的姓名、性别、眼别、手术名称。③检查术前各项常规检查是否正常；术眼结膜、角膜有无炎症；家属或患者是否已签字同意手术。④询问患者有无不适及前三天是否滴用抗生素眼药水。⑤为患者进行眼部准备工作：清洗术眼。⑥评估患者的心理状态，对手术的了解及耐受情况、配合程度，为患者做好心理疏导，做好宣教工作，指导患者放松的方法。

（3）器械准备：青光眼包（内眼包、直弯血管钳、巾钳、剪刀、尖刀、针持、开睑器）、穿刺刀、显微弯剪、显微针持、显微牙镊、显微平镊、显微线镊、小梁剪、小碗）、1 mL、2 mL、5 mL、10 mL、10-0

线 5-0 线,双极电凝。

(4)手术间的准备:做好手术间的清洁卫生及消毒,备好显微镜,连接好仪器各电源,备氧气及心电监护仪,有全麻则做好全麻配合及准备。

2.手术过程

(1)巡回护士协助患者摆好手术体位,由手术医师主持核对三方核对单术前及麻醉前内容并记录,以治疗巾包好头部,术眼滴表面麻醉剂1～2滴共点三遍。

(2)协助手术医师穿手术衣、戴手套;给生理盐水;调试显微镜及电凝机。手术开始前,巡回护士再次与手术医师一起核对患者姓名、性别、眼别和手术名称。

(3)手术进行时,密切注意手术程序和所需用物,及时供给术中需要的物品。

(4)随时巡视患者精神及全身情况。

(5)手术完毕前由手术医师主持核对三方核对单术后内容并记录,术眼点妥布霉素地塞米松药膏,用无菌敷料覆盖并单眼包扎绷带;协助患者到准备间。

3.术后护理

(1)观察患者10分钟,如无异常后方可离院。

(2)术眼次日换药后将敷料去除,继续滴抗生素眼药水3～5天,每天4次,以预防感染和促进创口愈合。

(3)嘱患者生活要规律,禁偏食、饮食单调,多吃蔬菜、水果及蛋白质丰富的饮食,多饮水,少吃辛辣刺激性食物。不吃坚硬的食物保持大便通畅。

(4)注意保持眼周清洁,前两天每天用干净、潮湿的毛巾擦拭面部,洗脸、洗澡时勿使洗发剂、洗面奶及污水进入眼内。不做剧烈活动。让眼睛尽量休息。

(5)如再次出现局部红、肿、胀、疼痛,应尽早就医进行治疗。

(二)护士配合关键环节提示

(1)青光眼手术属于内眼手术,不可与外眼手术同时进行,避免交叉感染。

(2)巡回护士告知患者上手术床后,思想放松,尽量不要紧张,双手放于身体两侧有任何不适可以说话,不得用手触摸眼部和手术台。张开嘴呼吸勿憋气。

(3)术前切勿点散瞳药。

十一、角膜移植手术的护理配合

角膜移植就是用正常的眼角膜替换患者现有病变的角膜,使患眼复明或控制角膜病变,达到增进视力或治疗某些角膜疾病的眼科治疗方法。

(一)手术流程及配合要点

1.术前准备

(1)医护人员仪表要求:①着手术室专用刷手衣,手术室专用拖鞋。②头戴一次性帽子(头发全部遮挡),面部戴一次性口罩(口、鼻全部遮挡)。③双手不能佩戴任何首饰及手表,指甲不能过长,不能涂指甲油。

(2)患者准备:①进手术室脱掉外衣,穿一次性鞋套和一次性手术衣。②洗眼护士与病历医嘱核对患者的姓名、性别、眼别、手术名称。③检查术前各项常规检查是否正常;术眼结膜、角膜有无炎症;家属或患者是否已签字同意手术。④询问患者有无不适及前三天是否滴用抗生素眼药水。⑤为患者进行眼部准备工作:清洗术眼并点缩瞳药。⑥评估患者的心理状态,对手术的了解及耐受情况、配合程度,为患者做好心理疏导,做好宣教工作,指导患者放松的方法。

(3)器械准备:青光眼包(内眼包、直弯血管钳、巾钳、剪刀、尖刀、针持、开睑器、平镊、牙镊、烧灼器)、显微弯剪、显微针持、显微牙镊、显微平镊、显微开睑器、小碗、2 mL、5 mL、10 mL、10-0线)。

(4)手术间的准备:做好手术间的清洁卫生及消毒,备好显微镜,备好酒精灯。

2.手术过程

(1)巡回护士协助患者摆好手术体位,由手术医师主持核对三方核对单术前及麻醉前内容并记录,以治疗巾包好头部,术眼滴表面麻醉剂1~2滴。

(2)协助手术医师穿手术衣、戴手套;给生理盐水;调试显微镜及电凝机。手术开始前,巡回护士再次与手术医师一起核对患者姓名、性别、眼别和手术名称。

(3)手术进行时,密切注意手术程序和所需用物,及时供给术中需要的物品。

(4)随时巡视患者精神及全身情况。

(5)手术完毕前由手术医师主持核对三方核对单术后内容并记录,术眼点妥布霉素地塞米松药膏,用无菌敷料覆盖并单眼包扎绷带;协助患者到准备间。

3.术后护理

(1)观察患者10分钟,如无异常后方可离院。

(2)术眼次日换药后将敷料去除,继续滴抗生素眼药水3~5天,每天4次,以预防感染和促进创口愈合。

(3)嘱患者生活要规律,禁偏食、饮食单调,多吃蔬菜、水果及蛋白质丰富的饮食,多饮水,少吃辛辣刺激性食物。不吃坚硬的食物保持大便通畅。

(4)注意保持眼周清洁,前两天每天用干净、潮湿的毛巾擦拭面部,洗脸、洗澡时勿使洗发剂、洗面奶及污水进入眼内。不做剧烈活动。让眼睛尽量休息。

(5)如再次出现局部红、肿、胀、疼痛,应尽早就医进行治疗。

(二)护士配合关键环节提示

(1)角膜移植属于内眼手术,不可与外眼手术同时进行,避免交叉感染。

(2)巡回护士告知患者上手术床后,思想放松,尽量不要紧张,双手放于身体两侧有任何不适可以说话,不得用手触摸眼部和手术台。

(3)术前切勿点散瞳药。

(4)备好角膜材料。

十二、斜视矫正手术的护理配合

斜视手术的目的是建立双眼单视功能和改善外观。

(一)手术流程及配合要点

1.术前准备

(1)医护人员仪表要求:①着手术室专用刷手衣,手术室专用拖鞋。②头戴一次性帽子(头发全部遮挡),面部戴一次性口罩(口、鼻全部遮挡)。③双手不能佩戴任何首饰及手表,指甲不能过长,不能涂指甲油。

(2)患者准备:①进手术室脱掉外衣,穿一次性鞋套和一次性手术衣。②洗眼护士与病历医嘱核对患者的姓名、性别、眼别、手术名称。③检查术前各项常规检查是否正常;术眼结膜、角膜有无炎症;家属或患者是否已签字同意手术。④询问患者有无不适及前三天是否滴用抗生素眼药水。⑤为患者进行眼部准备工作:清洗术眼剪掉上下睫毛。⑥评估患者的心理状态,对手术的了解及耐受情况、配合程度,为患者做好心理疏导,做好宣教工作,指导患者放松的方法。

(3)器械准备:内眼包、巾钳、弯血管钳、直血管钳、针持、眼睑拉钩、斜视钩、牙镊、平镊、固定镊、开睑器、直剪、弯剪、规尺、棉签、眼垫、小碗、5 mL、6-0 线。

(4)手术间的准备:做好手术间的清洁卫生及消毒,备好手术照明灯。

2.手术过程

(1)巡回护士协助患者摆好手术体位,由手术医师主持核对三方核对单术前及麻醉前内容并记录,以治疗巾包好头部,术眼滴表面麻醉剂1~2滴。

(2)协助手术医师穿手术衣、戴手套;给生理盐水,抽取麻醉药;调节手术灯光。手术开始前,巡回护士再次与手术医师一起核对患者姓名、性别、眼别和手术名称。

(3)手术进行时,密切注意手术程序和所需用物,及时供给术中需要的物品。

(4)随时巡视患者精神及全身情况。

(5)手术完毕前由手术医师主持核对三方核对单术后内容并记录,协助手术医师涂红霉素眼膏,术眼用无菌敷料覆盖,协助患者到准备间。

3.术后护理

(1)由于已有缝线患者,嘱患者隔天到医院进行换药处理,在此期间滴用抗生素眼药水,每天 4 次。

(2)嘱患者生活要规律,禁偏食、饮食单调,多吃蔬菜、水果及蛋白质丰富的饮食,多饮水,少吃辛辣刺激性食物。

(3)注意保持眼周清洁,前两天每天用干净、潮湿的毛巾擦拭面部,洗脸、洗澡时勿使洗发剂、洗面奶及污水进入眼内。

(4)如出现局部伤口红、肿、胀、疼痛,伤口渗血等应尽早就医进行治疗。

(二)护士配合关键环节提示

(1)斜视手术不可与内眼手术同时进行,避免交叉感染。

(2)巡回护士告知患者上手术床后,思想放松,尽量不要紧张,双手放于身体两侧有任何不适可以说话,不得用手触摸眼部和手术台。

(3)器械护士准备手术台时应多备眼垫,以应手术需要。

(4)备好手电,以便医师术中查眼位。

十三、上睑下垂矫正手术的护理配合

上睑下垂是由于提上睑肌功能不全或丧失,以致上睑部分或全部下垂,遮挡部分或全部瞳孔,有单侧也有双侧。手术的根本目的在于:提高下垂的上睑,恢复正常的睑裂高度,暴露出瞳孔,扩大视野,防止弱视,矫正异常形态,改善面容。总之,既要达到功能上的恢复,又要达到美容目的。

(一)手术流程及配合要点

1.术前准备

(1)医护人员仪表要求:①着手术室专用刷手衣,手术室专用拖鞋。②头戴一次性帽子(头发全部遮挡),面部戴一次性口罩(口、鼻全部遮挡)。③双手不能佩戴任何首饰及手表,指甲不能过长,不能涂指甲油。

（2）患者准备：①进手术室脱掉外衣，穿一次性鞋套和一次性手术衣。②对于意识清楚的患者，洗眼护士可以询问的方式，核对患者的资料（姓名、性别、眼别、手术名称），根据其叙述的情况与手术条核对是否相符。对于智力不足、意识不清的患者，应查看病历手册，并与手术医师及家属进行核对，为患者佩戴具有身份识别功能的腕带标记。③查看术前各项常规检查结果是否正常，患者或家属是否已签字同意手术。④询问患者有无药物过敏史，如有在病历手册首页注明。询问患者有无不适及前三天是否滴用抗生素眼药水，女性患者询问是否月经来潮期。⑤查看患者术眼有无炎症，滴表面麻醉剂 1～2 滴，清洁术眼，用棉签蘸甲紫溶液标记术眼。⑥患者由于容貌缺陷，常产生自卑感、孤独感，应多与之沟通，进行心理疏导，告诉患者通过手术可改变外观，鼓励患者积极面对。向患者讲解手术目的、方法，消除患者对手术的恐惧和顾虑，取得患者积极配合与理解，提高手术成功率。

（3）器械、敷料与物品准备：①内眼无菌手术台、尖刀、弯剪、直剪、巾钳、弯止血钳、直止血钳、持针器、有齿镊、无齿镊、固定镊、眼睑拉钩、斜视钩、HOZE 板、直尺、5 mL 注射器、5-0 丝线（6-0 丝线）、适量棉球、棉签、大量纱布、治疗巾两块。②表面麻醉剂、0.9% 生理盐水、2% 利多卡因、盐酸肾上腺素、红霉素眼膏、甲紫溶液。

（4）手术间及设备的准备：①做好手术间的清洁卫生，空气消毒后待用。②检查手术灯是否处于正常运转状态，备好灯光照明。

2.手术过程及配合要点

（1）巡回护士根据手术条与患者或腕带标记核对姓名、性别、眼别和手术名称，协助患者摆好手术体位，用治疗巾包好头部，术眼滴表面麻醉剂 1～2 滴，调节手术床头部，以患者感到舒适为宜。

（2）协助手术医师穿手术衣、戴手套，给生理盐水、甲紫溶液，抽取麻醉药，调节手术灯光。手术开始前，巡回护士再次与手术医师一起核对患者姓名、性别、眼别和手术名称。

（3）手术进行时，密切注意手术程序和所需用物，及时供给术中需要的物品。

（4）注意观察患者呼吸、脉搏等全身情况。

（5）手术完毕，协助手术医师涂红霉素眼膏，术眼覆盖无菌敷料，加压包扎 24 小时。

3.术后观察与护理

（1）患者到观察室进行观察，无剧烈疼痛、敷料渗血等情况方可离院。

（2）指导患者进食高蛋白、高维生素、富含粗纤维、营养丰富的食物，注意饮食结构合理，保证充分的营养供给，提高机体抵抗力和组织修复能力，同时也能保持大便通畅，预防便秘。

（3）教会家属观察患者睡眠时眼睑闭合情况，如发现眼睑闭合不全需要涂抹大量抗生素眼膏，防止出现暴露性角膜炎。

（4）注意保持伤口清洁，伤口上有血痂或分泌物，可用无菌生理盐水或 75% 乙醇棉签擦拭。嘱患者勿用脏手用力揉擦眼，同时局部给予抗生素眼药水和保护角膜的眼药水、眼药膏。

（5）遵医嘱正确、按时使用滴眼液及口服药，按规定时间换药、门诊复查，皮肤缝线于手术后 7 天拆除，一旦切口部位出现红、肿、痛症状应尽快到医院就诊。

（二）护士配合关键环节提示

（1）在手术的各个环节，严格执行三方安全核查制度。除特殊情况外，巡回护士不得擅离手术间，必须离开时应另有护士代替，并做好交接工作。

（2）严格执行无菌操作原则，并监督手术人员无菌操作，如有违反者及时指出并改正。

（3）上睑下垂手术前只需要清洁术眼，不用备皮（剪睫毛），目的是便于术中观察睫毛方向，避免术后出现睑内翻。

（4）术前做好患者的心理护理，嘱患者术中尽量放松，深呼吸，以减轻肌肉牵拉引起的不适。

（5）巡回护士告知患者上手术床后，思想放松，尽量不要紧张，如有不适或任何要求说话，不得用手触摸眼部和手术台。

十四、眼球摘除手术的护理配合

眼球摘除手术是指眼球的功能已全部丧失，为解除眼剧痛或威胁健眼及生命所采取的手术。手术适应证为：眼内恶性肿瘤、严重的眼球破裂伤、绝对期青光眼、严重的眼球萎缩、角膜穿孔、角巩膜葡萄肿、眼内炎等。手术目的是解除痛苦，保护健眼，消除危及生命的因素及美容等，是一种破坏性手术，也是治疗的最后手段。

（一）手术流程及配合要点

1.术前准备

（1）医护人员仪表要求：①着手术室专用刷手衣，手术室专用拖鞋。②头戴一次性帽子（头发全部遮挡），面部戴一次性口罩（口、鼻全部遮挡）。③双手不能佩戴任何首饰及手表，指甲不能过长，不能涂指甲油。

（2）患者准备：①进手术室脱掉外衣，穿一次性鞋套和一次性手术衣。②对于意识清楚的患者，洗眼护士可以询问的方式，核对患者的资料（姓名、性别、眼别、手术名称），根据其叙述的情况与手术条核对是否相符。对于智力不足、意识不清的患者，应查看病历手册，并与手术医师及家属进行核对，为患者佩戴具有身份识别功能的腕带标记。③查看术前各项常规检查结果是否正常，患者或家属是否已签字同意手术。④询问患者有无药物过敏史，如有在病历手册首页注明。询问患者有无不适及前三天是否滴用抗生素眼药水，女性患者询问是否月经来潮期。⑤查看患者术眼有无炎症，滴表面麻醉剂1～2滴，清洁术眼，用棉签蘸甲紫溶液标记术眼。⑥应以坦诚的态度与患者进行交谈，建立良好的护患关系，帮助患者正确认识和对待自己的疾病，鼓励患者勇敢地面对现实，做好相应的解释工作，简单讲解手术过程，做好疾病知识的介绍，讲解有关义眼配置方面知识，使其减轻因毁容而产生的心理压力，解除思想顾虑，使其对手术充满信心，以最佳的心理状态接受治疗。

（3）器械、敷料与物品准备：①内眼无菌手术台、弯剪、直剪、开睑器、巾钳、弯止血钳、直止血钳、持针器、有齿镊、无齿镊、固定镊、眼睑拉钩、斜视钩、钢球、视神经剪、5 mL注射器、6-0可吸收线、适量棉球、棉签、大量纱布。②表面麻醉剂、生理盐水、2％利多卡因、丁哌卡因、盐酸肾上腺素、红霉素眼膏、碘仿。

（4）手术间及设备的准备：①做好手术间的清洁卫生，空气消毒后待用。②检查手术灯是否处于正常运转状态，备好灯光照明。

2.手术过程及配合要点

（1）巡回护士根据手术条与患者或腕带标记核对姓名、性别、眼别和手术名称，领患者上手术床，用治疗巾包好头部，术眼滴表面麻醉剂，调节手术床头部，以患者感到舒适为宜。

（2）协助手术医师穿手术衣、戴手套，给生理盐水、抽取麻醉药，调节手术灯光。手术开始前，巡回护士再次与手术医师一起核对患者姓名、性别、眼别和手术名称。

（3）手术进行时，密切注意手术程序和所需用物，及时供给术中需要的物品。

（4）术中牵拉会使患者感到疼痛、不适，嘱其放松做深呼吸，以减轻痛苦。遇出血较大时，注意观察患者血压脉搏等生命体征变化，协助医师进行处理。

（5）手术完毕，协助手术医师涂红霉素眼膏，术眼覆盖无菌敷料，加压包扎24小时。

（6）眼球取出，巡回护士协助手术医师，将标本放入装有10％福尔马林溶液的标本袋内固定保存，核对医师填写的病理单、登记本。

3.术后观察与护理

（1）患者到观察室进行观察，无剧烈疼痛、敷料渗血等情况方可离院。

（2）指导患者进食高蛋白、高维生素、富含粗纤维、营养丰富的食物，注意饮食结构合理，保证充分的营养供给，提高机体抵抗力和组织修复能力，同时也能保持大便通畅，预防便秘。

（3）嘱患者尽量卧床休息，不宜过多转动眼球。

（4）术后疼痛多在麻醉作用消失后，患者如自觉疼痛，可给予镇痛剂。

（5）注意保持眼周清洁，遵医嘱全身使用抗生素及止血药物，眼局部滴眼药水，防止术后感染。

（6）眼部包扎不宜过早解除，按规定时间换药、门诊复查，保持伤口清洁、干燥。

术后7天，球结膜切口愈合好，表面麻醉下拆除缝线。

（二）护士配合关键环节提示

（1）眼内炎患者行眼球摘除手术，应在感染手术间进行，术后处置严格按照感染手术处理。

（2）在手术的各个环节，严格执行三方安全核查制度。除特殊情况外，巡回护士不得擅离手术间，必须离开时应另有护士代替，并做好交接工作。

（3）严格执行无菌操作原则，并监督手术人员无菌操作，如有违反者及时指出并改正。

（4）巡回护士告知患者上手术床后，思想放松，尽量不要紧张，如有不适或任何要求说话，不得用手触摸眼部和手术台。

（5）术前应将碘仿从冰箱内取出，使药液尽快溶化，使用前充分摇匀。

（6）术中如患者出现躁动表现，及时安慰患者，取得患者合作，以免影响术者手术操作损伤组织。

（7）器械护士应备齐不同型号的钢球，以适应手术的需要。

（蒋素琼）

第四节　口腔颌面外科门诊手术护理

一、手术包准备

（一）一类手术

用大手术包：用于颌下腺摘除、甲状舌管囊肿及瘘管摘除术、舌下腺囊肿摘除术等。

1.器械类

3号刀柄1把、11号刀片、平齿镊各1把、单齿组织镊1把、小直血管镊4把。中直血管镊2把、小弯血管镊6把、中弯血管镊4把、细齿镊2把、持针器2把、帕镊5把、线剪1把、组织剪1把。

2.布类

大包帕2张、手术衣3件、治疗巾8张、长口单1张。

3.其他

吸引管1根、橡皮引流管1根、弯盘1个、药杯3个、6×14号圆针带3-0白丝线针2颗、6×14号带3-0黑丝线三角针2颗、1号白丝线管1个、引流条1根、橡皮手套3双、棉签、纱布、消毒液、75%乙醇、麻药、空针。

4.特殊器械

单钩1个、甲状腺拉钩1把、2齿拉钩1把、小组织剪1把、骨剪1把。

（二）二类手术

用中手术包：用于口角及唇修复术、鼻翼成形术、颌下淋巴结切除术、死骨刮除术等。

1.器械类

3号刀柄1把、11号刀片平镊、组织镊各1把、单齿组织镊1把、小直血管镊2把、小弯血管镊3把、中直血管镊1把、中弯血管镊2把、细齿镊1把、持针器1把、帕镊3把、组织剪1把、线剪1把。

2.布类

中包帕1张、大包帕1张、有孔巾1张、治疗巾3张。

3.其他

弯盘1个、药杯1个、6×14号圆针、3-0白丝线、6×14号三角针、3-0黑丝线、皮肤消毒液、75%乙醇、麻药、空针、橡皮手套、纱布、棉签、碘仿纱条。

4.特殊器械

单钩1个、大小骨膜剥离器各1个、双头锐匙1把、大锐匙1把、骨剪1把、骨钳1把、单面凿1把、骨锤1把、骨锉1把。

（三）三类手术

用小手术包：用于痣切除、口腔颌面部小肿块切除术、各种包块活检术、唇舌系带矫正术、牙龈瘤切除术、面部外伤清创缝合术、切开引流术、黏液腺囊肿、皮脂腺囊肿切除术。

1.器械类

3号刀柄1把、11号刀片、平镊、组织镊各1把、小血管镊1把、小弯血管镊1把、小组织剪1把、持针器1把、线剪1把。

2.布类

小包帕1张、治疗巾2张、有孔巾1张。

3.其他

纱布、棉签、6×14号三角针、3-0黑丝线、6×14号圆针、3-0白丝线、麻药、空针、橡皮手套。

4.特殊器械

根据具体情况加减单钩、2齿露钩、大小骨膜剥离器、开口器、双头锐匙等。

二、口腔颌面外科门诊手术的常规护理

（一）术前护理

（1）征得患者及其家属同意后，签署手术同意书，方可进行手术。

（2）根据手术范围大小，应作必要的化验检查和 X 线检查，并检查其结果。

（3）热情接待患者，询问患者全身情况，有无心血管疾病、出血性疾病、糖尿病、药物过敏史等，女性患者若在月经期或妊娠期，应根据病情延期手术。口内手术，若牙石较多应作洁治。对患者交待手术目的和预后，手术可能发生的并发症，作好解释工作，消除紧张情绪，以便配合治疗。

（4）准备手术用器械物品。

（二）手术当日术前护理

（1）核对患者姓名、手术名称、部位。

（2）测量患者体温、脉搏、呼吸、血压。

（3）检查术区局部有无急性炎症。术区常规备皮。

（4）备好 1/5 000 洗必泰漱口液。

（5）根据手术需要调节好椅位和灯光，为患者戴好胸巾。

（三）术中护理

（1）密切观察患者的全身情况，注意患者对麻醉药的反应，生命体征的变化，如有异常及时报告医师，并协助医师救治。

（2）多巡视，及时补充手术中所需用品。用无菌技术协助医师操作，如牵拉口角，清除术区血液、唾液，保持术野清晰，击锤、剪线等。

（3）负责手术标本保管和送检。

（四）术后护理

（1）协助医师包扎伤口，清洁患者颌面部。

（2）术后健康指导：保持口腔卫生，餐后用漱口液漱口，不食过热、过硬和辛辣食物。术后注意事项，复诊及拆线日期。

（3）清点器械、用品，除特殊的处理外，术后器械用 15/1 000 消洗灵初消毒，再清洗、灭菌。

（4）椅位（床位）还原。

下述门诊手术的护理，仅就特殊事项加以叙述，常规护理不再重复。

三、牙槽骨修整术的护理

牙缺失后，可能在牙槽骨上出现不利义齿修复的各种异常情况，为了便于义齿戴入及使牙槽骨均匀地承受咬合压力，因此要去除妨碍装戴义齿的牙槽骨突起部分，注意勿切除过多，以免影响牙槽突的高度和宽度，不利于义齿的固位。

（一）手术前的护理

（1）器械和用物准备：一次性检查盘一套（牙科镊子、探针、口镜各一个）；手术包一个内有 3 号刀柄、11 号刀片、大小骨膜剥离器各一个、单面凿、骨锉、口角拉钩、咬骨钳、持针器、线剪、6×14 号三角针带 3-0 黑丝线、麻药杯、纱布和纱球、孔巾；另备吸唾器、冲洗器、生理盐水、一次性橡皮手套、一次性注射器、1% 碘酊和 75% 乙醇消毒口内黏膜和口周皮肤。

（2）根据患者全身情况按医嘱备好麻药，常用加肾上腺素的 2% 普鲁卡因，2% 利多卡因等。

（二）术中护理

（1）切开翻瓣：护士用口角拉钩拉开患者的唇部或颊部，以充分暴露手术视野，随时协助医师止血。

(2)去骨:如用骨凿去骨时,护士在击锤时用力要轻,以免去骨过多影响义齿的固位。如大面积去骨,护士应用生理盐水协助医师冲洗骨面,去净骨碎片并吸净口内液体。

(3)缝合时护士要协助止血、穿针、剪线等。

(三)术后护理

(1)对术后咬纱球的患者,嘱半小时后吐掉。

(2)嘱患者当天不吃过硬和过热的食物,饭后漱口,保持口腔清洁。

(3)嘱患者最好在术后一周拆线,因牙槽突部位承担咀嚼摩擦力较多,过早拆线导致创口裂开。

四、颌面部小肿物切除及活体组织检查的护理

颌面部常见的小肿物有皮脂腺囊肿、乳头状瘤、黏液腺囊肿、痣等。为了明确诊断和治疗,需截取部分活体组织进行切片检查。

(一)术前护理

(1)器械及用物准备:用小手术包,根据需要备 5×14 号三角针和 5-0 黑丝线,皮肤和黏膜消毒剂,装有 10%福尔马林的标本瓶,病理检查申请单,必要时备吸引器。

(2)按医嘱准备麻药。

(二)术中护理

(1)切开剥离时护士协助牵拉切口,用纱布止血。肿物或组织暴露时,护士用组织镊夹住肿物或组织,使手术顺利进行。

(2)缝合时护士根据情况备好针线。如切口在面部应用小针细线以减少术后瘢痕。

(3)手术部位在面部的用 75%乙醇小纱布覆盖切口,另在其上盖纱布包扎。

(4)如术中出血较多时,护士应协助医师结扎血管止血并吸引血液。

(5)术中切下的组织,如需作活体组织检查的,应立即放在标明患者的姓名、性别、年龄的标本瓶内,以防丢失。

(三)术后护理

(1)健康指导:面部伤口避免受压,回家每天用 75%乙醇清洗伤口 2～3 次,以免分泌物污染敷料而造成感染;若有肿胀、出血等不适,应即时就诊。嘱患者 5～7 天拆线。

(2)护士送活体组织标本时要核对检查单上的项目是否与标本瓶上的相符。

五、唇舌系带矫正术的护理

唇、舌系带过短影响正常运动功能时均应矫正。

(一)术前护理

1.患儿的说服工作

可采用电视或周围的勇敢小朋友作榜样,鼓励说服患儿。

2.器械及用物的准备

小手术包一个、开口器、舌钳、牵舌用的粗线及大圆针。

3.体位与麻醉

合作的患儿取坐位,用浸润麻醉;过小不合作的患儿用基础麻醉,取仰卧位。

（二）术中护理

（1）为患儿取好体位,铺好孔巾,如是合作患儿孔巾不要遮盖患儿头部,以免患儿恐惧。

（2）护士协助医师将舌体提起或牵拉唇。在切开后护士同时要进行止血,协助缝合。整个手术过程中,医护配合要默契,动作要轻、迅速而准确。

（三）术后护理

（1）术后用纱球压迫伤口几分钟,若无出血方可让患儿离去。

（2）嘱进食温凉的流食或半流食,最好术后即食冷饮。

（3）术后可能有轻度肿胀,且因麻醉的原因,舌的感觉暂时丧失,注意勿使患儿咬伤舌部。

（4）术后5～7天拆线。

（5）术后若有出血、口底肿胀、呼吸困难应及时急复诊。

六、牙龈瘤切除术的护理

（一）术前护理

手术器械及用物的准备:小手术包一个,另备咬骨钳、调拌塞治剂的用物一套(调拌刀、调拌板、塞治剂、丁香油),碘仿纱条、标本瓶、病理检查申请单。

（二）术中护理

（1）术中护士应协助医师止血,如需送病理检查,护士应保护好组织。

（2）护士应协助医师将牙槽创面尽量拉拢黏膜缝合。如创面较大可用碘仿纱条填塞,对既不能缝合又不能填塞的创面,可用牙周塞治剂覆盖,护士应立即调拌塞治剂,调拌的黏稠度要适宜,若太稀易被渗血冲掉,不宜粘牢,干燥创面,放置塞治剂。

（三）术后护理

（1）嘱患者进食温软的食物或半流质勿用患侧咀嚼,以免塞治剂早期脱落。

（2）如创口塞治剂脱掉,出血应随时就诊。

（3）饭后漱口,不要用力过大,以免冲掉塞治剂。

（4）术后5～7天拆线。

（5）如需送病理检查者,护士负责送组织标本。

七、颌骨囊肿刮治术和舌下腺及其囊肿摘除术的护理

颌骨囊肿有根尖囊肿、含牙囊肿、始基囊肿、角化囊肿等,如囊肿伴有感染需先用抗生素控制炎症后再行手术治疗。舌下腺囊肿治疗时原则上在摘除囊肿的同时将舌下腺摘除。

（一）术前护理

（1）准备好已摄X线片,以便明确囊肿的范围与邻近组织的关系,确定切口的大小。

（2）对已包含在颌骨囊肿内要保留的牙,术前应作根管治疗。

（3）手术器械及用物:手术包一个,另备碘仿纱条、骨蜡、冲洗器、生理盐水、吸引器,舌下腺手术需备银探针、压舌板、引流条等。

（4）患者取坐位。

（二）术中护理

（1）连接好吸引器,并将X线片装在读片灯上,以供医师参考。

（2）协助止血。翻瓣时护士用吸引器吸净口内分泌物,同时协助医师暴露手术野。

（3）去骨暴露囊肿,护士在击锤时,用力适当,方向不能偏,注意勿损伤要保留的牙及邻近的骨组织。

（4）囊肿取出后清理伤口,护士用生理盐水彻底冲洗伤口,同时要充分止血,如压迫止血无效,可用骨蜡填塞止血。舌下腺手术医师在剥离腺体时,护士要注意止血使手术野清楚,保护好颌下腺导管、舌神经及舌动静脉。

（5）舌下腺及囊肿摘除后要充分止血,防止术后口底血肿。

（6）缝合时护士协助止血、剪线、备好碘仿纱条或引流条等。

（三）术后护理

（1）术毕护士用绷带于相应手术部位的口外做加压包扎,24小时取下。

（2）嘱患者休息半小时再离去。

（3）嘱患者近日食温凉的半流质或饮食,勿咬硬物,以免造成继发性骨折。

（4）注意休息,置引流条者24小时取出,7天后拆线,定期复查。

（5）舌下腺手术术后当天可含冰块,注意不要冻伤。

（6）患者术后有肿胀、出血、憋气等不适应立即就诊。

八、口腔颌面部损伤的护理

根据损伤的原因和伤情不同,其临床症状和处理各有其特点。护士根据情况作相应的准备和护理。

（一）颌面部软组织损伤的护理

（1）只伤及表面者首先是清洁创面,除去附着于创面的泥沙或异物,让其干燥结痂。护士应协助医师先用3%过氧化氢清洗,再用生理盐水清洗,最后消毒包扎。

（2）清创缝合:如创口需缝合时护士应准备缝合所需用品,协助医师清洗、消毒创口后缝合。在手术中始终应随时观察患者的生命体征。

（3）患者的健康指导:嘱患者保持创口清洁,每天可用75%乙醇清洗创口两次。行清创缝合者5～7天拆线。

（二）牙损伤的护理

牙损伤可分为牙挫伤、牙脱位、牙折三类。

（1）牙损伤后应尽可能的保留牙,护士根据情况准备用物。

（2）如需松牙固定的应备好牙弓夹板或金属结扎丝、持针器、钢丝剪、钢丝钳、压器等。在作牙结扎固定时护士协助医师暴露视野,剪断钢丝等。

（3）患者的健康指导:①不要用患牙咀嚼食物,使患牙得到休息。②定期观察,每月复查一次。③做牙固定的患者3～4周拆除固定的结扎丝。

九、三叉神经痛治疗的护理

原发性三叉神经痛原因不明。治疗方法常用药物、封闭疗法和手术疗法。

（一）封闭疗法

用0.5%盐酸布比卡因加维生素B_{12}做神经干和穴位封闭每天一次,10次1个疗程。护士协助患者就座调节好椅位,并准备好药物。

(二)手术疗法

原发性三叉神经痛颌骨病变骨腔刮治术,是对患者采用扳机点追踪定位后,再行颌骨病变骨腔刮治。

1.术前护理

(1)定位准确后,作好患者的思想工作,消除紧张、恐惧心理。

(2)器械准备:手术刀、11 号尖刀片、大骨膜分离器、小骨膜分离器、单斜面骨凿、双头锐匙、巾钳、线剪、针持、缝针和 3-0 的黑线、冲洗弯针头、注射器、无菌孔巾。

(3)药物准备:0.9%生理盐水、3%过氧化氢、麻药、复合抗生素。

2.术中护理

(1)手术中医师在切开、翻瓣、搔刮骨腔时,护士协助止血。

暴露骨腔凿骨时,护士用骨锤锤击时用力要适当,如是下颌骨,护士应用另一只手托护患者下颌骨。

(2)护士备好 3%过氧化氢和 0.9%生理盐水,用注射器反复冲洗骨腔。

(3)协助医师置入复合抗生素后,缝合伤口。

3.术后护理

(1)嘱患者 30 分钟后吐出压迫止血纱球。

(2)当日进食温凉的饮食。

(3)静脉注射抗生素 3 天,同时口服抗生素。

(4)术后 7~10 天拆线。

十、口腔颌面部感染的护理

(一)冠周炎的护理

(1)病情严重者可全身用药。

(2)局部治疗:保持口腔清洁每天进食后可用温热盐水,或 1/5 000 洗必泰含漱,以清除口内食物残渣。

龈袋冲洗上药:用带弯钝头针的注射器抽吸 3%过氧化氢或生理盐水后,将针头插入盲袋内反复冲洗,以清洗盲袋中的食物残屑、细菌及分泌物;然后干燥患处,用探针蘸一滴碘甘油或碘酚送入龈袋内,以烧灼水肿的牙龈组织,达到清洁、消肿、消炎、止痛的作用。冲洗时动作要轻柔缓慢,勿损伤软组织。放碘酚时要保护好周围组织,以免灼伤。

(3)理疗和针刺疗法。

(4)手术治疗:冠周脓肿形成后应行切开引流,待炎症消除后,尽早拔除阻生牙。对位置正常的阻生牙,炎症消后可作冠周龈瓣切除,以免炎症复发。慢性智齿冠周炎合并有颊瘘者,除拔除阻生牙外,还应搔刮瘘管。

(5)饮食护理:嘱患者多饮水,以稀释体内的毒素和补充体液,食高热量、高蛋白的流质或半流质,以增加抗病力,促进机体康复。必要时给予输液。

(二)颌面部间隙感染的护理

对病变范围广,高热、全身中毒症状重者应入院治疗。

门诊治疗时做好护理配合。

(1)测体温、脉搏、血压、呼吸,血常规化验。

(2)需手术切开引流时,护士准备好手术器械、用药,配合手术,观察患者。

(3)健康指导:①适当休息,减少局部活动。②遵医嘱口服或注射药物。③按时换药。④保持口腔清洁。⑤食用高热量、易消化富含维生素 B、C 的流质或半流质饮食。⑥嘱患者感染控制后及时处理病灶牙。

(三)颌骨骨髓炎的治疗护理

(1)急性颌骨骨髓炎以控制感染,缓解症状,增强机体抵抗力的全身治疗为主,配合排除脓液,拔除病灶牙的手术治疗。

(2)注意休息:保证患者休息好和有足够的睡眠时间。

(3)饮食护理:给以高热量、易消化的流质或半流质,高热患者应给予静脉补液。

(4)慢性颌骨骨髓炎应以手术治疗为主,配合药物治疗。

(5)手术后置引流条者,护士应观察引流物的量、性质,引流条可在术后 2 天抽出,也可根据伤口具体情况进行交换引流条。面部或口内的缝线及填塞的碘仿纱条,一般可在术后 5～7 天拆除。

(6)口腔护理:应随时保持口腔清洁,对口内行颌间拴丝者,可用漱口液加压冲洗口腔。

(7)防止窒息:若因颌骨体缺失而舌后坠,出现呼吸困难时,应行气管切开。

(8)为了加速创口的愈合,改善局部血运及张口度,术后可配合理疗或热敷。

(9)嘱患者结扎丝去除后,应逐渐练习张口动作,至功能恢复正常。练习时勿食坚硬食物及暴饮暴食。

(四)颌面部疖和痈的治疗护理

(1)治疗分为局部敷药和全身抗菌药物治疗。

(2)嘱患者注意休息,尽量减少说话、咀嚼、挤压等局部活动。

(3)嘱患者早期禁用热敷,以尽量避免感染扩散,引起并发症。

(4)如患者疖、痈脓头破溃或脓栓形成时,护士应准备无菌高渗盐水和抗生素液纱布为患者局部持续湿敷,以利引流。

(5)观察患者全身情况,了解病情变化,如有异常,及时处理。

(6)保持局部清洁,避免炎症扩散。

(7)饮食:给予高蛋白、高热量、易消化的流质和足够的水分,必要时静脉补充液体,加速毒素排除。

十一、颞下颌关节紊乱症治疗的护理

颞下颌关节紊乱征的治疗方法有封闭疗法、针灸治疗、理疗。

(一)封闭疗法

(1)准备封闭治疗用药和注射器,协助医师消毒,注射。

(2)护士在治疗中或治疗后要做好患者的健康指导。患者应防止张口过大,避免关节损伤。嘱患者纠正不良习惯,如单侧咀嚼、紧咬牙习惯等。患者受寒冷后不能立即作突然大开口和咀嚼运动,以防肌肉扭伤。

(二)氯乙烷喷雾疗法的护理

1.用物准备

检查盘,纱球,棉球,有孔巾,小毛巾,凡士林,氯乙烷。

2.护理配合

(1)患者取半卧位,患侧关节面侧向正中位,以便进行操作。

(2)将患处涂凡士林,以免损伤皮肤。

(3)用棉球塞住治疗侧外耳孔,防止药物浸入耳内。

(4)用小毛巾遮盖患者面部,铺有孔巾,暴露治疗部位。

(5)喷射药物时应上下移动,皮肤发白即可停止。

(6)治疗完毕,取下孔巾及小毛巾及耳孔内的棉球,清洁用物,预约患者复诊时间。

3.注意事项

(1)对精神紧张的患者,应给予耐心的解释与关心,消除顾虑,增强治疗信心。

(2)进行氯乙烷治疗时,一定要注意眼、耳的保护,防止药物侵入。

(3)喷射药物适量,避免皮肤冻伤。

(三)颞颌关节镜检查

为了进一步明确关节是否有器质性破坏和治疗,可作关节镜检查,同时注入药物治疗。

(1)用物准备:颞颌关节镜一套、0.9%生理盐水、输液挂柱一个、输液网一个、输液器一个、5 mL注射器两个、盐酸利多卡因 10 mL、无菌孔巾、手术衣两件、无菌手套两副、缝合器一套等。

(2)护士协助医师消毒并穿手术衣。将输液器包装打开,由带好手套的医师取出,护士协助将输液器插入已消毒好瓶口的 0.9%生理盐水并挂于挂柱上待用。

(3)医师作检查时护士要巡视观察患者全身情况,如有异常立即报告医师作处理。

(4)检查结束后嘱患者休息 30 分钟后再离开,近日食软食。按时用抗生素,预防感染。5~7 天拆线。

(5)用物处理:关节镜用甲醛熏消毒。

十二、拔牙术护理

拔牙是口腔颌面外科的最常见的基本手术。牙拔除术可导致不同程度的牙周软组织及牙槽骨的损伤;同时该手术多是在已感染的组织上进行,故能引起不同程度的全身反应,尤其对有心血管系统疾病、血液病的患者,如不注意,会造成严重后果,因此应严格掌握拔牙适应证和禁忌证。

(一)拔牙术前的护理

1.患者的健康指导

(1)热情接待患者,了解其就诊目的,一切治疗都应事先取得患者或家属的同意,向其说明拔牙目的以及拔牙后可能出现的不适和并发症,解除其恐惧心理,以最佳心理状态配合治疗,顺利完成手术。

(2)询问有关病史及药敏史,特别是过去有无拔牙史以及有无麻醉后晕厥,术后出血史,必要时做麻醉药皮试。对有高血压、心脏病患者应根据病情轻重决定能否拔牙,必要时心电监护拔牙。

(3)严格掌握拔牙适应证、禁忌证,协助医师认真仔细检查核对患者姓名,要拔的牙位、拔牙原因,必要时提供 X 线片,以供医师参考。

(4)除病员全身情况外,应做详细的局部检查如病牙有无叩痛,局部软组织有无红肿。然后根据全身和局部情况确定是否拔牙。

2.拔牙器械的准备

(1)一次性器械盘一套(口镜、探针、双弯镊子)。

(2)各种敷料盒(棉签、棉球、纱球)。

(3)拔牙包一个,内有牙挺、牙钳、双头刮匙、牙龈分离器。

(4)漱口水一杯。

(5)根据不同情况应准备如:增隙器、骨锤、双斜面凿、单斜面凿、刀状凿、宽圆凿、手术刀柄、刀片、大小骨膜分离器、剪刀、持针器、缝针、线、骨锉、根尖挺、三角挺及高速手机、钻针和吸引器。

3.椅位准备

(1)为了便于手术的进行,患者与术者均应有合适的体位,患者常取坐位,面对光源。

(2)拔除上颌牙时,患者头应稍后仰使上颌牙𬌗面约与地面呈45°角。患牙约与医师肩同高。

(3)拔除下颌牙时牙椅位稍降低应使患者下牙𬌗面与地面平行,患牙与医师肘关节同高。有的医师主张低位拔牙,即患者的体位较上述位更低。患者张口时应有充足的光线正对手术野。

(4)如患者不能坐位拔牙时,也可采取侧卧位。

(二)拔牙术中的护理

(1)拔牙术中的心理护理:护士在拔牙过程随时安慰患者,让其了解手术情况,使患者完全配合治疗。

(2)基本操作的护理:①护士为患者调好就座椅位,头靠、调灯光、围治疗巾。②请患者漱口,常用1/5 000洗必泰。③医师一般在患者右前方,也可在患者右后方,护士配合应站立患者左侧以利传递器械、吸唾液或血液、协助医师操作或去骨。④协助医师消毒口周皮肤及口腔黏膜,准备好注射器及麻醉药,医师注射麻醉药后,注意观察患者有无不良反应,如面色苍白、出汗、精神恍惚等反应,若有上述症状应即时将牙椅放平,解开患者衣领扣,指压人中穴、合谷穴或给患者嗅氨,严重者给氧并及时报告医师,协助处理。⑤拔牙过程中根据需要为医师准备补充用物,如棉球、特殊用器械,协助牵拉口角、止血、劈牙、去骨、托护下颌骨,保护颞下颌关节不受损伤。

(三)拔牙术后的护理

1.拔牙结束后一般护理

为患者清洗口周血迹,解除胸围。清理用物并消毒。

2.对患者健康指导

(1)拔牙当天患者应适当休息,勿做过多体力活动,以免冲掉血块,影响伤口愈合。

(2)嘱患者咬纱球30分钟后吐出,若出血较多可延长到1小时,但不能留置时间过长,以免增加感染和出血的机会。

(3)拔牙后不要用舌舔吸或手触及伤口或反复吐唾液、吮吸,以免由于口腔负压增加,破坏牙槽窝内血凝块而致出血及感染。

(4)拔牙后24小时内,唾液为淡红色血性液体,属正常现象。

(5)拔牙1小时后可进温、凉软食或流食。

(6)术后若有明显的大出血、疼痛、肿胀、发热、开口困难等症状,应及时复诊。

(7)伤口有缝线者,嘱术后4~5天拆线。

(四)各种拔牙方法的护理

1.残根及断根的挺出和增隙法拔牙的护理

残根一般容易拔除,但也有少数牢固的残根则必须使用牙挺。

断根常发生于拔牙用力不当或因牙根异常,死髓牙、残冠等。断根的上端多在牙槽骨内比较牢固,必须用牙挺或增隙凿增隙或去骨,将牙根挺松或凿松后拔除。

增隙法是将增隙凿插入牙与牙槽骨之间,用骨锤击凿,楔进牙与牙槽骨之间,分离出缝隙后再下牙挺,将牙根撬出。护士击锤时用骨锤击凿柄,用力方向和凿的方向一致。用右手腕部力量,力要适中,有弹性,有节奏地连续叩击两下,再次重复。同时左手向上托护下颌骨处,保护颞下颌关节不受震伤。若掏取上颌前磨牙或磨牙牙根时,一定要轻击,以免使牙根进入上颌窦。

2.劈开拔牙法

对于多根不易取出牙或阻生牙,用锋利的双面宽凿将牙冠劈开,然后分别取出。劈开的击锤法为:医师将凿放于准确的部位,护士用闪击法,争取一锤劈开牙。击锤时,一般击两下,第一下很轻,为预备性警告,第二下用力快而干脆,同时必须托护下颌骨(在拔下牙或拔下颌阻生齿时)以免伤及颞下颌关节。

3.切开拔牙法

对于用牙钳、牙挺、增隙方法均难以拔出的牙齿,如根分叉过大、根端肥大、阻生牙及难拔的断根或骨性埋伏牙,可用切开拔牙的方法,即切开翻起粘骨膜瓣、去骨、拔牙、修整骨创缘,用生理盐水冲洗伤口,清除碎片,缝合,去骨时选用单斜面凿,护士击锤要轻,可连续叩击,也可多次重复,同时托护下颌骨。

4.乳牙拔除的护理

(1)热情接待患儿,耐心解释。

(2)对家长讲明应拔除的牙齿和不需陪伴的道理。

(3)患儿拔牙不能采取仰卧位,以防拔下的牙齿落入气管内。

(4)对于极不合作的患儿,可暂缓拔牙,因患儿在哭闹挣扎时,很容易拔错牙或将拔下的牙吸进气管内。

(五)下颌阻生齿拔除的护理

1.术前的护理

(1)了解患者的要求和全身健康情况。向患者交待手术过程中及手术后可能出现的反应。准备好已摄 X 线片。

(2)手术器械的准备同一般拔牙,另准备宽挺、双斜面劈开凿、单斜面骨凿和增隙凿、骨膜分离器、吸唾器或吸引器、高速涡轮钻机和手机、长裂钻、消毒孔巾、手套、针持、剪刀、缝针、线、口角拉钩等。

2.术中护理

(1)患者用1/5 000 洗必泰液漱口,以 0.2％洗必泰消毒口周皮肤,铺无菌孔巾。

(2)在切开翻瓣过程中,护士应协助医师拉钩或止血,置吸唾器于患侧舌下,以吸净唾液或血液。

(3)若需劈开拔牙时,要根据医师放凿的位置,击锤前将左手置于拔牙侧胸围下托护下颌角的下缘,右手握锤击凿(击锤方法同劈开拔牙法)。

(4)操作过程中要严密观察患者的口唇、呼吸、脉搏、出汗等反应,如有异常立即通知医师,停止手术对症处理。

(5)医师在进行缝合时,协助拉开患者患侧口角,止血、剪线等。

(6)拔牙完毕,用湿棉球清洁患者口周血迹,同时对患者进行健康指导。

3.手术后的护理

(1)对于创伤大的复杂阻生齿拔除患者,应观察半小时,无不适方可离院,并嘱患者次日复诊。

(2)嘱患者注意休息,按时服药,吃温凉饮食。

(3)嘱患者,术后如出现吞咽困难、疼痛、张口受限、下颌肿胀,及时来院复诊;若有出血、感染或下唇麻木等并发症,要及早治疗。

(4)嘱患者5～7天拆线,其余同拔牙后护理。

(六)监护拔牙术的护理

(1)术中监护指麻醉中、拔牙前、拔牙中及拔牙后即刻的监护,包括心电图变化,血压、脉搏、呼吸、神志及患者主诉等。

(2)协助患者就座,调节好椅位,为患者测量血压、脉搏并记录,并做好心电图记录,做好患者的解释工作。

(3)术中随时观察心电图变化,及时准确测量血压、脉搏并记录,若有异常,应立即报告医师采取有效的处理措施。

(4)认真观察患者病情变化,如呼吸、神志、精神状态、面色、瞳孔等,特别应重视患者的主述,如头痛、头晕、恶心等自觉症状,发现异常及时报告医师处理。

(蒋素琼)

第十五章 医院感染护理

第一节 医院感染概述

一、定义

医院感染又称医院获得性感染。

（一）广义的定义

凡患者、陪护人员和医院工作人员因医疗、护理工作而被感染所引起的任何有临床症状的微生物性疾病，不管受害对象在住院期间是否出现症状，均视为医院感染。简言之，即任何人员在医院内发生的、与医院有关的一切感染均可称医院感染。

（二）狭义的定义

医院感染是指住院患者在医院内获得的感染，包括在住院期间发生的感染和在医院内获得出院后发生的感染，但不包括入院前已开始或者入院时已处于潜伏期的感染。医院工作人员在医院内获得的感染也属医院感染。

二、类型

根据病原体的来源，将医院感染分为外源性感染和内源性感染。（表 15-1）

表 15-1　外源性感染和内源性感染

项目	外源性感染（交叉感染）	内源性感染（自身感染）
病原体来源	患者体外	患者体内或体表
感染途径	直接感染与间接感染	免疫功能受损、正常菌群移位、正常菌群失调
预防	用消毒、灭菌、隔离等技术，基本能有效预防	难预防。提高患者免疫力、合理使用抗生素能起到一定的预防作用

三、形成

医院感染的形成必须具备 3 个基本条件，即感染源、传播途径和易感人群，三者组成感染链，

当这 3 个基本条件同时存在并相互联系便导致感染。只要阻断或控制其中某一环节,就能终止医院感染的传播。(图 15-1)

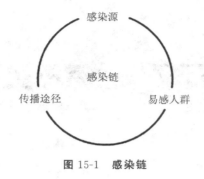

感染源

感染链

传播途径　　　　　易感人群

图 15-1　感染链

(一)感染源

感染源是导致感染的来源,指病原体自然生存、繁殖及排出的场所或宿主(包括人和动物)。

1.周围已感染者及病原携带者

已感染者排出的病原体数量多、毒力强,且多具有耐药性,是最重要的感染源。病原携带者体内的病原体不断生长繁殖、排出体外,但自身无明显症状而不受重视,也是主要的感染源。这种感染源主要是指到医院就诊的患者,也包括已感染或携带病原体的医务人员、患者家属和探视者。

2.自身正常菌群

人体的特定部位如肠道、呼吸道、皮肤、泌尿生殖道、口腔黏膜等,在正常情况下均寄居有无致病性的菌群,在侵入性操作或其他原因促使它们在新的部位定植时,可以引起感染性疾病。

3.动物感染源

动物感染源包括鼠类、苍蝇、蟑螂、蚊子、臭虫、跳蚤等。

4.医院环境

医院特殊的潮湿环境与液体也是不容忽视的感染源"储存库",如洗手池、洗手皂、空调系统等。

(二)传播途径

传播途径是指病原体从感染源传播到易感人群的途径与方式。不同的病原体可经不同的传播方式从感染源传播到易感人群。常见的传播方式有接触传播、飞沫传播、空气传播、共同媒介传播、生物媒介传播,以前 3 种最为常见。

1.接触传播

接触传播指病原体通过与手、媒介直接或间接接触导致的传播,是医院内感染最常见和重要的传播方式。接触传播可分为直接接触传播和间接接触传播。直接接触传播指感染源与易感人群之间有身体的直接接触,如母婴传播;间接接触传播通过媒介传递,最常见的传播媒介是医务人员的手,其次是共用的医疗器械与用具。

2.飞沫传播

带有病原体的飞沫核($>5\ \mu m$),在空气中短距离($1\ m$ 内)移动到易感人群的口、鼻黏膜或眼结膜等导致的传播。其本质属于特殊的接触传播。

3.空气传播

空气传播是指带有病原体的微粒子($\leqslant 5\ \mu m$)通过空气流动导致的疾病传播。飞沫核传播能长时间、远距离传播,常引起多人感染,甚至导致医院内感染暴发流行,如肺结核、流感、麻疹、腮腺炎等。菌尘传播是通过吸入菌尘或接触降落的菌尘引起感染,易感人群往往没有与患者直接接触。

4.共同媒介传播

共同媒介传播也称共同途径传播,如通过污染的饮水、饮食传播,或通过污染的药液、血制品、医疗器械与设备传播。共同媒介传播常可导致医院内感染暴发流行,在医院内感染中具有重要意义。

5.生物媒介传播

生物媒介传播指动物或昆虫携带病原体传播。

(三)易感人群

易感人群是指对感染性疾病缺乏免疫力而易感染的人。属于易感人群的有以下几种。

(1)患有严重影响或损伤机体免疫功能疾病的患者,如患癌症、系统性红斑狼疮、艾滋病等免疫系统疾病者,烧伤、创伤等皮肤黏膜屏障作用损害者,患糖尿病、肾病、慢性阻塞性肺部疾病等慢性病者,患白血病等影响白细胞杀菌功能者。

(2)接受介入性检查、治疗和植入物者。

(3)长期接受免疫、放射、皮质类固醇类药物治疗者。

(4)长期使用大量抗生素尤其是广谱抗生素者。

(5)其他:如休克、昏迷、术后、老年、婴幼儿、产妇等。

四、预防和控制

控制医院感染是贯彻预防为主的方针,提高医疗、护理质量的一项主要工作。建立健全医院感染管理组织,制定针对性强的预防与控制规范,并保证各措施付诸实践,是预防与控制医院感染的基本途径。

(一)根据医院规模,建立医院感染管理责任制

住院床位总数在100张以上的医院应当建立以医院感染管理委员会为主体的三级监控体系和独立的医院内感染管理部门。住院床位总数在100张以下的医院应当指定分管医院内感染管理工作的部门。其他医疗机构应当有医院内感染管理专(兼)职人员。(图15-2)

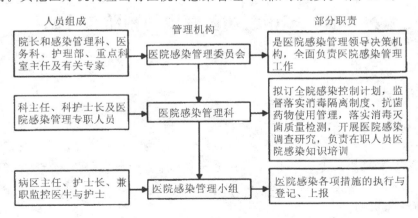

图 15-2 医院内感染三级管理体系的组织机构与任务

（二）健全医院内感染管理规章制度

医院内感染管理制度必须依照国家有关卫生行政部门的法律法规来制定,如《中华人民共和国传染病防治法》《医院感染管理办法》等。

1.管理制度

清洁卫生制度、消毒灭菌制度、隔离制度、医务人员医院内感染知识培训制度、医院内感染管理报告制度等。

2.监测制度

消毒灭菌效果监测制度;对手术室、供应室、换药室、导管室、监护室、新生儿室、血液病室、肿瘤病室、分娩室、器官移植室等感染高发科室的消毒卫生标准的监测;一次性医疗器材及门诊、急诊常用器械的监测。

3.消毒质控标准

如《医院消毒卫生标准》规定了从事医疗活动环境的空气、物体表面、医护人员手、医疗用品、消毒剂、污水、污物处理卫生标准。

（三）落实医院内感染管理措施

预防与控制医院内感染必须切实做到控制感染源、切断传播途径、保护易感人群。具体措施包括以下几点。

（1）医院环境布局合理。

（2）清洁、消毒、灭菌及其效果检测。

（3）正确处理医院污水、污物。

（4）严格执行无菌、隔离、洗手技术。

（5）合理使用抗生素,加强患者及医务工作者的感染检测等。

（四）加强医院内感染教育

对全体医务人员加强医院内感染教育,以明确医务人员在医院内感染管理中的职责,增强预防与控制医院内感染的自觉性及自我防护意识。

（林　梅）

第二节　多重耐药菌感染的预防与控制

一、基本概念

（一）细菌耐药

抗菌药物通过杀灭细菌发挥治疗感染的作用,细菌作为一类广泛存在的生物体,也可以通过多种形式获得对抗菌药物的抵抗作用,逃避被杀灭的危险,这种抵抗作用被称为"细菌耐药",获得耐药能力的细菌就被称为"耐药细菌"。

（二）细菌耐药机制

细菌改变结构,不和抗菌药物结合,避免抗菌药物作用;细菌产生各种酶,破坏抗菌药物;细菌产生防御体系,关闭抗菌药物进入细菌的通道或将已经进入菌体的抗菌药物排出菌体。

（三）天然耐药

天然耐药指细菌对某些抗菌药物天然不敏感，是由细菌的种属特性所决定的。抗菌药物对细菌能起作用的首要条件是细菌必须具有药物的靶位，而有些细菌对某种药物缺乏作用靶位，而产生固有耐药现象。如嗜麦芽窄食单胞菌对碳青霉烯类天然耐药，肠球菌对头孢类天然耐药。

（四）获得性耐药

获得性耐药指敏感的细菌中出现了对抗菌药物有耐药性的菌株，与药物使用的剂量、细菌耐药的自发突变率和可传递耐药性的情况有关。细菌通过自身基因突变产生耐药的概率较低，而获得性耐药才是细菌耐药迅速上升的主要原因。耐药基因可通过质粒、转座子和整合子等元件在同种和不同种细菌之间传播而迅速传递耐药性。

（五）质粒

质粒是细菌染色体外的遗传物质，存在于细胞质中，具有自主复制能力，是闭合环状的双链DNA分子。质粒携带的遗传信息能赋予宿主菌某些生物学性状，有利于细菌在特定的环境条件下生存。

（六）转座子

转座子是一种复合型转座因子，除含有与转座子有关的基因外，还可含有耐药基因和接合转移基因等，它的两端就是插入序列，构成"左臂"和"右臂"。这两个"臂"可以是正向重复，也可以是反向重复，可赋予受体细胞一定的表型特征。

（七）插入序列

插入序列是在细菌中首先发现的一类最简单的转座因子，它除了与转座功能有关的基因外不带有任何其他基因。

（八）整合子

1989年，stokes和Hall首次提出了一个与耐药基因水平传播有关的新的可移动基因元件：整合子。整合子是细菌基因组中的可移动遗传物质，携带位点特异性重组系统组分，可将许多耐药基因盒整合在一起，从而形成多重耐药。整合子是细菌，尤其是革兰阴性菌多重耐药迅速发展的主要原因。

（九）多重耐药

指对通常敏感的3类或3类以上抗菌药物（每类中至少有1种）的获得性（而非天然的）耐药。

（十）泛耐药

指对除了1～2类抗菌药物之外的所有其他抗菌药物种类（每类中至少有1种）不敏感，即只对1～2类抗菌药物敏感。

（十一）全耐药

指对目前所有抗菌药物分类中的药物均不敏感，如全耐药鲍曼不动杆菌给临床抗感染治疗带来了极大的困难与挑战。

（十二）β-内酰胺酶

β-内酰胺酶是通过水解β-内酰胺环抑制β-内酰胺类抗生素的抗菌活性，这是β-内酰胺类耐药性产生的主要原因。β-内酰胺酶是能够水解β-内酰胺类抗生素的一类酶的总称，其类型众多，底物不同，特性各异，包括青霉素酶、超广谱β-内酰胺酶（ESBLs）、头孢菌素酶（cephalosporinase，AmpC酶）和金属β-内酰胺酶（MBLs）等。

(十三)青霉素酶

青霉素酶是一种β-内酰胺酶,水解许多青霉素的β-内酰胺键,产生一种丧失抗生素活性的物质——青霉酸。如葡萄球菌属可产青霉素酶。

(十四)头孢菌素酶

头孢菌素酶是由革兰阴性细菌(肠杆菌科细菌、铜绿假单胞菌等)的染色体或质粒介导产生的一类β-内酰胺酶,属Bush分类第一群,Ambler分类中C类,首选作用底物是头孢菌素,且不被克拉维酸所抑制。对多种第三代头孢菌素、单环类抗生素及头霉素耐药,一般对第4代头孢菌素和碳青霉烯类抗生素敏感。

(十五)金属β-内酰胺酶

金属β-内酰胺酶又称金属酶,是一组活性部位为金属离子且必须依赖金属离子的存在而发挥催化活性的酶类,属Ambler分子分类B组。它能水解除单环类以外的包括碳青霉烯类在内的一大类β-内酰胺类抗生素,其活性可被离子螯合物EDTA、菲咯啉及巯基化合物所抑制,但不被克拉维酸、舒巴坦等常见的β-内酰胺酶抑制剂所抑制。

(十六)KPC酶

KPC酶指肺炎克雷伯菌产生的碳青霉烯酶,属于Ambler分类的A类、Bush分类的2f亚群,是一种由质粒介导的丝氨酸β-内酰胺酶。KPC酶是目前引起肠杆菌科细菌对碳青霉烯类耐药的主要原因,其特点是水解除头孢霉素类以外的几乎所有β-内酰胺类抗生素,包括青霉素类、头孢菌素类、单酰胺类和碳青霉烯类。

(十七)碳青霉烯酶

碳青霉烯酶指能够明显水解至少亚胺培南或美罗培南的一类β-内酰胺酶,它包括Ambler分子结构分类的A、B、D三类酶。其中B类为金属β-内酰胺酶,简称金属酶,属于Bush分类中的第三组,主要见于铜绿假单胞菌、不动杆菌和肠杆菌科细菌;A、D类为丝氨酸酶,分别属于Bush分类中的第2f和2d亚组,A类酶主要见于肠杆菌科细菌,D类酶(OXA型酶)主要见于不动杆菌。

(十八)Ⅰ型新德里金属β-内酰胺酶

NDM-1是β-内酰胺酶的一种。β-内酰胺酶有数百种,各种酶的分子结构和对β-内酰胺类抗菌药物的水解能力存在较大差异,一般根据分子结构分为A、B、C、D四大类。NDM-1属于其中的B类,其活性部位结合有锌离子,因此又称为金属β-内酰胺酶。产NDM-1的细菌表现为对青霉素类、头孢菌素类和碳青霉烯类等广泛耐药。产NDM-1的主要菌种为大肠埃希菌和肺炎克雷伯菌,也见于阴沟肠杆菌、变形杆菌、弗劳地枸橼酸菌、产酸克雷伯菌、摩根菌和普罗威登菌等。

(十九)氨基糖苷类钝化酶

氨基糖苷类钝化酶通过磷酸转移酶、乙酰转移酶、腺苷转移酸的作用,使氨基糖苷结构改变而失去抗菌活性。由于氨基糖苷类抗菌药物结构相似,故有明显的交叉耐药现象。

(二十)氯霉素乙酰转移酶

由氯霉素乙酰转移酶基因家族编码,产生乙酰转移酶,使氯霉素转化成无活性的代谢产物而失去抗菌活性。

(二十一)红霉素类钝化酶

红霉素类钝化酶主要包括红霉素酯酶和红霉素磷酸转移酶等,对红霉素具有高度耐受性的肠杆菌属、大肠埃希菌中存在红霉素钝化酶,可酯解红霉素和竹桃霉素的大环内酯结构。

(二十二)药物作用的靶位改变

为细菌在抗生素作用下产生诱导酶对菌体成分进行化学修饰,使其与抗生素结合的有效部位变异;或通过基因突变造成靶位变异,使抗生素失去作用位点。靶位改变包括亲和力降低和替代性途径的取代。

(二十三)主动外排系统

某些细菌能将进入菌体的药物泵出体外,导致细菌耐药。这种泵因需要能量,故称主动外排系统。这种主动外排系统对抗菌药物具有选择性的特点。细菌外排系统由蛋白质组成,主要为膜蛋白。

(二十四)生物膜耐药

生物膜是依附于某载体表面的由胞外多聚物和基质网包被的高度组织化、系统化的微生物膜性聚合物。生物膜内的细菌生长速度缓慢、代谢水平低,抗生素通过作用于代谢环节去影响细菌活性的概率也降低,从而引起细菌耐药。

(二十五)ESKAPE

ESKAPE 是 6 种耐药菌的简称。

(1)E:E.faecium(VRE)——屎肠球菌(耐万古霉素肠球菌)。

(2)S:S.aureus(MRSA)——金黄色葡萄球菌(耐甲氧西林金黄色葡萄球菌)。

(3)K:ESBL-producing E.coli and Klebsiella species——产 ESBLs 的大肠埃希菌和克雷伯菌属。

(4)A:A.baumannii——鲍曼不动杆菌。

(5)P:P.aeruginosa——铜绿假单胞菌(可以对喹诺酮类、碳青霉烯类和氨基糖苷类耐药)。

(6)E:Enterobacter Species——肠杆菌属细菌(包括产 ESBLs 和 KPC 肠杆菌科细菌以外的其他肠杆菌属细菌)。

二、防控原则

(1)行政管理:①应高度重视多重耐药菌的医院感染预防和控制管理,将预防和控制多重耐药菌的措施成为患者安全的优先考量之一。②应提供人、财、物的支持,预防和控制多重耐药菌的传播。③提供专家咨询,分析流行病学资料,辨认多重耐药微生物问题,或制定有效感染管理策略。④针对多重耐药菌医院感染的诊断、监测、预防和控制等各个环节,结合本机构实际工作,制定多重耐药菌医院感染管理的规章制度和防控措施。⑤加大对重症监护病房(ICU)、新生儿室、血液科、呼吸科、神经科、烧伤科等重点部门的患者,或接受过广谱抗菌药物治疗或抗菌药物治疗效果不佳的患者,留置各种管道以及合并慢性基础疾病的患者等重点人群的管理力度,落实各项防控措施。⑥通过多元化的培训、监测和实地演练的方式,加强医务人员对标准预防和接触隔离的依从性。⑦在注意患者隐私的情况下,标识特定多重耐药菌感染或定植患者,在转送患者前,先通知接收病区和医务人员采取防护措施。

(2)强化多重耐药菌感染危险因素、流行病学以及预防与控制措施等知识培训,确保医务人员掌握正确、有效的多重耐药菌感染预防和控制措施。

(3)医疗机构应提供有效、便捷的手卫生设施,如洗手设施和速干手消毒剂,提高医务人员手卫生依从性。严格执行手卫生规范,切实遵守手卫生的 5 个重要时机。

(4)严格实施隔离措施:①应对所有患者实施标准预防,对确诊或疑有多重耐药菌感染或定植患者,实施接触隔离。②对患者实施诊疗、护理操作时,应将确诊或疑有多重耐药菌感染或定植患者安排在最后进行。

(5)严格遵守无菌技术操作规程,特别是在实施各种侵入性操作时,有效预防感染。

(6)加强清洁和消毒工作:①应加强多重耐药菌感染或定植患者诊疗环境的清洁、消毒工作,特别要做好 ICU、新生儿室、血液科、呼吸科、神患者诊疗环境的清洁、消毒工作。②与患者直接接触的诊疗器械、器具及物品如听诊器、血压计、体温表、输液架等要专人专用,并及时消毒处理。③轮椅、担架、床旁心电图机等不能专人专用的诊疗器械、器具及物品要在每次使用后消毒处理。④对医务人员和患者频繁接触的物体表面,如心电监护仪、微量输液泵、呼吸机等诊疗器械的面板或旋钮表面、听诊器、计算机键盘和鼠标、电话机、患者床栏杆和床头桌、门把手、水龙头开关等,应经常清洁消毒。⑤出现多重耐药菌感染暴发或者疑似暴发时,应增加清洁、消毒频次。

(7)合理使用抗菌药物:①应认真落实抗菌药物临床合理使用的有关规定,严格执行抗菌药物临床使用的基本原则,切实落实抗菌药物的分级管理,正确、合理地实施个体化抗菌药物给药方案。②提高临床微生物送检率,根据临床微生物检测结果,合理选择抗菌药物。③应监测本机构致病菌耐药性,定期向临床医师提供最新的抗菌药物敏感性总结报告和趋势分析。至少每年向临床公布一次临床常见分离菌株的药敏情况,正确指导临床合理使用抗菌药物。④要严格执行围术期抗菌药物预防性使用的相关规定,避免由于抗菌药物滥用而导致多重耐药菌的产生。

(8)加强对多重耐药菌的监测:①应加强多重耐药菌监测工作,提高临床微生物实验室的检测能力,积极开展常见多重耐药菌的监测,如耐甲氧西林金黄色葡萄球菌(MRSA)、ESBLs 介导的多重耐药肠杆菌科细菌、多重耐药(泛耐药)鲍曼不动杆菌(MDR/XDR-AB)和铜绿假单胞菌(MDR/XDR-PA)、产碳青霉烯酶 KPC 的肺炎克雷伯菌和其他肠杆菌科细菌、万古霉素耐药肠球菌(VRE)以及新出现的如万古霉素中介(耐药)金黄色葡萄球菌(ⅥSA/VRSA)等多重耐药菌。②必要时开展主动筛查,以便早期发现和诊断多重耐药菌感染或定植患者。③临床微生物实验室发现多重耐药菌感染或定植患者后,应及时反馈临床科室以及医院感染管理部门,以便采取有效的治疗和预防控制措施。④有条件时应制定并完善微生物实验室保存所选择的多重耐药菌,以便于进行分子生物学分型,从而可以验证是否存在医疗机构中的传播或描述其流行病学特征。⑤患者隔离期间要定期监测多重耐药菌感染情况,直至患者标本连续 2 次(每次间隔应>24 小时)耐药菌培养阴性,感染已经痊愈但无标本可送后,方可解除隔离。

三、MRSA

(一)定义

MRSA 即耐甲氧西林金黄色葡萄球菌,指对现有 β-内酰胺类抗菌药物(青霉素类、头孢菌素类和碳青霉烯类)耐药的金黄色葡萄球菌,是最常见的多重耐药菌之一,可分为社区内 MRSA(community-associated MRSA,CA-MRSA)及医院内 MRSA(hospital-acquired MRSA,HA-MRSA)。

1.HA-MRSA

指在医疗护理机构的人员之间传播,可出现在医院或医疗护理机构内(医院发病)或出院后发生在社区内(社区发病)。HA-MRSA 除对 β-内酰胺类抗菌药物耐药以外,还会出现对非 β-内酰胺类抗菌药物(如林可霉素、喹诺酮类、利福平、磺胺甲噁唑/甲氧苄啶、氨基糖苷类和四环素类)耐药。

（1）社区发病：社区发病是指具备下列至少一项医院内感染的危险因素。①入院时带有侵入性设备。②有 MRSA 定植或感染病史。③在阳性培养结果之前 12 个月内有手术、住院、透析，或在护理机构长期居住。

（2）医院发病：从入院 48 小时后患者的正常无菌部位分离出病菌。不论这些患者是否有医院内感染的危险因素。

2.CA-MRSA

CA-MRSA 指分离自社区感染患者的一种 MRSA 菌株，其细菌耐药及临床特征等与以往 HA-MRSA 有明显不同。首例报道为 1981 年美国密歇根州一名使用注射药物的患者。CA-MRSA 易感人群为先前从未直接或间接接触过医院、疗养院或其他医疗保健场所的健康人，大多仅对 β-内酰胺类抗菌药物耐药，而对非 β-内酰胺类抗菌药物（如林可霉素、喹诺酮类、利福平、磺胺甲噁唑/甲氧苄啶、氨基糖苷类和四环素类）敏感，通常产生 Panton-Valentine 杀白细胞素（Panton-Valentine leukocidin，PVL），主要引起皮肤软组织感染，少数可引起致死性的肺炎或菌血症。

诊断标准如下：①分离自门诊或入院 48 小时内的患者。②该患者在 1 年内无医院、护理机构、疗养院等医疗机构接触史，无手术及透析史。③无长期留置导管或人工医疗装置。④无 MRSA 定植或感染的病史。

由于患者和病原菌在医院与社区之间的不断流动，CA-MRSA 可由患者带入医院导致医院内暴发，HA-MRSA 也可由感染或定植患者带入社区导致社区内传播。目前仅依据临床和流行病学来区分两者是困难的，而进行 MRSA 遗传类型和表型检测有助于二者的鉴别，见表 15-2。

表 15-2　HA-MRSA 与 CA-MRSA 的主要特点

特点	HA-MRSA	CA-MRSA
临床特征	外科感染，侵入性感染	皮肤感染，"昆虫叮咬样"，多发，反复，很少侵入性感染
耐药特点	多重耐药	仅对 β-内酰胺类耐药
分子标志	PVL 常阴性，SCCmec Ⅰ～Ⅲ	PVL 常阳性，SCCmec Ⅳ～Ⅶ

（二）流行病学

（1）MRSA 自 1961 年英国首次发现至今已经几乎遍布全球，成为严重公共卫生威胁。1999－2003 年美国 ICU 病房 MRSA 的流行率由 50% 上升到 59.5%，部分地区高达 64%。一些亚洲地区 MRSA 的检出率也在大幅增长，1986－2001 年中国台湾地区 MRSA 的检出率从 26% 增长到 77%；1999－2001 年韩国三级甲等医院中 MRSA 的流行率为 64%。

（2）我国 MRSA 检出率总体呈增长趋势。我国卫生健康委员会全国细菌耐药监测网（MOHNARIN）数据显示，2009－2010 年 MRSA 的检出率为 51.6%。

（3）MRSA 由于其高发病率和高致死率，已被列为三大最难解决感染性疾病的首位。

（4）MRSA 并非只局限于医院感染，CA-MRSA 在全球的流行范围也在逐步扩大，欧美国家较严重，部分地区 CA-MRSA 占 MRSA 引起的皮肤软组织感染的 75%。我国 CA-MRSA 的流行情况尚不清楚。

（5）MRSA 定植和感染患者是医院内 MRSA 的最重要宿主。在长期护理机构、脊柱科、烧伤科和 ICU 等科室，MRSA 定植率比较高。没有明显感染征象的 MRSA 带菌者，是重要的传染源，可以把 MRSA 传播给其他患者或医护人员。

(三)对临床常用药物的敏感性

MRSA 对临床常用药物的敏感性见表 15-3。

表 15-3　2010 年中、美两国 MRSA 对临床常用抗菌药物的敏感率和耐药率(%)

抗菌药	中国		美国	
	敏感率	耐药率	敏感率	耐药率
头孢吡肟	14.1	82.1	ND	ND
红霉素	9.3	87.8	10.8	88.5
克林霉素	85.9	10.3	71.4	28.6
左氧氟沙星	11.2	86.7	32.4	65.5
利奈唑胺	100.0	0	100.0	0
替加环素	100.0	0	100.0	ND
万古霉素	100.0	0	100.0	0

(四)防控措施

(1)对重点科室如 ICU、血液透析室等,重点人群如心脏手术患者、老年患者等进行鼻拭子筛查 MRSA,建议对阳性患者进行接触隔离。

(2)对重点岗位医护人员,如鼻腔携带 MRSA,建议短期局部应用抗菌药物。

(3)制定 MRSA 监测计划,进行 MRSA 监测,监测要点包括:保持监测标准的一致性;保持实验室检验结果报告系统完整性和一致性;保持与微生物实验室的协作;MRSA 监测结果反馈、通告相关人员。

(4)医务人员培训、环境消毒、手卫生与合理使用抗菌药物等参见"防控原则"。

四、VRE

(一)定义

VRE 即耐万古霉素肠球菌,指对万古霉素等糖肽类抗生素获得性耐药的肠球菌,常见于屎肠球菌和粪肠球菌,以 VanA、VanB 耐药基因簇编码最常见。

(二)流行病学

(1)VRE 自 1988 年伦敦某医院首次分离至今已经在世界各地流行。美国 CDC 医院感染监测系统报道,VRE 已经成为第二位的医院感染菌。1990—1996 年 VRE 在血中的分离率从不到 1% 增加至 39%,VRE 菌血症的发生率从 3.2/10 万增加至 131/10 万;VRE 的暴发流行多为屎肠球菌。

(2)我国 VRE 的分离率<5%。卫生健康委员会全国细菌耐药监测网(MOHNARIN)数据显示,VRE 在屎肠球菌中的检出率为 1.1%~6.4%,以华北和西南地区较高;在粪肠球菌中的检出率为 0.5%~2.6%。

(3)易感人群包括:①严重疾病,长期入住 ICU 病房的患者。②严重免疫抑制,如肿瘤患者。③外科胸腹腔大手术后的患者。④侵袭性操作,留置中央导管的患者。⑤长期住院患者、有 VRE 定植的患者。⑥接受广谱抗菌药物治疗,曾口服、静脉接受万古霉素治疗的患者。

(三)对临床常用药物的敏感性

VRE 对临床常用药物的敏感性见表 15-4。

表 15-4　2010 年中、美两国粪肠球菌对抗菌药物的敏感率和耐药率(％)

抗菌药	中国		美国	
	敏感率	耐药率	敏感率	耐药率
氨苄西林	11.0	89.0	100.0	0
红霉素	4.0	92.1	12.3	50.3
左氧氟沙星	13.9	82.4	69.7	29.2
利奈唑胺	100.0	0	99.5	0.5
万古霉素	94.7	3.8	96.4	3.6
替考拉宁	97.0	2.3	96.9	3.1
四环素	51.0	46.4	23.6	75.4
磷霉素	73.2	19.1	ND	ND

(四)防控措施

(1)合理掌握万古霉素使用适应证。在医院内应用万古霉素已确证是 VRE 产生和引起暴发流行的危险因素。因此,所有医院均应制订一个全面的抗菌药物使用计划。严格掌握万古霉素和相关糖肽类抗菌药物使用的适应证。

(2)提高临床微生物室在检测、报告和控制 VRE 感染中的作用。临床微生物室是预防 VRE 感染在医院流行的第一道防线,即时、准确地鉴定和测定肠球菌对万古霉素耐药的能力,对诊断 VRE 定植和感染、避免问题复杂化都有极其重要的作用。

(3)加强重点部门的主动监测,尽早发现 VRE 定植或感染者,并第一时间进行干预。

(4)告知工作人员和患者有关注意事项,减少工作人员和患者在病房内的传播,患者医疗护理物品专用。

(5)携带 VRE 的手术医师不得进行手术,直至检出转为阴性。

(6)接触隔离、医护人员培训、消毒和手卫生措施参见"防控原则"。

五、MDR-AB

(一)定义

1.MDR-AB

即多重耐药鲍曼不动杆菌,指对下列 5 类抗菌药物中至少 3 类耐药的菌株,包括抗假单胞菌头孢菌素、抗假单胞菌碳青霉烯类、含有 β-内酰胺酶抑制剂的复合制剂(包括哌拉西林/他唑巴坦、头孢哌酮/舒巴坦、氨苄西林/舒巴坦)、喹诺酮类、氨基糖苷类。

2.XDR-AB

即泛耐药鲍曼不动杆菌,指仅对 1~2 种潜在有抗不动杆菌活性的药物[主要指替加环素和/或多黏菌素]敏感的菌株。

3.PDR-AB

即全耐药鲍曼不动杆菌,指对目前所能获得的潜在有抗不动杆菌活性的抗菌药物(包括多黏菌素、替加环素)均耐药的菌株。

(二)流行病学

(1)鲍曼不动杆菌具有在体外长期存活能力,易造成克隆播散。

（2）美国 NNIS 以及卫生健康委员会细菌耐药监测结果均显示，鲍曼不动杆菌的分离率在非发酵菌中占第 2 位，仅次于铜绿假单胞菌。是我国院内感染的主要致病菌之一，占临床分离革兰阴性菌的 16.1%，仅次于大肠埃希菌与肺炎克雷伯杆菌。

（3）鲍曼不动杆菌可引起医院内肺炎、血流感染、腹腔感染、中枢神经系统感染、泌尿系统感染、皮肤软组织感染等。最常见的部位是肺部，是医院内肺炎（HAP），尤其是呼吸机相关肺炎（VAP）重要的病原菌。

（4）长时间住院、入住监护室、接受机械通气、侵入性操作、抗菌药物暴露以及严重基础疾病等是鲍曼不动杆菌感染的危险因素。常合并其他细菌和/或真菌的感染。

（5）鲍曼不动杆菌感染患者病死率高，但目前缺乏其归因病死率的大规模临床研究。

（6）鲍曼不动杆菌不仅是医院内感染的重要病原菌，同时也是社区获得性肺炎的重要致病菌。

（三）对临床常用药物的敏感性

MDR-AB 对临床常用药物的敏感性见表 15-5。

表 15-5　2010 年鲍曼不动杆菌对抗菌药物的敏感率（%）

抗菌药物	中国	美国
氨苄西林/舒巴坦	38.8	54.0
哌拉西林/他唑巴坦	33.6	43.0
头孢他啶	35.7	46.0
头孢噻肟	12.9	24.0
头孢唑肟	33.6	ND
亚胺培南	45.1	55.3
美罗培南	45	62.0
阿米卡星	50.7	60.0
庆大霉素	34.3	53.0
妥布霉素	41.5	54.0
环丙沙星	33.3	54.0
左氧氟沙星	35.3	ND
磺胺甲噁唑/甲氧苄啶	29.9	56.0
多黏霉素 B	97.2	ND
米诺环素	62.7	ND

（四）防控措施

鲍曼不动杆菌医院感染大多为外源性医院感染，其传播途径主要为接触传播；耐药鲍曼不动杆菌的产生是抗菌药物选择压力的结果。因此，其医院感染的预防与控制至关重要。需要从以下几个方面考虑。

（1）加强抗菌药物临床管理，延缓和减少耐药鲍曼不动杆菌的产生。医疗机构通过建立合理处方集、制定治疗方案和监测药物使用，同时联合微生物实验人员、传染病专家和医院感染管理人员对微生物耐药性增加的趋势进行干预，至少可以延缓鲍曼不动杆菌多重耐药性的迅速发展。如针对目前碳青霉烯耐药鲍曼不动杆菌不断增加现状，可考虑限制碳青霉烯类抗菌药物的使用，并加强临床微生物室对碳青霉烯耐药鲍曼不动杆菌的检出能力。

(2)严格遵守无菌操作和感染控制规范。医务人员应当严格遵守无菌技术操作规程,特别是实施中央导管插管、气管插管、导尿管插管、放置引流管等操作时,应当避免污染,减少感染的危险因素。对于留置的医疗器械要严格实施感染控制指南提出的有循证医学证据的干预组合策略,包括呼吸机相关肺炎、导管相关血流感染、导管相关尿路感染等。

(3)环境筛查。对多重耐药鲍曼不动杆菌暴发或流行的部门,应对患者周围的环境或设备进行微生物标本采样和培养,明确感染来源。

(4)必要时进行多重耐药菌主动监测培养。

(5)手卫生、隔离、环境清洁与消毒等措施参见"防控原则"。

六、MDR-PA

(一)定义

1.MDR-PA

即多重耐药铜绿假单胞菌,指对下列 5 类抗菌药中的 3 类及以上耐药的菌株,包括头孢菌素类(如头孢他啶或头孢吡肟)、碳青霉烯类(如亚胺培南)、含 β-内酰胺酶抑制剂的复合制剂(如头孢哌酮/舒巴坦)、喹诺酮类(如环丙沙星)和氨基糖苷类(如阿米卡星)。

2.XDR-PA

即泛耐药铜绿假单胞菌,指对以下抗菌药物均耐药的菌株,包括头孢吡肟、头孢他啶、亚胺培南、美罗培南、哌拉西林/他唑巴坦、环丙沙星、左氧氟沙星。

3.铜绿假单胞菌

通过获得各种 β-内酰胺酶编码基因、广谱或超广谱 β-内酰胺酶、氨基糖苷类修饰酶、借助整合子 qacE△1 基因对抗菌药物耐药。

(二)流行病学

(1)铜绿假单胞菌广泛分布于周围环境及正常人的皮肤、呼吸道和消化道等部位,是医院感染最常见的条件致病菌之一。

(2)铜绿假单胞菌适宜在潮湿环境中生长,氧气湿化瓶、沐浴头、牙科治疗台水系统等常有铜绿假单胞菌的污染,常常成为造成医院内感染暴发的主要原因。

(3)卫生健康委员会 2010 年细菌耐药监测结果显示,铜绿假单胞菌分离率为 16.7%,仅次于大肠埃希菌,在革兰阴性菌中排名第二。

(4)近年来,由于 β-内酰胺类抗菌药物、免疫抑制剂、肿瘤化疗等药物的广泛使用以及各种侵入性操作的增多,该菌引起的医院感染日益突出。

(三)对临床常用抗生素的敏感性

MDR-PA 对临床常用抗生素的敏感性见表 15-6。

(四)防控措施

(1)主动监测医院内 MDR-PA。

(2)隔离 MDR-PA 感染或定植的患者。

(3)制定抗生素治疗指南,对某些抗生素的使用加以限制。

(4)手卫生、环境清洁与消毒等措施参见"防控原则"。

表 15-6　2010 年铜绿假单胞菌对临床常用抗菌药物的敏感率(%)

抗菌药物	中国	美国
哌拉西林/他唑巴坦	77.5	77.0
头孢他啶	71.8	81.0
头孢噻肟	10	24.0
头孢吡肟	68.5	ND
亚胺培南	71.8	ND
美罗培南	75	62.0
阿米卡星	80.2	60.0
庆大霉素	68.7	53.0
妥布霉素	72.9	54.0
环丙沙星	68.9	54.0
左氧氟沙星	65.3	ND
磺胺甲噁唑/甲氧苄啶	ND	56.0
多黏霉素 B	96.4	ND

七、产 ESBLs 肠杆菌科细菌

(一)定义

(1)肠杆菌科细菌是一大群形态、生物学性状相似的革兰阴性杆菌。这类细菌多数有周身鞭毛,有动力,均能发酵利用葡萄糖,需氧或厌氧生长。在自然界中广泛分布,大多数寄生于人和动物的肠道中,也可存在于水、土壤或腐败的物质上,多数为条件致病菌,少数为致病菌。其主要包含的菌种为埃希菌属、克雷伯菌属、志贺菌属、沙门菌属、枸橼酸杆菌属、肠杆菌属、沙雷菌属和变形杆菌属等。

(2)超广谱 β-内酰胺酶(extended-spectrum β-lactamases,ESBLs)是指能够水解第三代头孢菌素的 β-内酰胺酶,由质粒介导的广谱酶如 TEM、SHV、CTX 和 OXA 酶发生点突变而形成。能够介导对青霉素类、头孢菌素类和氨曲南耐药。产 ESBLs 的菌株常同时对氨基糖苷类、磺胺类、喹诺酮类和/或四环素类耐药,呈多重耐药。

(3)ESBLs 主要在大肠埃希菌和肺炎克雷伯菌中发现,也见于肠杆菌属、枸橼柠檬酸菌属、变形杆菌属、沙雷菌属等其他肠杆菌科细菌。不动杆菌属和铜绿假单胞菌等非发酵菌也可产 ESBLs。

(二)流行病学

(1)卫生健康委员会 2010 年全国细菌耐药监测结果显示,头孢噻肟耐药的大肠埃希菌和肺炎克雷伯菌均>50%。各个国家和地区产 ESBLs 细菌的发生率明显不同。日本、欧盟等国家产 ESBLs 细菌的发生率很低,而印度等国家产 ESBLs 细菌的发生率很高,而且具有较严重的耐药性。

(2)产 ESBLs 细菌可以发生克隆传播,也可通过质粒或转座子将产酶基因水平传播给敏感的非产酶细菌,引起更多的细菌产生 ESBLs,从而引起院内感染的暴发流行,还可以向院外传播,使流行范围扩大。

（3）危险因素包括：①入住 ICU。②住院时间长（≥7 天）。③机械通气。④留置有导尿管和/或中央导管。⑤有严重基础疾病（如糖尿病等）。⑥不适当联合使用抗菌药物或第三代头孢菌素。⑦年龄≥60 岁等。

（三）对临床常用药物的敏感性

2010 年以前 CLSI 规定，产 ESBLs 菌株对青霉素类和第一、二、三代头孢菌素均耐药。即使体外试验对某些青霉素类、头孢菌素敏感，临床上也可能治疗无效。2010 年 1 月，基于药代动力学（药效学）（PK/PD）和临床实践，CLSI 对肠杆菌科的头孢唑林、头孢噻肟、头孢唑肟、头孢曲松、头孢他啶和氨曲南的判读折点进行了修订，临床医师应结合药敏试验结果和临床表现严重性，确定抗生素治疗方案。2009 年监测产 ESBLs 菌株对药物的敏感性见表 15-7。

表 15-7　2009 年我国 Mohnarin 监测产 ESBLs 菌株对临床常用药物的敏感率和耐药率（%）

抗菌药物	产 ESBLs 大肠埃希菌		产 ESBLs 肺炎克雷伯菌		产 ESBLs 产酸克雷伯菌	
	耐药率	敏感率	耐药率	敏感率	耐药率	敏感率
氨苄西林/舒巴坦	73.7	8.6	83.0	6.4	85.5	6.8
哌拉西林/他唑巴坦	5.4	85.0	19.6	61.0	27.7	59.6
阿莫西林/克拉维酸	23.2	35.5	45.8	20.3	47.7	23.8
头孢哌酮/舒巴坦	8.9	64.2	16.2	54.2	27.0	51.3
头孢西丁	15.3	75.6	28.4	68.4	31.7	65.2
亚胺培南	0.3	99.4	1.3	98.4	1.3	98.4
美罗培南	0.2	99.8	1.4	98.3	1.0	99.0
庆大霉素	68.3	30.2	63.9	34.3	65.0	33.2
妥布霉素	43.2	37.4	43.3	42.6	53.4	33.9
阿米卡星	11.0	85.3	22.8	75.3	19.5	76.7
四环素	80.6	18.7	62.8	34.6	67.1	30.5
米诺环素	34.9	53.6	51.7	30.2	42.6	42.6
氯霉素	48.4	41.5	58.1	38.3	55.9	44.1
呋喃妥因	6.0	82.9	48.1	21.7	30.1	56.6
磺胺甲噁唑/甲氧苄胺	78.5	20.7	74.4	23.9	72.7	26.9
环丙沙星	80.2	17.4	48.2	39.9	53.1	37.8
左氧氟沙星	76.3	21.0	41.3	53.1	45.3	45.3

（四）防控措施

1.加强检测

实验室检测有助于明确产 ESBLs 细菌感染，便于采取消毒隔离措施。住院患者中常规监测产 ESBLs 细菌定植，可能有助于产 ESBLs 肠杆菌科的预防和管理。

2.合理使用抗菌药物

有证据表明，不适当的抗菌治疗是产 ESBLs 细菌的独立预测因素。第三代头孢菌素经验性用药可导致更多产 ESBLs 细菌的出现，从而引起产 ESBLs 细菌的流行。抗菌药物控制策略必须强制执行以减少细菌的耐药。具体措施包括严格抗菌药物的使用指征，尽量少用第三代头孢菌素类及青霉素类抗菌药物。

八、CRE

(一)定义

CRE 即耐碳青霉烯类肠杆菌科细菌,指对多利培南、美罗培南或亚胺培南等碳青霉烯类药物之一不敏感,而且对包括头孢曲松、头孢噻肟和头孢他啶在内所测试的第三代头孢菌素类均耐药的肠杆菌科细菌。

(二)流行病学

(1)近年来 CRE 呈迅速上升趋势,具有从单一菌株扩散至其他不同种属的细菌,从单一流行区域扩散至多区域流行的传播特点。

(2)我国 CRE 发生率较低(<5%),但呈逐年上升趋势,最常见的是产 KPC 酶,且已有全耐药产 KPC 酶菌株报道。目前产 KPC 酶的细菌逐渐形成全球播散的趋势,现已报道过产 KPC 酶细菌的国家横跨美洲、欧洲和亚洲等十几个国家和地区。

(3)主要感染类型包括泌尿道感染、伤口感染、医院内肺炎、呼吸机相关肺炎、血流感染、导管相关感染等。

(4)CRE 与其他多重耐药菌感染相似,易感人群为疾病危重、入住 ICU、长期使用抗菌药物、插管、机械通气的患者。

(5)CRE 感染患者病死率高,有研究报道为 40%～50%。

(三)对临床药物的敏感性

由于碳青霉烯酶的基因多为质粒所介导,这些质粒同时又携带其他多种耐药基因,CRE 往往表现为泛耐药(XDR)甚至是全耐药(PDR)表型,此类菌株一旦暴发流行将对患者生命构成极大威胁。

(四)防控措施

(1)加强监测。医疗机构应明确入院 48 小时内的住院患者是否已有 CRE(至少是大肠埃希菌属和克雷伯菌属)检出。若已有 CRE 检出,医疗机构应明确:①是否有院内传播。②哪些科室最严重,若不知晓这些信息,则应量化评估 CRE 的临床发病率,如回顾 CRE 检出前一段时间(如6～12 个月)微生物实验室的检验结果中 CRE 的数量和/或构成比。此外,还应收集 CRE 感染或定植患者的基本流行病学信息,以了解其共有特征,如人口学特征、入院时间、疾病转归、用药史和既往史(例如科室、手术、操作)等。

(2)最大限度地减少侵入性器械的使用,确有必要时,应定期评估侵入性器械是否有必要继续使用,若无必要应尽快拔除。

(3)微生物实验室应建立预警机制,当检出 CRE 时应尽快告知临床和医院感染管理人员。

(4)加强抗菌药物临床合理使用管理,碳青霉烯类抗菌药物应严格按照特殊类抗菌药物进行管理,使用抗菌药物时应尽可能确保使用指征和使用疗程合理;针对临床具体情况选用最窄谱的抗菌药物。

(5)CRE 主动筛查:对于具有 CRE 定植或感染高风险的患者,采用主动筛检有助于发现CRE 定植患者,主动筛查培养通常包括粪便、直肠或肛周培养,通常还包括粪便、直肠或肛周培养,还可包括伤口分泌物或尿培养(有导尿管的患者)。

(6)氯己定沐浴:当常规措施不能有效降低 CRE 感染或定植时,可考虑采取氯己定沐浴措施。一般采用2％氯己定稀释液或湿巾进行擦浴,通常不可用于下颌以上部位或开放性伤口。使用该项措施时,一般用于所有患者而不仅限于CRE感染或定植患者。沐浴的频率可根据日常沐浴方案进行调整。

（7）手卫生、接触隔离和员工教育培训等参见"防控原则"。

（林　梅）

第三节　气性坏疽感染的预防与控制

气性坏疽通常又称梭状芽孢杆菌性肌坏死,是由一群梭状芽孢杆菌引起的一种快速进展的急性严重特异性感染性疾病。致病菌产生的外毒素可引起严重毒血症及肌肉组织的广泛性坏死,病情发展迅速,病死率高。患者早期临床表现为表情淡漠,头晕、头痛、恶心、呕吐、出冷汗、烦躁不安、高热、脉搏快速,呼吸急促,并有进行性贫血。自觉伤口局部沉重,有包扎过紧感。以后,突然出现患部"胀裂样"剧痛,这种疼痛为特征性的疼痛,不能用一般止痛剂缓解。患部肿胀明显,压痛剧烈。伤口周围水肿、皮肤苍白、紧张发亮。随着病变进展,静脉淤滞,皮肤很快变为紫红色,进而变为紫黑色。伤口内肌肉由于坏死,呈暗红色或土灰色,失去弹性,刀割时不收缩,也不出血,犹如煮熟的肉。伤口周围皮肤有捻发音,表示组织间有气体存在。轻轻挤压患部,常有气泡从伤口逸出,并有稀薄、恶臭的浆液样血性分泌物流出。伤口分泌物涂片检查有大量革兰染色阳性杆菌,X线检查伤口肌群间有气体。晚期患者有严重中毒症状,血压下降,最后出现黄疸、谵妄和昏迷。如处理不及时,患者常丧失肢体,甚至死亡。气性坏疽多见于战伤、地震损伤,以及日常各种原因的严重创伤。

一、气性坏疽的流行病学

导致气性坏疽多数病例以A型产气荚膜杆菌为主,其他如水肿杆菌、败血杆菌等均可介入。梭状芽孢杆菌是腐物寄生菌,普遍存在于泥土、人及动物的肠道或粪便中。气性坏疽多为散发,日常生活中产生的损伤或医源性损伤都可导致感染发生,如臀部手术、臀部注射,或大块的肌肉和大动脉的损伤、开放性骨折、烧伤等。在地震或战争时,如果撤离或治疗时间的延误,可出现气性坏疽的暴发。少数情况下,气性坏疽也可在没有伤口的情况下发生,气性坏疽可以是阴囊和会阴处的原发感染。气性坏疽患者的死亡率为11％～31％,但如果不治疗,死亡则无一例能幸免。

（一）传染源

在医院内,气性坏疽患者是主要的传染源。病原体大量存在于患者坏死组织和渗出液中,以及被伤口分泌物污染的敷料、器械和物品等表面。

（二）传播途径

1.接触传播

接触患者伤口的坏死组织和渗出液,接触污染的敷料和织物,尤其是接触者皮肤有破损,病原体可通过破损伤口侵入感染。病原体也可通过医务人员污染的手从一个患者传播到另一个患者。

2.可疑气溶胶传播

伤口冲洗过程中产生气溶胶污染空气、环境等,恰好附近有介入性操作或开放性伤口患者的存在,有引发感染的风险。

3.污染的诊疗器械传播

被病原体污染的医疗器械或物品,未经有效消毒和灭菌,如拔牙、手术等操作导致感染的发生。

(三)人群易感性

梭状芽孢杆菌广泛存在,容易进入伤口,但不一定致病。疾病的发生依赖于下列多种因素。

(1)有伤口存在,尤其是组织肌肉广泛损伤或大片坏死的患者。

(2)人体抵抗力低下。

(3)伤口局部氧浓度降低,伤口的缺氧环境适合梭状芽孢杆菌生长。如大量失血或休克,局部血供障碍。伤口污染泥土、弹片或被覆盖物覆盖。尤其是进行臀部、会阴部手术,接近粪源性细菌,或使用止血带时间过长等,都容易发生气性坏疽。

(四)潜伏期

潜伏期1～4天,常在伤后3天发病,亦可短至24小时,个别情况下可短至1～6小时。

(五)病原体特性和流行特征

1.病原体特性

气性坏疽的致病菌为厌氧菌,革兰染色阳性,可形成芽孢,产生外毒素。梭状芽孢杆菌在自然界广泛存在。在有氧的环境下,菌体不能生长,还能抑制毒素的产生。当皮肤有破损尤其是伤口处有坏死组织,异物存在,或缺血使伤口局部氧浓度降低,有利于细菌大量繁殖生长。

2.流行特征

多为散发,偶有暴发。多见于战争、地震伤害导致的创伤感染暴发。日常生活中的严重损伤以及结肠直肠手术等,也可导致感染发病。

二、气性坏疽的医源性感染控制

(一)管理传染源

(1)战争、地震等伤害引起开放性伤口患者较多时,应认真做好预检分诊工作,将可疑感染患者与其他患者分开,以减少患者之间的交叉感染。

(2)接诊患者车辆的铺单应采用一次性防渗透床单,并做到一人一用,用后严格按照医疗废物焚烧处理。

(3)确诊或可疑气性坏疽患者应单间隔离,伤口局部必须进行彻底清创,在伤后6小时内清创,几乎可完全防止气性坏疽的发生。即使受伤已超过6小时,在大量抗生素的使用下,清创术仍能起到良好的预防作用。清创后的伤口可用3%过氧化氢或1：1 000高锰酸钾溶液冲洗、湿敷,对已缝合的伤口,应将缝线拆开,敞开引流。

(4)固定换药室、手术间,诊疗物品固定专用。换药和手术结束后,房间严格终末消毒。

(5)加强病区管理,严格探视制度,做好疾病的预防宣传工作。

(二)切断传播途径

(1)科室:对气性坏疽患者使用后的可重复应用的医疗器械和用品,要双层密闭包装,并标明感染性疾病名称后,送消毒供应中心集中处理。供应室应先采用含氯或含溴消毒剂1 000～2 000 mg/L浸泡30～45分钟后,有明显污染物时应采用含氯消毒剂5 000～10 000 mg/L浸泡至少60分钟后,再进行清洗和灭菌处理。

（2）医疗废物放置双层包装袋内,粘贴标识,密闭送医疗废物暂存处,交集中处置单位焚烧处理。

（3）截肢后的肢体,采用过氧化氢处理后,专用袋密闭封装,注明特殊感染标识,交火葬场火化,并做好交接登记。

（三）保护易感人群

（1）加强防病的宣传,使医务人员和患者了解疾病的特性,做到疾病的早发现、早治疗,因为早诊断和及时治疗是保存患者肢体和挽救生命的关键。早隔离确诊或疑似患者,还可减少疾病的传播。

（2）医务人员接触患者应做好个人防护,进入病室必须穿隔离衣,戴口罩、帽子,接触伤口或污染物戴手套。给患者冲洗伤口,为防止喷溅或吸入气溶胶,应戴外科口罩及护目镜。医务人员皮肤有伤口或渗出性皮炎等,应戴双层手套或暂时调离现岗位。

（3）主动免疫保护方法仍在试验中。

（林　梅）

第四节　皮肤软组织感染的预防与控制

皮肤软组织感染种类繁多,包括皮肤、软组织感染,压疮感染,烧伤感染,乳腺感染,脐炎和婴儿脓疱病等,有些相当常见,如疖、痈、蜂窝织炎等,有些虽少见,但发病后很凶险,如新生儿皮下坏疽。皮肤软组织感染虽为局部感染,但当免疫缺陷、粒细胞减少、糖尿病、营养不良等情况下,局部感染可成为传染源,播散至全身其他部位,甚至发生败血症等全身感染。

一、病原微生物

皮肤感染病原菌种类很多,包括细菌、真菌、病毒及寄生虫,与医院感染有关的皮肤感染病原菌有:①金黄色葡萄球菌,能穿透皮肤引起脓疱病及伤口感染。②化脓性链球菌,链球菌伤口感染常播散到周围组织并发生败血症。③表皮葡萄球菌。④大肠埃希菌、肠杆菌属等,虽然种类不多,但其危害性大。

二、危险因素

（1）患有糖尿病、肾病、贫血等慢性疾病的患者和接受放化疗、免疫抑制剂治疗的患者危险性增高。

（2）抵抗力低下老人及小儿。

（3）接受各种插管的患者。感染部位以导管插入部位感染及脓疱疹最常见。

三、感染诊断

（一）皮肤感染

1.临床诊断

皮肤有脓性分泌物、脓疱、疖肿等或患者有局部疼痛或压痛,局部红肿或发热,无其他原因解释者。

2.病原学诊断

临床诊断基础上,从感染部位的引流物、抽吸物中培养出病原体或者血液、感染组织特异性病原体抗原检测阳性即可诊断。

(二)软组织感染

软组织感染包括坏死性筋膜炎、感染性坏疽、坏死性蜂窝组织炎、感染性肌炎、淋巴结及淋巴管炎。

1.临床诊断

符合下述3条之一即可诊断。

(1)从感染部位引流出脓液。

(2)外科手术或组织病理检查证实有感染。

(3)患者有局部疼痛或压痛、局部红肿或发热,无其他原因解释。

2.病原学诊断

临床诊断基础上,符合下述2条之一即可诊断。

(1)血液特异性病原体抗原检测阳性,或血清ISM抗体效价达到诊断水平,或双份血清IgG呈4倍升高。

(2)从感染部位的引流物或组织中培养出病原体。

(三)压疮感染

压疮感染包括压疮浅表部和深部组织感染。

1.临床诊断

压疮局部红、压痛或压疮边缘肿胀,并有脓性分泌物。

2.病原学诊断

临床诊断基础上,分泌物培养阳性。

(四)烧伤感染

1.临床诊断

烧伤表面的形态或特点发生变化,如焦痂迅速分离,焦痂变成棕黑、黑或紫罗兰色,烧伤边缘水肿,同时创面有脓性分泌物或患者出现发热>38 ℃或低体温<36%,合并低血压即可诊断。

2.病原学诊断

临床诊断基础上,血液培养阳性并除外有其他部位感染或烧伤,组织活检显示微生物向邻近组织浸润。

(五)乳腺脓肿或乳腺炎

1.临床诊断

符合下述3条之一即可诊断。

(1)红、肿、热、痛等炎症表现或伴有发热,排除授乳妇女的乳汁淤积。

(2)外科手术证实。

(3)临床医师诊断的乳腺脓肿。

2.病原学诊断

临床诊断基础上,引流物或针吸物培养阳性。

(六)脐炎

1.临床诊断

新生儿脐部有红肿或有脓性渗出物。

2.病原学诊断

临床诊断基础上,有引流物、针吸液培养阳性或血液培养阳性(排除其他部位感染)即可诊断。

(七)婴儿脓疱病

1.临床诊断

皮肤出现脓疱或临床医师诊断为脓疱病。

2.病原学诊断

临床诊断基础上,分泌物培养阳性。

四、预防控制措施

(1)重视皮肤卫生,保持皮肤清洁;尽量避免皮肤潮湿和摩擦刺激。

(2)卧床患者加强护理措施,定期变换体位,避免局部长时间受压,防止压疮发生。

(3)及时处理体表软组织的损伤,积极治疗皮肤病,减少抓破损伤。

(4)所有皮肤侵入性操作必须严格皮肤消毒,执行无菌操作。

（林　梅）

第五节　呼吸机相关肺炎感染的预防与控制

一、定义

呼吸机相关肺炎(VAP)是指气管插管或气管切开患者接受机械通气 48 小时后发生的肺炎,机械通气撤机、拔管后 48 小时内出现的肺炎也属于 VAP 范畴。

二、流行病学

VAP 属于医院获得性感染,我国大规模的医院感染横截面调查结果显示,住院患者中医院获得性感染的发生率为 $3.22\% \sim 5.22\%$,其中医院获得性下呼吸道感染为 $1.76\% \sim 1.94\%$。国内外研究结果均显示,包括 VAP 在内的下呼吸道感染居医院获得性感染构成比之首。

我国一项调查结果显示,46 所医院的 17 358 例 ICU 住院患者,插管总天数为 91 448 天,VAP 的发病率为 8.9/1 000 机械通气日。机械通气患者中 VAP 的发病率为 $9.7\% \sim 48.4\%$,或为 $(1.3 \sim 28.9)/1 000$ 机械通气日,病死率为 $21.2\% \sim 43.2\%$。国内外的研究结果均表明,若病原菌为多重耐药(MDR)或全耐药(PDR)病原菌,归因病死率可高达 $38.9\% \sim 60\%$。VAP 的病死率与高龄、合并糖尿病或慢性阻塞性肺疾病(慢阻肺)、感染性休克(脓毒症休克)及高耐药病原菌感染等相关。

三、危险因素和发病机制

(一)危险因素

发生 VAP 的危险因素涉及各个方面,可分为宿主自身和医疗环境两大类因素,主要危险因素见表 15-8。患者往往因多种因素同时存在或混杂,导致 VAP 的发生、发展。

表 15-8　医院获得性肺炎/呼吸机相关肺炎发生的危险因素

分类	危险因素
宿主自身因素	高龄
	误吸
	基础疾病(慢性肺部疾病、糖尿病、恶性肿瘤、心功能不全等)
	免疫功能受损
	意识障碍、精神状态失常
	颅脑等严重创伤
	电解质紊乱、贫血、营养不良或低蛋白血症
	长期卧床、肥胖、吸烟、酗酒等
医疗环境因素	ICU 滞留时间、有创机械通气时间
	侵袭性操作,特别是呼吸道侵袭性操作
	应用提高胃液 pH 的药物(H_2 受体拮抗剂、质子泵抑制剂)
	应用镇静剂、麻醉药物
	头颈部、胸部或上腹部手术
	留置胃管
	平卧位
	交叉感染(呼吸器械及手感染)

(二)发病机制

VAP 的发病机制是病原体到达支气管远端和肺泡,突破宿主的防御机制,从而在肺部繁殖并引起侵袭性损害。致病微生物主要通过两种途径进入下呼吸道。

(1)误吸。

(2)致病微生物以气溶胶或凝胶微粒等形式通过吸入进入下呼吸道,其致病微生物多为外源性,如结核分枝杆菌、曲霉和病毒等。此外,VAP 也有其他感染途径,如感染病原体经血行播散至肺部、邻近组织直接播散或污染器械操作直接感染等。

气管插管使得原来相对无菌的下呼吸道直接暴露于外界,同时增加口腔清洁的困难,口咽部定植菌大量繁殖,含有大量定植菌的口腔分泌物在各种因素(气囊放气或压力不足、体位变动等)作用下通过气囊与气管壁之间的缝隙进入下呼吸道;气管插管的存在使得患者无法进行有效咳嗽,干扰了纤毛的清除功能,降低了气道保护能力,使得 VAP 发生风险明显增高;气管插管内外表面容易形成生物被膜,各种原因(如吸痰等)导致形成的生物被膜脱落,引起小气道阻塞,导致VAP。此外,为缓解患者气管插管的不耐受,需使用镇痛镇静药物,使咳嗽能力受到抑制,从而增加 VAP 的发生风险。

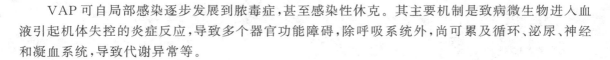

VAP可自局部感染逐步发展到脓毒症,甚至感染性休克。其主要机制是致病微生物进入血液引起机体失控的炎症反应,导致多个器官功能障碍,除呼吸系统外,尚可累及循环、泌尿、神经和凝血系统,导致代谢异常等。

四、病原学

非免疫缺陷患者的VAP通常由细菌感染引起,由病毒或真菌引起者较少,常见病原菌的分布及其耐药性特点随地区、医院等级、患者人群及暴露于抗菌药物的情况不同而异,并且随时间而改变。我国VAP常见的病原菌包括鲍曼不动杆菌、铜绿假单胞菌、肺炎克雷伯菌、金黄色葡萄球菌及大肠埃希菌等。但需要强调的是,了解当地医院的病原学监测数据更为重要,在经验性治疗时应根据及时更新的本地区、本医院甚至特定科室的细菌耐药特点针对性选择抗菌药物。

(一)病原谱

我国VAP患者主要见于ICU。VAP病原谱中,其中鲍曼不动杆菌分离率高达35.7%～50%,其次为铜绿假单胞菌和金黄色葡萄球菌,二者比例相当(表15-9)。≥65岁的患者中铜绿假单胞菌的分离率高于其他人群。

表 15-9　我国呼吸机相关肺炎患者常见细菌的分辨率(%)

菌种	≥18 岁	≥65 岁
鲍曼不动杆菌	12.1～50.5	10.3～18.5
铜绿假单胞菌	12.5～27.5	27.7～34.6
肺炎克雷伯菌	9～16.1	5.1～13.9
金黄色葡萄球菌	6.9～21.4	5.8～15.4
大肠埃希菌	4～11.5	1.3～6.2
阴沟肠杆菌	2～3.4	3.1
嗜麦芽窄食单胞菌	1.8～8.6	4.6～9.6

由于我国二级及以下医院高质量前瞻性的VAP流行病学研究尚不足,目前查到的文献绝大部分为回顾性研究,以上数据仅供参考。

(二)常见病原菌的耐药性

细菌耐药给VAP的治疗带来了严峻挑战。临床上MDR的定义是指对3类或3类以上抗菌药物(除天然耐药的抗菌药物)耐药,广泛耐药(XDR)为仅对1～2类抗菌药物敏感而对其他抗菌药物耐药,PDR为对能得到的、在常规抗菌谱范围内的药物均耐药。

VAP常见的耐药细菌包括碳青霉烯类耐药的鲍曼不动杆菌(CRAB)、碳青霉烯类耐药的铜绿假单胞菌(CRPA)、产超广谱β-内酰胺酶(ESBLs)的肠杆菌科细菌、甲氧西林耐药的金黄色葡萄球菌(MRSA)及碳青霉烯类耐药的肠杆菌科细菌(CRE)等。我国多中心细菌耐药监测网中的中国细菌耐药监测网(CHINET)和中国院内感染的抗菌药物耐药监测(CARES)数据均显示,在各种标本中(血、尿、痰等)CRAB的分离率为60%～70%,CRPA的分离率为20%～40%,产ESBLs的肺炎克雷伯菌和大肠埃希菌的分离率分别为25%～35%和45%～60%,MRSA的分离率为35%～40%,CRE的分离率为5%～18%。而来自痰标本中的某些耐药菌,如MRSA的发生率往往更高。

五、诊断

(一)临床诊断标准

VAP 的临床表现及病情严重程度不同,从单一的典型肺炎到快速进展的重症肺炎伴脓毒症、感染性休克均可发生,目前尚无临床诊断的"金标准"。肺炎相关的临床表现满足的条件越多,临床诊断的准确性越高。

胸部 X 线或 CT 显示新出现或进展性的浸润影、实变影或磨玻璃影,加上下列 3 种临床症候中的 2 种或以上,可建立临床诊断:①发热,体温>38 ℃。②脓性气道分泌物。③外周血白细胞计数$>10×10^9/L$或$<4×10^9/L$。

影像学是诊断 VAP 的重要基本手段,应常规行 X 线胸片,尽可能行胸部 CT 检查。对于危重症或无法行胸部 CT 的患者,有条件的单位可考虑床旁肺超声检查。

(二)病原学诊断

在临床诊断的基础上,若同时满足以下任一项,可作为确定致病菌的依据。

(1)合格的下呼吸道分泌物(中性粒细胞数>25 个/低倍镜视野,上皮细胞数<10 个/低倍镜视野,或二者比值>2.5∶1)、经支气管镜防污染毛刷(PSB)、支气管肺泡灌洗液(BALF)、肺组织或无菌体液培养出病原菌,且与临床表现相符。

(2)肺组织标本病理学、细胞病理学或直接镜检见到真菌并有组织损害的相关证据。

(3)非典型病原体或病毒的血清 IgM 抗体由阴转阳或急性期和恢复期双份血清特异性 IgG 抗体滴度呈 4 倍或 4 倍以上变化。呼吸道病毒流行期间且有流行病学接触史,呼吸道分泌物相应病毒抗原、核酸检测或病毒培养阳性。

六、VAP 的预防与控制措施

(一)管理要求

(1)应将 VAP 的预防与控制工作纳入医疗质量和医疗安全管理。

(2)应明确医务人员在 VAP 预防与控制工作中的责任,制订并落实 VAP 预防与控制工作的各项规章制度和标准操作规程。

(3)医院感染管理、医务、护理及其他有关部门应在各自专业范围内负责 VAP 预防与控制工作的监督管理,制订 VAP 循证措施依从性核查表,并督促落实。

(4)应制订 VAP 预防与控制知识和技能岗位培训计划,培训内容应定期根据最新循证医学证据和当地流行病学资料进行更新,并对计划的实施进行考核、评价与反馈。

(5)开展呼吸机诊疗活动的临床科室,应配备受过专业训练,具备独立工作能力的医务人员。

(6)医务人员在诊疗活动中应严格执行《医务人员手卫生规范》WS/T313 的要求,遵循洗手与卫生手消毒的原则、指征和方法。

(7)医务人员在诊疗活动中应严格执行《医院隔离技术规范》WS/T311 的要求,遵循"标准预防"和"基于疾病传播途径"的原则。患有呼吸道传染性疾病时,应避免直接接触患者。

(8)医务人员宜每年接种流感疫苗。

(二)预防措施

(1)若无禁忌证,应将患者床头抬高 30°~45°。

(2)应定时对患者进行口腔卫生,每 6~8 小时 1 次。

（3）宜使用0.12％～2％氯己定消毒液对患者口腔黏膜、牙龈等部位擦拭或冲洗,意识清醒的患者可采取漱口的方式。

（4）对患者实施肠内营养时,应避免胃过度膨胀,条件许可时应尽早拔除鼻饲管。

（5）对患者实施肠内营养时,宜采用远端超过幽门的鼻饲管,注意控制输注容量和速度。

（6）应积极预防深静脉血栓形成。

（7）对多重耐药菌如甲氧西林耐药金黄色葡萄球菌（MRSA）、多重耐药或泛耐药鲍曼不动杆菌（MDR/XDR-AB）、耐碳青霉烯肠杆菌科细菌（CRE）、多重耐药或泛耐药铜绿假单胞菌（MDR/XDR-PA）等具有重要流行病学意义的病原体感染或定植患者,应采取隔离措施。

（8）应规范人工气道患者抗菌药物的预防性使用,避免全身静脉使用或呼吸道局部使用抗菌药物预防VAP。

（9）不宜常规使用口服抗菌药物进行选择性消化道脱污染。

（三）气道管理

（1）严格掌握气管插管指征。对于需要辅助通气的患者,宜采用无创正压通气。

（2）宜选择经口气管插管。两周内不能撤除人工气道的患者,宜尽早选择气管切开。

（3）应选择型号合适的气管插管,并常规进行气囊压力监测,气囊压力应保持在2.45～2.94 kPa（25～30 cmH$_2$O）。

（4）预计插管时间超过72小时的患者,宜选用带声门下分泌物吸引气管导管。

（5）对于留置气管插管的患者,每天停用或减量镇静剂1次,评估是否可以撤机或拔管,应尽早拔除气管插管。

（6）应定时抽吸气道分泌物。当转运患者、改变患者体位或插管位置、气道有分泌物积聚时,应及时吸引气道分泌物。吸引气道分泌物时,应遵循无菌操作,每次吸引应更换吸痰管,先吸气管内,再吸口鼻处,每次吸引应充分。气管导管气囊上滞留物的清除方法包括以下内容。①清除方法:操作前先清除呼吸机管路集水杯中的冷凝水。协助患者取头低脚高位或平卧位。先吸引下呼吸道分泌物,再吸引口鼻腔内分泌物。将简易呼吸器与气管插管连接,操作者在患者吸气末轻轻挤压简易呼吸器,在患者呼气初用力挤压简易呼吸器,另操作者同时放气囊。再次吸引口鼻腔内分泌物。如此反复操作2～3次,直到完全清除气管导管气囊上滞留物为止。②注意事项:操作前应充分做好用物准备。操作时断开的呼吸机管路接头应放在无菌巾上。操作时医务人员应戴无菌手套,不宜使用镊子等替代方式。戴无菌手套持吸痰管的手应避免污染。冲洗吸痰管分泌物的无菌溶液,应分别注明"口鼻腔""气管内"的字样,不应交叉使用。

（7）对多重耐药病原体感染或定植患者、呼吸道传染性疾病患者或疑似患者,宜采用密闭式吸痰管。

（8）连续使用呼吸机机械通气的患者,不应常规更换呼吸机管路,遇污染或故障时及时更换。

（9）呼吸机管路集水杯应处于管路最低位置,患者翻身或改变体位前,应先清除呼吸机管路集水杯中的冷凝水,清除冷凝水时呼吸机管路应保持密闭。

（10）应在呼吸机管路中采用加热湿化器或热湿交换器等湿化装置,不应使用微量泵持续泵入湿化液进行湿化,加热湿化器的湿化用水应为无菌水。

（11）热湿交换器的更换频率不宜＜48小时,遇污染或故障时及时更换。

（12）雾化器应一人一用一消毒。

（13）雾化器内不宜添加抗菌药物。

（14）不应常规使用细菌过滤器预防 VAP。呼吸道传染性疾病患者或疑似患者,可使用细菌过滤器防止病原体污染呼吸机内部。

（四）消毒灭菌

（1）应遵循《医疗机构消毒技术规范》WS/T367 的管理要求和消毒灭菌基本原则。

（2）高度危险性物品应一人一用一灭菌,中度危险性物品应一人一用一消毒。应遵循《医院消毒供应中心 第 1 部分:管理规范》WS310.1 的管理要求,呼吸机螺纹管、雾化器、金属接头、湿化罐等,应由消毒供应中心(CSSD)回收,集中清洗、消毒、灭菌和供应。

（3）使用中的呼吸机外壳、按钮、面板等应保持清洁与干燥,每天至少擦拭消毒 1 次,遇污染应及时进行消毒;每位患者使用后应终末消毒。发生疑似或者确认医院感染暴发时应增加清洁消毒频次。

（4）应使用细菌过滤器防止麻醉机、呼吸机内部污染。复用的细菌过滤器清洁消毒应遵循生产厂家的使用说明,一次性细菌过滤器应一次性使用。感染性疾病患者使用后应立即更换。加热湿化器、活瓣和管路应一人一用一消毒,遇污染或故障时应及时更换。

（5）频繁接触的诊疗环境表面,如床栏杆、床头桌、呼叫按钮等,应保持清洁与干燥,每天至少消毒1 次,遇污染时及时消毒,每位患者使用后应终末消毒。

（6）病床隔帘应保持清洁与干燥,遇污染时应及时更换。多重耐药菌如 MRSA、MDR/XDR-AB、CRE、MDR/XDR-PA 等具有重要流行病学意义的病原体感染或定植患者使用后应及时更换。

（五）监测

（1）应遵循《医院感染监测规范》WS/T312 的要求,开展 VAP 的目标性监测,包括发病率、危险因素和常见病原体等,定期对监测资料进行分析、总结和反馈。

（2）应定期开展 VAP 预防与控制措施的依从性监测、分析和反馈,并有对干预效果的评价和持续质量改进措施的实施。

（3）出现疑似医院感染暴发时,特别是多重耐药菌或不容易清除的耐药菌、真菌感染暴发以及发生军团菌医院感染时,应进行人员与环境的目标性微生物监测,追踪确定传染源,分析传播途径,并评价预防控制措施效果。

（林　梅）

第六节　导尿管相关尿路感染的预防与控制

导尿管相关尿路感染(CA-UTI)是医院感染中常见的感染类型,仅次于呼吸道感染,占医院感染的 35％～50％,而在这些尿路感染病例中,80％～90％与留置导尿管有关。留置导尿管是临床最常见的一项侵入性操作,是造成医院内感染最常见的原因之一,美国医院约 25％的住院患者需要留置导尿管。导尿管选择、导尿技术操作及护理和导尿管留置时间的长短等因素与导尿管相关尿路感染有关。相对于其他医院感染来说,CA-UTI 的病死率较低,但是泌尿道插管的高使用率可引起大量的感染,使经济负担加重。

一、概述

(一)定义

导尿管相关尿路感染(CA-UTI)主要是指患者留置导尿管后,或者拔除导尿管48小时内发生的泌尿系统感染。根据感染部位的不同分为上尿路感染和下尿路感染:上尿路感染主要是肾盂肾炎,下尿路感染主要是膀胱炎、尿道炎。

导尿管相关无症状性菌尿症(CA-ASB)是指患者虽然没有症状,但在1周内有内镜检查或导尿管置入,尿液培养革兰阳性球菌菌落数$\geq 10^4$ cfu/mL,革兰阴性杆菌菌落数$\geq 10^5$ cfu/mL,应当诊断为导尿管相关无症状性菌尿症(CA-ASB)。

医院CA-UTI几乎是专有的器械相关性感染,且绝大部分患者无尿路感染相应的症状或体征。CA-ASB是全球范围内最常见的卫生保健相关感染,约占美国每年医院感染的40%。在医院有28%的患者留置了导尿管。一项研究发现,留置导尿管的患者中有31%被不适当地插入了导尿管。另一研究发现,所有保留导尿管天数有36%是不必要的。

(二)CA-UTI流行病学

1.发病率

导尿管相关尿路感染(CA-UTI)是全球范围内最常见的医院相关感染,约占美国每年医院感染的40%。有80%～90%的医院获得性泌尿道感染由导尿管引起。如留置导尿管少于1周或1周的患者,UTI的发生率为10%～40%,长期留置导尿管($\geq$30天)的患者,UTI有100%的发病率。

我国相关研究资料显示,导尿管相关尿路感染率为1.1%～53.8%,日感染率为1.13‰～26.4‰,说明CA-UTI的发生率在不同的地区或不同的医院有明显的不同。刘丁等对485例留置导尿管病例调查显示,平均感染发生率为53.8%,平均每1 000床位日发生感染26.4例。导尿管留置时间与感染的发生密切相关,汕头大学医学院第一附属医院李毅萍等报道,如留置导管1～3天,CA-UTI的发生率为10.3%,留置导管$\geq$10天,CA-UTI的发生率为97.6%。田桂平等报道留置尿管10天,尿路感染的发生率为8.7%;留置导尿管20天,尿路感染的发生率为17.39%;留置尿管>30天,尿路感染的发生率为43.48%。陈佩燕等对87例留置导尿管的患者的监测结果显示,留置导尿管后3天尿路感染率为20.7%,7天后感染率为26.8%,14天后尿路感染率为31.3%。

CA-UTI的发生与插管方法、导尿管留置时间、导尿管的维护、膀胱冲洗等密切相关,苏燕娟等研究显示,引流袋更换时间与发生菌尿有显著差异($P<0.01$)。每3天更换引流袋,菌尿发生率明显低于每天更换引流袋;每天更换引流袋,菌尿阳性率为20.83%;3天以上更换引流袋,菌尿阳性率为零。膀胱冲洗与非冲洗菌尿发生率有明显差异($P<0.05$),每天用抗菌药物冲洗膀胱,菌尿阳性率为21.74%;不进行膀胱冲洗,菌尿阳性率为3.23%。留置尿管时间与菌尿发生率有显著差异($P<0.01$),留置导尿管第4天,菌尿阳性率为2.13%;留置导尿管第7天,菌尿阳性率为21.28%。膀胱冲洗没有预防尿路感染的作用;相反,有增加感染的可能。

2.病原学

引起导尿管相关尿路感染的病原菌以革兰阴性杆菌为主,耐药性日渐突出。美国研究显示,大肠埃希菌是导尿相关的医院内UTI中最普遍常见的细菌,约占26%,肠球菌占16%,铜绿假单胞菌占12%,念珠菌属占9%,肺炎克雷伯菌占6%,肠杆菌属占6%。在医院的重症监护病房里,念珠菌属在医院内 UTI 中占较大的比例(25.9%),接着依次是大肠埃希菌(18.9%)、肠球菌(13%)、铜绿假单胞菌(11%)、肠杆菌属(6%)。我国众多研究结果与美国数据基本相符,导尿管相关尿路感染主要病原菌依次为大肠埃希菌(35.8%~45.7%)、屎肠球菌(8.6%~10.9%)、粪肠球菌(8%~9.3%)、白假丝酵母菌(6.2%~13.5%)、肺炎克雷伯菌(7.3%~8.3%)、铜绿假单胞菌(4.3%~5.7%)。大肠埃希菌是引起 CA-UTI 的首位致病菌,革兰阳性菌以屎球菌和粪肠球菌为主,随着念珠菌属和肠球菌报告的增加,引起医院内导尿管相关尿路感染的病原体也发生了变化。目前念珠菌属是术后重症患者尿标本中最普遍的病原菌。国内报道真菌感染占6.2%~13.5%,抗菌药物使用引起菌群失调容易导致尿路感染。

(三)感染途径及因素

人体泌尿系统有一套自身的完整的防御机制,正常情况下膀胱内是无菌的。导尿管的使用在某种程度上损伤了泌尿系统的正常防御机制。留置导尿管是细菌侵入的途径:①插导尿管时细菌进入膀胱。②尿道周围或肛门周围的细菌沿着导尿管——黏膜接触面(导尿管外表面)迁移进入膀胱。③违反无菌操作规程,导管护理后细菌从集尿袋沿着导管内腔表面上行进入膀胱。

大多数导尿管相关的 UTI 是由于会阴区的病原体从外腔迁移或导尿管护理操作异常使病原体从内腔迁移进入膀胱引起感染。15%的导管相关泌尿道感染源自外源性因素,如导尿管系统污染、护理人员污染的手、插入导尿管或维护导尿管过程中违反操作规程、应用消毒不达标的设施等而引起感染。而导尿管长时间留置尿道内,又破坏了尿道的正常生理功能,从而削弱了尿道黏膜对细菌的抵抗力,影响膀胱对细菌的冲刷作用,致使细菌容易逆行至泌尿系统生长繁殖引起感染。

生物膜的形成被认为是导管相关尿路感染发病的重要机制。细菌一旦进入泌尿道,尿中病原体附着至导尿管表面、增殖并开始分泌细胞外多糖,与尿中的盐和蛋白质组成细菌复合物并形成一个生物膜,它保护微生物不受抗菌剂、杀菌剂和宿主屏障的清除。目前已有能减少生物膜形成的较新技术,减少细菌和真菌的黏附,或抑制已黏附到导管的微生物的生长。

(四)临床特点

导尿管相关尿路感染不仅是病原体在尿道和膀胱黏膜的定植和炎症反应,还可发生逆行感染引起肾盂肾炎、前列腺炎、附睾炎和精囊炎。大部分患者医院内尿路感染在临床上多呈良性经过,无明显的临床症状,导尿管拔除后可自行痊愈。

在美国,导管相关尿路感染的报道多为 CA-ASB,医院内尿路感染患者中有 65%~75% 是无症状菌尿。约 30% 的患者有临床症状和体征,如尿频、尿急和尿痛等膀胱刺激征,除局部症状外还表现为发热、腰痛及肋脊角叩痛、耻骨上方疼痛或压痛等。导尿管相关尿路感染如不及时控制,细菌入侵血液系统引起菌血症。医院患者中,导尿管相关菌尿症为医院血流感染的最常见原因之一,约 15% 的医院血流感染源于尿路。尿培养不能预测 CA-UTI,在留置导尿的患者中,大肠埃希菌是最常见的细菌,约占 35.62%。

大量前瞻性调查研究证实,导尿管相关尿路感染(CA-UTI)的发生与留置导尿管的时间长、导管护理的违规操作导致导尿管系统污染、女性、老年人等密切相关。女性尿道短,尿道门暴露,易发生上行性感染。女性应用导尿管后发生 UTI 的概率是男性的 2 倍。女性尿道周围区域的菌群也是十分重要的,尿道周围的菌群是重要的潜在性致病菌。留置导尿管时间的长短是导尿管相关尿路感染最重要的危险因素。

CA-UTI 的症状和体征包括发热、寒战、意识改变、不适、无诱因昏睡、腰痛、肋脊角叩痛、急

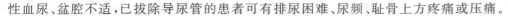

性血尿、盆腔不适,已拔除导尿管的患者可有排尿困难、尿频、耻骨上方疼痛或压痛。

(五)导尿管相关尿路感染的诊断标准

临床诊断:CA-UTI 的诊断标准为留置导尿管、耻骨上方导尿管或间歇导尿管的患者出现 UTI 相应的症状、体征,且无其他原因可以解释,并且尿检白细胞男性≥5 个/高倍视野,女性≥10 个/高倍视野。在临床诊断的基础上,符合以下条件之一可确诊。

(1)清洁中段尿或者导尿留取尿液(非留置导尿)培养革兰阳性球菌菌落数≥10^4 cfu/mL,革兰阴性杆菌菌落数≥10^5 cfu/mL。

(2)耻骨联合上膀胱穿刺留取尿液培养的细菌菌落数≥10^3 cfu/mL。

(3)新鲜尿液标本经离心应用显微镜检查,在每 30 个视野中有半数视野见到细菌。

(4)经手术、病理学或者影像学检查,有尿路感染证据的。

2009 年美国感染病学会制订的导尿管相关尿路感染的诊断、预防和治疗指南,不推荐筛查 CA-ASB,除非进行研究以评价干预措施对降低 CA-ASB 或 CA-UTI 的效果。对于留置导尿管的患者,仅有脓尿不能诊断为 CA-ASB 或 CA-UTI;有症状但无脓尿的患者,提示诊断并非 CA-UTI;脓尿伴 CA-ASB 并非进行抗菌治疗的指征。

二、管理要求

(1)医疗机构应建立健全规章制度,制订并落实预防 CA-UTI 的工作规范和操作规程。

(2)医疗机构应逐步开展 CA-UTI 的目标性监测,持续质量改进,有效降低 CA-UTI 的发生。

(3)医务人员应接受关于无菌技术、导尿操作、留置导尿管的维护以及 CA-UTI 预防的培训和教育,并熟练掌握相关操作规程。

(4)医务人员应评估患者发生 CA-UTI 的潜在风险,针对高危因素,实施 CA-UTI 的预防和控制措施。

三、监测要求

(1)根据导尿管使用的频率和 CA-UTI 的潜在风险,确定需要监测的患者人群。

(2)按照《医院感染监测规范》WS/T312 的要求,开展 CA-UTI 目标性监测。

(3)详细记录尿道插管指征、插管时间、插管操作者和拔管时间等。采用统一指标如导尿管使用率、CA-UTI 发生率等评价 CA-UTI 预防与控制质量。

(4)应定期分析监测资料,并及时向被监测临床科室反馈。

(5)当出现 CA-UTI 暴发或疑似暴发时,应按照《医院感染管理办法》和《医院感染暴发报告及处置管理规范》的相关要求报告和处理。

(6)不宜常规对留置导尿管的患者进行无症状性菌尿症筛查。

四、预防控制措施

(一)留置导尿管前预防控制措施

(1)严格掌握留置导尿管的适应证。

(2)仔细检查无菌导尿包,如发现导尿包过期、外包装破损、潮湿,不应使用。

(3)可重复使用的导尿包按照《医院消毒供应中心 第 2 部分:清洗消毒及灭菌技术操作规

范》WS310.2的规定处理;一次性导尿包符合国家相关要求,不应重复使用。

(4)根据患者年龄、性别、尿道等情况选择型号大小、材质等的合适导尿管,最大限度降低尿道损伤和尿路感染。

(5)对留置导尿管的患者,应采用密闭式引流装置。

(6)应告知患者留置导尿管的目的,配合要点和置管后的注意事项。

(7)不宜常规使用包裹银或抗菌导尿管。

(二)放置导尿管时预防控制措施

(1)医务人员应严格按照《医务人员手卫生规范》WS/T313的要求,洗手后,戴无菌手套实施导尿术。

(2)严格遵循无菌操作技术原则留置导尿管,动作宜轻柔,避免损伤尿道黏膜。

(3)正确铺无菌巾,避免污染尿道口。

(4)应使用合适的消毒剂,充分消毒尿道口及其周围皮肤黏膜,防止污染。①男性:洗净包皮及冠状沟,然后自尿道口、龟头向外旋转擦拭消毒。②女性:按照由上至下,由内向外的原则清洗外阴,然后清洗并消毒尿道口、前庭、两侧大小阴唇,最后会阴、肛门。

(5)导尿管插入深度适宜,确保尿管固定稳妥。

(6)置管过程中,指导患者放松,协调配合,避免污染,如发现尿管被污染,应重新更换。

(三)留置导尿管后预防控制措施

(1)应妥善固定导尿管,避免打折、弯曲,集尿袋高度低于膀胱水平,不应接触地面,防止逆行感染。

(2)应保持尿液引流系统通畅和密闭性,活动或搬运时夹闭引流管,防止尿液逆流。

(3)应使用个人专用收集容器或清洗消毒后的容器定期清空集尿袋中尿液。清空集尿袋中尿液时,应遵循无菌操作原则,避免集尿袋的出尿口触碰到收集容器的表面。

(4)留取小量尿标本进行微生物病原学检测时,应消毒导尿管接口后,使用无菌注射器抽取标本送检。留取大量尿标本时可从集尿袋中采集,不应打开导尿管和集尿袋的接口采集标本。

(5)不应常规进行膀胱冲洗或灌注。若发生血块堵塞或尿路感染时,可进行膀胱冲洗或灌注。

(6)应保持尿道口清洁,大便失禁的患者清洁后还应进行消毒。留置导尿管期间,应每天清洁或冲洗尿道口。

(7)患者沐浴或擦身时应注意对导尿管的保护。

(8)长期留置导尿管应定期更换,普通导尿管更换时间7~10天,特殊类型导尿管的更换时间按照说明书规定,更换导尿管时应同时更换导尿管集尿袋。

(9)导尿管阻塞、脱出或污染时应立即更换导尿管和集尿袋。

(10)患者出现尿路感染症状时,应及时留取尿液标本进行病原学检测,并更换导尿管和集尿袋。

(11)应每天评估留置导尿管的必要性,应尽早拔除导尿管。

(12)医护人员在维护导尿管时,手卫生应严格按照《医务人员手卫生规范》WS/T313的要求。

(林　梅)

第七节 导管相关血流感染的预防与控制

随着医疗技术的不断发展,各种血管通路的使用已经成为 ICU 重症监护室不可或缺的治疗手段。而随之伴发的导管相关血流感染问题也日益严重,是最常见的院内获得性感染之一,也是重症患者的主要致死原因之一。尽管内置血管导管所致血流感染的发生少于继发性血流感染,但它是一种严重的危及患者生命的并发症。血管导管所致血流感染由于其严重的后遗症、治疗的难度及医疗费用激增,已引起了人们的广泛重视。

一、导管相关血流感染的流行病学

导管相关血流感染(CRBSI)是指带有血管内导管或者拔除血管内导管 48 小时内的患者出现菌血症或真菌血症,并伴有发热(>38 ℃)、寒战或低血压等感染表现,除血管导管外没有其他明确的感染源。实验室微生物学检查显示:外周静脉血培养细菌或真菌阳性,或者从导管段和外周血培养出相同种类、相同药敏结果的致病菌。

(一)流行病学

1.血流感染发病率

美国每年重症监护病房的中心静脉置管日(在指定时间内特定人群中所有患者暴露于中心静脉插管的总天数)总计 1 500 万天,导管相关血流感染的发生率为 4‰~8‰,说明医院内这种感染的发生率有很大差异。关于 CRBSI 有很多不同的研究。各种类型导管的血行感染发生率不同,以千导管留置日来统计,从(2.9~11.3)/1 000 导管日不等。ICU 中每年发生的 CRBSI 约为 8 万例,而在整个医院范围内,预计每年发生的病例数可高达 25 万例。多项分析显示,由于 CRBSI 可导致发病率的升高和医疗费用的增长,其花费非常惊人,造成经济损失超过 90 亿美元,死亡人数超过 3 万人,超过美国总死亡人数的 1‰,发展中国家 CRBSI 的发病率是美国的 3~4 倍。

我国研究显示,各种类型导管的血流感染发生率不同,以千导管留置日来统计,从 1.22‰~11.3‰导管日不等。国内对 CRBSI 感染率的报道结果差异较大。发生血流感染率较高的分别为切开留置的周围静脉导管及带钢针的周围静脉导管,而经皮下置入静脉输液及中长周围静脉导管的感染率较低;闫沛、陈丽霞、袁咏梅等研究报道,动静脉插管相关血流感染率为 1.25‰~14‰,日感染率为 1.22‰~16.57‰;黄絮等报道,某三甲医院重症监护病房(ICU)监测 1526 例患者,血流感染的发病率为 4.2‰,周晴、胡必杰等对上海市 65 所医院调研显示,中心静脉导管相关性血流感染(CRBSI)的发病率为 2.3‰,长期留置隧道式带套囊透析导管发生感染率最高,周围静脉留置针发生感染率最低。导管相关血流感染不仅与导管类型有关,还与医院规模、置管位置及导管留置时间有关。

2.感染病原体

患者导管置入部位周围皮肤及医务人员手部皮肤是病原菌的主要来源。在美国,至少 2/3 的导管相关血流感染病例是由葡萄球菌引起的(凝固酶阴性葡萄球菌和金黄色葡萄球菌)。此外,1/4 的感染是由革兰阴性菌及念珠菌所致,尤其是长期置留导管者。国内研究报道,引起血流感染的主要病原体以革兰阳性细菌占优势,但相比之下,真菌感染有一定的上升趋势,且多为条件致病菌。病原菌呈现一定的变迁趋势。呼邦传等研究显示,2006－2010年最常见的分离病原菌依次为大肠埃希菌、凝固酶阴性葡萄球菌、金黄色葡萄球菌、肺炎克雷伯菌、铜绿假单胞。而Mohnarin 2011年细菌耐药性监测显示,来源于血液的革兰阳性球菌占50％,革兰阴性菌占49.8％。常见的病原菌为凝固酶阴性葡萄球菌、大肠埃希菌、克雷伯菌、金黄色葡萄球菌和肠球菌及鲍曼不动杆菌。表皮葡萄球菌感染主要是由于皮肤污染引起,约占导管相关血流感染(CRBSI)的30％。金黄色葡萄球菌曾是CRBSI最常见的病原菌,目前约占院内血流感染的13.4％。2010年医院感染横截面调查显示,引起血流感染前几位的病原体依次为大肠埃希菌、表皮葡萄球菌,金黄色葡萄球菌、其他葡萄球菌、鲍曼不动杆菌和铜绿假单胞菌等。

3.病死率

病原菌的种类与病死率有一定的相关性,金黄色葡萄球菌引起的导管相关血流感染的死亡率高达8.2％。凝固酶阴性的葡萄球菌所致的导管相关血流感染的死亡率较低,约为0.7％。真菌所致导管相关血流感染的死亡率国内外尚无统计数据。

(二)病原体感染机制

导管相关血流感染的病原体类型可直接反映感染的发病机制。导致感染的病原体可能是多源性的,包括插入导管部位周围的皮肤、污染的导管套管、无菌操作不规范、其他部位感染的血液播散。皮肤菌群可以在导管外表面繁殖,然后沿皮下迁移至血管内段,进而导致血流感染。长期置留导管的则需要多次操作,因而导管套管可能受到污染,病原菌来自医务人员的手,随后沿导管内表面迁移至导管的血管内段,从而导致感染。

导管相关血流感染与导管周围生物膜的形成有关。生物膜是由宿主及细菌因子共同组成,宿主因素包括血小板、黏蛋白、纤维蛋白原、纤维蛋白,上述物质可以和某些病原体如金黄色葡萄球菌、念珠菌等表面的不同受体结合形成生物膜。细菌因子则指细菌分泌的纤维多糖。生物膜可抵抗宿主的免疫防御及吞噬作用,削弱抗菌药物的穿透力或抗菌剂的作用,同时是潜在的感染源。

(三)血管内导管类型

血管内导管类型多样,可从不同角度进行分类。根据置入血管类型分为周围静脉导管、中心静脉导管、动脉导管,根据留置时间分为临时或短期导管、长期导管,根据穿刺部位分为周围静脉导管、经外周中心静脉导管(PICC)、锁骨下静脉导管、股静脉导管、颈内静脉导管,根据导管是否存在皮下隧道分为皮下隧道式导管和非皮下隧道式导管,根据导管长度分为长导管、中长导管和短导管。

非隧道式中心静脉导管经皮穿刺进入中心静脉(锁骨下、颈内、股静脉)。导管型号对细菌定植有一定的危险性,导管越粗,细菌定植率越高。由于越粗的导管对穿刺点皮肤的创伤越大,皮肤正常菌群和条件致病菌入侵定植的概率就越大,导致机体发生血流感染的可能性就越高。因此,置管时应选择合适的导管型号。

二、管理要求

(1)医疗机构应健全预防导管相关血流感染的规章制度,制订并落实预防与控制导管相关血流感染的工作规范和操作规程,明确相关部门和人员职责。

(2)应由依法取得护士、医师执业资格,并经过相应技术培训的医务人员执行血管导管穿刺。

（3）医疗机构宜建立血管导管置管专业队伍，提高对血管导管置管患者的专业护理质量。

（4）相关医务人员应接受有关血管导管的使用指征、正确置管、使用与维护、导管相关感染预防与控制措施的培训和教育并考核合格，熟悉血管导管的分类、穿刺部位及长度，熟练掌握相关操作规程，并对患者及相关家属进行相关知识的宣教。（表 15-10）

表 15-10　血管内导管分类、穿刺部位、长度

导管名称	穿刺部位	长度
外周静脉导管（留置针）	前臂静脉，下肢静脉	<8 cm，很少发生血行感染
外周动脉导管	通常经桡动脉插入穿刺，也可经股、腋、肱、胫后动脉插入	<8 cm
非隧道式中心静脉导管	经皮插入锁骨下、颈内、股静脉进入中心静脉	≥8 cm，长度受患者身材影响
隧道式中心静脉导管	经隧道置入锁骨下、颈内、股静脉	≥8 cm，长度受患者身材影响
肺动脉导管	导丝引导下经中心静脉（锁骨下、颈内、股静脉）插入	≥30 cm，长度受患者身材影响
经外周静脉插入中心静脉导管（PICC）	经贵要静脉、头静脉、肱静脉插入，导管进入上腔静脉	≥20 cm，长度受患者身材影响
全植入式导管（输液港）	皮下埋植，使用时用针穿刺，插入锁骨下、颈内静脉	≥8 cm，长度受患者身材影响
脐带血管导管	插入脐动脉或者脐静脉	≤6 cm，长度受患者身材影响

（5）应定期评估相关医务人员正确置管和维护导管知识的知晓和依从情况。

（6）医务人员应评估并根据患者发生导管相关血流感染，尤其是血流感染的危险因素，实施预防和控制导管相关血流感染的措施。

（8）医疗机构应逐步开展导管相关血流感染，尤其是导管相关血流感染的目标性监测，持续改进质量，降低感染发生率。

三、置管时预防措施

（1）严格掌握置管指征。

（2）严格执行无菌技术操作规程，置入中心静脉导管和经外周静脉穿刺中央静脉导管、全植入式血管通路、导丝引导下更换导管时，应遵守最大无菌屏障要求，戴工作圆帽、外科口罩、按《医务人员手卫生规范》WS/T313 的有关要求洗手并戴无菌手套、穿无菌手术衣或无菌隔离衣、铺大无菌单。置管过程中手套污染或破损时应立即更换。置管环境符合无菌操作要求。

（3）外周静脉置管、导管日常维护与使用导管时戴医用口罩。插入外周静脉导管时，若手接触消毒后皮肤，应戴无菌手套，否则可戴清洁手套。

（4）选择中央静脉置管部位时，成人宜首选锁骨下静脉或颈静脉，不宜选择股静脉；连续肾脏替代治疗时宜首选颈静脉，可选股静脉。

（5）穿刺部位皮肤消毒，应按《医疗机构消毒技术规范》WS/T367 的要求选择合规有效的皮肤消毒剂，年龄两个月以上患者中心静脉穿刺宜选择含 0.5％以上氯己定的醇类消毒剂。

（6）消毒穿刺部位应以同心圆方式自穿刺点由内向外消毒，消毒范围应与穿刺种类一致。患者皮肤不洁时应先清洁皮肤，再消毒。应在皮肤消毒干后再进行置管等操作。

（7）置管时使用的医疗器械、器具和各种敷料等医疗用品应无菌。

（8）选择中心静脉导管时，应选择能够满足病情需要的最少端口（腔道）的导管。

（9）中心静脉导管置管后应记录置管日期、时间、部位，导管名称和型号、尖端位置等。

（10）患湿疹、疖肿等皮肤病或患者感冒、流感等呼吸道疾病时，以及已知携带或感染多重耐药菌的医务人员，在未治愈前不应进行置管操作。

四、置管后预防措施

（1）宜选择无菌透明、透气性好的敷料覆盖穿刺点，对于高热、出汗、穿刺点出血、渗血的患者应当用无菌纱布覆盖穿刺部位。

（2）应定期更换穿刺点敷料，敷料更换时间间隔见表15-11。当发现敷料松动、污染、潮湿、完整性破坏等时应立即更换。使用透明敷料加纱布固定导管时，按纱布类敷料处理。在透明敷料的标签纸上应标注导管穿刺时间、更换敷料时间并签名。

表 15-11　导管及敷料更换的时间间隔

导管类型	更换或者重新留置	穿刺点敷料的更换
外周静脉导管	成人：间隔 72～96 小时更换。小儿：除非临床需要，不必更换。	纱布敷料应每两天更换 1 次，透明的半透膜敷料应每 7 天更换 1 次。拔除或更换导管、敷料潮湿、松动或污染、完整性被破坏时应更换。影响对穿刺点的触诊和观察时，应每天更换，同时检查穿刺点
外周动脉导管	成人：不应为预防感染而更换导管。小儿更换导管的间隔尚未确定。压力转换器应每 96 小时更换 1 次，同时应更换系统内其他组件（包括管路系统，持续冲洗装置和冲洗溶液）	要求同上
中心静脉导管	不应为预防感染定期更换导管	要求同上
肺动脉导管	不应为预防感染定期更换导管	要求同上
脐带血管导管	不应为预防感染定期更换导管	

（3）医务人员接触置管穿刺点或更换敷料前，应按《医务人员手卫生规范》WS/T313 的要求进行手卫生。

（4）保持导管连接端口的清洁，每次连接及注射药物前，应用合法有效的消毒剂规范消毒连接端口，干后方可连接或注射药物。如有血迹污染时及时更换。

（5）应每天观察导管穿刺点有无感染征象及全身感染征象。应按《医院感染监测规范》WS/T312的要求进行导管相关血液感染及流行趋势的目标性监测，可同时开展导管穿刺点局部感染的监测。

（6）静脉治疗护士宜参与导管相关血流感染预防控制项目。

（7）紧急情况下置管难以保证无菌操作时，应在 48 小时内尽早拔管，病情需要时先更换穿刺部位重新置管。

（8）告知置管患者在沐浴或擦身时，注意保护导管，不要把导管淋湿或置于水中。

（9）在输血、输入血制品、脂肪乳剂后的 24 小时内或者停止输液后，应当及时更换输液管路。外周及中心静脉置管后，应当用生理盐水或肝素盐水进行常规冲管，预防导管内血栓形成。

（10）严格保证输注液体无菌。

（11）怀疑患者发生导管相关血流感染，或者患者出现静脉炎、导管故障时，宜由医师决定是否拔管。拔管时可做导管尖端培养、导管血培养及血培养。

(12)医务人员应每天评估保留导管的必要性,不需要时应尽快拔除导管。

(13)不宜常规更换导管,也不应为预防感染而定期更换中心静脉导管和动脉导管。

五、针对各类相关血流感染的预防措施

(一)中心静脉导管、PICC、血液透析导管及肺动脉导管

(1)不应常规更换中心静脉导管、PICC、血液透析导管或肺动脉导管以预防导管相关血流感染。

(2)非隧道式导管无明显感染证据时,可通过导丝引导更换。

(3)非隧道式导管可疑感染时不应通过导丝更换导管。

(4)中心静脉导管或 PICC 患者出现发热,应根据临床综合评估结果决定是否拔管。

(二)外周动脉导管及压力监测装置

(1)成人宜选择桡动脉、肱动脉、足背动脉。儿童宜选择桡动脉、足背部动脉及胫骨后动脉。

(2)压力传感器使用时间应遵循产品说明书或超过 96 小时应更换。

(3)重复使用的压力传感器应根据生产厂家的使用说明进行清洗和灭菌。

(4)宜使用入口处为隔膜的压力监测装置,在使用前应用消毒剂擦拭消毒隔膜。

(5)应保持使用中压力监测系统包括校准装置和冲洗装置无菌。

(6)应减少对压力监测系统的操作。

(7)不宜通过压力监测管路给予含葡萄糖溶液或肠外营养液。

(8)宜使用密闭式的连续冲洗系统。

(三)脐血管导管

(1)脐动脉导管放置时间不宜超过 5 天,脐静脉导管放置时间不宜超过 14 天。

(2)插管之前,应清洁脐部。

(3)不宜在脐血管导管局部使用抗菌软膏或乳剂。

(4)在发生导管相关血流感染、血管关闭不全、血栓时,应拔除脐动脉导管,不应更换导管;只有在导管发生故障时才更换脐静脉导管。

(5)应使用低剂量肝素(0.25~1 U/mL)注入脐动脉导管封管以维持其通畅。

(四)完全植入式导管

(1)完全植入式导管使用的无损伤针头应至少每 7 天更换 1 次。

(2)植入式血管通路在治疗间隙期应至少每 4 周维护 1 次。

(3)多次发生血管导管相关血流感染者,可预防性用抗菌药物溶液封管。

(五)血液透析导管

(1)宜采用颈静脉置管。

(2)维持性血液透析患者宜采用动静脉内瘘。

(林　梅)

第八节　手术部位感染的预防与控制

手术部位感染(SSI)的发生和治疗始终是制约外科手术治疗是否成功的一个因素。尽管对手术部位感染的发生有所持续改进,但手术部位感染率依然有较高的发生率,占医院感染的

15％左右,居医院感染发生率的第三位。SSI 会导致手术失败、增加患者痛苦(严重的甚至死亡)、增加患者的经济负担、延长住院时间、增加医疗纠纷等。

一、手术部位感染的流行病学

(一)手术部位感染发生率

不同的医院外科手术部位感染率各不相同,手术部位感染与手术类型、患者潜在的疾病有关,发生率为 0.5％～15％。手术部位感染率居医院内感染的第三位。在美国,外科医师每月要进行大约 200 万次的操作,而且其中 2/3 是在门诊完成的。疾病预防和控制中心估计 2.7％的手术操作会并发感染,手术部位感染占所有医院感染的 15％,手术部位感染延长住院时间 1～3 天,每例伤口感染的花费在 400～2 600 美元。手术部位感染的发生因手术类型的不同而不同,其中发生感染率最高的是心脏手术,为 2.5％(每 100 例出院患者中 2.5 例感染)、普通外科 1.9％和烧伤/外伤 1.1％。心脏手术时体外循环的使用导致宿主防御系统出现比普通手术操作更大的应激反应。王西玲等报道,我国医院手术部位感染率为 7.12％。龚瑞娥、吴安华等一项针对 2 399 例手术患者研究显示,有 110 例次患者手术部位发生感染,感染率为 4.59％,实施手术部位感染综合干预措施后感染率为 2.12％。患者术后在住院期间发生手术部位感染占 62.72％,出院后(随访感染)发生手术部位感染占 36.1％～37.28％。相同种类的手术危险指数级别越高,感染发生率也越高;同样危险指数的手术中,结、直肠切除手术的感染高于其他手术类型,感染率为 10.16％～37.5％,其余类别的手术的感染率则基本相同。手术切口类型级别越高,手术部位感染率越高,Ⅰ类切口感染率为 2.52％;Ⅱ类切口感染率为 5.79％;Ⅲ类切口感染率为 9.72％;Ⅳ类切口感染率为 73.75％。茅一萍等对 1589 例手术患者调查报道显示,有 155 例手术部位发生感染,感染率为 9.75％。不同手术类别、相同危险指数的手术以剖腹探查手术和结肠手术感染发生最高。

(二)手术部位感染常见的病原体

美国研究报道,凝固酶阴性葡萄球菌和金黄色葡萄球菌是 2 种从感染手术伤口分离出来的最常见的微生物,并且分别占感染伤口的 14％和 20％,这些细菌是正常皮肤菌群的一部分,因此当伤口开放时可以造成污染。而我国 SSI 致病菌研究及 2010 年全国细菌监测资料显示(图 15-3),手术部位标本分离的病原菌 14 424 株,位于手术部位感染病原体前三位的是大肠埃希菌、金黄色葡萄球菌和铜绿假单胞菌。

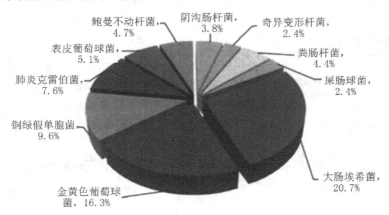

图 15-3 手术部位感染病原体分布

二、手术部位感染的因素

(一)手术部位感染定义

1992年,由美国感染控制与流行病学专业协会(APIC)、美国医院流行病学学会(SHEA)和外科感染协会组成的联合小组修正提出了"手术部位感染",根据这一定义,将手术部位感染分为切口感染和器官/腔隙感染。切口部位感染被进一步分为表面切口感染(包括皮肤和皮下感染)或深部切口感染(包括深部软组织),组织结构见图15-4。

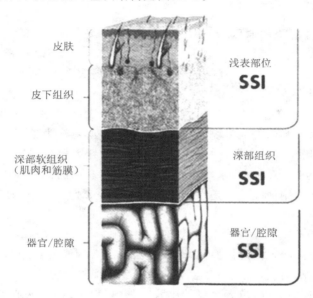

图 15-4 手术部位感染及其分类的解剖学图示

1.切口浅部组织感染

手术后30天以内发生的仅累及切口皮肤或者皮下组织的感染,并符合下列条件之一:①切口浅部组织有化脓性液体。②从切口浅部组织的液体或者组织中培养出病原体。③具有感染的症状或者体征,包括局部发红、肿胀、发热、疼痛和触痛,外科医师开放的切口浅层组织。

下列情形不属于切口浅部组织感染:①针眼处脓点(仅限于缝线通过处的轻微炎症和少许分泌物)。②外阴切开术或包皮环切术部位或肛门周围手术部位感染。③感染的烧伤创面,以及溶痂的Ⅱ度、Ⅲ度烧伤创面。

2.切口深部组织感染

无植入物者手术后30天以内、有植入物者手术后1年以内发生的累及深部软组织(如筋膜和肌层)的感染,并符合下列条件之一。

(1)从切口深部引流或穿刺出脓液,但脓液不是来自器官/腔隙部分。

(2)切口深部组织自行裂开或者由外科医师开放的切口。同时,患者具有感染的症状或者体征,包括局部发热、肿胀及疼痛。

(3)经直接检查、再次手术探查、病理学或者影像学检查,发现切口深部组织脓肿或者其他感染证据。

同时累及切口浅部组织和深部组织的感染归为切口深部组织感染;经切口引流所致器官/腔

隙感染,无须再次手术归为深部组织感染。

3.器官/腔隙感染

无植入物者手术后 30 天以内、有植入物者手术后 1 年以内发生的累及术中解剖部位(如器官或者腔隙)的感染,并符合下列条件之一。

(1)器官或者腔隙穿刺引流或穿刺出脓液。

(2)从器官或者腔隙的分泌物或组织中培养分离出致病菌。

(3)经直接检查、再次手术、病理学或者影像学检查,发现器官或者腔隙脓肿或者其他器官或者腔隙感染的证据。

(二)外科手术部位感染的原因

手术部位感染的发生是一个复杂的过程,而且在这一复杂过程中,来源于环境、手术室、宿主、手术操作和微生物的许多因素以复杂的方式相互作用促成手术部位感染的发生。

1.外源性原因

在清洁手术操作中,由于手术不经过黏膜或空腔脏器,外源性污染源是重要的因素。因此,手术室环境和手术人员成为污染的重要媒介物。外科手术必然会带来手术部位皮肤和组织的损伤,当手术切口部位的微生物污染达到一定程度时,会发生手术部位的感染。主要因素是术前住院时间长、备皮方式、手术室环境、手术器械的灭菌、手术过程中的无菌操作、手术技巧、手术持续时间和预防性抗菌药物使用情况等都是引起手术部位的外源性因素,而这些外源性因素是可以预防的。

2.内源性原因

多数手术部位感染来源于内源性原因,患者方面的主要因素是:年龄、营养状况、免疫功能、健康状况、吸烟等。营养不良、烧伤、恶性肿瘤和接受免疫抑制药物治疗的患者中,宿主的正常防御机制发生了变化,免疫力下降,患者自身的皮肤或黏膜(胃肠道、口咽或泌尿生殖系统的细菌)的菌群移位至手术部位引起感染。术后切口提供了一个潮湿、温暖、营养丰富且易于细菌移生和繁殖的环境,切口的类型、深度、部位和组织灌注水平等许多因素影响微生物的数量和种类。手术部位感染的影响因素见表 15-12。

表 15-12 手术部位感染的影响因素

手术方面	麻醉	患者方面
手术	组织灌注量	糖尿病
备皮方式	温度	吸烟
部位/时间/类型	吸氧浓度	营养不良
缝线质量	疼痛	身体状况
血肿	输血	高龄
预防抗菌药物		肥胖
机械压力		药物
手术室环境		感染
手术器械的灭菌		放疗/化疗
手术部位皮肤消毒		术前住院时间长

(1)糖尿病:高糖血症影响粒细胞的功能,包括黏附性、趋化作用、吞噬作用和杀菌活性。用

胰岛素治疗的糖尿病患者中手术部位感染的危险高于用口服药治疗的糖尿病患者。Ltham 等前瞻性研究了 1 000 例准备进行冠脉搭桥术或瓣膜置换手术的糖尿病和非糖尿病心脏病患者，发现糖尿病患者的感染率几乎升高了 3 倍。此外，他们证明手术部位感染的最大危险与术后高糖血症（定义为血糖水平高于200 mg/dL）有关而不是糖化血红蛋白水平或手术前高糖血症。糖尿病与心脏手术后手术部位感染是非常相关的。作为降低手术部位感染的一种措施，围术期高糖血症的控制值得进一步注意。

（2）肥胖：超过理想体重 20％的肥胖和手术部位的感染危险性相关。外科医师必须切开可能含有大量细菌的厚层组织，手术切口相对深、技术操作困难和组织中通常预防性抗菌药物浓度不够等均可引起手术部位感染。

（3）吸烟：吸烟与胶原的低生成和包括手术部位感染在内的术后并发症的发生有关。尼古丁延迟伤口愈合，而且可增加手术部位感染的危险。

（4）营养不良：严重的术前营养不良会增加手术部位感染的危险。在一项 404 种高危普通外科操作的研究中，人血清蛋白水平被认为是预测手术部位感染的变量之一。

（5）术前住院时间长：术前住院时间和手术部位感染危险相关。如果住院时间超过 2 天，这一危险的升高也可被革兰阴性菌更高的移生所解释，也就是说，革兰阴性杆菌在患者体内定植。

（6）金黄色葡萄球菌的携带者：美国从 20 世纪 50 年代以来，大量的研究显示在鼻孔中携带金黄色葡萄球菌的患者发生感染的可能性将升高。许多研究显示，金黄色葡萄球菌的鼻携带者发生金黄色葡萄球菌手术部位感染的危险有可能升高 2～10 倍，20％～30％的个体在鼻孔内携带金黄色葡萄球菌。

（7）术前预防用药时机：术前给药时机是充分预防手术部位感染的一个关键要素。在手术自切开皮肤前 120 分钟至 0 分钟（时间为 0 是指切开的时间）之间接受抗菌药物的患者手术部位感染率最低（0.6％）；切开后 0～180 分钟使用抗菌药物的一组患者手术部位感染率是 1.4％（与术前 2 小时内接受抗生素的患者相比较，$P=0.12$），而在切开皮肤 180 分钟（3 小时）后接受抗菌药物的患者手术部位感染率是3.39％（与术前 2 小时内接受抗菌药物的患者相比较，$P<0.000\ 1$）。手术部位感染的最高危险的组是接受抗菌药物过早的一组，就是说在手术开始的 2 小时之前使用抗菌药物或者更早，这一组患者手术部位感染率是3.8％，与术前 2 小时内接受抗菌药物者相比，感染危险性几乎升高了 7 倍（$P<0.000\ 1$）。证明手术前一天使用药物起不到预防手术部位感染的作用，最佳的抗菌药物预防应该在手术前的短时间内开始，即皮肤切开前 30～60 分钟使用。

（8）手术持续时间：长时间的手术操作与手术部位感染的高危险有关，手术操作持续 1 小时、2 小时和 3 小时，手术部位的感染率分别是1.39％、2.7％和3.6％，持续 2 小时以上的手术操作是手术部位感染的一个独立预测因子。对手术操作时间长和手术部位感染危险性增高之间的关系，最简单的解释便是长时间的切口暴露增加了伤口污染水平，增加了干燥所致的组织损伤程度，由于失血造成患者防御机制的抑制以及降低了抗生素预防的效力。手术持续时间也反映了外科医师的手术技能。在一些研究中，手术技术好的、有经验的外科医师所做的手术切口部位感染率比住院医师或经验较少的外科医师低。

三、管理要求

(一)医院

（1）应将手术部位感染预防控制工作纳入医疗质量管理，有效减少手术部位感染。

（2）医疗机构应当制订并完善外科手术部位感染预防与控制相关规章制度和工作规范,并严格落实。

（3）医疗机构要加强对临床医师、护士、医院感染管理专业人员的培训,掌握外科手术部位感染预防工作要点。

（4）医疗机构应当开展外科手术部位感染的目标性监测,采取有效措施逐步降低感染率。

（5）严格按照抗菌药物合理使用有关规定,正确、合理使用抗菌药物。

（6）评估患者发生手术部位感染的危险因素,做好各项防控工作。

（二）手术部（室）

（1）建筑布局应符合《手术部（室）医院感染控制规范》的相关要求。

（2）洁净手术部（室）的建筑应符合《医院洁净手术部建筑技术规范》GB50333 的要求。

（3）应建立手术部（室）预防医院感染的基本制度,包括手术部（室）清洁消毒隔离制度、手卫生制度、感染预防控制知识培训制度等。

（三）相关临床科室

（1）临床科室感染控制小组应定期对本科室人员培训。

（2）当怀疑 SSI 时,应及时采样进行病原学检测,及时报告本科室手术部位感染病例,采取有针对性的预防控制措施。

四、手术部位感染的预防和控制措施

（一）手术前感染因素和控制措施

（1）应缩短手术患者的术前住院时间。

（2）择期手术前宜将糖尿病患者的血糖水平控制在合理范围内。

（3）择期手术前吸烟患者宜戒烟,结直肠手术成年患者术前宜联合口服抗生素和机械性肠道准备。

（4）如存在手术部位以外的感染,宜治愈后再进行择期手术。

（5）择期手术前患者应沐浴、清洁手术部位,更换清洁患者服。

（6）当毛发影响手术部位操作时应选择不损伤皮肤的方式去除毛发,应于当天临近手术前,在病房或手术部（室）限制区外［术前准备区（间）］进行。

（7）急诊或有开放伤口的患者,应先简单清洁污渍、血迹、渗出物,遮盖伤口后再进入手术部（室）限制区。

清洁切口皮肤消毒应以切口为中心,从内向外消毒;清洁-污染切口或污染切口应从外向内消毒,消毒区域应在手术野及其外扩展≥15 cm 部位擦拭,所使用的皮肤消毒剂应合法有效。

（二）手术中感染因素和控制措施

（1）择期手术安排应遵循先清洁手术后污染手术的原则。洁净手术间的手术安排应遵循《医院洁净手术部建筑技术规范》GB50333 的相关规定。

（2）洁净手术间应保持正压通气,保持回风口通畅;保持手术间门关闭,减少开关频次。应限制进入手术室的人员数量。

（3）可复用手术器械、器具和物品的处置应严格执行《医院消毒供应中心 第 1 部分:管理规范》WS310.1《医院消毒供应中心 第 2 部分:清洗消毒及灭菌技术操作规范》WS310.2 和《医院消毒供应中心 第 3 部分:清洗消毒及灭菌效果监测标准》WS310.3 的要求。

(4)灭菌包的标识应严格执行《医院消毒供应中心 第 3 部分:清洗消毒及灭菌效果监测标准》WS310.3的相关要求。

(5)手术室着装要求符合 WS/T《手术部(室)医院感染控制规范》。

(6)手术无菌操作要求如下:①严格遵守无菌技术操作规程和《医务人员手卫生规范》WS/T313的规定。②开启的无菌溶液应一人一用。③在放置血管内装置(如中心静脉导管)、脊髓腔和硬膜外麻醉导管,或在配制和给予静脉药物时应遵循无菌技术操作规程,应保持最大无菌屏障。④操作应尽可能减少手术创伤,有效止血,减少坏死组织、异物存留(如缝线、焦化组织、坏死碎屑),消除手术部位无效腔。⑤如果外科医师判断患者手术部位存在严重污染(污染切口和感染切口)时,可决定延期缝合皮肤或敞开切口留待二期缝合。⑥根据临床需要选择是否放置引流管,如果需要,宜使用闭合式引流装置引流。引流切口应尽量避开手术切口,引流管应尽早拔除。放置引流管时不宜延长预防性应用抗菌药物的时间。

(7)围术期保温要求:①围术期应维持患者体温正常。②手术冲洗液应使用加温(37 ℃)的液体。③输血、输液宜加温(37 ℃),不应使用水浴箱加温。

(8)环境及物体表面的清洁和消毒:每台手术后,应清除所有污物,对手术室环境及物体表面进行清洁;被血液或其他体液污染时,应及时采用低毒高效的消毒剂进行消毒,清洁及消毒方法应遵循《医疗机构环境表面清洁与消毒管理规范》WS/T512 的要求。

(三)手术后感染因素和控制措施

(1)在更换敷料前后、与手术部位接触前后均应遵循《医务人员手卫生规范》WS/T313 的要求进行手卫生。

(2)更换敷料时,应遵循无菌技术操作规程。

(3)应加强患者术后观察,如出血、感染等征象。

(4)应保持切口处敷料干燥,有渗透等情况时及时更换。

(5)宜对术后出院患者进行定期随访。

(6)当怀疑手术部位感染与环境因素有关时,应开展微生物学监测。

(四)手术部位感染暴发或疑似暴发管理

(1)应收集和初步分析首批暴发病例原始资料。

(2)应制订手术部位感染暴发调查的目标,包括感染人数、感染部位、病原体种类、首例病例发生的时间地点、病例发生的时间顺序、病例的分布、与手术、麻醉或护理相关人员等。

(3)应及时开展现场流行病学调查、环境卫生学检测等工作,如对手术器械、导管、一次性无菌用品、对使用的清洗剂、润滑剂、消毒剂、物体表面、医务人员的手等进行微生物学检测。及时采取有效的感染控制措施,查找和控制感染源,切断传播途径。

(五)围术期抗菌药物的预防用药管理

应遵循《抗菌药物临床应用指导原则(2015 年版)》的有关规定,加强围术期抗菌药物预防性应用的管理。

（林　梅）

第九节　经空气传播疾病感染的预防与控制

经空气传播疾病是由悬浮于空气中、能在空气中远距离传播（＞1 m），并长时间保持感染性的飞沫核传播的一类疾病，包括专性经空气传播疾病（如：开放性肺结核）和优先经空气传播疾病（如：麻疹和水痘）。经空气传播疾病是医院内发生院内感染的一类主要传播疾病，由于医疗活动中的许多操作，例如气管插管及相关操作、心肺复苏、支气管镜检、吸痰、咽拭子采样、尸检以及采用高速设备（如钻、锯、离心等）等，这类操作能产生大量气溶胶，气溶胶成为重要的传播途径，是发生院内感染的主要原因，因此经空气传播疾病的预防和控制对预防院内感染有重要意义。原国家卫计委于 2016 年 12 月 27 日颁布了《经空气传播疾病医院感染预防与控制规范》WS/T511，于 2017 年 6 月 1 日正式实施，该标准规定了经空气传播疾病医院感染预防与控制的基本要求，内容包括管理要求，患者识别要求，患者转运要求，患者安置要求，培训与健康教育，清洁、消毒与灭菌，医疗机构工作人员经空气传播疾病预防与控制要求。

一、管理要求

（1）应根据国家有关法规，结合本医疗机构的实际情况，制订经空气传播疾病医院感染预防与控制的制度和流程，建筑布局合理、区域划分明确、标识清楚，并定期检查与督导，发现问题及时改进。

（2）应遵循早发现、早报告、早隔离、早治疗的原则，按照《医疗机构传染病预检分诊管理办法》的要求，落实门诊、急诊就诊患者的预检分诊和首诊负责制。

（3）应执行疑似和确诊呼吸道传染病患者的安置和转运的管理要求，呼吸道传染病及新发或不明原因传染病流行期间，应制订并落实特定的预检分诊制度。

（4）应遵循《医院隔离技术规范》WS/T311 的要求，做好疑似或确诊呼吸道传染病患者的隔离工作；应遵循《医疗机构消毒技术规范》WS/T367 的要求，做好接诊和收治疑似或确诊呼吸道传染病区域的消毒工作。

（5）工作人员应掌握经空气传播疾病医院感染的防控知识，遵循标准预防，遇有经空气传播疾病疑似或确诊患者时，应遵守经空气传播疾病医院感染预防与控制的规章制度与流程，做好个人防护。

（6）应为工作人员提供符合要求的防护用品。

二、患者识别要求

（1）应制订明确的经空气传播疾病预检分诊制度与流程并落实。

（2）预检分诊应重点询问患者有无发热、呼吸道感染症状、流行病学史等情况，必要时应对疑似患者测量体温。对疑似经空气传播疾病患者发放医用外科口罩，并指导患者正确佩戴，指导患者适时正确实施手卫生。

（3）工作人员应正确引导疑似经空气传播疾病患者到指定的感染疾病科门诊就诊。

三、患者转运要求

(1)患者转运包括从就诊地到临时安置地,从临时安置地到集中安置地。应制订经空气传播疾病患者院内转运与院外转运的制度与流程。

(2)疑似或确诊呼吸道传染病患者和不明原因肺炎的患者应及时转运至有条件收治的定点医疗机构救治。

(3)转运时,工作人员应做好经空气传播疾病的个人防护,转运中避免进行产生气溶胶的操作。

(4)疑似或确诊经空气传播疾病患者在转运途中,病情容许时应戴医用外科口罩。

(5)转运过程中若使用转运车辆,应通风良好,有条件的医疗机构可采用负压转运车。转运完成后,应及时对转运车辆进行终末消毒,终末消毒应遵循《医疗机构消毒技术规范》WS/T367的要求。

(6)患者确定转运时,应告知接诊医疗机构或医疗机构相关部门的工作人员。

四、患者安置要求

(1)临时安置地应确保相对独立,通风良好或安装了带有空气净化消毒装置的集中空调通风系统,有手卫生设施,并符合《医务人员手卫生规范》WS/T313的要求。

(2)集中安置地应相对独立,布局合理,分为清洁区、潜在污染区和污染区,三区之间应设置缓冲间,缓冲间两侧的门不应同时开启,无逆流,不交叉。病室内应设置卫生间。

(3)疑似或确诊经空气传播疾病患者宜安置在负压病区(房)中。应制订探视制度,并限制探视人数和时间。

(4)疑似患者应单人间安置,确诊的同种病原体感染的患者可安置于同一病室,床间距不<1.2 m。

(5)患者在病情容许时宜戴医用外科口罩,其活动宜限制在隔离病室内。

(6)无条件收治呼吸道传染病患者的医疗机构,对暂不能转出的患者,应安置在通风良好的临时留观病室或空气隔离病室。

(7)经空气传播疾病患者在医疗机构中的诊疗应遵循医疗机构相关规定。

五、培训与健康教育

(1)医疗机构应定期开展经空气传播疾病医院感染预防与控制知识的培训,内容可包括常见经空气传播疾病的种类、传播方式与隔离预防措施,防护用品的正确选择及佩戴,呼吸道卫生、手卫生、通风等。

呼吸道卫生:是指呼吸道感染患者佩戴医用外科口罩、在咳嗽或打喷嚏时用纸巾盖住口鼻、接触呼吸道分泌物后实施手卫生,并与其他人保持1 m以上距离的1组措施。

(2)医疗机构应在经空气传播疾病防控的重点区域、部门和高风险人群中开展经空气传播疾病防控知识培训,对就诊患者和工作人员进行经空气传播疾病防控的健康教育。

(3)在发生经空气传播疾病及新发或不明原因传染病流行时,医疗机构应采取多种形式针对该传染病防控进行宣传和教育。

六、清洁、消毒与灭菌

（1）空气净化与消毒应遵循《医院空气净化管理规范》WS/T368 的相关要求。

（2）物体表面清洁与消毒应遵循《医疗机构消毒技术规范》WS/T367 的相关要求。

（3）经空气传播疾病及不明原因的呼吸道传染病病原体污染的诊疗器械、器具和物品的清洗、消毒或灭菌应遵循《医院消毒供应中心 第 1 部分：管理规范》WS310.1《医院消毒供应中心 第 2 部分：清洗消毒及灭菌技术操作规范》WS310.2 和《医院消毒供应中心 第 3 部分：清洗消毒及灭菌效果监测标准》WS310.3及相关标准的要求。

（4）患者转出、出院或死亡后，应按照《医疗机构消毒技术规范》WS/T367 的要求进行终末消毒。

（5）清洗、消毒产品应合法、有效。

（6）患者死亡后，应使用防渗漏的尸体袋双层装放，必要时应消毒尸袋表面，并尽快火化。

（7）医疗废物处理应遵循医疗废物管理的有关规定。

七、医疗机构工作人员经空气传播疾病预防与控制要求

（1）诊治疑似或确诊经空气传播疾病患者时，应在标准预防的基础上，根据疾病的传播途径采取空气隔离的防护措施。

（2）医疗机构工作人员防护用品选用应按照分级防护的原则，具体要求详见表 15-13。进入确诊或疑似空气传播疾病患者房间时，应佩戴医用防护口罩或呼吸器；根据暴露级别选戴帽子、手套、护目镜或防护面罩，穿隔离衣。

表 15-13　医务人员的分级防护要求

防护级别	使用情况	防护用品									
		外科口罩	医用防护口罩	防护面屏或护目镜	手卫生	乳胶手套	工作服	隔离衣	防护服	工作帽	鞋套
一般防护	普通门（急）诊、普通病房医务人员	+	−	−	+	±	−	−	−	−	−
一级防护	发热门诊与感染疾病科医务人员	+	−	−	+	+	+	+	−	+	−
二级防护	进入疑似或确诊经空气传播疾病患者安置地或为患者提供一般诊疗操作	−	+	±	+	+	+	±★	±★	+	+
三级防护	为疑似或确诊患者进行产生气溶胶操作时	−	+	+	+	+	+	+	+	+	+

注："＋"应穿戴的防护用品，"—"不需穿戴的防护用品，"±"根据工作需要穿戴的防护用品，"±★"为二级防护级别中，根据医疗机构的实际条件，选择穿隔离衣或防护服。

（3）工作人员个人防护用品使用的具体要求和穿脱个人防护用品的流程与操作应遵循《医院隔离技术规范》WS/T311 的要求，确保医用防护口罩在安全区域最后脱卸。使用后的一次性个人防护用品应遵循《医疗废物管理条例》的要求处置；可重复使用的个人防护用品应清洗、消毒或

灭菌后再用。

（4）应根据疫情防控需要,开展工作人员的症状监测,必要时应为高风险人群接种经空气传播疾病疫苗。

（5）医疗机构工作人员发生经空气传播疾病职业暴露时,应采用相应的免疫接种和/或预防用药等措施。

（6）标本的采集与处理应遵循《临床实验室生物安全指南》WS/T442的相关要求。

（林　梅）

第十节　医务人员职业暴露与防护

职业暴露是指由于职业关系而暴露在危险因素中,从而有可能损害健康或危及生命的一种情况。医务人员职业暴露是指医务人员在从事诊疗、护理活动过程中接触有毒、有害物质,或传染病病原体,从而损害健康或危及生命的一类职业暴露。

一、现状

医院作为一个公共场所,面对的人群社会性质复杂,接触的疾病种类繁多、病症轻重不一,使在其从事服务工作的医务人员极易遭受伤害的侵袭。来自美国劳工部2010年的调查研究显示,发生于医疗工作场所的非致命性工作相关性损伤的发病率已达到282.5/10 000人,远超过其他行业。我国医疗机构的职业伤害发生率更不容乐观。研究显示,医务人员的职业损伤发病率为9.86%～74.06%,明显高于国外报道。美国职业安全与卫生研究所(NIOSH)数据显示,卫生保健工作者中每年发生锐器伤超过80万人次;国内毛秀英等的调查结果显示针刺伤的发生率为80.6%。多项研究证实HIV、HBV、HCV等20多种病原体可通过职业暴露传播。此外在一些突发公共卫生事件当中,由于标准预防意识不强,缺乏必要的职业防护,使得大量的医务人员成为院内感染的受害者。

医院发生的职业暴露是一种特殊环境下的职业伤害,和其他职业暴露不同的是,发生于医务人员中的职业暴露不至于导致严重或是急性的伤亡,但慢性的损伤或长期的疾病影响可能导致医务人员身心健康受到严重影响,而医务人员的健康问题直接会导致医院医疗工作的质量和水平下降,也会使患者的就医环境下降,因此,应对医务人员发生的职业暴露给予积极的关注。

二、医务人员职业暴露的相关因素

针对医务人员的职业暴露伤害,各个国家都给予了积极的关注,大量的调查研究显示,处于医疗特殊环境下的职业暴露包括职业危害因素导致的损伤和与工作有关疾病,包括物理性、化学性、生物性、心理性因素。

（一）物理性因素

1.噪声

主要来源于各类仪器设备在工作时发出的声音。噪声不仅对人体听觉有明显损伤,对心血管也同样有损害,可导致高血压,同时使人烦躁、疲劳、注意力不集中等。

2.辐射及电击伤

随着医学的飞速发展,各种射线、光波、磁波等进入疾病的诊断与治疗,医务人员接触各类射线的概率大大增多,长期接触这些射线及光波可致癌,而且还会影响女性的生育能力,导致不孕、流产、死胎等;由于大量的电器、仪器、设备投入临床,稍有不慎,可因短路、漏电、触电等发生意外事故。

3.紫外线

医用 250 μm 的紫外线能使空气中的氧分子分解成臭氧,起到杀菌作用。而臭氧是强氧化剂,对眼和肺是最具危害的刺激剂之一。能破坏呼吸道黏膜和组织,长期接触可致肺气肿和肺组织纤维化;眼睛接触可引起急性角膜炎、结膜炎。

4.负重伤

由于医务人员职业的特殊性,部分工作需要医务人员长久站立,低头操作,来回奔走、穿梭,推拉、搬运车辆或重物,常导致颈椎病、腰肌劳损、椎间盘突出、下肢静脉曲张等。

5.其他

使用压力蒸汽灭菌过程中不按操作流程操作导致的高温蒸汽烫伤等。

(二)化学性因素

1.细胞毒性药物

医务人员在配制细胞毒性药物及给药过程中,注射器插入药瓶或针管排气时药物形成肉眼看不见的含有毒性微粒的气溶胶和气雾,通过皮肤黏膜或呼吸道进入。回收肿瘤患者用后的注射器、输液管等废弃物和排泄物时,也可能通过皮肤、呼吸道、口腔、黏膜等途径而受到低浓度药物的影响,日常频繁小剂量接触会因蓄积作用而产生远期影响,不但引起白细胞下降、自然流产率增高,而且有致癌、致畸、致突变的危险。

2.化学消毒剂

医务人员经常接触的各种化学消毒剂,如过氧乙酸、含氯消毒剂、甲醛、戊二醛等,均具有较大的挥发性,对人体皮肤黏膜、呼吸道、神经系统均有一定损害,长期吸入可引起皮炎、过敏、哮喘等;醛类可使细胞突变、致畸、致癌。

3.吸入麻醉药

麻醉药主要有乙醚、安氟醚、异氟醚等,长期吸入微量的麻醉气体可影响肝、肾功能,可引起胎儿畸形、自然流产等,同时对工作人员的听力、记忆力及操作能力也产生影响。

4.其他

体温计、血压计等都含有汞,当不慎损害时,汞在常温下能持续挥发,可以通过呼吸道、消化道、破损的皮肤黏膜进入人体。汞具有一定的神经毒性和肾毒性,会对医务人员的健康造成影响。

(三)生物性因素

1.锐器伤

在诊疗、护理操作过程中,医务人员直接接触患者飞血液、体液、分泌物、排泄物等,受感染的机会很多,而且日常工作经常接触刀、剪、各种针头等锐器,由于传递、安装和拆卸,医务人员极易受到锐器伤害。各种血源性传播疾病都可经污染锐器伤传播给医务人员,特别是 HIV、HBV、HCV,感染的概率分别达到 0.3%、6%～30% 和 0.8%～1.8%。

2.皮肤黏膜暴露

由于在工作中要面对各种不同的患者,医务人员接触各种病原体的概率远比普通人群高。

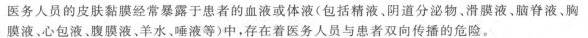

医务人员的皮肤黏膜经常暴露于患者的血液或体液(包括精液、阴道分泌物、滑膜液、脑脊液、胸膜液、心包液、腹膜液、羊水、唾液等)中,存在着医务人员与患者双向传播的危险。

3.其他

患者呼吸道分泌物、伤口脓液、排泄物、皮肤碎屑等,干燥后形成菌尘,可通过咳嗽、打喷嚏、清扫整理、人员走动、物品传递等扬起而污染空气及周围环境。一些医疗器械如呼吸机、雾化器、吸引器等在操作过程中也会把病原体播散到空气中。污染的空气可直接引起呼吸道感染、传播呼吸道疾病,医务人员长期处于这种污染的环境中,也有被感染的危险。

(四)心理性因素

在医院这个特定的环境中,要求医务人员在上班时间必须注意力高度集中,保持精神高度紧张,工作节奏快,所面临的工作性质具有高风险、高强度、高应激、无规律性,长期处于此环境中易造成严重的心理压力;加之上班时交往的人群是心理和生理双重受损的患者,常年目睹的是脓、血、粪、尿,耳闻的是呻吟、哭诉,身处这种特殊的职业环境,容易引起焦虑、烦躁、心理疲劳等不良情绪,甚至引起原发性高血压、血管紧张性头痛、消化道溃疡等疾病。

三、医务人员职业暴露的控制原则

医务人员职业暴露的控制应遵循职业病防治的优先等级原则,事先应根据职业危害的类别进行风险评估,以确定医护人员接触职业风险的水平与性质。

(一)对职业暴露的风险评估

风险评估的目的是评价工作活动和工作环境导致工作人员暴露于血液、体液或污染物品、环境的危险性。考虑的因素包括以下几种。

(1)暴露于血液、体液或污染物品、环境的类型和频率。

(2)接触废弃针头和注射器的数量和频率。

(3)暴露和重复暴露的因素。

(4)综合考虑工作场所规划、设计和工作流程,估计暴露于血液、体液/身体物质或污染材料的危险,包括灯光及工作台面等。

(5)得到相关医疗和急救服务的可能性。

(6)员工的安全工作流程知识和培训水平。

(7)个人防护用品的提供和使用。

(8)设备的适宜性。

(9)个体的危险因素,如皮肤损伤、皮炎和湿疹。

(10)处在暴露危险中的员工和其他人员数量。

(11)疫苗和暴露后防治措施。

(12)目前的危险控制方法和新危险控制方法的潜在需求。

(二)对职业暴露的风险控制

1.消除风险

在工作场所中彻底消除危害因素是控制职业暴露危害的最有效途径。如减少不必要的注射,优先考虑那些同样能达到有效治疗的其他方法(如口服或纳肛),从而减少血液或其他感染源的潜在暴露。

2.风险替代

如果无法消除风险,可考虑实施较低风险的操作,例如尽可能减少锐器的使用,使用毒性较低的化学物质代替原有毒性较高的消毒剂等。

3.工程控制

使用合适的机械、设备和方法来隔离危害物或将其移出工作场所,预防员工暴露。例如使用锐器盒或选用带有锐器伤防护装置的安全器械,尽可能隔绝医务人员与锐器的接触,从而减少锐器伤害。

4.管理控制

通过制定政策限制危害的暴露。如接种疫苗,组建职业安全预防委员会,制订职业暴露预防计划,去除所有不安全的设备,使用安全装置并持续培训等。

5.行为控制

通过员工的行为管理控制职业危害的暴露。例如不必给用过的针头重新戴上帽套,将锐器盒放在与眼睛水平的高度并且在手臂所能及的范围,在锐器盒盛满之前倒空,在锐器处理处置之前制定操作程序等。

6.个人防护装置

在医护人员和危害因素之间设置屏障和过滤,例如使用护目镜、面罩和防护服等。它们可以防止血液溅出引起的暴露,但不能防止针刺伤害。

四、医务人员职业防护的主要措施

(一)加强职业安全管理

1.建立职业安全防护制度

建立完善的职业安全防护制度,制定工作流程、操作规范、职业暴露应急预案及职业损害的干预措施,并进行督导与考核;建立登记和报告制度及医务人员健康体检档案,定期体检,预防接种。严格执行制度和操作规程是杜绝职业暴露的有效措施之一。

2.注重职业安全防护培训

将职业安全防护知识纳入培训计划、岗前培训和专业考核内容之一,使医务人员充分认识所从事工作职业感染的危险性和危害性,增强自我防护意识,自觉执行防护措施,正确使用防护用品,降低职业损伤的发生率。

3.完善职业安全防护设施

易发生职业暴露的科室,必须配备各种防护用品,如乳胶手套、防水围裙、一次性隔离衣、胶鞋、口罩、帽子、护目镜、面罩以及发生职业暴露后的处理用品(如冲洗器)等。定期检查防护用品的性能和存放数量,使用或损坏后及时更换或补充;存放处应随手可取,使用方便。

(二)物理性职业暴露的防护

1.防止或减少噪声

尽量做到操作准确、轻柔;做到说话轻、走路轻、操作轻、开关门轻;使用噪声小、功能好的新仪器、新设备;定期检查、维修、保养各种仪器、设备,保持其性能良好,吸引器应做到即开即用,各种监护仪器音量大小适宜,加强巡视,减少报警发生率,保持室内安静。

2.减少辐射和避免电击伤

接触各类电离辐射的人员,一定要做好个人防护,使用时注意距离防护和时间防护,无法回

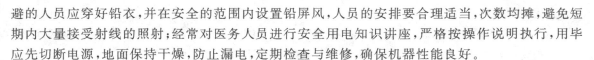

避的人员应穿好铅衣,并在安全的范围内设置铅屏风,人员的安排要合理适当,次数均摊,避免短期内大量接受射线的照射;经常对医务人员进行安全用电知识讲座,严格按操作说明执行,用毕应先切断电源,地面保持干燥,防止漏电,定期检查与维修,确保机器性能良好。

3.注意紫外线的使用

紫外线照射消毒时,应避免紫外线直射到皮肤和眼睛;进行强度监测时应戴防护面罩及眼镜。开关应安装在室外,消毒后 30 分钟方可入内,消毒后注意开窗通风。

4.防止身体疲劳

工作中应重视姿势自我调节,尽量避免被动操作,保持良好工作姿势,做到省时省力。重视使用搬运患者的机械设备,如翻身床、对接床、车等,运用力学原理工作。平时加强锻炼,减少静脉曲张,预防颈椎病及腰肌劳损。

(三)化学性职业暴露的防护

1.接触化学药物时

制定统一的化疗药物配制操作规程、防护措施及管理制度,操作时要穿防护服,戴口罩、手套、护目镜等,护士打开安瓿时应垫纱布,溶药时溶媒应沿瓶壁缓慢注入瓶底,以防粉末逸出,溶解后的药瓶要回抽气体以防瓶内压力过高,在抽药时针栓不能超过针筒的 2/3,若有外露即刻用碘伏擦拭或用清水冲净,加强化疗废弃物的管理,废弃物应当用坚固的防渗漏带盖的容器收集,并注明细胞毒性废弃物,由专人专通道运送至废物暂存间。

2.使用化学消毒剂时

减少空气污染,加强室内空气流通,定时开窗通风换气,添置通风装置,完善排污系统,加强医务人员的个人防护措施,在使用有刺激性消毒剂时,首先要做到妥善储存,放于阴凉处,避光保存;在配制时应戴防护手套、口罩、护目镜,防止消毒液喷溅到皮肤、眼内或呼吸道,一旦溅入及时用清水冲洗,盛装消毒液的容器应严密加盖。

3.其他

使用麻醉剂时应选用密闭性能好的麻醉机,减少麻醉气体溢出,将排气管安装到室外排出废气。对漏出的汞可采用硫黄粉、碘伏溶液等与之反应,用水、甘油等覆盖或容器加盖密封,以防止汞的蒸发,并注意开窗通风。

(四)生物性职业暴露的防护

生物性职业暴露是医院内常见的一种职业伤害,污染的锐器伤是导致医务人员发生血源性传播疾病的最主要职业因素。因此要加强职业安全教育,提高医务人员的防护意识,严格执行标准预防措施,将所有患者的血液、体液、分泌物、排泄物等均视为传染源,都要进行隔离,都要执行标准预防。对手术室护士、外科医师等高危人群,应建立健康档案,定期查体,并进行有效的预防接种。手术术前均做乙肝、丙肝、艾滋病及梅毒的抗体检测,凡是阳性者均要严格执行消毒隔离制度。认真落实医务人员手卫生规范,规范收集、运送、暂存、处置医疗废物,切断感染性疾病传播途径。

(五)心理性职业暴露的防护

丰富业余生活是消除身心疲劳的上策,积极参加健康的娱乐和文化活动,减轻压力;合理饮食,适当锻炼,增强自身免疫能力。同时加强心理训练,调节情绪,保持良好的心态,改善客观工作环境及工作待遇,提高自身素质,建立良好的人际关系,创造和谐的工作氛围,减轻心理紧张,放松情绪,加大正面宣传力度,增强职业自豪感,以更高的热情投入到工作中。

总之,医务人员是高危的职业群体,尽管职业暴露不可能完全避免,但大部分是可以预防的。只有加强职业安全防护意识、严格执行各项操作规程及消毒隔离制度、调节心理压力、提高自我防护意识,这样才能有效地降低职业暴露感染风险,确保医务人员身心健康。

五、医务人员职业暴露的特点

(一)接触的病原体未知

医务人员常常接触的是各类患者,病情各异,病种复杂,各类急慢性感染性疾病,甚至烈性传染病病原携带者如果混在一般患者中间,常常不易确诊,患者和医务人员之间的交叉感染机会始终存在。

(二)暴露的途径多

医护人员在工作中,既可通过直接接触患者污染的血液、体液(包括精液、阴道分泌物、脑脊液、滑膜液、胸膜液、心包液和羊膜液等),或间接接触病原微生物污染的环境、物品、食物、水等导致感染,也可通过飞沫或空气途径(如咳嗽、咳痰、打喷嚏、谈话或支气管镜检查等)导致疾病传播。

六、预防策略

研究发现至少30多种病原体或疾病可通过经皮肤损伤传播,包括新出现的病原体。如出血热病毒、猴疱疹病毒和猴免疫缺陷病毒,甚至肿瘤。其中HBV、HCV、HIV及结核分枝杆菌职业暴露风险较高,对医务人员的健康和安全造成了严重危害。特别是近年来艾滋病的流行在我国已进入快速增长期,乙型及丙型肝炎患者和病原携带者人数众多,医务人员因锐器伤或其他暴露感染血源性传播疾病的问题日益突出。

目前,全球广泛采用标准预防来降低与卫生保健相关的不必要发生的风险。其概念是20世纪90年代美国CDC将普遍预防和体内物质隔离的许多特点进行综合形成,旨在降低经血液传播的病原体的传播风险以及其他病原体通过明确或尚未明确的途径传播的风险。标准预防是感染防控的基本措施,是为任何患者提供医疗服务时都必须执行的基本措施。同时要求在传染病存在时在标准预防的基础上按照疾病的传播途径实施空气、飞沫、接触隔离(额外预防)。经过国际社会数十年的验证,实施标准预防及额外预防是成功、有效、经济的职业暴露防护的主要策略。

(一)标准预防

1.概念

认定患者的血液、体液、分泌物、排泄物均具有传染性,必须进行隔离,不论是否有明显的血迹污染或是否接触不完整的皮肤与黏膜,接触上述物质者,必须采取防护措施。

2.基本特点

(1)既要防止血源性疾病的传播,也要防止非血源性疾病的传播。

(2)强调双向防护,既防止疾病从患者传至医务人员,又防止疾病从医务人员传至患者。

(3)根据疾病的主要传播途径,采取相应的隔离措施,包括接触隔离、空气隔离和飞沫隔离。

3.主要措施

(1)手卫生:接触血液、体液、排泄物、分泌物后可能污染时,脱手套后,要洗手或使用快速手消毒剂。

(2)手套:当接触血液、体液、排泄物、分泌物及破损的皮肤黏膜时应戴手套;手套可以防止医务人员把自身手上的菌群转移给患者的可能性;手套可以预防医务人员变成传染微生物时的媒

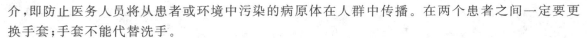

介,即防止医务人员将从患者或环境中污染的病原体在人群中传播。在两个患者之间一定要更换手套;手套不能代替洗手。

(3)面罩、护目镜和口罩:戴口罩及护目镜可以减少患者的体液、血液、分泌物等液体的传染性物质飞溅到医护人员的眼睛、口腔及鼻腔黏膜。

(4)隔离衣:隔离衣是为了防止被传染性的血液、分泌物、渗出物、飞溅的水和大量的传染性材料污染时才使用。脱去隔离衣后应立即洗手,以避免污染其他患者和环境。

(5)可重复使用的设备:用过的可重复使用的设备已被血液、体液、分泌物、排泄物污染,为防止皮肤黏膜暴露危险和污染衣服或将微生物在患者和环境中传播,应确保在下一个患者使用之前清洁干净和适当地消毒灭菌。

(6)环境控制:保证医院有适当的日常清洁标准和卫生处理程序。在彻底清洁的基础上,适当地消毒床单、设备和环境的表面(床栏杆、床单位设备、轮椅、储物柜、洗脸池、门把手)等,并保证该程序的落实。

(7)被服:触摸、传送被血液、体液、分泌物、排泄物污染的被服时,为防止皮肤黏膜暴露和污染衣服,应避免搅动,以防微生物污染其他患者和环境。

(8)安全操作:①若要人为去除针头时,应借助其他器械设备,避免双手直接接触针头,并有准备、有计划地保护针套或去除针头。②用后的针头及尖锐物品应弃于耐刺之硬壳防水容器内,且该容器应放在方便使用的地方。③在需要使用口对口呼吸的区域内应备有可代替口对口复苏的设备(简易呼吸器),并应将复苏的设备清洁消毒,装袋备用。

(二)额外预防

1.概念

由于标准预防不能预防经由空气、飞沫途径传播的疾病,因此,对一些临床具有传染性的疾病在待诊或确诊后根据其传播途径采取相应的空气、飞沫、接触隔离与预防措施。

2.隔离原则

(1)在标准预防的基础上,医院应根据疾病的传播途径(接触传播、飞沫传播、空气传播和其他途径的传播),结合本院的实际情况,制定相应的隔离与预防措施。

(2)一种疾病可能有多重传播途径时,应在标准预防的基础上,采取相应传播途径的隔离与预防。

(3)隔离病室应有隔离标志,并限制人员的出入,黄色为空气传播的隔离,粉色为飞沫传播的隔离,蓝色为接触传播的隔离。

(4)传染病患者或可疑传染病患者应安置在单人隔离房间。

(5)受条件限制的医院,同种病原体感染的患者可安置于一室。

(6)建筑布局应符合《医院隔离技术规范》中相应的规定。

3.不同传播途径疾病的隔离与预防

(1)接触传播的隔离与预防:接触传播是指病原体通过手、媒介物直接或间接接触导致的传播。经接触传播的疾病如肠道感染、多重耐药菌感染、皮肤感染等患者,在标准预防的基础上,还应采取接触传播的隔离与预防。①患者的隔离:患者最好安置在单人隔离房间。如果单人房间有限,优先把容易引起传播的患者(如持续引流、排泄不方便等)安置在单间;同种病原体感染的患者可安置于一室;如果与非感染患者或非同种病原体患者安置在一个房间时,避免与有高危感染因素或容易引起传播的患者安置在一起(如免疫功能低下或预期长时间住院的患者),另外要保证床间距大于 1 m,病床之间最好有帘子作为物理屏障,以减少患者间接触。限制患者活动范围,减少转运;如需要转运时,应把患者感染或定植的部位遮盖起来,以减少对其他患者、医务人员和环境表面的污染。负责转运的人员应做好个人防护。②医务人员的防护:接触隔离患者的血液、体液、分泌物、排泄物等物质时,应戴手套;离开隔离病室前,接触污染物品后应摘除手套,洗手和/或手消毒。手上有伤口时应戴双层手套。进入隔离病室,从事可能污染工作服的操作时,应穿隔离衣;离开病室前,脱下隔离衣,按要求悬挂,每天更换清洗与消毒;或使用一次性隔离衣,用后按医疗废物管理要求进行处置。接触甲类传染病应按要求穿脱防护服,离开病室前,脱去防护服,防护服按医疗废物管理要求进行处置。

(2)空气传播的隔离与预防:空气传播是指带有病原微生物的微粒($\leqslant$5 μm)通过空气流动导致的疾病传播。经空气传播的疾病如:肺结核、水痘等,在标准预防的基础上,还应采取空气传播的隔离与预防。①患者的隔离:患者应安置在负压病房内,若没有负压病房最好转运到有负压病房的医疗机构。在流行暴发期间,负压病房不能满足需求时,可把确诊为同一病原体的患者安置在同一区域并远离高危患者,事先要向感染控制专家进行咨询,评估安全性,应用机械通风的方式以达到一定的负压水平。限制患者活动范围,减少转运;如需要转运时,建议患者戴外科口罩,并遵循呼吸道卫生/咳嗽礼节。如果水痘或结核患者身体有皮肤破溃,转运时应遮盖这些部位。如果患者戴着口罩,破溃部位已被遮盖,负责转运的人员无须戴口罩。应严格空气消毒。②医务人员的防护:应严格按照区域流程,在不同的区域,穿戴不同的防护用品,离开时按要求摘脱,并正确处理使用后物品。进入确诊或可疑传染病患者房间时,应戴帽子、医用防护口罩;进行可能产生喷溅的诊疗操作时,应戴护目镜或防护面罩,穿防护服,当接触患者及其血液、体液、分泌物、排泄物等物质时应戴手套。限制易感的医务人员进入隔离房间(如没有接种过水痘、麻疹疫苗)。进入肺结核、水痘患者房间时要戴 N95 口罩或医用防护口罩,注意密合性试验。而对于接触麻疹患者时,没有建议具有免疫力的医务人员穿戴防护用品,也没有建议没有免疫力的医务人员穿戴什么型号的防护用品,没有强调一定要戴 N95 口罩。因为没有任何证据说明戴 N95 口罩可保护易感人群感染麻疹。

(3)飞沫传播的隔离与预防:飞沫传播是指带有病原微生物的飞沫核($>$5 μm),在空气中短距离移动到易感人群的口、鼻黏膜或眼结膜等导致的疾病传播。经飞沫传播的疾病如:百日咳、白喉、流行性感冒、病毒性腮腺炎、流行性脑脊髓膜炎等,在标准预防的基础上还应采取飞沫传播的隔离预防。①患者的隔离:患者最好安置在单人隔离房间。如果单人房间有限,优先把有严重咳嗽症状、痰多的患者安置在单间。应减少转运,如需要转运时,建议患者戴外科口罩,并遵循呼吸道卫生/咳嗽礼节。患者病情允许时,应戴外科口罩,并定期更换。如果患者戴着口罩,负责转运人员无须戴口罩。应限制患者的活动范围;患者之间、患者与探视者之间相隔距离在 1 米以上,探视者应戴外科口罩;加强通风,或进行空气的消毒。②医务人员的防护:应严格按照区域流程,在不同的区域,穿戴不同的防护用品,离开时按要求摘脱,并正确处理使用后物品;与患者近距离(1 米以内)接触,应戴帽子、医用防护口罩(不建议常规佩戴护目镜或防护面罩);进行可能产生喷溅的诊疗操作时,应戴护目镜或防护面罩,穿防护服;当接触患者及其血液、体液、分泌物、排泄物等物质时应戴手套。

(林　梅)

参考文献

[1] 肖芳,程汝梅,黄海霞,等.护理学理论与护理技能[M].哈尔滨:黑龙江科学技术出版社,2022.

[2] 朱燕.儿科疾病护理与健康指导[M].成都:四川科学技术出版社,2022.

[3] 杨青,王国蓉.护理临床推理与决策[M].成都:电子科学技术大学出版社,2022.

[4] 张晓艳.临床护理技术与实践[M].成都:四川科学技术出版社,2022.

[5] 任丽,孙守艳,薛丽.常见疾病护理技术与实践研究[M].西安:陕西科学技术出版社有限责任公司,2022.

[6] 潘红丽,胡培磊,巩选芹,等.临床常见病护理评估与实践[M].哈尔滨:黑龙江科学技术出版社,2022.

[7] 李艳.临床常见病护理精要[M].西安:陕西科学技术出版社,2022.

[8] 于翠翠.实用护理学基础与各科护理实践[M].北京:中国纺织出版社,2022.

[9] 王雪菲,彭淑华,邹永光.临床危重患者护理常规及应急抢救流程[M].武汉:华中科学技术大学出版社,2022.

[10] 王芳,白志仙,赵蓉.肿瘤患者放疗护理指导手册[M].昆明:云南科技出版社,2022.

[11] 王玉春,王焕云,吴江,等.临床专科护理与护理管理[M].哈尔滨:黑龙江科学技术出版社,2022.

[12] 赵衍玲,梁敏,刘艳娜,等.临床护理常规与护理管理[M].哈尔滨:黑龙江科学技术出版社,2022.

[13] 张红芹,石礼梅,解辉,等.临床护理技能与护理研究[M].哈尔滨:黑龙江科学技术出版社,2022.

[14] 纪欢欢,孟萌,侯涛.神经外科疾病护理常规[M].北京:化学工业出版社,2022.

[15] 任秀英.临床疾病护理技术与护理精要[M].北京:中国纺织出版社,2022.

[16] 杨春,李侠,吕小花,等.临床常见护理技术与护理管理[M].哈尔滨:黑龙江科学技术出版社,2022.

[17] 申璇,邱颖,周丽梅,等.临床护理常规与常见病护理[M].哈尔滨:黑龙江科学技术出版社,2022.

[18] 李红芳,王晓芳,相云,等.护理学理论基础与护理实践[M].哈尔滨:黑龙江科学技术出版社,2022.

[19] 苏文婷,赵衍玲,马爱萍,等.临床护理常规与常见病护理[M].哈尔滨:黑龙江科学技术出版社,2022.

[20] 张军.现代护理教育[M].武汉:武汉大学出版社,2022.

[21] 陈若冰,朱慧,安晓倩.内科护理[M].北京:中国医药科学技术出版社,2022.

[22] 罗羽,谭静.护理伦理学[M].重庆:重庆大学出版社,2022.

[23] 杨方英,吴婉英,胡斌春.肿瘤护理专科实践[M].北京:人民卫生出版社,2022.

[24] 李佳.护理基础与疾病护理要点[M].北京:中国纺织出版社,2022.

[25] 马英莲,荆云霞,郭蕾,等.临床基础护理与护理管理[M].哈尔滨:黑龙江科学技术出版社,2022.

[26] 孙慧,刘静,王景丽,等.基础护理操作规范[M].哈尔滨:黑龙江科学技术出版社,2022.

[27] 石晶,张佳滨,王国力.临床实用专科护理[M].北京:中国纺织出版社,2022.

[28] 安旭姝,曲晓菊,郑秋华.实用护理理论与实践[M].北京:化学工业出版社,2022.

[29] 纪代红,王若雨.内科临床护理问答[M].北京:科学出版社,2022.

[30] 栾彬,李艳,李楠,等.现代护理临床实践[M].哈尔滨:黑龙江科学技术出版社,2022.

[31] 郭娟.护理基本技术[M].北京:北京大学医学出版社,2022.

[32] 董海静,朱婷婷,纪莉莎.新编实用护理与管理[M].沈阳:辽宁科学技术出版社有限责任公司,2022.

[33] 陈晓侠,赵静,张艳玲.临床实用护理基础[M].沈阳:辽宁科学技术出版社有限责任公司,2022.

[34] 高华鹤.常见疾病临床护理[M].沈阳:辽宁科学技术出版社有限责任公司,2022.

[35] 刘莉华,王冬梅,张燕.护理综合实训[M].北京:中国医药科技出版社,2022.

[36] 阮海萍,陈玲鑫,李妹霞.分区护理联合责任制护理在门诊护理管理中的应用效果[J].中国当代医药,2022,29(12):136-139.

[37] 李敏.人性化整体护理对手术室护理效果的影响[J].中外女性健康研究,2022(11):144-146.

[38] 孙淑丽.优质护理服务在外科护理中的应用[J].中国医药指南,2022,20(1):33-36.

[39] 刘勇.产科护理管理中家庭标准化护理模式的实施效果研究[J].中国标准化,2022(18):283-285.

[40] 张燕姗,潘靓,唐玥,等.全面护理风险管理在儿科护理管理中的应用效果评价[J].中国卫生产业,2022,19(8):149-152.